腹腔镜胃肠手术笔记（第二版）

AME 外科系列图书 6B022

主　编：李　勇　　李子禹　　臧　潞
副主编：姜可伟　　臧卫东　　李　智
　　　　郑朝辉　　朱甲明　　余　江
　　　　刘凤林　　燕　速　　赵　刚

中南大学出版社
www.csupress.com.cn
·长沙·

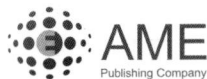
AME
Publishing Company

图书在版编目（CIP）数据

腹腔镜胃肠手术笔记/李勇，李子禹，臧潞主编. —2版.
—长沙：中南大学出版社，2021.9
ISBN 978 - 7 - 5487 - 4424 - 5

Ⅰ.①腹…　Ⅱ.①李…　②李…　③臧…　Ⅲ.①腹腔镜检—胃肠病
—外科手术　Ⅳ.①R656　②R657.1

中国版本图书馆CIP数据核字(2021)第081672号

AME 外科系列图书 6B022

腹腔镜胃肠手术笔记（第二版）
FUQIANGJING WEICHANGSHOUSHU BIJI

主编：李勇　李子禹　臧潞

□丛书策划　郑　杰　汪道远　陈海波
□项目编辑　陈海波　廖莉莉
□责任编辑　代　琴　陈海波　董　杰　江苇妍
□责任印制　唐　曦　潘飘飘
□版式设计　朱三萍　林子钰
□出版发行　中南大学出版社

　　　　　　社址：长沙市麓山南路　　　　　　邮编：410083
　　　　　　发行科电话：0731-88876770　　　传真：0731-88710482

□策　划　方　AME Publishing Company

　　　　　　地址：香港沙田石门京瑞广场一期，16 楼 C
　　　　　　网址：www.amegroups.com

□印　　　装　天意有福科技股份有限公司

□开　　　本　710×1000　1/16　□印张 43.5　□字数 848 千字　□插页
□版　　　次　2021 年 9 月第 1 版　□2021 年 9 月第 1 次印刷
□书　　　号　ISBN 978 - 7 - 5487 - 4424 - 5
□定　　　价　380.00 元

编者风采

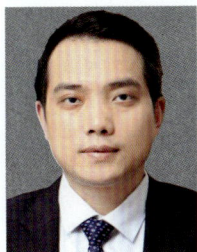

主编：李勇

广东省人民医院

肿瘤学博士，主任医师，博士研究生导师、博士后合作导师，广东省人民医院副院长，江西省赣州市立医院院长，广东省杰出青年医学人才。中华医学会中华消化外科教育学院华南分院院长、中国临床肿瘤学会青年专家委员会常务委员、中国临床肿瘤学会胃肠间质瘤专家委员会常务委员、广东省医师协会减重与代谢病工作委员会主任委员，*Gastrointestinal Stromal Tumor*杂志主编。主编专著《腹腔镜胃肠手术笔记》《胃肠外科加速康复实战笔记》和*Notes on Laparoscopic Gastrointestinal Surgery*。

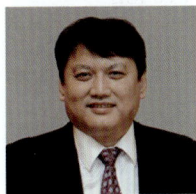

主编：李子禹

北京大学肿瘤医院

主任医师，教授，博士生导师，北京大学肿瘤医院胃肠肿瘤中心一病区主任、大外科副主任。中华医学会外科学分会胃肠外科学组委员、中国抗癌协会胃癌专业委员会常务委员兼副秘书长、中国医师协会外科医师分会肿瘤外科学组常务委员兼秘书长、中国医学装备协会外科医学装备分会常务委员兼副秘书长、北京医学会外科学分会青年委员会副主任委员、北京抗癌协会第八届理事会常务理事、北京肿瘤学会副理事长、北京肿瘤学会胃癌专业委员会候任主任委员。

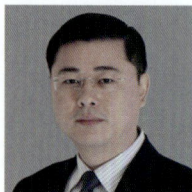

主编：臧潞

上海交通大学医学院附属瑞金医院

医学博士，主任医师，硕士生导师，上海交通大学医学院附属瑞金医院普外科行政副主任，上海市微创外科临床医学中心副主任。中华医学会外科学分会腹腔镜与内镜外科学组委员、中华医学会外科学分会青年委员会委员、中国医师协会外科医师分会专业信息传播和教育工作委员会副主任委员、中国抗癌协会胃癌专业委员会青年委员会副主任委员、中国抗癌协会腔镜与机器人外科分会常务委员、中国抗癌协会肿瘤胃肠病学专业委员会常务委员、中国研究型医院学会结直肠肛门外科专业委员会常务委员，《中华胃肠外科杂志》编委、《中华消化外科杂志》编委。

副主编：

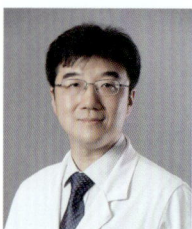

姜可伟

北京大学人民医院

医学博士，主任医师，副教授，研究生导师，北京大学人民医院胃肠外科副主任。国家卫生健康委能力建设和继续教育外科学专家委员会副主任委员、中国医师协会毕业后医学教育外科专家委员会委员兼总干事、中国医师协会外科医师分会常务委员、中国医疗保健国际交流促进会外科分会常务委员兼秘书长、中华医学会外科学分会甲状腺和代谢外科学组委员、北京医师协会常务理事、北京医师协会外科专科医师分会常务理事。

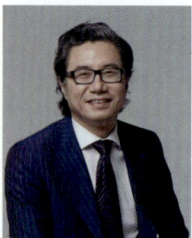

臧卫东

福建省肿瘤医院

福建医科大学副教授，福建省肿瘤医院胃肠肿瘤外科主任医师。国家远程医疗与互联网医学中心胃肠肿瘤专家委员会主任委员、中国医师协会微无创医学专业委员会外科单孔学组组长、福建省抗癌协会微创专业委员会副主任委员、福建省抗癌协会肿瘤营养与支持专业委员会副主任委员、福建省抗癌协会胃癌专业委员会常务委员、福建省医学会外科学专业委员会常务委员等。

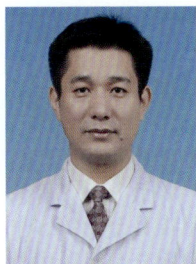

李智

河南省肿瘤医院

博士，主任医师，硕士生导师，河南省肿瘤医院普外科主任，河南省胃肠道肿瘤微创诊疗中心主任。中国医师协会微无创医学专业委员会胃肠专业委员会副主任委员、中国医师协会外科医生分会肿瘤外科医师委员会中青年委员会委员、中国抗癌协会肿瘤微创治疗专业委员会委员、河南省抗癌协会肿瘤微创治疗专业委员会副主任委员、河南省医学会普外科专业委员会青年委员会委员、河南省抗癌协会胃癌专业委员会委员、河南省抗癌协会大肠癌专业委员会委员。

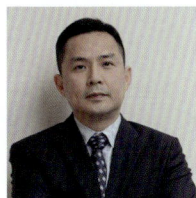

郑朝辉

福建医科大学附属协和医院

医学博士，主任医师，教授，博士研究生导师，福建医科大学附属协和医院胃外科行政副主任。福建省卫生健康突出贡献中青年专家、中华医学会外科学分会腹腔镜与内镜外科学组委员、中国抗癌协会胃癌专业委员会委员、中国医师协会外科医师分会肿瘤外科医师委员会委员、中国医师协会外科医师分会肥胖和糖尿病外科医师委员会委员等。

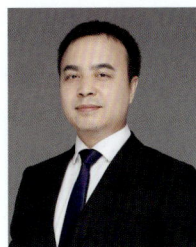

朱甲明

中国医科大学附属第一医院

博士后，教授，中国医科大学附属第一医院胃肠肿瘤外科副主任。中华医学会"中华结直肠外科学院"学术委员会委员、中国抗癌协会肿瘤胃肠病学专业委员会副主任委员、中国医师协会外科医师分会微创专业委员会委员、中国医师协会内镜医师分会腹腔镜专业委员会委员、中国医师协会微无创医学专业委员会胃肠专业委员会委员，《中华胃肠外科杂志》《腹腔镜外科杂志》编委、《中华消化外科》菁英荟委员，CATP讲师团讲师、GCLGC胃癌学院讲师团讲师。

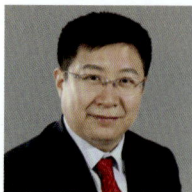

余江

南方医科大学南方医院

主任医师，副教授，博士生导师，南方医科大学南方医院普外科。师从李国新教授，是国内率先开展腹腔镜胃肠癌手术的中心骨干。亚洲腔镜及内镜外科医师协会会员、中华医学会外科学分会青年委员会委员、中国抗癌协会胃癌专业委员会委员、中国医师协会内镜医师分会腹腔镜外科医师专业委员会委员、中国医师协会外科医师分会微创外科医师专业委员会青年委员会副主任委员，《中华胃肠外科杂志》编委、《中华消化外科杂志》通讯编委等。

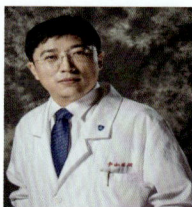

刘凤林

复旦大学附属中山医院

医学博士，主任医师，复旦大学附属中山医院普外科，毕业于北京协和医科大学。中华医学会外科分会青年委员会副主任委员、中国医师协会微无创专业委员会胃肠学组主任委员、上海医学会普外科分会微创学组副组长、中国抗癌协会肿瘤转移专业委员会青年委员会委员，《中华实验外科杂志》通讯编委、《中国实用外科杂志》特邀审稿专家。曾在美国、德国进修普外专业技术，多次赴日本、韩国和欧洲参加国际学术会议，并作大会发言。发表中英文论文100余篇，SCI累计影响因子超过100分。

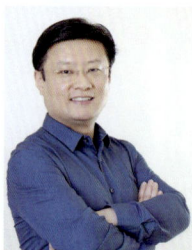

燕速

青海大学附属医院

主任医师，硕士研究生导师，青海大学附属医院胃肠肿瘤外科主任。中华医学会肿瘤学分会结直肠肿瘤学组委员、中国抗癌协会胃癌专业委员会腹腔镜学组委员、中国抗癌协会大肠癌专业委员会委员、CSCO结直肠癌专家委员会委员，青海省自然科学与工程技术学科带头人、大肠癌MDT首席专家等。曾赴德国、美国、日本、韩国等国家知名院校进修学习。《中华胃肠外科杂志》《中华肿瘤防治杂志》《国际肿瘤学杂志》等杂志编委。

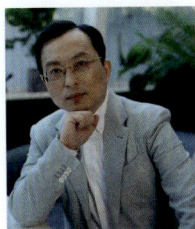

赵 刚

上海交通大学医学院附属仁济医院

医学博士，主任医师，博士研究生导师，上海交通大学医学院附属仁济医院胃肠外科行政副主任、仁济医院胃肿瘤MDT首席专家，中华医学会"中华消化外科教育学院"华东分院院长。中国医师协会外科医师分会胃肠道间质瘤诊疗学组常务委员兼青年学组组长、上海市抗癌协会胃肠肿瘤专业委员会副主任委员。国家自然科学基金评审专家，上海市卫生计生系统优秀学科带头人（百人计划），上海交通大学医学院"研究型医师"（百人计划），2020年度"上海医务工匠"。

AME 外科系列图书序言

我们AME旗下的心胸外科杂志*Annals of Cardiothoracic Surgery*有一位来自美国罗切斯特（Rochester）的作者，他是个左撇子。在进入外科学习的初始阶段，他遇到了很大障碍，例如，术中使用剪刀和完成打结动作时，他的动作都与教科书上要求的动作相反，于是在手术台上经常"挨老师打"。

后来，他将自己的这段经历和经验总结成文，并发表在一本期刊上，希望能够帮助到与自己"同病相连"的其他外科医生。出乎意料的是，那篇文章发表之后，无数外科医生给他发邮件，向他请教和探讨左撇子医生应该如何接受外科培训，等等。后来，他认识了*Annals of Cardiothoracic Surgery*的主编Tristan D. Yan教授，恰好Tristan也是一位左撇子医生。Tristan鼓励他去做一名心脏外科医生，因为在心脏外科手术中，有一些步骤需要使用左手去完成缝合等动作。Tristan的观点是，外科医生最好左右手都训练好。

前段时间，我陪女儿第一天去幼儿园报到的时候，与幼儿园老师聊了一会，最后，老师问我们家长，有哪些需要注意的地方。我特地交代老师，千万不要将我女儿的用手习惯"矫正"了，让她保持自己的左撇子。老师很惊讶地问我为什么。

2013年12月7日，我们在南通大学附属医院举办了第二届AME学术沙龙，晚餐之后，上海市中山医院胸外科沈亚星医生带领我们几位学术沙龙委员去他的房间喝茶。酒店的电梯位于中间，出了电梯，先向左，再向左，再向左，再向左，然后，到了他的房间门口。我们一群人虽然被绕晕了，但是，还是有点清醒地发现他的房间其实就在电梯口的斜对面，顿时，哈哈大笑。他第一次进房间的时候，就是沿着这个路线走的，所以，第二次他带我们走同样的路。亚星说，其实，这就是"典型的"外科医生！

每一步手术步骤，每个手术动作，都是老师手把手带出来的，所以，很多外科医生喜欢亲切地称呼自己的老师为"师傅"。

如何才能成为一位手术大师？除了自身的悟性和勤奋之外，师傅的传授和教导应该是一个很重要的因素。犹如武林世界，各大门派，自成体系，各有优劣，这是一个不争的事实，外科界亦是如此。

于是，对于一位年轻的外科医生而言，博采众家之长，取其精华，去其糟粕，显得尤为重要。所以我们策划出版了这个系列的图书，想将国内外优秀外科团队的手术技艺、哲学思考和一些有趣的人文故事，一一传递给读者，希望能够对外科医生有一点启发和帮助。是为序。

汪道远

AME出版社社长

序（一）

六年前出版的《腹腔镜胃肠手术笔记》（第一版）里，李勇教授等编者总结了临床一线中青年医生在腹腔镜胃肠手术学习和实践过程中的经验，书中有全面的技术指导，也有独到的感悟体会。他们在树立了一个"如何做学问"的典范的同时，也为广大年轻的胃肠外科医生提供了交流和借鉴的机会。做学问，离不开读书、思考和动手。读书让我们拥有扎实的学科基础和丰富的学识，让我们能够在实践中更加得心应手。冰冻三尺，非一日之寒。做学问是一个持续、渐进的过程，持之以恒地读书、思考和动手对于每个人来说，尤其是对于一名外科医生来说，是必要的，也是艰难的。

外科学的发展日新月异，年轻一代的外科医生正身处于一个科学技术迅猛发展的时代，这也要求他们不断地充实自己，丰富自身的知识储备，从而努力追上甚至达到与科技发展同步的水平。也正是在这种背景下，此书在筹备出版的过程中，适时地探讨了临床上的一些新技术，一些尚存争议的术式。在延续第一版特色的基础上，第二版收录了从全国各地年轻医生群体中征集来的手术视频，聚焦几大主题，专注于胃肠外科手术视频过程的深入剖析，配以简要的文字及图片说明，以求将图书内容做得更精、更细。这种形式为国内胃肠外科青年医生充分展示自己提供了一个平台，促进了同行之间的交流，也使读者与作者彼此的距离更近一步。

年轻的外科医生在技术上的精益求精从未停止，我很欣慰他们对学习拥有无限的热情，面对工作中的困难毫不退却，迎难而上、刻苦钻研、深入思考。这是最好的时代，也是充满挑战的时代。如何利用好已有的资源，迎接挑战，的确是我们在工作中值得深入思考的问题。年轻人是未来，是希望，勤学、善思是帮助我们在外科事业中做出一番成绩的关键要素。愿本书能为年轻医生提供一个相互交流、相互学习的平台，使他们能够在此有所获益，学有所用。

教授、主任医师、博士生导师
北京大学肿瘤医院/北京肿瘤医院/北京大学临床肿瘤学院院长/
北京市肿瘤防治研究所所长
教育部恶性肿瘤发病机制及转化重点实验室胃癌研究室主任
中国抗癌协会胃癌专业委员会主任委员

序（二）

《腹腔镜胃肠手术笔记》（第一版）出版后，获得业界的一致好评。该书排版精致，内容从基础篇到胃手术篇和结直肠手术篇，从文字到视频讲座、手术视频，可以说是应有尽有，给我留下了深刻的印象。如今欣闻《腹腔镜胃肠手术笔记》（第一版）的制作团队将再度携手，计划在原有的基础上，精益求精，推出《腹腔镜胃肠手术笔记》（第二版）。受邀作序，欣然应允。

以腹腔镜技术为基础的微创外科手术经过30年的发展已取得了长足的进步，从早期的腹腔镜胆囊切除手术，到胃、十二指肠溃疡穿孔修补术，结肠切除术、卵巢囊肿摘除、胃癌、直肠癌根治术等，几乎大部分普通外科的手术都能使用腹腔镜完成。同时，腹腔镜手术创伤小，术后留下的瘢痕小，甚至不留瘢痕，无论从心理上还是生理上给患者带来的效益都远非传统手术可比。

尽管经过了多年的发展，腹腔镜技术已到了相当成熟的地步，许多类型的手术都制订了严格的操作标准。但医学是博大精深的，对于同一病例，不同医生可能会有不同的治疗方法；即便是采用统一的方法治疗，不同的医生在实际操作中也会因医疗水平的高低或个人学术背景的不同而使治疗效果有优劣之分。让先进的理念和精湛的技术在更广的范围传播，从而使更多的患者受益，这是医疗工作者们义不容辞的责任。

由AME出版社牵头编写的《腹腔镜胃肠手术笔记》（第一版）在很多方面让人耳目一新：如"文章+图片+视频"的内容安排和以记录手术过程的笔记来编写图书。此外，图书的作者都是来自全国各地的腹腔镜胃肠外科领域的中青年医生，是各自医院里的主要业务骨干。他们既有才学，更富于激情，本着科学严谨的态度，将自己的学识以及在日常临床工作中的经验和教训以手术笔记的形式分享给医学同仁，使医生们在繁忙的工作之余能高效地阅读"原汁原味"的手术素材，拓展见识，少走弯路。

据悉，这次编写的新书仍将保留初版"原创文章+图片讲解+统计学数据分析+随书附讲解视频"的形式和以分享手术技巧及实战经验为主的特色，不同的是会做得更"专"一些。新版的内容既有备受行业认可的权威性经典手术，又有汇聚医生才思挑战极限的疑难手术，还有以经肛门全直肠系膜切除（transanal total mesorectal excision，TaTME）手术为代表的专题讲解以及手术中突发的各种意外事件的记录。同时，本书还会着重突出每位参与编写的外科医生在面对临床具体情况时的独特处理风格，以多样化的叙述将腹腔镜胃肠手术技巧呈现给读者。

任何一门学科的发展都离不开年轻一辈对于专业知识的继承和突破，很高兴看到腹腔镜胃肠外科领域的众多中青年才俊所做的努力，这些人不仅在各自的专业方向上刻苦钻研，还热心地将自己的所得分享给业内同行。从小处讲，是为了"帮助年轻医生少走弯路"；从大处讲，是为了腹腔镜胃肠外科医学的进步。他们的精神可嘉，品质尤其令人钦佩。所以，我很乐意将本书推荐给大家，并相信"手术笔记"系列会越办越好，帮助更多的医生，造福更多的患者！

张忠涛

医学博士，主任医师，教授，博士生导师
首都医科大学附属北京友谊医院副院长
国家消化系统疾病临床医学研究中心副主任
兼任中华医学会外科分会副主任委员
中华医学会外科分会外科手术学学组副组长
中国医师协会结直肠肿瘤专业委员会副主任委员

序（三）

回想起我第一次接触腹腔镜技术时，已是30年前的事了。在这过去的30年时间里，微创外科经历了从"要不要做"，到"怎么做"，到"做什么"这3个阶段。微创技术在胃肠外科领域的应用不断地发展，逐步建立了手术入路、淋巴结清扫、消化道重建、全腹腔镜技术、免切口手术、3D腹腔镜、机器人手术等手术规范，以腹腔镜为代表的微创手术发展取得了长足的进步。

随着知识更新迭代的速度越来越快，外科医生的自我职业修养也应与时俱进。但在突破现有技术的同时，也应不忘传承。回顾我国腹腔镜胃肠外科的发展历程，可以看到，目前腹腔镜结直肠外科的发展正步入第3个阶段。近几年来，这一领域在技术层面上的探讨不断深化，一些新的手术入路、手术策略以及新设备的出现，更是成了探讨的热点。尤其在高质量的临床研究方面，近年来受重视的程度明显提高，这是非常可贵的现象。在腹腔镜胃手术发展方面，国内已制定了《腹腔镜胃癌手术操作指南》，同时，像手术技术、淋巴结清扫范围、消化道重建等方面也朝着更规范化、合理化的方向发展，不过目前还存在一些争议，有待我们深入探讨。

过去，我们刚开始接触腹腔镜时，思考着如何能使切口更小一些。但随着微创理念和技术的深入发展，我们如今更加关注如何在保证手术疗效的同时，使微创技术更合理化，即最大限度地保护和保留患者的胃肠功能。总体上来看，今后胃肠外科是朝着合理化缩小的方向发展的。

我们不难预测，未来的外科事业将会风起云涌，各种新理念、新技术层出不穷，对于每一个外科医生来说注定是不小的挑战。学无止境，在这本书里，我感受到了国内年轻外科医生们在研究如何完善微创外科技术时的那种创新和刻苦钻研的精神。像TaTME、荧光腹腔镜等涌现出来的新技术，还有待年轻一辈对此深入思考和探究。愿本书能使年轻同行从中得到些许启发，能够成为他们事业发展道路上的良师益友，帮助他们成长。

教授、主任医师、博士生导师
上海交通大学医学院附属瑞金医院副院长

目　录

第一部分　经典腹腔镜胃部手术

技术背景 …………………………………………………………………………… 1

经验分享 …………………………………………………………………………… 4
李波、张万福、李恩、李伟华、魏玉哲、向军、谢大兴、杨昆、胡建昆、
张维汉、杨力、王林俊、李沣员、尤俊、洪清琦

专家点评 …………………………………………………………………………… 86
赵永昌

手术精讲 …………………………………………………………………………… 87
樊勇、靖昌庆、梁品、陆俊、潘源、曲建军、武爱文、燕速、杨昆

第二部分　经典腹腔镜肠部手术

技术背景 …………………………………………………………………………… 93

经验分享 …………………………………………………………………………… 96
邓海军、段绍斌、郭银枞、黄河、吕泽坚、苏浩、冯波、童宜欣、武爱文、
陈鹏举

专家点评 …………………………………………………………………………… 168
窦若虚、罗海、谢忠士

手术精讲 …………………………………………………………………………… 170
崔滨滨、靖昌庆、李心翔、练磊、吕国庆、马君俊、孙锋、王旻、吴斌、
吴德庆、叶凯、张庆彤、朱安龙

第三部分　保功能胃肠手术

　　技术背景 ·· 177

　　经验分享 ·· 179
　　樊林、李子禹、苗儒林、刘天舟、朱甲明、马志明、吴永友、陈强、彭巍、
　　程明、王镇、花雨、赵刚、周晓俊、徐露、陈昕、单治理、杨恒颖

　　手术精讲 ·· 235
　　梁品、赵曦

第四部分　经肛门全直肠系膜切除（TaTME）手术

　　技术背景 ·· 237

　　经验分享 ·· 239
　　王权、谢忠士、于刚、张庆彤

　　手术精讲 ·· 276
　　窦若虚、康亮、谢忠士、姚宏伟、张浩、朱安龙

第五部分　复杂疑难的腹腔镜胃肠手术

　　技术背景 ·· 279

　　经验分享 ·· 282
　　刁德昌、黄华、楼征、张卫、马君俊、毛盛勋、欧阳满照、汤坚强、吴斌、
　　徐晓武、薛芳沁、燕速、杨力、张殿彩、汪未知、臧卫东、刘胜、滕文浩、
　　肖军、魏丞、滕文浩、刘文居、邹瞭南、何耀彬

　　专家点评 ·· 393
　　熊文俊

　　手术精讲 ·· 394
　　林国乐、闵军、宋武、汪勇、王国强、王伟、杨雪菲、叶凯、臧卫东、
　　张文斌、李春兴

第六部分　腹腔镜胃食管结合部手术

技术背景 ·· 399

经验分享 ·· 401
冯兴宇、王伟、尤俊、陈逸南

专家点评 ·· 419
陈起跃、陈韬

手术精讲 ·· 421
徐志远、尤俊

第七部分　全腹腔镜胃肠吻合手术

技术背景 ·· 423

经验分享 ·· 426
蒿汉坤、季刚、靖昌庆、刘晶晶、朱甲明、邱兴烽、曲建军、翟升永、
朱晓东、孙锋、王贵玉、王鹏、周海涛、尤俊、李永文、张健、赵永亮、
王晓松、朱玲华

手术精讲 ·· 566
臧潞、马君俊、胡伟贤、燕速、金钦文、李永翔、胡彦锋、丁印鲁、
任双义、宋武、田艳涛、汪勇、杨力、朱玲华

第八部分　减重代谢手术

技术背景 ·· 573

经验分享 ·· 575
戴晓江、王勇、赵象文

专家点评 ·· 599
杨景哥

手术精讲 ·· 602
吴良平

第九部分　荧光腹腔镜胃肠手术

技术背景 ··· 603

经验分享 ··· 605
李心翔、单泽志、吴德庆、梁伟俊、郑朝辉、陆俊、陈起跃

第十部分　腹腔镜直肠癌侧方淋巴结清扫术

技术背景 ··· 629

经验分享 ··· 631
李正荣、刘骞、唐京华、丁培荣、叶凯

手术精讲 ··· 662
叶凯

第十一部分　腹腔镜胃肠手术的意外处理

技术背景 ··· 663

经验分享 ··· 665
郑佳彬、王俊江、李勇、张健

手术精讲 ··· 674
曲建军、臧潞、张庆彤

第一部分　经典腹腔镜胃部手术

技术背景

　　腹腔镜胃部手术已成为胃肠外科手术常规术式。由于其视野佳、创伤小、术后恢复快、长期疗效好，无论是良性疾病或早期甚至进展期胃肠癌，腹腔镜技术都发挥着极其重要的作用，并已逐渐在基层医院广泛开展。经典的腹腔镜胃部手术基本为腹腔镜辅助手术，涵盖腹腔镜远端胃切除等众多术式。本专题将重点介绍常规腹腔镜胃部手术，对其术式及技术要点进行阐述，希望帮助读者了解并掌握腹腔镜经典胃部手术。

经验分享

第一讲　腹腔镜远端胃癌根治术胰腺上区淋巴清扫策略
李波，张万福 ………………………………………………… 4

第二讲　全腹腔镜胃癌根治术后消化道重建
李恩 …………………………………………………………… 11

第三讲　腔内Uncut Roux-en-Y吻合术在腹腔镜全胃切除术消化道重建中的
应用
李伟华 ………………………………………………………… 17

第四讲　进展期胃癌腹腔镜右站位免吊肝D2+CME根治性全胃切除术
魏玉哲 ………………………………………………………… 27

第五讲　腹腔镜Uncut Roux-en-Y胃空肠吻合术中的细节
向军 …………………………………………………………… 35

第六讲　膜解剖理论下腹腔镜辅助远端胃根治性切除术
谢大兴 ………………………………………………………… 41

第七讲　腔镜远端胃癌根治术顺向式模块化的淋巴结清扫
杨昆，胡建昆，张维汉 ……………………………………… 45

第八讲　改良腹腔镜远端胃癌D2根治术后Uncut Roux-en-Y吻合
杨力，王林俊，李沣员 ……………………………………… 57

第九讲　全腹腔镜下远端胃癌D2根治术（Billroth Ⅱ式Braun吻合）
尤俊，洪清琦 ………………………………………………… 69

专家点评

赵永昌　广州中医药大学第一附属医院肛肠科 ……………… 86

手术精讲

第十讲　胃空肠双通道的重建方式
樊勇 …………………………………………………………… 87

第十一讲　腹腔镜胃癌手术11p组淋巴结清扫
靖昌庆 ·· 87

第十二讲　超声刀与双极在腹腔镜胃癌胰腺上方右侧清扫的应用
梁品 ··· 88

第十三讲　腹腔镜辅助进展期胃上部癌根治术
陆俊 ··· 88

第十四讲　腹腔镜胃癌中间入路胰腺上区淋巴结清扫策略
潘源 ··· 89

第十五讲　全腹腔镜远端胃Uncut Roux-en-Y吻合重建
曲建军 ·· 89

第十六讲　腹腔镜胃癌胰腺上区右侧No.8和No.12组淋巴结清扫
曲建军 ·· 90

第十七讲　腹腔镜胃肠癌根治手术
武爱文 ·· 90

第十八讲　保留LCA（右侧胰腺上区）的处理
燕速 ··· 91

第十九讲　腹腔镜胃癌胰腺上区右侧No.12a组淋巴结清扫
杨昆 ··· 91

第二十讲　腹腔镜胃癌胰腺上区左侧及脾门淋巴结清扫
杨昆 ··· 92

文章顺序按作者姓氏拼音首字母为序

经验分享

第一讲 腹腔镜远端胃癌根治术胰腺上区淋巴清扫策略

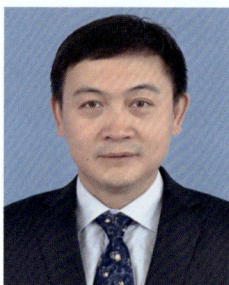

李波

教授，云南省第二人民医院普外一科主任，主任医师，硕士生导师。中华医学会外科学分会青年委员会委员、中华医学会外科学分会腹腔镜与内镜外科学组委员等。（简历更新时间：2019-02-25）

一、引言

胃癌淋巴结转移常出现在胰腺上缘区域，此区域的淋巴结沿着腹腔动脉系统分布，主要包括胃右血管周围淋巴结群（No.5、No.12a组淋巴结）和胃左血管周围淋巴结群（No.7、No.8a、No.9、No.11p组淋巴结）。完整清扫该区域的淋巴结对于远端胃癌根治术至关重要，也是腹腔镜胃癌根治术淋巴结清扫的关键步骤。

二、体位

患者首先分腿仰卧位，双手双臂收拢放置身体两侧，呈"人"字形。体位根据手术需要变动多次。基本原则是通过体位调整，避开小肠、大网膜、横结肠对手术视野的干扰，利于术野暴露。

三、术者站位

我们采用的站位是主刀位于患者左侧，第一助手位于患者右侧，扶镜手位于患者两腿之间。

四、Trocar[①]位置

目前采用传统"弧形五孔法"布局，各个孔之间应

[①]Trocar：腹腔镜手术专用套管。

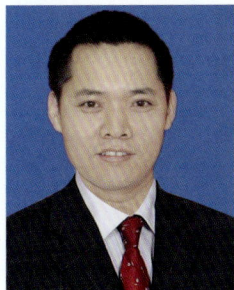

相隔4指以上，以减少互相干扰。

（一）镜孔

镜孔有1个，腹腔镜观察孔位置取决于手术的整体视野，我们常规在脐下置入10 mm Trocar作为观察孔。对于上腹部较短（剑突下到脐的距离）者，观察孔放置在脐下2~4 cm处。

（二）主操作孔

主操作孔有1个，左侧腋前线肋缘下2 cm处留置12 mm Trocar作为主操作孔。

（三）辅操作孔

辅操作孔有3个，分别是左锁骨中线平脐上2 cm，右锁骨中线平脐上2 cm，右腋前线肋缘下2 cm置入5 mm Trocar。

五、手术步骤

（一）清扫淋巴结顺序

按此顺序清扫，No.6、No.5、No.12a、No.8a、No.7、No.9、No.11p、No.1.3组淋巴结。

（二）No.6组淋巴结清扫

完成横结肠与大网膜游离后，清扫No.4sb、No.4d组淋巴结；清扫No.6组淋巴结。助手左手挑起胃窦后壁，右手提起十二指肠球部，胃网膜右静脉（right gastroepiploic vein，RGEV）在汇入胃结肠干前结扎切断，胃网膜右动脉（right gastroepiploic artery，RGEA）在根部结扎切断（图1–1）。

（三）游离RGA

沿着胃网膜右动脉从根部向近端游离，切断胃十二指肠动脉（gastroduodenal artery，GDA）与胃壁细小分

张万福

博士，副教授，云南省第二人民医院普外一科副主任，昆明医科大学硕士研究生导师。云南省医学会外科学分会委员、云南省医师协会甲状腺分会委员、云南省医师协会疝和腹壁外科青年委员会副主任委员。获云南省医学会外科学分会举办的云南省普外科青年医师竞技大赛二等奖。发表SCI论文2篇。（简历更新时间：2019-02-25）

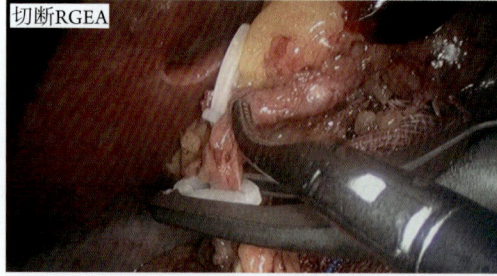

图1-1　结扎切断RGEA

支，充分暴露GDA，直到根部，显露肝总动脉（common hepatic artery，CHA）和肝固有动脉（proper hepatic artery，PHA），沿PHA向远端游离至胃右动脉根部。游离胃窦上区，切断胃右动脉支配胃壁的细小分支。胃窦后壁及幽门后壁垫上一块腔镜纱布（图1-2）。

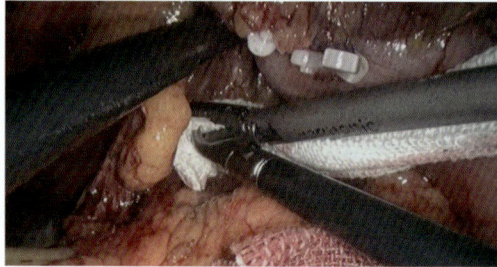

图1-2　胃窦和幽门后壁放置纱条

（四）横断十二指肠

肝十二指肠韧带前壁腹膜隐约看到纱布，超声刀切开，显露十二指肠上端、幽门前后壁，腔镜下用切割吻合器横断十二指肠，注意勿损伤GDA和胆管及周围脏器。检查十二指肠残端有无出血，切缘是否足够（图1-3和图1-4）。

（五）清扫No.12a、No.5组淋巴结

沿PHA向远端游离，找到胃右动脉根部结扎切断，清扫No.5组淋巴结，继续沿PHA向上游离，清扫No.12a组淋巴结，显露门静脉（portal vein，PV）左侧壁，避免损伤PV、腔静脉和胆管（图1-5~图1-7）。

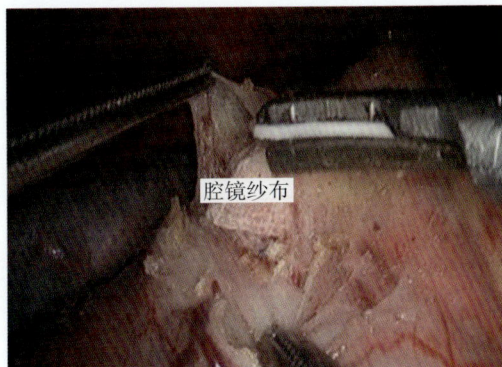

图1-3　切开腹膜显露后方纱布

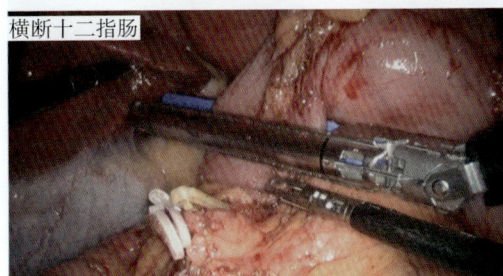

图1-4　横断十二指肠

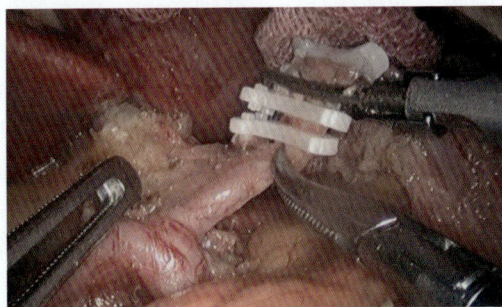

图1-5　结扎切断胃右动脉

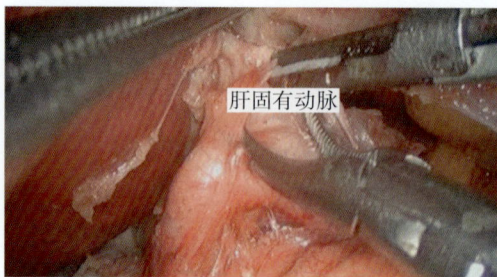

图1-6 显露PHA并清扫No.12a组淋巴结

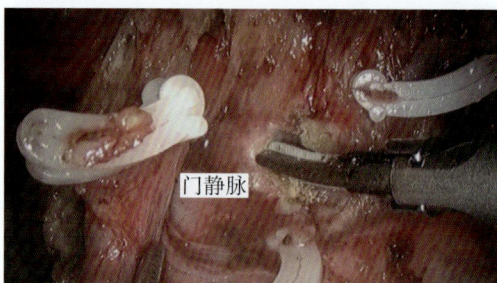

图1-7 显露PV左侧壁

（六）清扫No.7、No.8a、No.9组淋巴结

于肝下切断小网膜，调整体位，头低脚高30°、向左倾斜15°，胃和大网膜移向左上腹，利于暴露胰腺上区，此为先横断十二指肠再清扫胰腺上区的优势所在。助手右手向腹侧牵拉胃胰皱襞，左手用肝叶拉钩或无损伤钳挡开肝脏，沿PHA和GDA汇合处向近心端清扫CHA表面的淋巴脂肪组织（即No.8a组淋巴结），整块清扫。清扫No.7、No.8组时，助手左手提起胃胰皱襞，右手向背侧轻压胰腺。主刀在此间隙精细分离，注意超声刀非工作面面向血管，工作面应保持在视野之内，以避免损伤血管。胃左静脉（left gastric vein，LGV）变异常见，部分从CHA和SPA前方汇入PV，少数从后方汇入PV或脾静脉。注意辨认，避免粗暴操作引起出血。首先离断LGV是减少其损伤和出血的重要措施。继续向头侧扩展显露腹腔干和发自腹腔干的胃左动脉（left gastric artery，LGA），根部结扎切断LGA并清扫No.7、No.9组淋巴结（图1-8）。

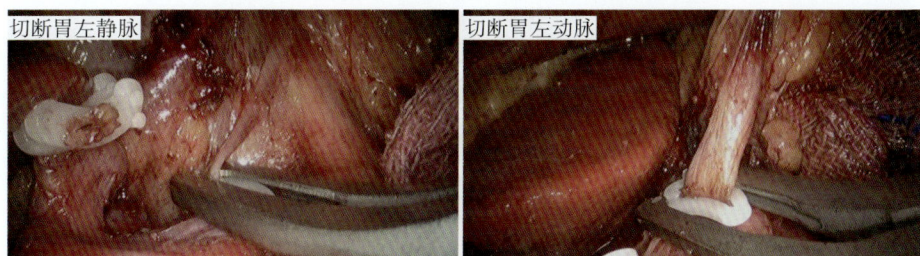

切断胃左静脉　　　　　切断胃左动脉

图1-8　结扎离断LGV

（七）清扫No.11p组淋巴结

离断LGV后向左侧拓展，显露脾动脉（splenic artery，SA）至其中段，少数患者可发现胃后动脉，根部离断胃后动脉，清扫No.11p组淋巴结，避免损伤脾静脉。至此胰腺上区的操作完成（图1-9）。

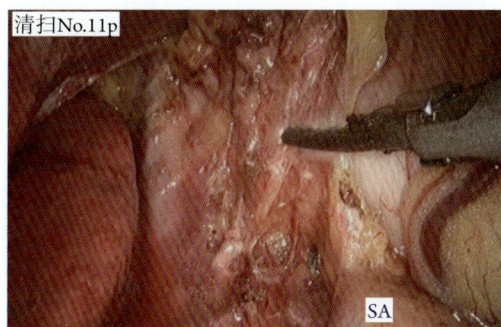

清扫No.11p

SA

图1-9　裸化SA起始端至中段

六、经验总结

横断十二指肠后处理胰腺上区，利用体位调整，将胃和大网膜移向左上腹，利于暴露胰腺上区，助手无须腾出一只手挑起胃体，清扫胰腺上区淋巴结变得更容易，操作更简单，利于完整清扫，更适合基层医院推广。

声明

本文作者宣称无任何利益冲突。

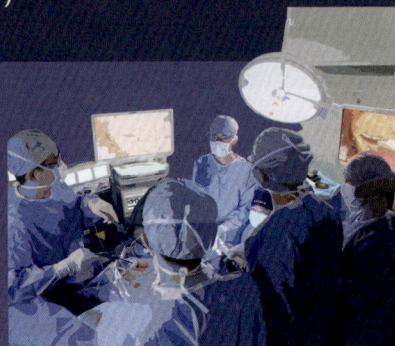

第一讲　腹腔镜远端胃癌根治术胰腺上区淋巴清扫策略

李波，张万福（云南大学附属医院）

扫码观看视频
《腹腔镜胃肠手术笔记（第二版）》

AME
Publishing Company

第二讲　全腹腔镜胃癌根治术后消化道重建

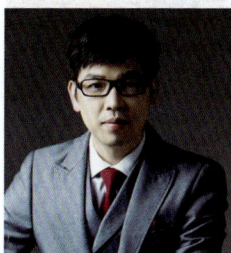

李恩

主任医师，梅州市人民医院胃肠外一科，医学硕士，胃肠外一科主任，外科教研室副主任。中国医师协会结直肠肿瘤专业委员会遗传性结直肠癌专业委员会委员、广东省医学会胃肠外科分会青年委员、肠内肠外营养学分会委员、广东省医师协会胃肠外科医师分会委员、疝和腹壁外科医师分会委员、广东省健康管理学会胃肠病专业委员会常务委员、广东省抗癌协会胃癌专业委员会青年委员、梅州市医学会胃肠外科分会副主任委员。（简历更新时间：2019-02-25）

一、全腹腔镜根治性远端胃大部分切除术后Uncut Roux-en-Y吻合

（一）术中解剖

患者肿瘤位于胃窦部，取平卧"人"字位。

（二）手术步骤

完成淋巴结清扫后，主刀移至患者右侧。

1. 助手用钳子夹住残胃大弯侧角部，主刀用超声刀切除残胃大弯角部1 cm左右的组织，用分离钳自胃大弯开口深入胃腔，确认胃黏膜层打开。主刀和助手向上翻起横结肠，显露屈氏韧带，确定空肠起始端。以丝线标记空肠距离屈氏韧带25 cm处，主刀和助手分别提起该处两侧肠管。主刀以电凝钩或超声刀打开该处肠壁约0.5 cm，用分离钳探查确认进入肠腔并作扩张。

2. 主刀自右侧辅助操作孔置入直线切割吻合器（蓝色钉仓），钉仓先伸入空肠开口并闭合，再将空肠向残胃靠拢，打开吻合器，伸入残胃大弯侧开口，确认肠壁组织和残胃壁组织进入吻合器后击发，完成结肠前胃空肠吻合，通过共同开口观察吻合线有无出血。共同开口用可吸收线缝合3针后再用切割吻合器闭合。

3. 主刀和助手提起空肠输入袢，在距离屈氏韧带15 cm处用电凝钩或超声刀打开系膜对侧肠壁0.5 cm，分离钳探查确认进入肠腔并略作扩张。用丝线标记空肠输出袢距离胃空肠吻合口35 cm处，主刀和助手分别以肠

钳提起该处两侧肠管，主刀用电凝钩或超声刀打开该处肠壁，分离钳探查确认进入肠腔并略扩张。

4.主刀自右侧辅助操作孔置入直线切割吻合器（白色钉仓）。钉仓部自空肠输出袢开口处置入，夹闭吻合器，主刀将空肠输出袢向输入袢肠管靠拢，打开吻合器，无钉仓部自输入袢开口伸入肠腔。确认肠管进入吻合器满意后，夹闭吻合器15 s后击发，完成空肠侧侧吻合。通过共同开口观察吻合线有无出血。共同开口用可吸收线缝吊3针后再用切割吻合器闭合。

5.主刀自右侧辅助操作孔伸入无刀吻合器，自输入袢距离胃空肠吻合口2~3 cm处夹闭，15 s后击发，完成输入袢肠管阻断（图2-1）。

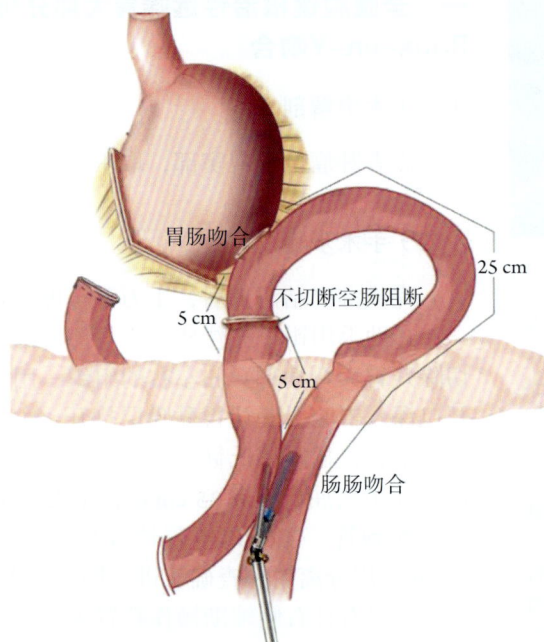

图2-1　Uncut Roux-en-Y吻合

（三）经验总结

1.非离断式阻断输入袢肠管时若没有无刀吻合器，可采用7号丝线或2-0滑线，注意经肠系膜近肠壁的无血管区穿出，束扎强度以不影响肠管血运为宜，同时又可封闭肠腔。

2. 行空肠输入袢和输出袢侧侧吻合时，一般是先处理输入袢，再处理输出袢。因为输出袢长度较长，在腹腔内游离度大，有利于下一步吻合；同时操作符合绝大多数人的右手操作习惯。

3. 非离断式位置距离胃空肠吻合口2~3 cm为宜，有学者认为距离5 cm亦可，有报道因非离断式位置过长发生食物卡顿的情况，因此，我们建议2~3 cm可能更为合理。

二、全腹腔镜根治性远端胃大部分切除术后三角吻合

（一）术中解剖

患者肿瘤位于胃窦部，取平卧"人"字位。

（二）完成淋巴结清扫后步骤

1. 直线切割吻合器从左侧上方的主操作孔进入腹腔，在预定位置垂直于十二指肠长轴的方向钳夹十二指肠，顺时针旋转90°，由十二指肠后壁向前壁将其切断。

2. 使用2把吻合器（蓝色钉仓）从大弯侧至小弯侧切断胃。残胃大小既要满足肿瘤的R0切除，又要确保吻合口张力适宜。

3. 将标本装入标本袋，于十二指肠后壁及残胃大弯侧各打开一个小孔。由于胃的游离度较大，张开直线切割吻合器后先将一臂伸入残胃大弯侧的小孔，并使胃后壁预吻合处与胃的切缘距离约为2 cm；再将另一臂伸入十二指肠后壁的小孔，并将十二指肠切缘逆时针旋转90°，将十二指肠后壁与残胃吻合。吻合后借助共同开口检查吻合处是否有出血、十二指肠黏膜是否有损伤。

4. 闭合共同开口时，主刀左手的钳子夹住共同开口的下端，助手左手的钳子夹住外端将其展平，主刀右手持直线切割吻合器夹闭共同开口将其对合。在关闭共同开口前，助手右手的钳子将十二指肠断缘的盲角提起，置于直线切割吻合器内，助手左右手的钳子互相协调以更好地对位。击发吻合器将共同开口闭合，同时将十二指肠盲端完整切除（图2-2）。

（三）经验总结

1. 共同开口吻合缘的方向必须与胃的切缘垂直，避免吻合口狭窄。

2. 检查吻合口张力及吻合质量，若发现吻合口渗血，可在渗血处加固缝合。

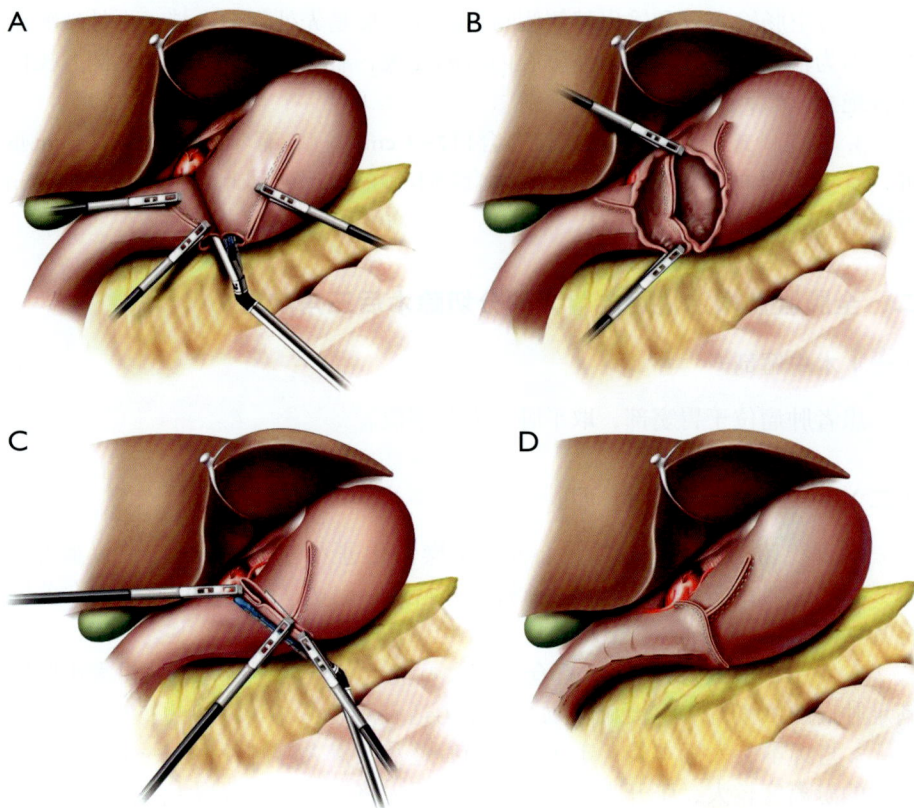

图2-2 三角吻合

（A）十二指肠后壁与残胃吻合；（B）检查共同开口；（C）闭合共同开口；（D）三角吻合倒T型外观。

三、全腹腔镜根治性全胃切除术后Overlap吻合

（一）术中解剖

患者肿瘤位于胃体上部，取平卧"人"字位。

（二）完成淋巴结清扫后步骤

1. 向下牵拉胃，显露并切断迷走神经，游离裸化肿瘤上缘至少5 cm食管，充分游离十二指肠后，用直线切割吻合器切断十二指肠和食管，将切除的标本置入标本袋中。

2. 超声刀分别在距屈氏韧带约20 cm空肠对系膜侧和食管切缘的左侧开一

小口，用分离钳扩张，用60 cm直线切割吻合器（蓝色钉仓）先伸入空肠的小孔，另一臂再伸入食管腔，夹闭吻合器15 s后击发，通过共同开口观察吻合口情况，确认吻合满意后用2根V-Lock线连续缝合共同开口并包埋。

3. 在食管空肠吻合口远侧约3 cm处裸化空肠系膜侧肠壁约1 cm，用直线切割吻合器切断该处空肠。

4. 在距食管空肠吻合口下方约40 cm系膜缘对侧空肠及近端空肠分别用超声刀打开一小孔，用直线切割吻合器行空肠侧侧吻合，观察吻合口无出血，共同开口用可吸收线悬吊3针后直线切割吻合器离断，完成消化道重建（图2-3）。

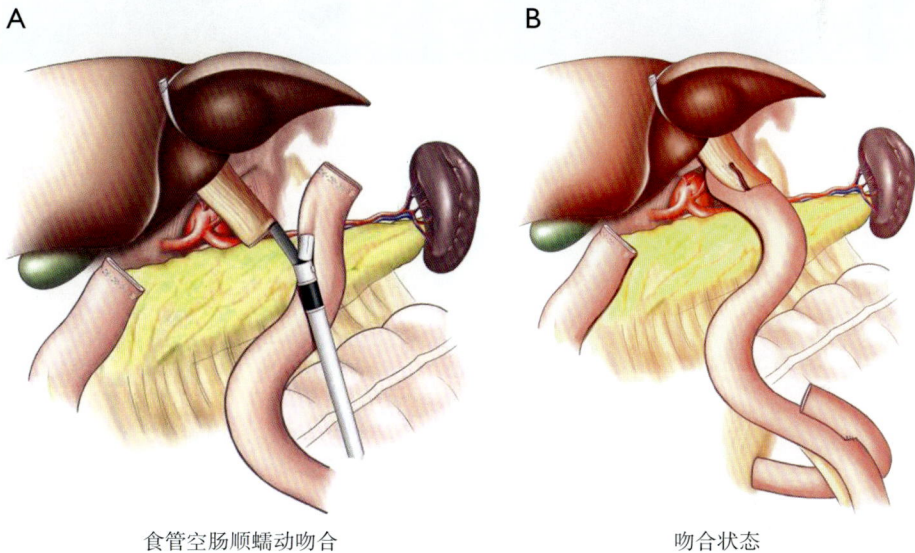

食管空肠顺蠕动吻合　　　　　　　　吻合状态

图2-3　Overlap吻合

（三）经验总结

全腹腔镜手工缝合行食管空肠吻合术花费时间长，且技术难度要求高。全腹腔镜采用圆形吻合器行食管空肠端侧吻合术，因食管断端常回缩至膈肌平面以上，完成荷包缝合和抵钉座置入均非常困难。采用直线吻合器行食管空肠侧侧吻合术可避免荷包缝合和抵钉座置入困难，无须扩大腹部切口，吻合过程更为简单可靠。

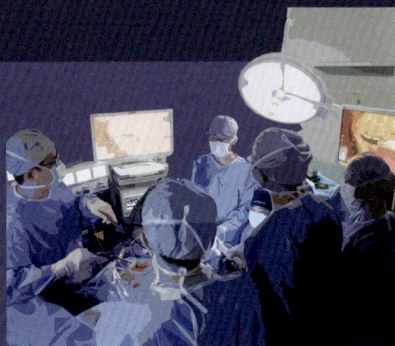

第二讲　全腹腔镜胃癌根治术后消化道重建

李恩（梅州市人民医院）

扫码观看视频

《腹腔镜胃肠手术笔记（第二版）》

AME
Publishing Company

第三讲　腔内Uncut Roux-en-Y吻合术在腹腔镜全胃切除术消化道重建中的应用

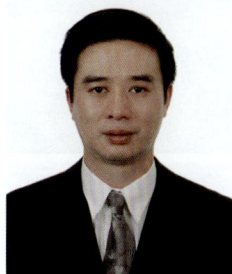

李伟华

医学博士，主任医师，教授，外科学硕导，福建省立医院肿瘤外科行政副主任。主要学术兼职：福建省医学会外科学分会实验外科及转化医学学组组长、中华医学会外科学分会实验外科学组委员、中华结直肠外科学院第一届学术委员会委员、国际胃癌协会（IGCA）会员等。（简历更新时间：2019-02-25）

一、手术名称

腔内Uncut Roux-en-Y吻合术在腹腔镜全胃切除术后消化道重建中的应用。

二、术中解剖

（一）患者体位

头高（10°~15°）足低，剪刀仰卧位。

（二）术者站位

淋巴结清扫时主刀位于患者左侧，第一助手站立于患者右侧。消化道重建时主刀与第一助手位置互换。扶镜手站在患者两腿之间。

（三）Trocar的布置

采用五孔法：脐下缘2 cm置入10 mm Trocar观察孔，左侧腋前线肋缘下2 cm置入12 mm Trocar为主操作孔，左侧锁骨中线平脐上2 cm、右侧腋前线肋缘下2 cm各置入一个5 mm Trocar为辅助操作孔，右侧锁骨中线平脐上2 cm置入12 mm Trocar为消化道重建主操作孔。

（四）肿瘤情况

胃镜示贲门后壁片状糜烂，腺管排列稀释紊乱；增强CT示贲门稍增厚伴轻度强化，肝胃间隙见一直径为0.5 cm的淋巴结；病理检查结果示：腺癌（图3-1）。

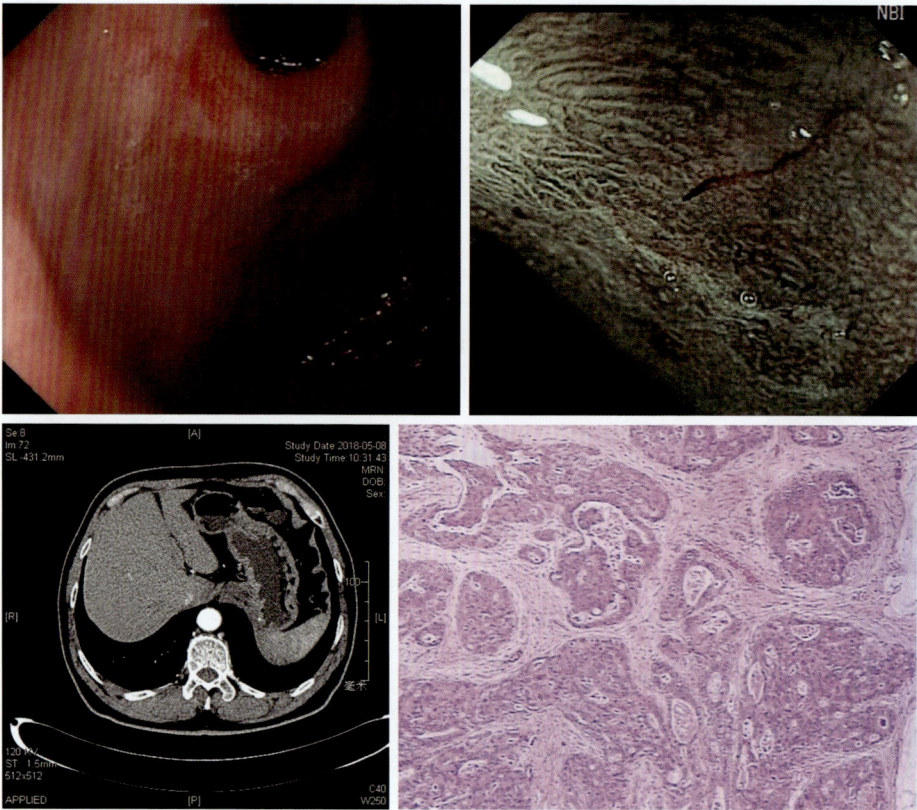

图3-1　肿瘤情况

胃镜示贲门后壁片状糜烂，腺管排列稀释紊乱；CT示贲门稍增厚伴轻度强化，肝胃间隙见一个直径为0.5 cm的淋巴结；病理示腺癌。

三、手术步骤及技巧

腹腔镜直视下，按如下步骤完成Uncut Roux-en-Y吻合消化道重建。

（一）食管空肠侧侧吻合

裸化食管下段后观察血运良好，依据胃镜标记在胃食管结合部上方食管下段左侧缘开孔0.5 cm（图3-2），确保切缘阴性。

　　距离屈氏韧带约25 cm处将空肠上提至食管下端，探查近端空肠处于松弛状态（备空肠侧侧Braun吻合用）。在拟吻合空肠对系膜缘侧开窗0.5 cm，直线切割吻合器两臂分别经食管、空肠开窗处插入，闭合完成食管空肠侧侧吻合（图3-3~图3-4A）。

　　技巧与注意事项：①直线切割吻合器在行食管-空肠（或空肠-空肠）侧吻合前，需在前端枪身及钉子上涂石蜡油，能使直线切割吻合器更顺滑地置入消化道腔内。②被插入的肠管需在一条线上，也能使直线切割吻合器更顺滑地置入。③直线切割吻合器行切割吻合时尽量平行食管长轴，并且在肠管对系膜侧切割吻合，减少吻合口的血运问题。④食管-空肠吻合时张力较大应轻柔操作。笔者早期手术时有一例行食管-空肠吻合时因张力较大，操作不够轻巧，导致切割吻合器戳破空肠（图3-4B）。

　　直线切割吻合器离断食管下段（图3-5），关闭食管空肠共同开口，完成食管空肠吻合形成食糜流出道（图3-6~图3-7）。

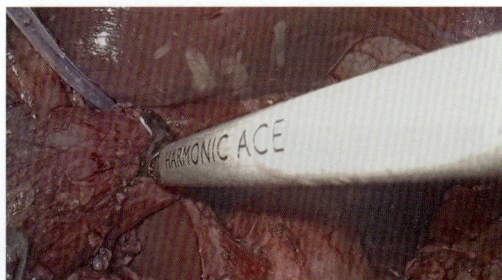

图3-2　依据胃镜标记在胃食管结合部上方食管下段左侧缘开孔0.5 cm

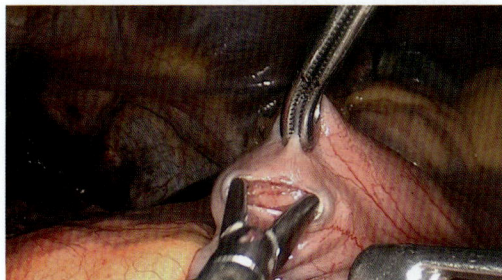

图3-3　空肠对系膜缘侧开窗0.5 cm

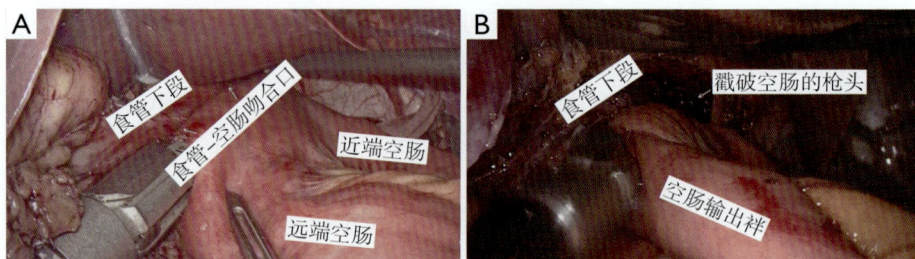

图3-4　（A）60 mm直线切割吻合器吻合食管空肠；（B）直线切割吻合器戳破空肠

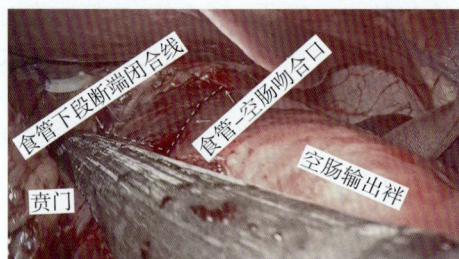

图3-5　依据胃镜标记在胃食管结合部上方行
60 mm直线切割吻合器离断食管

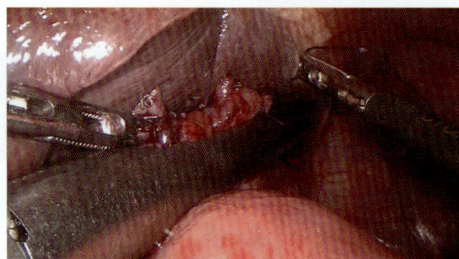

图3-6　以食管空肠前后闭合线起点连线为轴
线关闭食管空肠共同开口

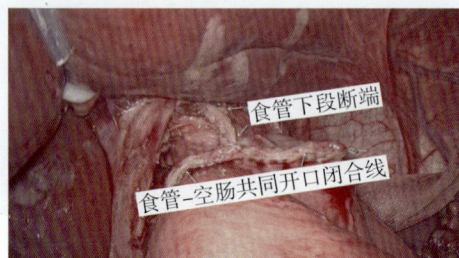

图3-7　完成食管空肠吻合形成食糜流出道

（二）空肠侧侧Braun吻合

分别距食管空肠吻合口约10 cm处近端空肠和35~40 cm远端空肠对系膜缘分别开窗0.5 cm，行近远端空肠侧侧吻合（图3-8~图3-9），关闭共同开口形成胆胰十二指肠液流出道（图3-10）。

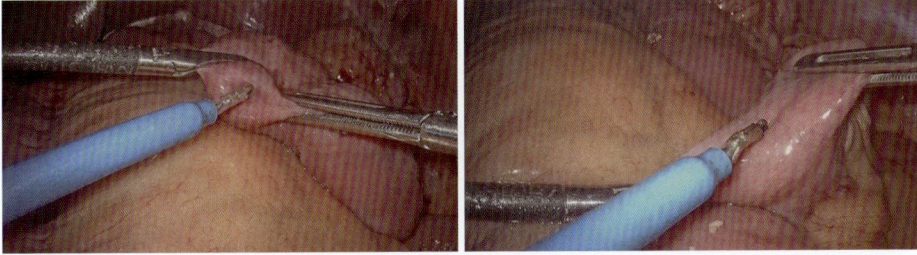

图3-8　分别距食管空肠吻合口约10 cm处近端空肠和35~40 cm远端空肠对系膜缘分别开窗0.5 cm

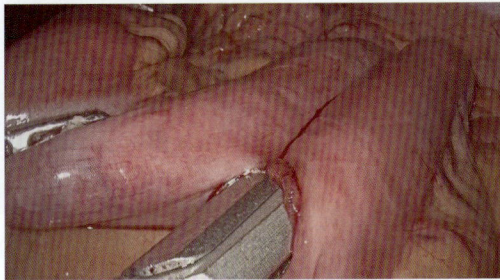

图3-9　60 mm直线切割吻合器行近远端空肠侧侧吻合

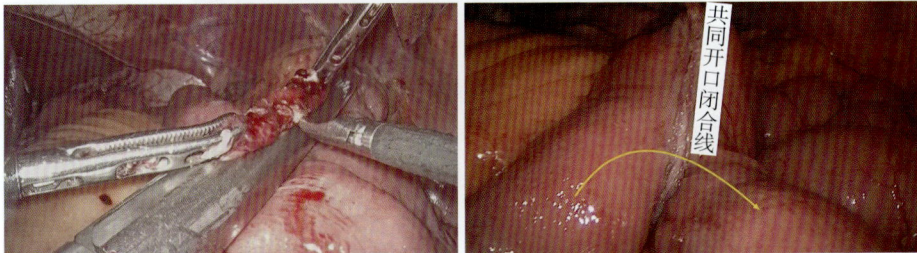

图3-10　以空肠前后闭合线起点连线为轴线关闭肠肠共同开口以形成胆胰十二指肠液流出道

（三）闭合食管空肠吻合口输入袢空肠

距食管空肠吻合口约2~3 cm输入袢空肠无刀片直线吻合器（ATS45NK）闭合，阻断反流的胆胰十二指肠液（图3-11）。完成Uncut Roux-en-Y吻合（图3-12）。

术后标本经脐下延长的观察孔取出（图3-13）。术后6个月复查消化道造影及胃镜示食管空肠吻合口通畅，非离断闭合盲端未见再通（图3-14~图3-16）。

关于共同开口闭合方式（食管–空肠或空肠–空肠）与吻合口周长大小的问题与技巧（以关闭空肠–空肠共同开口为例）（图3-17）：以AB线为轴线关闭共同开口（C点和D点重合），A点和B点距离最远形成吻合口周长最长（OA+OB+AB闭合线）；以CD线为轴线关闭共同开口（A点和B点重合），形成吻合口周长最短（OA+OB）。

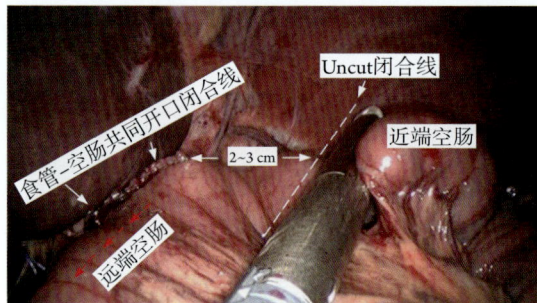

图3-11　阻断胆胰十二指肠液流向食管空肠吻合口

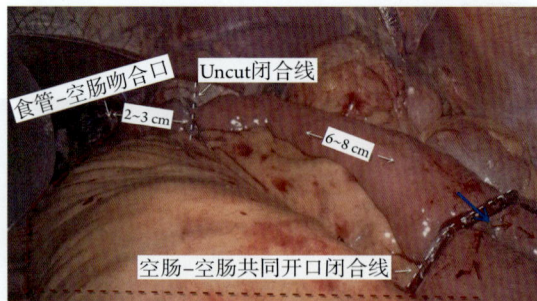

图3-12　Uncut Roux-en-Y吻合模式图及术中图片
橘红色箭头示食物流动方向。

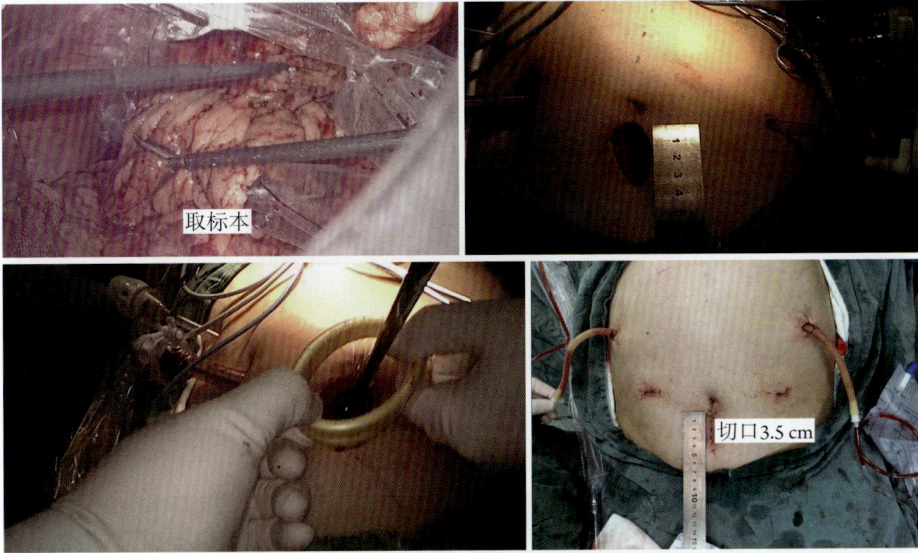

图3-13　延长观察孔切口3~4 cm取标本

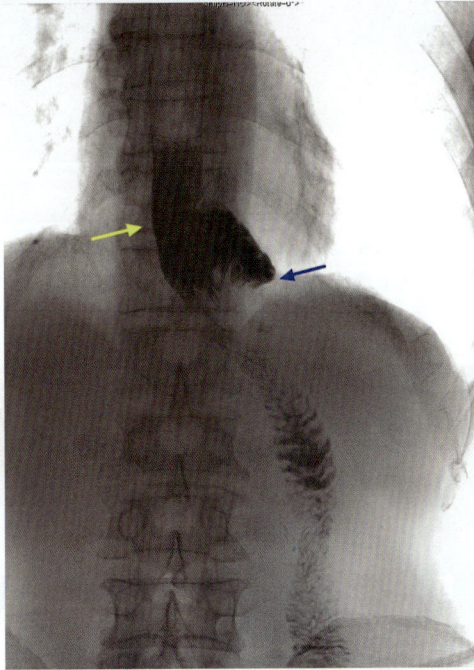

图3-14　术后6个月消化道造影检查

黄色箭头指示食管空肠吻合口通畅，蓝色箭头
指示Uncut闭合盲端未见再通。

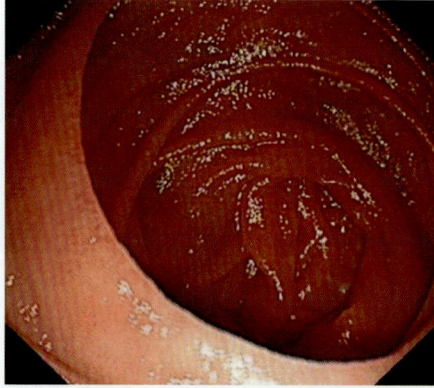

图3-15　术后6个月胃镜检查未见阻断处再通

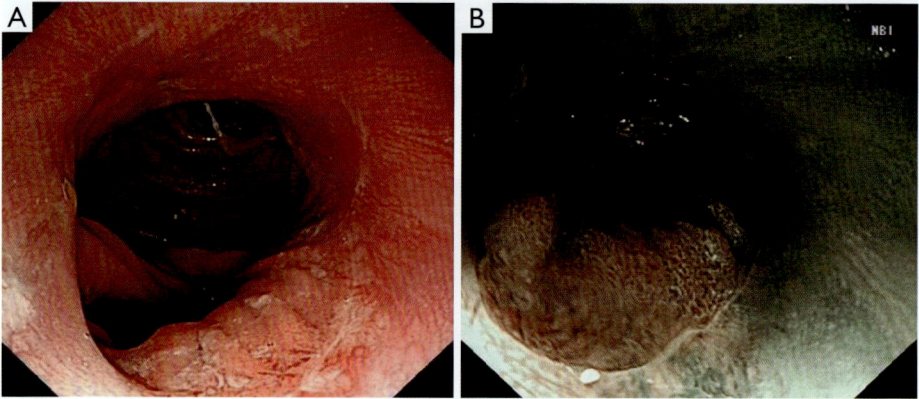

图3-16　术后6个月胃镜示吻合口情况

（A）普通白光显示；（B）NBI显示。

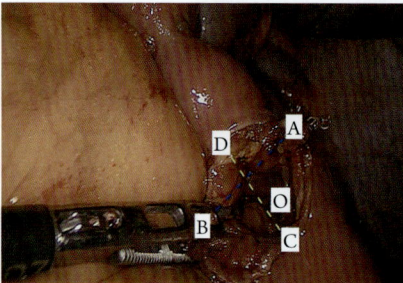

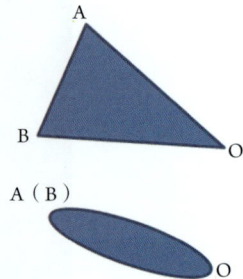

图3-17　共同开口关闭形式与吻合口周长

以AB线为轴线关闭共同开口（C点和D点重合），A点和B点距离最远形成吻合口周长最长（OA+OB+AB间闭合线）；以CD线为轴线关闭共同开口（A点和B点重合），形成吻合口周长最短（OA+OB）。

四、经验总结

腔镜直视下Uncut Roux-en-Y吻合术不改变气腹压力、操作视野好，依据肿瘤所在部位腔镜下充分精细游离和裸化食管下段，有利于保证足够切除距离和吻合食管的长度，避免肿瘤残留。本中心既往数据显示上切缘距肿瘤上缘（3.3±1.2）cm，上切缘阳性1例（1.5%），经再次切除上切缘阴性。因而，腔镜直视下对切缘可疑阳性标本取出检查后再吻合，可以保证肿瘤根治切缘安全。

在腔内Uncut Roux-en-Y吻合术操作技术方面，首先要熟练掌握直线切割吻合器的使用方法，根据组织厚度合理选择吻合钉的型号，对于减少吻合口出血、吻合口爆裂等并发症有重要意义。其次要充分理解正确吻合方法和技巧，原则上避免在切割线间形成缺血区，导致吻合口组织缺血坏死。为保证吻合口宽度足够、通畅，侧侧吻合尽可能在小肠对系膜缘，关闭共同开口切割闭合线与肠管轴线垂直（可分别在切割闭合线两起点及两点中间各缝合一针提拉悬吊），避免发生吻合口瘘、吻合口狭窄等并发症。吻合技术的难点在于食管–空肠、空肠–空肠吻合，尤其是食管–空肠吻合，其效果将直接影响患者的预后及生活质量。通过腔镜下直视观察和检查Uncut Roux-en-Y吻合过程，可以避免盲目操作、吻合不确切引发严重并发症。腔镜直线切割吻合器6排吻合钉闭合止血效果更好，侧侧吻合时切割线与空肠肌纤维平行，损伤肌纤维数少，与管型吻合器横断损伤肌纤维数多不同，能有效避免瘢痕导致吻合口狭窄发生，形成的吻合口径较大[吻合口径为（3.9±0.6）cm]。

ATS45NK可以安全有效阻断胆胰液反流，避免发生反流性食管炎，并保持空肠的连续性，保护十二指肠正常起搏电位向远端空肠扩布，有效减少Roux滞留综合征（Roux stasis syndrom，RSS）的发生。

综上所述：应用腹腔镜直视下重建消化道，只要合理掌握吻合适应证和吻合技术，直视下Uncut Roux-en-Y还是有优势，技术上安全可行，并且更符合微创和快速康复的理念。

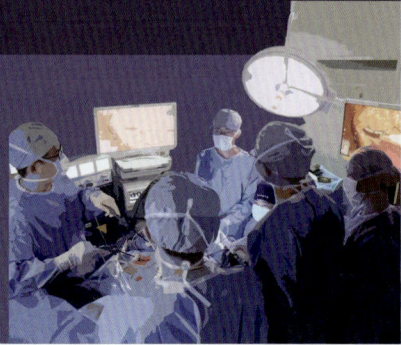

第三讲　腔内Uncut Roux-en-Y吻合术在腹腔镜全胃切除术消化道重建中的应用

李伟华（福建省立医院）

扫码观看视频

《腹腔镜胃肠手术笔记（第二版）》

AME

第四讲　进展期胃癌腹腔镜右站位免吊肝 D2+CME根治性全胃切除术

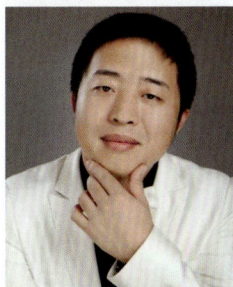

魏玉哲

哈尔滨医科大学附属肿瘤医院胃肠外科，研究生学历，博士在读。中国医师协会内镜医师分会腹腔镜外科专委会青年委员、中国抗癌协会康复会学术指导委员会委员、黑龙江省医学会肿瘤营养代谢与治疗分会青年委员会委员、中国医师协会外科医师分会胃肠道间质瘤诊疗专业委员会青年委员。（简历更新时间：2019-02-25）

一、引言

腹腔镜胃癌根治手术经过20余年的发展，现已日趋成熟和规范，尤其是在进展期胃癌领域得到了长足的发展。目前，仍存在争议：①手术适应证的选择；②手术站位及入路的选择；③胰腺上区淋巴结清扫范围；④是否联合网膜囊切除；⑤全腔镜下的消化道重建。下面将本中心开展情况向读者做详细介绍，希望对初学者有所帮助，也希望大家批评指正。

笔者所在中心通常采取术者右侧站位后入路结合前入路的方式行腹腔镜胃癌根治术，与其他入路相比主要有以下优势。①手术步骤与开腹手术相仿，初学者上手快，在一定程度上避免了腹腔镜手术和开放手术两套思路的转换，有利于缩短学习曲线。②手术器械（电勾、超声刀等）与胃十二指肠动脉、肝固有动脉和门静脉等为平行关系，能够有效避免副损伤。并可通过助手向右侧牵拉肝固有动脉，使门静脉的显露更为清晰。③后前入路结合能够有效保证手术的根治性与安全性（特别是胃周血管变异者，如肝总动脉缺如）。④手术过程中术者左右手配合与开腹类似，术者左手自行牵拉系膜和淋巴结等，能有效降低术区出血等情况。⑤与其他入路相比，对助手依赖性低，更适合人员不足或术者与助手不能长期配合的单位开展。

根据腔镜视角转换，手术大致可划分为后入路左半区、后入路右半区和前入路区3个部分。

二、后入路左半区

从横结肠中段开始沿横结肠系膜前后叶间隙向左侧拓展（图4-1），向左完整切除大网膜，暴露大网膜时，助手右手抓钳和术者左手抓钳钳夹网膜组织并向上提拉，助手右手轻夹横结肠并向下牵拉，形成三角牵拉，使大网膜的横结肠缘张紧平展分离过程中，通过交替更换提拉大网膜和结肠位点，在移动中形成较好的分离平面，沿横结肠系膜前后叶之间快速分离。抵达胰尾处后应减慢分离和拓展速度，仔细分辨胰尾边界，此处胰尾后间隙要比胰尾前间隙疏松，游离面过深极易进入胰尾后间隙。紧贴胰腺固有筋膜前方沿胰腺的走行方向剥离胰腺被膜至胰腺上缘（图4-2），沿脾动脉末端向脾门方向拓展很容易达到网膜左血管根部，沿着该血管表面的解剖间隙将其裸化，并于网膜左血管向脾下极分支发出后结扎并切断，完成No.4sb组淋巴结的清扫（图4-3）。沿脾动静脉向上切断各支胃短血管，至脾动脉干，清扫No.4sa组淋巴结

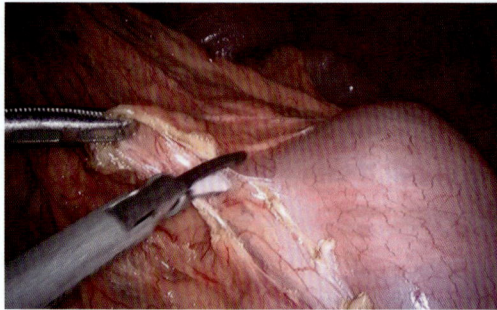

图4-1　沿横结肠系膜前后叶间隙向左侧拓展

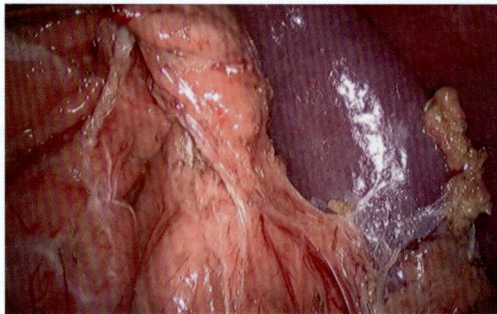

图4-2　沿胰腺的走行方向剥离胰腺被膜

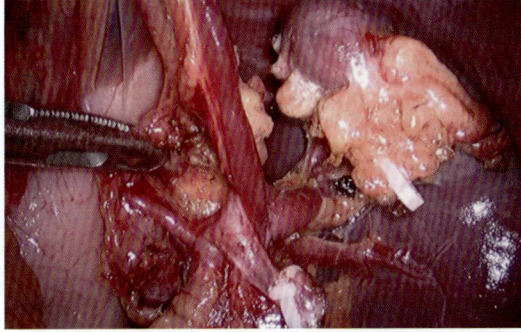

图4-3　网膜左血管周围廓清

（图4-4）。此时，如果继续向上做脾上极区域淋巴结清扫或血管离断，因牵拉张力及视角原因（特别是肥胖患者）极易造成脾被膜撕裂。针对此种情况，我们采取往复式（或称为翻页式）拓展方式，即从横结肠中部，沿横结肠系膜前后叶间隙向头侧、右侧往复式拓展，达胃左动脉左侧。继续向左上解剖摩西三角（即左侧膈肌脚、脾动脉、脾上极和Gerta筋膜合围形成的三角区域），此处解剖应沿Toldt's间隙拓展，须注意保护后方Gerta筋膜的完整性。摩西三角完整解剖后脾上极附近淋巴结清扫及血管离断变得相对简单（如病灶位于贲门右与胃网膜左右血管连线左侧，或脾门淋巴结有肿大者则需做脾门淋巴结清扫）（图4-5~图4-6）。

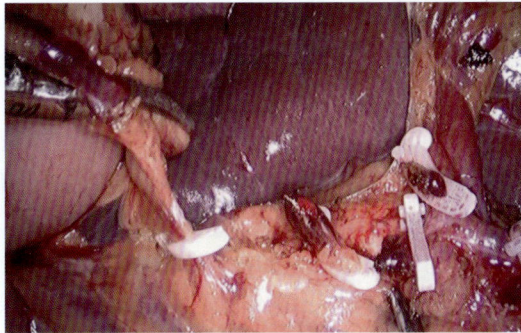

图4-4　脾动脉干末端胃短血管处理

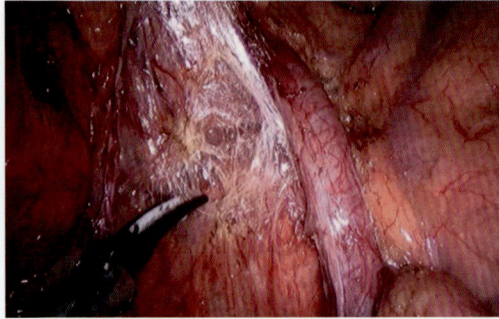

图4-5　摩西三角的解剖

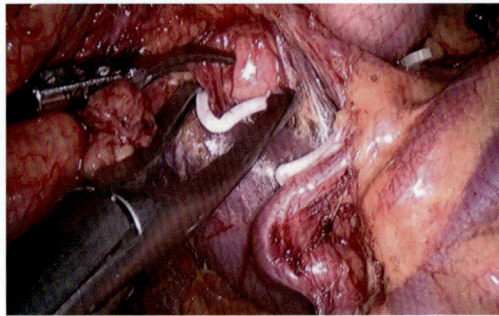

图4-6　脾上极胃短血管处理

三、后入路右半区

　　左半区完成后，此时助手右手牵拉胰胃韧带，左手牵拉横结肠，术者左手牵拉大网膜依旧形成三角牵拉，以超声刀钝性和锐性分离的方式继续沿横结肠系膜前后叶之间和胰腺被膜向右侧拓展（图4-7~图4-8）。以胰腺头部为指引，以"U"型操作向网膜右静脉根部合围，在网膜右静脉根部结扎并切断（图4-9）。继续向头侧，围绕网膜右动脉和幽门下动脉根部做小"U"型合围，在根部结扎并切断血管（图4-10）。此处须注意的是：①动静脉要分别结扎，因网膜右动静脉之间经常存在小的淋巴结；②因No.6i组淋巴结与胰腺外观形态类似，处理它需更谨慎操作，操作面过深容易造成胰腺损伤，过浅容易造成清扫不彻底。

　　术者处理完幽门下区助手右手向上牵拉胰胃韧带，左右向下压平胰腺，可解放术者双手。术者左手牵拉胰腺被膜，以超声刀继续向头侧拓展，到达胰腺

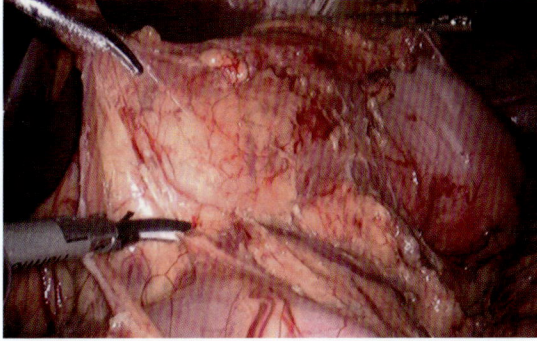

图4-7　结肠中段起向右侧拓展游离横结肠系膜前叶

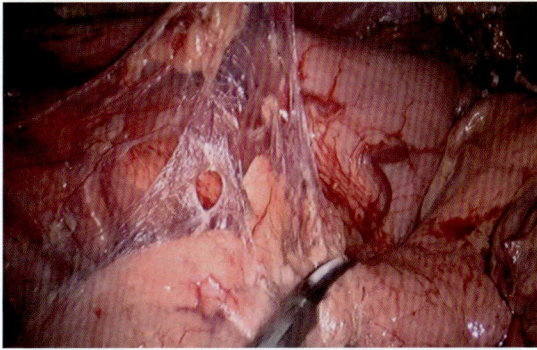

图4-8　游离横胰腺右半被膜

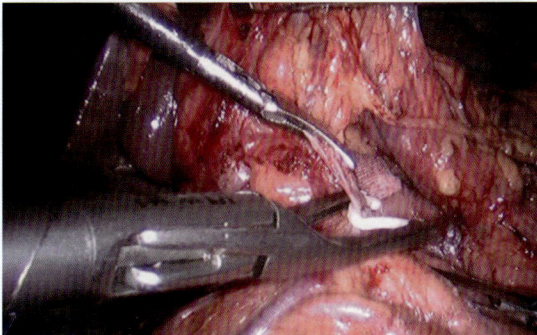

图4-9　结扎网膜右静脉

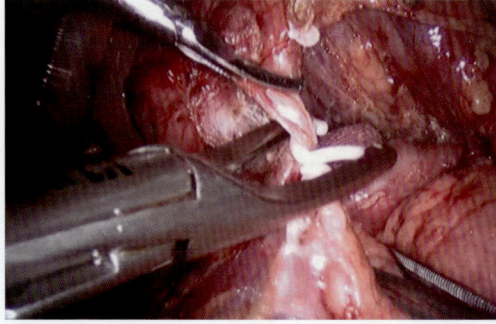

图4-10　结扎网膜右动脉

上缘后，以肝总动脉为指引拓展（此处操作尽量以超声刀锐性分离为主，钝性分离易造成小血管出血或淋巴结破损），在冠状静脉根部结扎并切断。左侧向上达腹段食道，右侧沿胃十二指肠动脉向头侧解剖至胃右动脉起始部。至此，后入路右半区拓展完成（图4-11）。

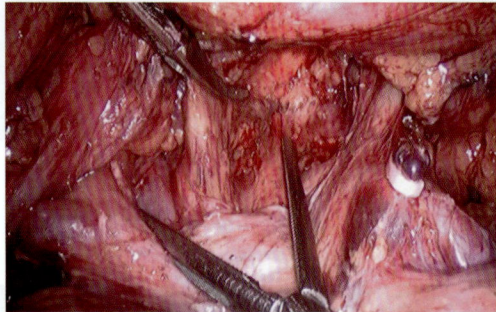

图4-11　后入路胰腺上区淋巴结廓清

四、前入路区

　　助手右手向上牵拉肝圆韧带，左手向左下牵拉十二指肠球部，暴露肝十二指肠韧带。解剖肝十二指肠韧带，切断并结扎幽门前静脉，在胃右动静脉根部结扎并切断。此时，术者向右牵拉肝固有动脉，助手右手向左侧牵拉肝胃韧带，用超声刀清扫No.12a组淋巴结。最后，切除肝胃韧带直达腹段食道，结扎并切断胃左动脉（图4-12）。至此，腹腔镜右站位免吊肝D2+CME根治性全胃切除到此完成（图4-13）。

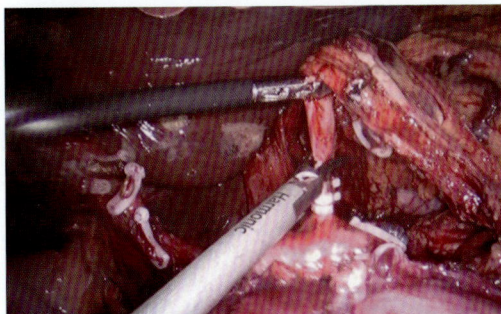

图4-12　前入路结扎胃左动脉

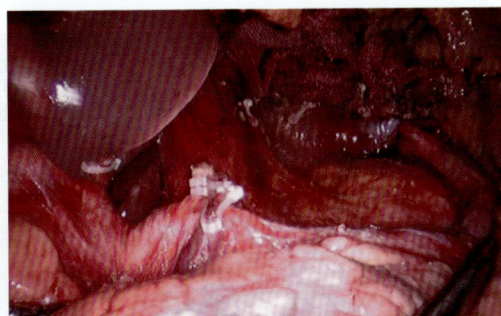

图4-13　术区展示

五、经验总结

　　读者可能注意到了，笔者采取后入路时并并未切断胃左动脉和胃右动脉，为什么要这样做呢？因为有少部分人先天存在副肝动脉，甚至肝固有动脉先天性起源于腹腔动脉干或胃左动脉，这种情况易导致不可逆性损伤，在《腹腔镜胃肠手术笔记》第一版中有详细阐述。

　　诸多学者在行胰腺上缘淋巴结清扫时先离断十二指肠，笔者之所以未离断十二指肠，是因为右侧站位前后入路结合的方式行胰腺上缘淋巴结清扫并不因为胃的阻挡而增加手术难度，而且从经济角度讲也更利于医疗成本的控制。

　　上文笔者很少提及某个淋巴结清扫的话题，因为如果按照CME的原则行根治手术，根本不需要刻意寻找淋巴结或者血管，走在正确的解剖层次中，基本所有淋巴结都在游离面之上，而血管根部更容易显露。

　　右侧站位最大的优势是可以充分解放术者的双手，特别是在解剖时，可以最大程度避免副损伤和出血等情况的发生。还有一些小的技巧因为篇幅有限，在这里不一一赘述，随书赠送手术录像，仅供参考。如有不当之处欢迎联系笔者，共同学习，共同进步。

《道德经》有云："少则得，多则惑""大器曼（慢）成"。不论手术，还是人生，少即是多，慢即是快。笔者从事腹腔镜胃癌根治手术十余年来深刻体会到"慢即是快"，走在正确的解剖层次中"小步慢跑"，术者和助手勤换牵拉部位，避免不必要的钝性分离，保持术野的清晰和洁净才是实现肿瘤腹腔镜手术的"王道"。

第四讲　进展期胃癌腹腔镜右站位免吊肝 D2+CME根治性全胃切除术

魏玉哲（哈尔滨医科大学附属肿瘤医院）

扫码观看视频
《腹腔镜胃肠手术笔记（第二版）》

AME
Publishing Company

第五讲　腹腔镜Uncut Roux-en-Y胃空肠吻合术中的细节

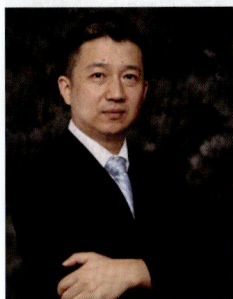

向军

医学博士、硕士生导师，副主任医师，中山大学附属第六医院外九科（食管胃肠外科一区）副主任。广东省医学会消化道肿瘤学分会委员兼秘书、广东省医师协会微创外科分会委员、广东省中西医结合学会胃肠外科专业委员会委员、广东省抗癌协会胃癌专业委员会青年委员、中国FSMP应用委员会创伤重症营养学组委员。（简历更新时间：2019-02-25）

自2005年Uyama首次报道腹腔镜辅助胃癌根治Uncut Roux-en-Y胃空肠吻合术以来，该术式在国内推广较快，不少医院陆续开展，对比其他重建方式的临床随机对照试验也在进行中。在关注吻合方式对消化道重建术后胃肠功能、营养状况影响的同时，腹腔镜Uncut Roux-en-Y胃空肠吻合术中的操作也应该受到重视。相对于腹腔镜Roux-en-Y胃空肠吻合，完全腹腔镜Uncut Roux-en-Y胃空肠吻合术中操作更接近于完全腹腔镜胃空肠Billroth II式+Braun吻合，但也有其特殊之处。中国2018版《完全腹腔镜胃癌手术消化道重建专家共识及手术操作指南》对Uncut Roux-en-Y吻合术中的关键环节做了明确规定，除此之外，该手术中还有一些细节值得我们探讨。

一、胃切割线的标记

由于腹腔镜2D视野的限制，直线切割吻合器离断胃时，小弯侧切缘相对于大弯侧切缘不容易确定，且直线切割吻合器二次胃切割方向常偏离原切割线，易出现小弯侧切缘过大、胃切割线紧邻贲门下的现象，导致残胃体积过小。因此，切割前应同时观察胃前壁及胃后壁，正确评估残胃大小（图5-1~图5-2）。如果切割前用亚甲蓝标记胃切割线，则既可确保合适的胃切缘距离，又可让切割过程流畅。

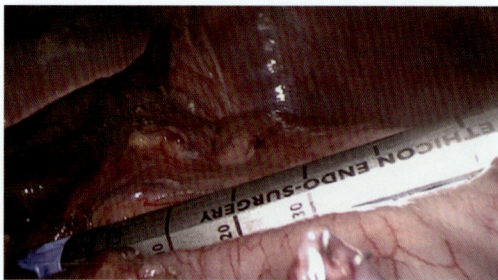

图5-1　切割胃前方观

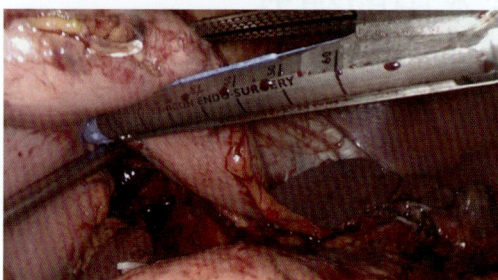

图5-2　切割胃后方观

二、胃肠吻合线的确定

胃空肠吻合口位置受多种因素的影响。2018版《完全腹腔镜胃癌手术消化道重建专家共识及手术操作指南》中对Uncut Roux-en-Y胃肠吻合口位置并没有做出明确规定，但对于腹腔镜下Billroth Ⅱ吻合，建议胃肠吻合口可选择胃后壁或胃大弯。腹腔镜Uncut Roux-en-Y胃肠吻合口与此类似，在临床实践中，在吻合口选择在残胃后壁还是残胃大弯时应考虑以下事项。

首先，确定共同开口位置。因为Uncut Roux-en-Y胃空肠吻合在输入袢进行了非离断式闭合，不存在胃肠吻合口输入口狭窄的风险，因此为了避免关闭共同开口所导致的输出口狭窄，共同开口应选择位于胃肠吻合口的输入口，即用直线切割吻合器行胃肠吻合时，吻合器应从空肠吻合线的近端进入肠腔，向空肠远端切割。

其次，应考虑是否翻转空肠系膜。经典的Uncut Roux-en-Y胃空肠吻合口位于残胃大弯，输出袢位于吻合口左侧，这种情况下切割吻合器从右下方Trocar进入体内，共同开口位于输入口，不用翻转空肠系膜。但部分患者屈氏韧带及近端空肠位置偏左明显，如果输出袢仍位于吻合口左侧，则输出袢肠管紧贴左侧腹壁，并堆积于脾窝下方，有可能导致术后胃出口排空障碍。因此，可翻转空肠系膜，将输出袢翻至吻合口右侧，如仍将共同开口置于输入口，则胃肠吻合口应位于残胃后壁，切割吻合器从左上方Trocar进入体内。在残胃较小导致大弯侧长度不足够时，也应选择此种吻合线。

选择胃肠吻合口在残胃后壁时，须注意两点。第一，胃肠吻合线与胃切割线的距离应适中，一般间隔2 cm，太短有可能导致残胃切缘缺血，太长有可能因胃肠吻合口及部分输出袢位于残胃后方受压导致术后输出口梗阻；第二，胃肠吻合线与胃切割线的角度应适中，因输出口位于残胃后壁小弯侧，如果角度过大，输出口位置过高，靠近贲门，吻合口与输出袢成锐角，有可能导致术后输出口梗阻（图5-3~图5-4）。

如果须翻转空肠系膜，同时避免吻合口位于残胃后壁，也可以选择将胃肠吻合线置于残胃大弯，此时切割吻合器可从右下方Trocar进入体内，将共同开口置于输出口，吻合后输入口位置高于输出口，属于顺蠕动。但空肠肠管细小患者不宜选择共同开口位于输出口。

总的来说，胃肠吻合线的选择比较多，虽然目前没有依据比较不同吻合线

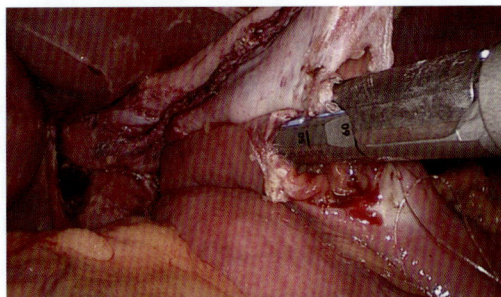

图5-3　吻合线与切割线距离过近

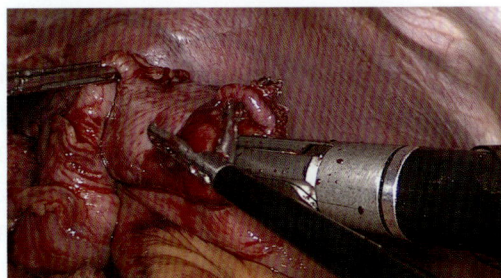

图5-4　吻合线与切割线距离过远

的优劣，但选择吻合线时应考虑共同开口的位置、屈氏韧带及近端空肠位置、术者习惯等。

三、腹腔内或腹腔外空肠侧侧吻合

Uyama首次报道腹腔镜Uncut Roux-en-Y胃空肠吻合时，是通过取标本的小切口，在体外完成肠管长度测量、输入袢非切割闭合及空肠侧侧吻合，再将肠管回纳腹腔，腔镜下完成胃空肠吻合。此种方式手术难度相对较低，手术时间较短，且用普通吻合器也可完成输入袢的非切割闭合，适合推广，也适合初学者采用。因为取标本及肠管的切口较小，应在腹腔内先分别标记好吻合口远近端空肠，以方便体外测量和吻合。

随着腹腔镜下消化道重建技术的成熟和ATS45NK非切割吻合器的出现，国内一些中心常规开展完全腹腔镜腹腔内Uncut Roux-en-Y胃空肠吻合，在良好的团队配合下，腔镜下可完成肠管测量、输入袢非切割闭合、胃空肠吻合、空肠侧侧吻合及关闭共同开口等。

四、共同开口的关闭

共同开口的关闭是全腔镜下消化道重建一个重要的环节。如果是完全腹腔镜腹腔内Uncut Roux-en-Y胃空肠吻合，存在两个共同开口，可以选择用吻合器关闭，也可以用V-lock线腔镜下缝合关闭胃肠吻合口的共同开口、体外手工缝合关闭空肠侧侧吻合口的共同开口。如果采取腹腔外空肠侧侧吻合，在完成腹腔内胃空肠吻合后，共同开口一端缝合固定一针，然后将取标本的小切口置于上腹，而不是位于脐周，通过牵拉固定线将胃肠吻合口的共同开口置于切口下，直视下手工缝合关闭共同开口，优点是缩短手术时间，缺点是如果胃肠吻合口位置过深则不宜采用。

五、残胃体积与腹腔镜Uncut Roux–en–Y胃空肠吻合术适应证

在中国和韩国的胃癌远端胃切除术后消化道重建方式中，Billroth Ⅱ比例高于Roux-en-Y吻合比例，虽然目前的回顾性临床研究表明腹腔镜Uncut Roux-en-Y胃空肠吻合在术后反流性胃炎、胆汁反流方面较腹腔镜Billroth Ⅱ式+Braun吻合更有优势，但没有明确的是在选择Uncut Roux-en-Y吻合还是Billroth Ⅱ+Braun吻合时需要考虑残胃体积。当残胃体积小时，胆汁反流导致反流性食管炎的风险更大。因此是否残胃体积较小时，Uncut Roux-en-Y吻合较Billroth Ⅱ+Braun吻合优势更大？有回顾性研究显示，Uncut Roux-en-Y组患者的胃大弯切除长度较

Billroth Ⅱ +Braun组大，这和笔者的临床实践相符，即残胃体积较小时，手术医生更倾向于采用Uncut Roux-en-Y吻合重建消化道（图5-5~图5-6）。

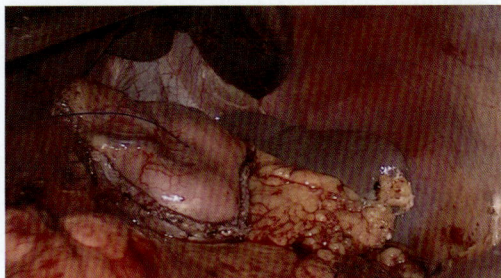

图5-5　残胃体积较小

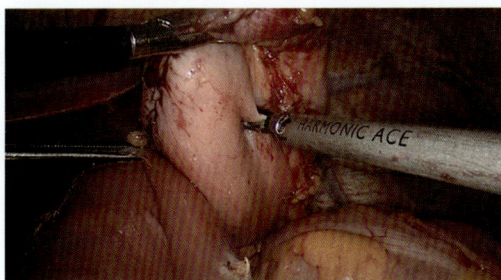

图5-6　残胃体积较大

　　以上这些细节探讨的目的是让腹腔镜胃癌手术更标准、更安全、更简单，减少术后并发症，让患者顺利康复或接受辅助化疗，特别是在中国进展期胃癌患者所占比例较大的情况下，减少消化道重建导致的并发症，保证患者及时接受辅助化疗是提高胃癌整体疗效的关键因素。

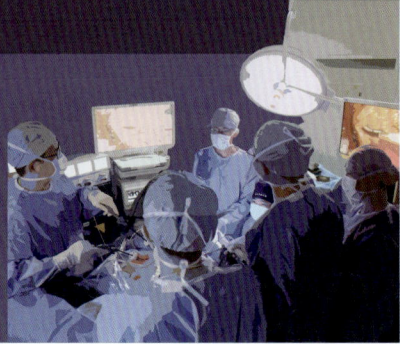

第五讲　腹腔镜Uncut Roux-en-Y胃空肠吻合术中的细节

向军（中山大学附属第六医院）

扫码观看视频
《腹腔镜胃肠手术笔记（第二版）》

第六讲　膜解剖理论下腹腔镜辅助远端胃根治性切除术

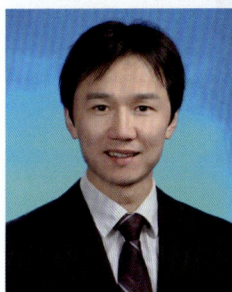

谢大兴

华中科技大学同济医学院附属同济医院副教授、副主任医师、硕士生导师。国际胃癌协会会员、中国医师协会外科医师分会上消化道外科医师委员会青年委员、中国抗癌协会胃癌专业委员会青年委员。（D2+CME）ＲＣＴ研究负责人（NCT01978444）；参与国内外公开手术直播70余次，其中国际发达国家手术演示3次。（简历更新时间：2019-03-03）

一、手术名称

膜解剖理论下腹腔镜辅助远端胃根治性切除术（D2+CME）的胰上缘清扫步骤与技巧。

二、术前准备

病检提示腺癌，术前CT示cT3N0M0，患者身体质量指数（body mass index，BMI）为21.1 kg/m^2。

三、术中探查

肿瘤位于胃窦部，未突破浆膜，未侵犯肝脏。

四、手术步骤

1. 分离胃网膜右系膜，超声刀清扫骨骼化胃十二指肠动脉（gastroduodenal artery，GDA），钝性剥离系膜腔隙（图6-1），沿GDA清扫至肝总动脉。

2. 游离胃小弯侧系膜，定位胃左系膜的TJ点（图6-2），由此进入，沿肝总动脉向右至肝总动脉分叉处，游离覆盖于肝总动脉和胰腺表面的系膜并将其完整剥离；向右分离胃左系膜和胃后系膜之间形成的系膜融合间隙，确认胃左系膜和胃后系膜剥离的光滑平面（图6-3），向头侧继续分离至胃左系膜根部，游离胃

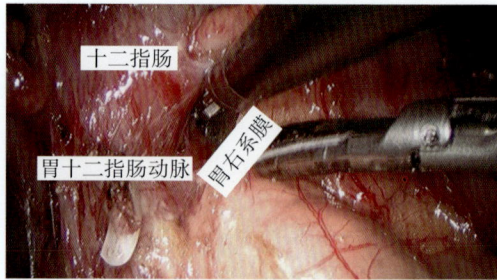

图6-1　胃右系膜

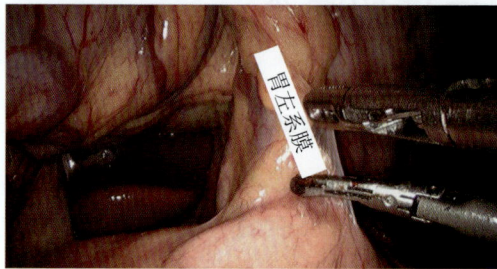

图6-2　胃左系膜

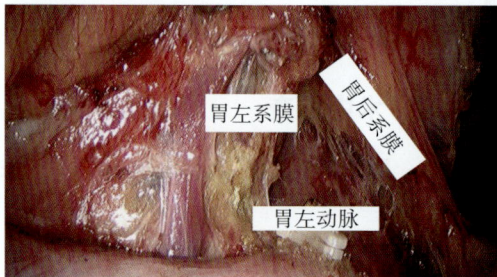

图6-3　胃后系膜

左动脉和胃左静脉，根部结扎离断。

　　3. 离断胃左系膜后，沿肝总动脉清扫至分叉处，清除门静脉上的胃右系膜及系膜内神经，显露门静脉（图6-4），完整显露胃右动脉及胃右静脉（图6-5），根部结扎离断。

　　4. 游离胃左系膜融合系膜床（图6-6），沿脾动脉游离至胃后血管处，根部结扎离断，继续头侧分离胃小弯侧系膜，完整分离胃后系膜（图6-7）。

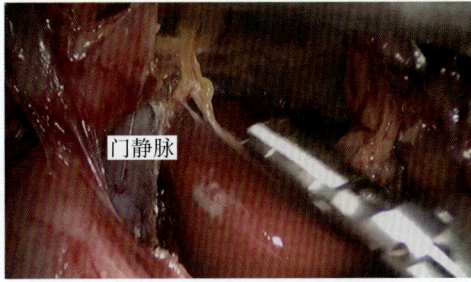

图6-4   胃右系膜内侧缘

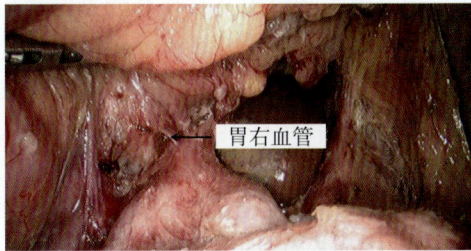

图6-5   胃右系膜血管根部

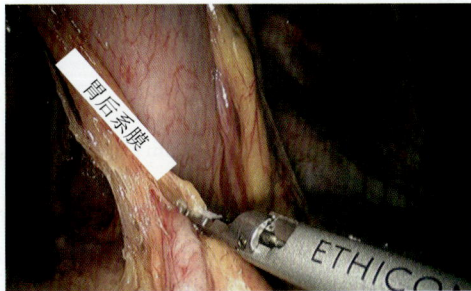

图6-6   胃后系膜

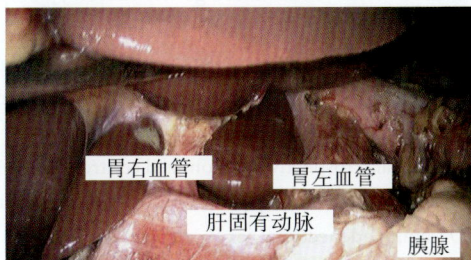

图6-7   胰上缘系膜清扫后的系膜床

43

五、经验总结

胃系膜理论最早由同济医院龚建平教授基于膜解剖理论建立，相应研究文献自2013年开始陆续发表，涵盖了手术解剖、病理分子、手术技巧以及临床RCT实施等多个研究方向，具有一定的理论基础和可持续研究性。胃系膜理论与模型的构建，更新了胃癌手术技巧，发现了新的肿瘤细胞转移途径，全面优化了手术解剖的理念。

相对于经典的D2淋巴结清扫手术，D2+CME手术引入了膜解剖理论，对胃癌的手术根治从狭义的淋巴结扩展到了宏观的多层面综合治疗并行。①从手术技巧本身看，D2+CME完全改变了"摸着石头过河"的术中清扫淋巴结现状，刻画了"有规律可循"的胃周脂肪组织及其包含的淋巴结和血管，为胃癌根治提供了条件。②从手术肿瘤学角度来看，D2+CME最大程度地避免了根治手术潜在"癌泄露"的风险，积极探索既往居高不下的局部复发的关键原因。③在肿瘤转移分子机制层面，遵循第5转移模型的胃癌细胞在基础研究中受到越来越多的关注。④从组织胚胎学与解剖学来看，D2+CME建立的胃系膜模型，强调了6对胃供血血管及其系膜的特征，充分概念化胃癌根治的6大解剖特征，相比D2具有全新的理念。⑤从手术近期疗效来看，D2+CME关于术中膜桥的识别，系膜基底部分离等膜解剖手术质控的把握对于"零出血"减少术中出血和降低手术副损伤具有重要意义。综上，胃系膜理论下的D2+CME充分体现了膜解剖的应用前景与特征。

参考文献

[1]　Xie D，Osaiweran H，Liu L，et al. Mesogastrium：a fifth route of metastasis in gastric cancer?[J]. Med Hypotheses，2013，80(4)：498-500.

[2]　Xie D，Liu L，Osaiweran H，et al. Detection and Characterization of Metastatic Cancer Cells in the Mesogastrium of Gastric Cancer Patients[J]. PLoS One，2015，10(11)：e0142970.

[3]　Xie D，Gao C，Lu A，et al. Proximal segmentation of the dorsal mesogastrium reveals new anatomical implications for laparoscopic surgery[J]. Sci Rep，2015，5：16287.

[4]　Xie D，Yu C，Liu L，et al. Short-term outcomes of laparoscopic D2 lymphadenectomy with complete mesogastrium excision for advanced gastric cancer[J]. Surg Endosc，2016，30(11)：5138-5139.

[5]　Xie D，Wang Y，Shen J，et al. Detection of carcinoembryonic antigen in peritoneal fluid of patients undergoing laparoscopic distal gastrectomy with complete mesogastric excision[J]. Br J Surg，2018，105(11)：1471-1479.

[6]　Shen J，Cao B，Wang Y，et al. Prospective randomized controlled trial to compare laparoscopic distal gastrectomy (D2 lymphadenectomy plus complete mesogastrium excision，D2＋CME) with conventional D2 lymphadenectomy for locally advanced gastric adenocarcinoma：study protocol for a randomized controlled trial[J]. Trials，2018，19(1)：432.

第七讲　腔镜远端胃癌根治术顺向式模块化的淋巴结清扫

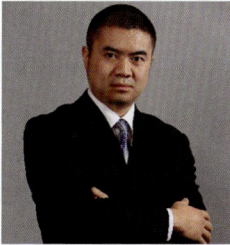

杨昆

四川大学华西医院胃肠外科副教授，硕士生导师，医学博士；韩国延世大学联合培养博士。俄罗斯联邦巴什科尔托斯坦共和国外科医师协会荣誉委员、中国医师协会内镜医师分会腹腔镜青年医师委员会副主任委员、中国医师协会外科医生分会微创外科医师委员会青年委员、中国抗癌协会胃癌专委会青年委员、中国抗癌协会胃癌专委会微创学组委员等。（简历更新时间：2019-02-25）

一、术前准备

基于腹腔镜胃癌手术中缺乏触觉及力反馈，操作空间有限以及肥厚网膜遮挡、需来回调整操作平面、Trocar操作孔及可用器械有限等原因，腔镜下的D2淋巴结清扫较开腹手术难，主要体现为术野或解剖平面暴露困难、医源性的组织损伤及术中出血等。研究发现，顺向式模块化淋巴结清扫有助于腹腔镜胃癌手术中的牵拉及暴露；有助于优化手术流程，减少手术时间；有助于减少腹腔镜胃癌手术中的出血及组织的医源性损伤；有助于更彻底地清扫淋巴结。顺向式模块化淋巴结清扫包括了3个内涵：固定的手术顺序、具体操作步骤及细节、每一组淋巴结的清扫要求。

二、术中解剖

（一）No.1、No.3组淋巴结

No.1组淋巴结是胃左动脉向胃小弯的第1分支以上贲门右侧的淋巴结。No.3组淋巴结分为No.3a组淋巴结和No.3b组淋巴结，胃左动脉至胃壁第1分支血管以下沿胃左动脉分布的胃小弯淋巴结为No.3a组淋巴结，胃右动脉至胃壁第1分支以右沿胃右动脉分布的胃小弯淋巴结为No.3b组淋巴结。No.1、No.3组淋巴结清扫后胃小弯侧及贲门右侧应全部裸化（图7-1），但应避免胃壁的损

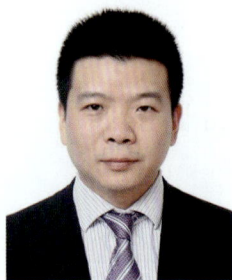

胡建昆

教授，医学博士，博士研究生导师。四川大学华西医院胃肠外科中心主任，胃癌研究室主任。教育部新世纪优秀人才支持计划获得者，国家高技术研究发展计划863课题负责人，四川省第十一批学术及技术带头人，四川省"天府万人计划"入选者。兼任中华医学会外科分会胃肠学组委员、中华医学会肿瘤学分会胃肠肿瘤学组委员、中国抗癌协会胃癌专业委员会常务委员、中国抗癌协会胃癌专委会外科学组副组长。（简历更新时间：2021-5-25）

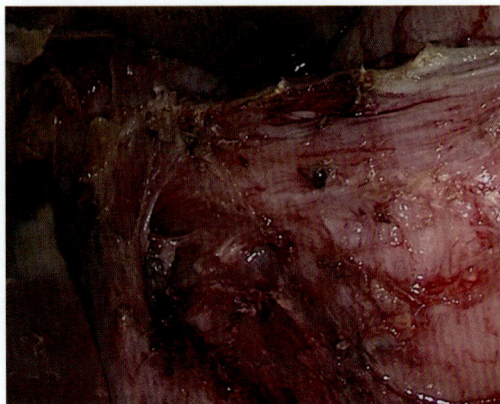

图7-1　No.1、No.3组淋巴结清扫效果图，清扫后胃小弯侧及贲门右侧应全部裸化

伤或热灼伤，尤其须注意胃后壁与食管膈肌裂孔相连的位置。

（二）No.4sb组淋巴结

沿胃网膜左动脉分布，上至胃网膜左动脉至胃大弯的第1支，下至胃大弯侧无血管区域为No.4sb组淋巴结。No.4sb组与No.10组淋巴结的界限是胃网膜左动脉向胃大弯发出的第1支，正位于此支以上者为No.4sb组淋巴结。自胃网膜左动脉、静脉至胃大弯第1胃支分叉处下方离断即可清扫No.4sb组淋巴结。须注意的是胃网膜左动脉一般于胰尾上缘由脾动脉发出，在向胃大弯胃壁分支前，往往有一条脾下极血管自胃网膜左动脉发出，此分支点有时与胃网膜左动脉至胃大弯第1胃支的分叉点相隔较近。因此，在清扫No.4sb组淋巴结时应在该分支点远侧用合成夹夹闭后切断胃网膜左血管，以最大程度避免脾脏下极缺血的发生（图7-2）。

（三）No.4d组淋巴结

沿胃网膜右动脉分布，上至胃网膜右动脉及胃网膜左动脉交界的无血管区，下至胃网膜右动脉到胃大弯第1分支的左侧。应沿胃大弯从近及远紧贴胃壁离断胃网膜血管弓到胃壁的分支，直至离断胃平面。

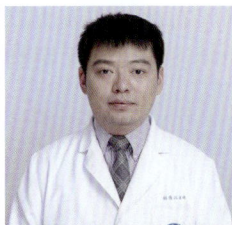

张维汉

主治医师，副研究员，外科学博士，博士后，硕士研究生导师。现任职于四川大学华西临床医学院，四川大学华西医院胃肠外科中心、胃癌研究室。（简历更新时间：2021-05-25）

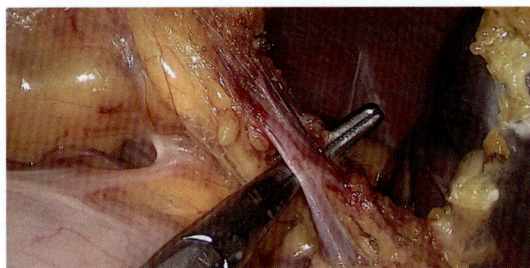

图7-2　脾下极血管自胃网膜左动脉发出

（四）No.6组淋巴结

分为沿胃网膜右动脉分布，从其根部直至胃壁的第1支右侧的No.6a组淋巴结，沿幽门下动脉分布的No.6i组淋巴结，沿胃网膜右静脉分布的No.6v组淋巴结。No.6v组和No.14v组的界限是胃网膜右静脉和胰十二指肠上前静脉的汇合部，正位于此汇合部者属于No.6v组淋巴结。在横结肠系膜前后叶之间游离，显露中结肠静脉及副右结肠静脉，自两者浅面游离并显露胰头横结肠系膜间隙，其间隙可见胰头表面的膜与横结肠系膜后叶相连续，自此间隙将胰头膜表面的淋巴脂肪组织整块往上清扫，可暴露胃网膜右静脉与胰十二指肠上前静脉。自胃网膜右静脉与胰十二指肠上前静脉合流部远心端离断静脉，注意避免损伤胰腺实质。在胃十二指肠动脉分出胰十二指肠上前动脉后离断胃网膜右动脉（图7-3）。幽

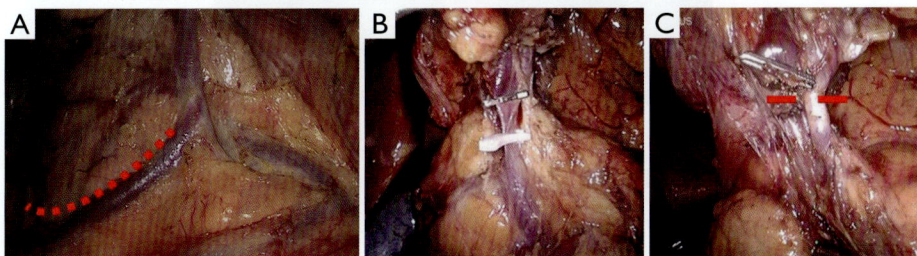

图7-3　显露胰头横结肠系膜间隙，自此间隙将胰头膜表面的淋巴脂肪组织整块往上清扫
（A）显露胰头横结肠系膜间隙；（B）胃网膜右静脉离断平面；（C）胃网膜右动脉离断平面。自胃网膜右静脉与胰十二指肠上前静脉合流部远心端离断静脉，在胃十二指肠动脉分出胰十二指肠上前动脉后离断胃网膜右动脉。

门下动脉也须一并离断，其可起源于胃十二指肠动脉、胃网膜右动脉或胰十二指肠上前动脉，在离断胃网膜右动脉时容易损伤出血，术中须注意。在保留幽门的远端胃大部切除中须注意保留幽门下动脉。

（五）No.7、No.8a、No.9、No.11p组淋巴结

No.7组淋巴结沿胃左动脉分布，自胃左动脉根部至上行支的分叉部，清扫应将腹腔干3大分支脉络化，自根部离断胃左动脉。No.8a为位于肝总动脉前面与上缘的淋巴结，No.8a与No.8p组淋巴结（肝总动脉后方淋巴结）的分界并无明确界定，建议可通过门静脉前壁与肝总动脉投影的相交点作一平行于肝总动脉的虚拟线，位于此线以前者为No.8a组淋巴结，以后者为No.8p组淋巴结。肝总动脉脉络化其前壁和上壁即可，后壁的淋巴结当属No.8p组淋巴结，无须清扫。No.9组淋巴结为腹腔干周围的淋巴结，胃左动脉、肝总动脉、脾动脉根部的淋巴结也列为No.9组淋巴结。No.9组淋巴结清扫要求沿右膈肌脚与胃胰皱襞间的红黄交界线进行，显露腹腔干。No.11p组淋巴结为沿脾动脉近段分布的淋巴结，起自脾动脉根部，至脾动脉全程的中点。由于脾动脉近段下壁多"嵌于"胰腺实质内，而后壁与脾静脉相邻，故No.11p组淋巴结的清扫也以前壁和上壁淋巴结为主，后壁淋巴结清扫以显露脾静脉为标志（部分患者脾静脉位于胰腺后方，此时显露胰腺上壁即可），后方以左侧肾前筋膜为界，清扫到胃后血管分支点或脉络近段脾动脉至少5 cm或脾动脉最靠近胃壁处（图7-4），避免损伤胰腺实质。

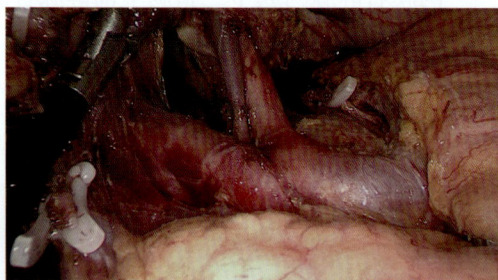

图7-4　No.7、No.8a、No.9、No.11p组淋巴结的清扫效果

（六）No.5、No.12a组淋巴结

No.5组淋巴结为自胃右动脉根部至胃壁第1分支右侧的幽门上区淋巴结。No.12a组淋巴结为十二指肠韧带内沿肝固有动脉分布的淋巴结，具体为位于胰

腺上缘以上、左右肝管汇合处以下、肝固有动脉周围及门静脉侧前方的淋巴结。清扫No.5组淋巴结时，先打开十二指肠球部上壁的无血管窗，沿该无血管窗打开胃右血管根部前方的淋巴脂肪组织，自后方打开胃右血管根部与肝固有动脉夹角间的淋巴脂肪组织，充分显露胃右血管根部后壁，自胃右血管根部离断血管。清扫No.12a组淋巴结须脉络化肝固有动脉前壁及内侧壁，并要求清扫门静脉前壁及内侧壁的淋巴结直到显露门静脉（图7-5），此处一般有No.12a组淋巴结固定存在，而且此处淋巴管较多，清扫时须注意使用慢凝功能，避免术后淋巴漏。

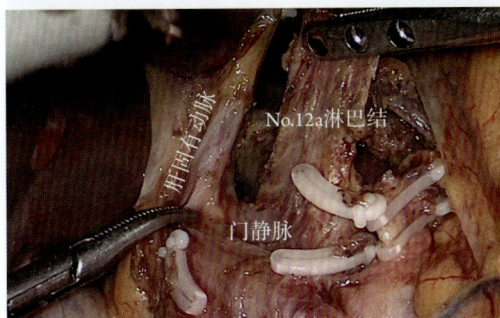

图7-5　No.5、No.12a组淋巴结清扫

三、手术步骤

（一）体位及Trocar位置

患者全麻，取仰卧大字位，主刀站在患者右侧，助手站左侧，扶镜手位于患者两腿之间。扶镜手于脐下缘切口置入12 mm Trocar作为镜头孔并建立CO_2气腹，压力维持在12 mmHg。置入镜头探查有无腹水、肝转移、腹膜种植及原发灶的情况，确认肿瘤可切除后，更换体位为头高脚低15°位，主刀直视下于双侧腋前线肋缘下及双侧锁骨中线脐平面上2~3 cm置入Trocar，其中左上（助手右手）、左下（助手左手）及右上（主刀左手）均为5 mm Trocar，右下（主刀右手）为12 mm Trocar。

（二）探查

首先探查全腹腔、盆腔，明确有无腹膜转移、肝转移，原发病灶部位、大小、浆膜受累等情况，判断肿瘤是否可以切除。同时需探查在打孔置入首个Trocar时有无肠管等副损伤。

（三）悬吊肝脏

沿肝脏下缘切断小网膜至贲门右侧。经剑突右下方穿入荷包针，用合成夹将荷包线固定于贲门右侧的小网膜后经剑突左下方穿出。收紧荷包线，以此形成一个"三角平面"悬吊左肝（图7-6）。

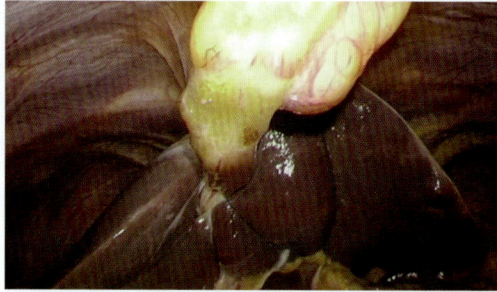

图7-6　肝脏悬吊的简易方法

（四）清扫No.4sb、No.4d组淋巴结

由主刀的一把抓持钳与助手的一把抓持钳各抓住大网膜的一端，助手的另一抓持钳将横结肠往反方向牵拉，从而形成一个"三角平面"。主刀沿横结肠上方的无血管区进行切割，用超声刀沿横结肠切断胃结肠韧带至结肠脾曲，并转而向脾下极游离，显露胰尾和胃网膜左血管蒂。切除大网膜时须注意一定要看清肠管的走形，扶镜手须时刻保证横结肠处在视野中，必要时可利用30°镜的旋转视野进行观察。由于结肠系膜在偏右侧与胃后壁形成粘连，因此，可从偏左侧贴近结肠，先进入小网膜囊，再分离横结肠系膜与胃后壁或胃结肠韧带的粘连。清扫No.4sb组淋巴结时，助手用一把抓持钳将胃往肝脏方向牵拉，另一抓持钳将横结肠及其系膜往盆腔方向牵拉，从而在两个平面间形成一操作空间并可使胃脾韧带绷直。打开胃网膜左血管蒂，避免损伤上翘的胰尾，显露胃网膜左血管干，并沿胃网膜左血管干将淋巴脂肪组织往胃侧游离，显露脾下极血管的分支点。自脾下极血管分支点远侧用合成夹夹闭后切断胃网膜左血管，清扫No.4sb组淋巴结并裸化胃大弯侧，清扫No.4d组淋巴结。裸化胃大弯的方法与切除大网膜类似，由主刀的一把抓持钳与助手的一把抓持钳各抓住大网膜的一端，助手的另一抓持钳牵拉胃，使该操作平面展平，主刀依次用超声刀离断胃网膜血管弓到胃壁的分支。

（五）清扫No.6组淋巴结

继续沿横结肠往结肠肝曲游离，助手用一把抓持钳将胃及幽门下组织往左上腹牵拉，使十二指肠绷直，另一抓持钳将横结肠及其系膜往盆腔方向拨拉，从而建立一个操作空间，主刀用超声刀在此空间内游离达十二指肠降段平面并显露胰头与横结肠系膜间沟。助手用一把抓持钳夹住幽门下组织将胃往上提使胃网膜右血管绷直，用另一抓持钳下压横结肠系膜使其展平，以结肠中血管作为定位标志，主刀沿其表面向头侧继续在横结肠系膜前后叶间游离，在胃网膜右静脉根部以右显露胰头横结肠系膜间沟，以左显露胃结肠干起始部，自此沿胰头表面将淋巴脂肪组织整块往上游离。此时须注意解剖层次不能走深，须在胰腺固有膜表面操作，否则易损伤胰腺造成术后胰瘘。自胃网膜右静脉与胰十二指肠上前静脉合流部远心端离断静脉，注意避免损伤胰腺实质。如须打开Kocher切口，助手用一把抓持钳将胃往左上腹牵拉，使十二指肠绷直，另一抓持钳将十二指肠降段下压并外翻，显露Kocher切口，主刀沿此间隙打开Kocher切口。此步骤须注意保护十二指肠及其后方的腔静脉。从根部切断胃网膜右静脉后继续完整清扫胰头前淋巴脂肪组织至胰腺上缘，显露胃十二指肠动脉，在胃十二指肠动脉分出胰十二指肠上前动脉后离断胃网膜右动脉，并离断幽门下动脉，从而完整地清扫No.6组淋巴结。

（六）束带捆扎网膜

用两根束带经胃后方穿过胃胰纵襞右侧，经已打开的小网膜引出，并分别在肿瘤远端和近端打结，将大网膜与胃壁束缚在一起（图7-7）。

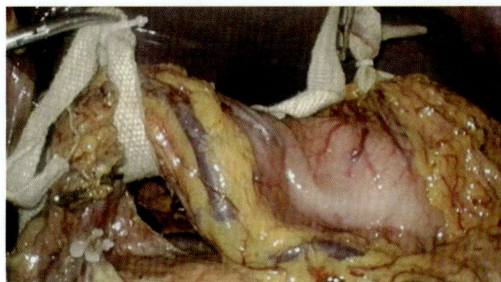

图7-7　束带捆扎网膜

（七）清扫No.7、No.8a、No.9、No.11p组淋巴结

通过牵引束带将胃上提，尽量使胃胰皱襞绷直，助手用另一抓持钳将胰

腺往下压并外翻以显露胰腺上缘。主刀沿胰腺上缘肝总动脉发出胃十二指肠动脉处，打开肝总动脉鞘显露肝总动脉，并沿此平面向上显露肝固有动脉和胃右动脉，向下显露胃十二指肠动脉，向左显露肝总动脉、腹腔动脉干、胃左动脉根部及脾动脉近端，自右往左清扫No.8a组淋巴结。打开脾动脉鞘，显露脾动脉，清扫No.11p组淋巴结并显露脾静脉近段，向左直达胃后血管处，向右往胃左血管方向游离，从两边往中间游离汇拢，显露胃左静脉根部，先离断胃左静脉，然后游离动脉两侧脂肪淋巴组织进而显露动脉根部，于根部分别用合成夹双重钳夹切断胃左动脉，沿右侧膈肌脚红黄交界线游离至贲门右侧，清扫No.9组淋巴结。

（八）清扫No.5、No.12a组淋巴结

将胃放下，助手用一把抓持钳将胃窦及十二指肠球部往左下方下压，另一把抓持钳牵拉十二指肠球部上壁脂肪组织。主刀先打开十二指肠球部上壁的"无血管窗"，沿"无血管窗"往胃右动脉根部游离，接近根部时于肝总动脉、胃十二指肠动脉及胰腺上缘的夹角处打开结缔组织膜，充分显露胃右血管根部，于根部用合成夹切断胃右血管，清扫No.5组淋巴结。逐层打开肝十二指肠韧带前叶腹膜，裸化肝固有动脉前方及外侧，沿肝固有动脉依次清扫No.12a组淋巴结。接近肝门时须注意避免损伤肝左动脉。助手用抓持钳夹住No.12a组淋巴结外的脂肪组织往左侧牵引，主刀用抓持钳将肝十二指肠韧带往右侧翻，继续清扫No.12a组淋巴结直至暴露门静脉。

（九）清扫No.1、No.3组淋巴结

助手用抓持钳将胃往下压使小弯侧展平，主刀用抓持钳提起小网膜，紧贴胃壁用超声刀逐层切断网膜。遇到血管分支采用慢凝功能，注意避免损伤胃壁。沿胃小弯往贲门右侧游离，游离完胃前壁后，将胃往左侧牵拉显露胃后壁再切断后层小网膜。此时助手及主刀各用一把抓持钳牵起小网膜使之成平面展开，主刀用超声刀紧贴胃壁游离，与前层小网膜游离面相汇合。注意避免损伤胃壁及胃后血管。

四、经验总结

顺向式模块化的淋巴结清扫的优势主要体现在两个方面：一则通过悬吊肝脏、束带捆扎网膜等改善了术野的暴露，方便了淋巴结的清扫；二则提出了每组淋巴结清扫的注意事项及要求，使得腹腔镜胃癌D2淋巴结的清扫更彻底、更顺畅、更易控制。

（一）顺向式固定的淋巴结清扫顺序

手术从探查腹腔开始，悬吊肝脏后从横结肠中段开始向左离断胃结肠韧带至结肠脾曲，离断胃网膜左血管，清扫No.4sb组淋巴结并裸化胃大弯清扫No.4d组淋巴结。再由横结肠中段往右切断胃结肠韧带至结肠肝曲，游离拓展幽门下间隙，清扫No.6组淋巴结。束带捆扎网膜，并向上牵引清扫No.7、No.8a、No.9、No.11p组淋巴结，继而清扫No.5与No.12a组淋巴结，最后裸化胃小弯，清扫No.1、No.3组淋巴结。由于整个淋巴结清扫过程的走向呈顺时针顺序（图7-8），且将淋巴结清扫以区域划分为不同的模块施行并提出各自的清扫要求，故名之。固定的手术顺序有助于优化手术流程，减少手术时间。

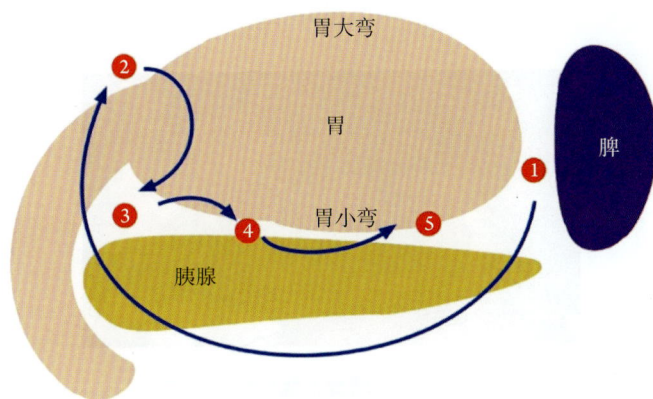

图7-8 顺向式淋巴结清扫

（二）悬吊肝脏、束扎网膜、胰腺上区的立体显露技术有助于改善术野的暴露

悬吊肝脏时，须注意进针和出针点选在剑突下方两侧，避免由于穿刺点太高损伤胸膜、心包。如左肝较肥大，可松解左三角韧带以改善悬吊的效果。打开小网膜时不要过于靠近肝脏，否则合成夹容易松动、脱落。合成夹固定荷包缝合线的位置选择在贲门右侧，因为此处的组织相对肥厚不易被撕裂，同时荷包缝合线能形成较大的三角平面便于悬吊。在小网膜内往往存在一支副肝左血管，须谨慎处理。

采用束带捆绑网膜及胃壁，有下列优势：①束缚大网膜，便于游离、显露；②在翻动胃时，可通过夹持束带进行牵引，防止出血及胃壁损伤；③捆扎肿瘤远近端，防止肿瘤腔内扩散；④利用束带向上牵引胃，便于离断十二指肠球部及清扫腹腔干周围淋巴结。尤其对于BMI较高、内脏脂肪较多的患者，束带捆绑网膜及胃壁的优势更明显。即使采取先离断十二指肠的前入路，用束带捆绑网膜及胃壁也能避免网膜滑动，改善术野暴露，通过夹持束带进行牵引可降低出血及胃壁损伤。

清扫胰腺上缘区域淋巴结时，助手要避免直接往脊柱方向下压胰腺，这是初学者最容易犯的问题。力的方向应该是往脊柱及盆腔方向的中点，使得胰腺实质向外翻转，从而显露胰腺与脾动脉之间的间隙，使拟清扫区域变浅，降低器械直接压迫损伤胰腺的风险。同时扶镜手充分利用30°镜的优势，调整角度，尽量使视野呈"俯视角度"（图7-9）。外翻胰腺时须注意力度的掌控，避免损伤胰腺实质，造成出血、胰腺炎、胰瘘等并发症。在清扫淋巴结的过程中，助手可牵拉血管外膜，将血管外翻进一步显露血管后上方的淋巴脂肪组织予以清扫（如清扫No.11p组显露脾静脉时）。

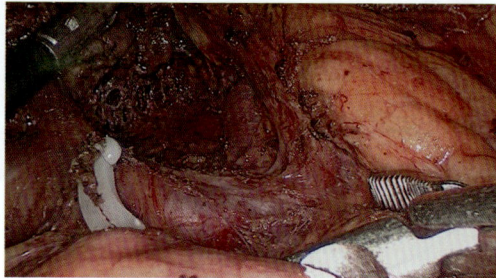

图7-9　清扫胰腺上缘区域淋巴结

（三）各组淋巴结清扫的注意事项、细节及清扫要求

1. 离断胃网膜左血管、清扫No.4sb组淋巴结

注意保护胃网膜左血管发出的脾下极分支，避免脾脏下极缺血。胃网膜左动脉、胃网膜左静脉在其胃大弯第一胃支分叉处下方离断即可，不需从胃网膜左血管的根部来离断血管。临床上，新手容易误认为No.4sb组淋巴结的清扫须从胃网膜左血管的根部来离断，此处的淋巴结实为No.10组淋巴结，在腹腔镜远端胃癌根治术中无须清扫。

2. 裸化胃大弯、清扫No.4d组淋巴结

要求采用腹腔镜的3点法则平面展平胃网膜，紧贴胃壁依次用超声刀离断胃网膜血管弓到胃壁的分支。须注意超声刀钳夹血管时要保持组织居中，张

力适宜，并采用慢凝功能，否则闭合较粗血管的作用欠佳。另外，注意保护胃壁，避免伤及，还须避免损伤拟保留的胃短血管。

3. 清扫No.6组淋巴结

No.6组淋巴结的清扫对于中下部胃癌至关重要。此时助手右手将胃提起，左手将横结肠及其系膜往盆腔方向牵拉，展平横结肠系膜，主刀沿横结肠系膜前后叶之间游离达胰腺下缘。到达胰腺下缘后，切忌继续沿初始操作平面游离，否则解剖层次容易走深到达胰腺后方。须"翻过胰腺下缘"继续游离十二指肠后壁直至胃十二指肠动脉显露。幽门下区有较多的动脉分支，包括胰十二指肠上前动脉的分支，所以游离时容易出血，必要时须使用超声刀慢凝功能；胰腺有时在此会有一小舌叶往上伸，须注意避免损伤。接近十二指肠时，游离须注意避免损伤肠壁。No.14v组淋巴结可不作常规清扫，如No.6组有明显肿大淋巴结时才清扫，还要求清扫结肠中静脉右侧，胃结肠干左侧及胰腺下缘区域的淋巴结，显露肠系膜上静脉前壁。

4. 清扫No.7、No.8a、No.9、No.11p组淋巴结

需注意的是，清扫过程中应避免损伤胰腺实质。清扫No.11p组淋巴结时，超声刀不要往胰腺后方孤军深入，否则易损伤脾静脉。在胰腺上缘和肝动脉之间的腹膜组织中，常有一至数支胰头、胰颈上方回流入门静脉的细小静脉支，应自胰腺上缘平面妥善结扎处理，避免出血。No.8a组淋巴结中小的淋巴管较多，尤其在肝总动脉偏后方，此时须注意使用慢凝，避免术后淋巴漏，必要时可用合成夹夹闭或在开腹后再上血管钳或缝扎。在沿膈肌脚的"红黄交界线"往贲门右侧游离时，避免损伤胃壁和食管，尤其是食管胃结合部的后壁。

5. 清扫No.12a组淋巴结

No.12a组淋巴结清扫需要逐层小束地在淋巴结与门静脉间的间隙剥离，不可大束游离，否则易损伤门静脉。此处小淋巴管亦较多，采用超声刀能有效减少术后淋巴漏的发生。须注意避免损伤肝尾叶回流至门静脉的静脉支。

6. 清扫No.1、No.3组淋巴结

清扫No.1、No.3组淋巴结可将小网膜分为前后层分别游离，由前往后或由后往前可依据术者习惯而定。这样既能彻底清扫淋巴结，又能避免在清扫No.1组淋巴结时过度清扫至No.2组淋巴结的范围。清扫过程中须避免损伤胃壁及胃后血管。同时，应在镜下根据参照物确定好小网膜的游离距离。

参考文献

[1] 胡建昆,杨昆,陈心足,等. 顺向式模块化淋巴结清扫在腹腔镜胃癌手术中的应用[J].中华胃肠外科杂志,2017,20(2):200-206.

[2] National Comprehensive Cancer Network (NCCN). NCCN Clinical practice guidelines in oncology：gastric cancer. Version 2.2018[R/OL]. Accessed July 5,2018. Available online：http://www.nccn.org/professionals/physician_gls/PDF/gastric.pdf

[3] Japanese Gastric Cancer Association. Japanese classification of gastric carcinoma: 3rd English edition[J]. Gastric Cancer,2011,14(2):101-112.

[4] Japanese Gastric Cancer Association. Japanese gastric cancer treatment guidelines 2014 (ver. 4)[J]. Gastric Cancer,2017,20(1):1-19.

[5] 中华医学会外科学分会腹腔镜与内镜外科学组,中国研究型医院学会机器人与腹腔镜外科专业委员会. 腹腔镜胃癌手术操作指南(2016版)[J]. 中华消化外科杂志,2016,15(9):851-857.

[6] 中国医师协会内镜医师分会腹腔镜外科专业委员会,中国研究型医院学会机器人与腹腔镜外科专业委员会,中国腹腔镜胃肠外科研究组. 中国腹腔镜胃癌根治手术质量控制专家共识(2017版)[J]. 中华消化外科杂志,2017,16(6):539-547.

第八讲　改良腹腔镜远端胃癌D2根治术后 Uncut Roux-en-Y吻合

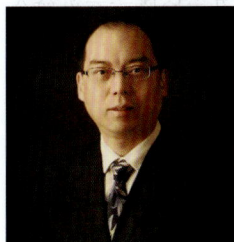

杨力

主任医师，教授，博士研究生导师，现任职于南京医科大学第一附属医院（江苏省人民医院）普外科。兼任江苏省医学会外科学分会胃肠外科学组副组长、中国抗癌协会胃癌专业委员会微创外科学组委员、中国医师协会微无创专业委员会外科单孔学组副主任委员，《中华胃肠外科杂志》通讯编委。（简历更新时间：2021-05-25）

一、引言

自从Kitano等完成第一例腹腔镜远端胃癌根治术至今已经有20多年的历史，胃癌的腹腔镜微创治疗因其创伤小、术后恢复快等诸多优点已在全世界逐步得到了开展。2005年，Uyama等首次报道了腹腔镜辅助Uncut Roux-en-Y吻合。2008年Kim等报道了全腔镜下Uncut Roux-en-Y吻合，大大拓宽了远端胃癌的适应证，在远端胃切除吻合方式中，Uncut Roux-en-Y吻合技术因其适应证广、安全性高、技术上易掌握和推广，且降低了RSS的发生率，受到越来越多的关注。

二、适应证

无远处转移的胃远端癌和胃中部癌，其中绝对适应证为临床 I 期，相对适应证为肿瘤局部T2或T3。

三、患者体位及术者站位

患者体位采用平卧分腿位。主刀站于患者左侧，第一助手站于患者右侧，扶镜手站于患者两腿之间。在处理脾脏周围粘连、胃网膜左血管和胃短血管时，主刀可临时站于患者两腿之间，扶镜手暂时移到患者右侧。在行胃肠吻合时，主刀可以和一助临时互换位置。

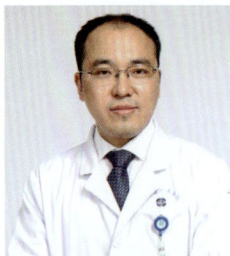

四、手术操作步骤

Uncut Roux-en-Y是一种改良的Roux-en-Y吻合由远端胃大部切除术后Billroth Ⅱ吻合+Braun吻合+输入袢阻断演化而来，下为模式图（图8-1）。

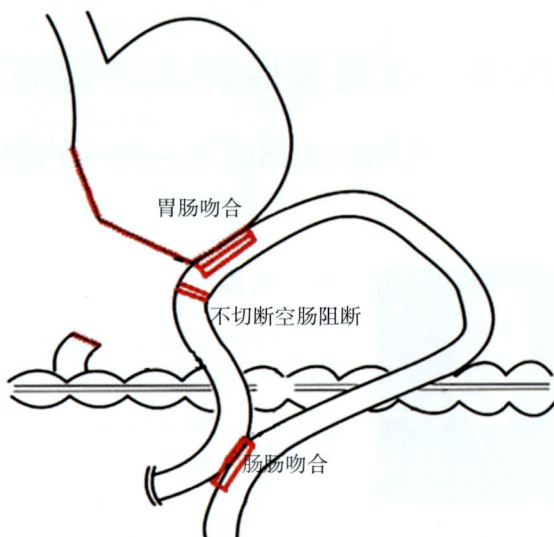

图8-1　Uncut Roux-en-Y模式图

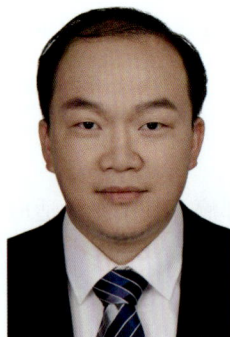

（一）放置Trocar

Trocar一般采用五孔法（图8-2），于脐孔下缘1 cm纵行小切口穿刺建立气腹，气腹压力维持在1.6~2.0 kPa，置入直径为10 mm的Trocar作为观察孔（A），开腹取标本时沿此切口绕脐向上方延长至3 cm即可；左腋前线肋缘下2 cm置入直径为12 mm的Trocar作为主操作孔（B）；右腋前线肋缘下2 cm置入直径为5 mm的Trocar作为一助辅助操作孔（C）；左锁骨中线平脐上1 cm置入直径为5 mm的Trocar作为主刀辅助操作孔（D）；右锁骨中线平脐上1 cm置入直径为12 mm的Trocar作为辅助操作孔（E），在行残胃-空肠和空肠-空肠侧侧吻合时，可由主刀或一助经此孔置入线型切割吻合器完成，此孔的位置及大小与三角吻合时不同。

王林俊

副主任医师，现任职于南京医科大学第一附属医院（江苏省人民医院）普外科。兼任江苏省医学会外科学分会青年委员会副主任委员、中国抗癌协会胃癌专业委员会外科学组委员。（简历更新时间：2021-05-25）

李沣员

主治医师，讲师。现任职于南京医科大学第一附属医院（江苏省人民医院）普外科。（简历更新时间：2021-05-25）

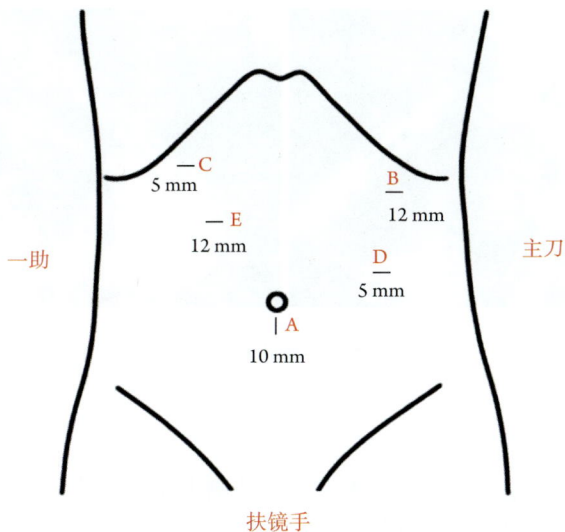

图8-2　Trocar五孔法示意图

（二）离断十二指肠

清扫完毕后，通常自B孔用45 mm或60 mm切割吻合器先离断十二指肠（图8-3），残端距离可根据手术需要和术者习惯，建议加行十二指肠残端荷包包埋（图8-4）。如术者需要行十二指肠残端荷包包埋，建议离断时残端留至少1 cm组织便于包埋。切断前建议按压至少15 s，以减少残端出血。建议采用3-0可吸收缝合线行全荷包包埋，距残端切缘约1 cm处外侧进针，依次逆时针方向间断缝合4~5针，均为浆肌层缝合。按此顺序缝合荷包，先打一个结略

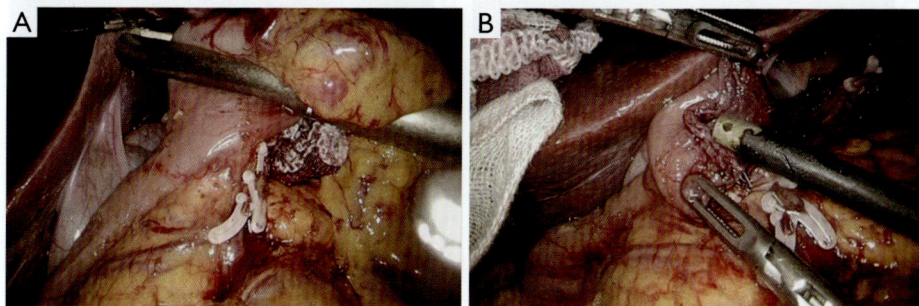

图8-3　清扫完毕后离断十二指肠
（A）离断十二指肠；（B）十二指肠离断后残端。

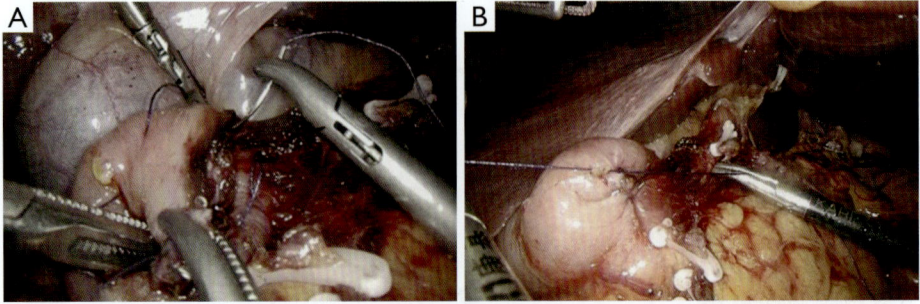

图8-4　十二指肠残端全荷包包埋

（A）浆肌层缝合；（B）将残端包埋。

收紧荷包，助手夹住缝线两头，术者先将外侧尖端压入荷包，再依次沿残端中部加压，最后将内侧端压入荷包，再收紧整个荷包。

（三）离断胃

通常，从B孔用60 mm切割吻合器离断胃，离断前应确定切缘距肿瘤上缘的距离，术前可通过胃镜明确定位。对术中病变位置可疑而又不能确定者，必要时可采用术中定位，但要注意十二指肠阻断以防术中肠道积气影响操作。自胃大弯向胃小弯侧切割，一般需用两把切割吻合器（图8-5）。离断胃前注意将胃管退至食道内；切断前建议按压至少15 s，以减少残端出血，残端出血可用电凝处理。对胃角或胃小弯侧部分肿瘤，第2把切割吻合器切割时略向贲门方向倾斜以保证足够的切缘，并注意把两把相交处的夹角切割掉。

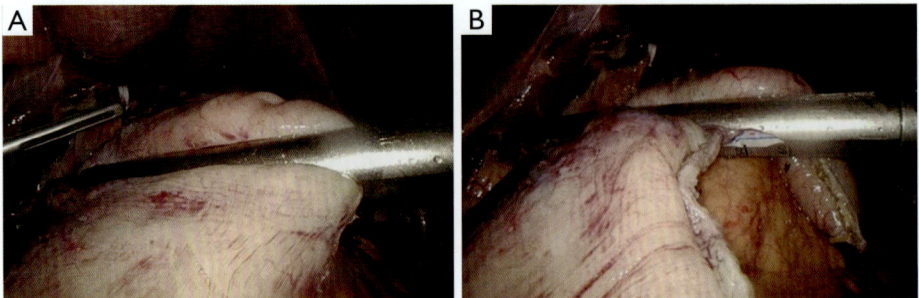

图8-5　腔镜下离断胃

（A）操作第1把切割吻合器；（B）操作第2把切割吻合器。

（四）标本装袋

断胃后的切除标本应及时装袋以减少污染，可以采用商品化的标本袋，也可以采用套管保护套自制的袋子。套管保护套自制的袋子经济实用，袋子大小根据患者标本大小而定。放标本时可采用头低位，术者两把分离钳将袋子上下张开，助手将标本塞入袋中，通常先放入胃，再放入网膜（图8-6）。

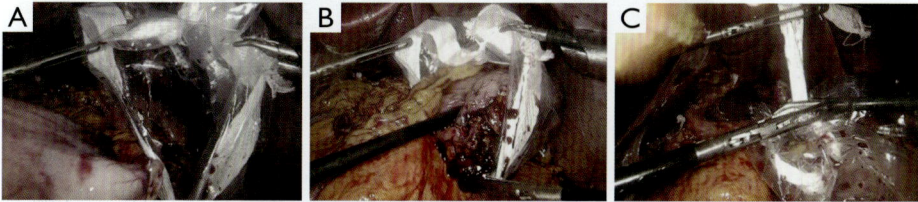

图8-6　切除胃标本放入自制标本袋

（A）用分离钳张开标本袋；（B）首先放入胃，然后放入网膜；（C）收紧袋口。

（五）消化道重建选择

采用Uncut Roux-en-Y的改良腹腔镜下吻合方式，为便于描述，我们设定：A为胃肠吻合，B为输入袢阻断，C为空肠-空肠侧侧吻合（图8-7），其中AB距离为2~3 cm，BC距离为8~10 cm，AC距离为25~30 cm。改良腹腔镜下吻合时

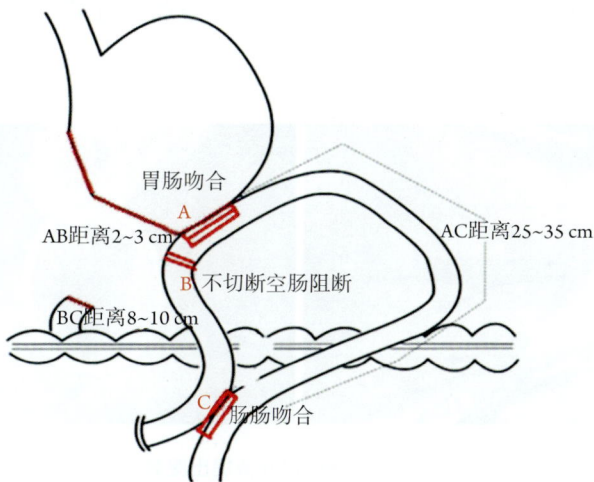

图8-7　Uncut Roux-en-Y手术顺序示意图

手术顺序：C—B—A。该顺序的吻合术式可在没有腔镜下吻合器时实施。吻合前取出标本，仔细确定病变部位及肿瘤距上下切缘的距离，尤其是浸润性癌，如不能确定切缘阴性者，建议术中快速冰冻切片病理确定，必要时再增加切缘距离甚至改为全胃切除。沿观察孔切口绕脐向上方延长3 cm，取出标本（图8-8）。

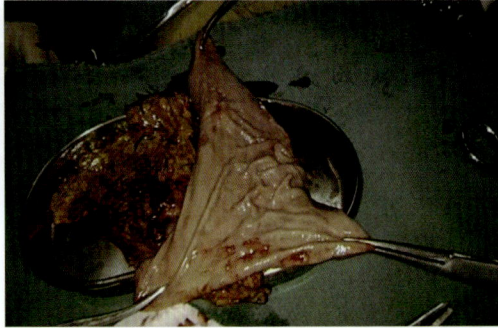

图8-8　确定病变部位及肿瘤距上下切缘的距离

（六）改良腹腔镜下吻合

标本切除装袋后，腔镜下寻及屈氏韧带，提起距之约20 cm处的空肠，经系膜无血管区带线标记并待提出（图8-9）。通过绕脐小切口取出标本，再次确定病变部位及切缘。再利用这一小切口将标记的小肠牵引线拖出，以此为牵引和标记，拖出近端空肠，即可容易地确定空肠远近端、待吻合处、待闭

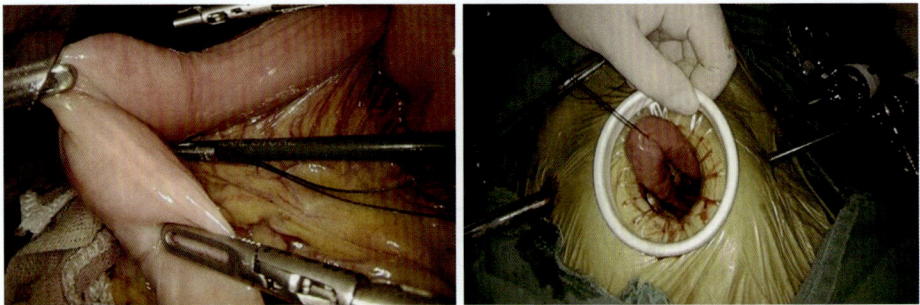

图8-9　空肠标记并待提出腹腔

合处距屈氏韧带的距离，距牵引线标记近端10 cm（即距屈氏韧带约10 cm处）与远端距屈氏韧带约55 cm处空肠行侧侧吻合（图8-10），最后闭合共同开口（图8-11）。此处也可采取手工缝合，于标记线处（即距屈氏韧带约20 cm处）用国产60 mm吻合器闭合肠管但不予以切断（图8-12~图8-13）。

　　将肠管还纳腹腔后，关闭切口，重建气腹，此时主刀医生可换到右侧完成此操作。先在残胃大弯侧尖端用超声刀切开约一个半超刀头的距离（图8-14），然后于空肠闭合阻断处远端2 cm处电刀开口（图8-15），置入吻合器，向胃大弯开口处移动，确保吻合器全部进入胃肠腔以最大限度保证胃肠吻合口直径足够长（图8-16）。关闭共同开口可通过分离钳提拉空肠开口下端及胃肠吻合口的上端，自E孔（图8-2）伸入6-0切割吻合器自下而上、自右向左直接闭合，争取一次性切割闭合完成（图8-17），完成吻合（图8-18）。

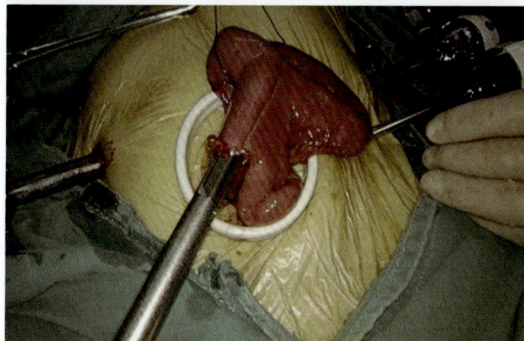

图8-10　体外空肠空肠侧侧吻合

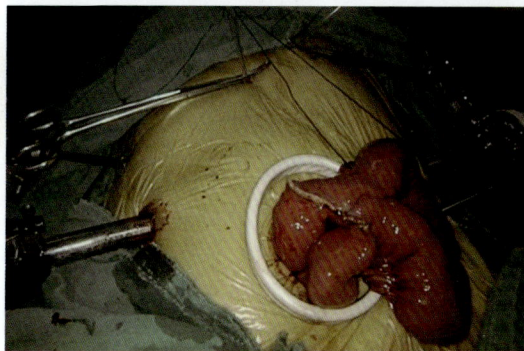

图8-11　闭合共同开口

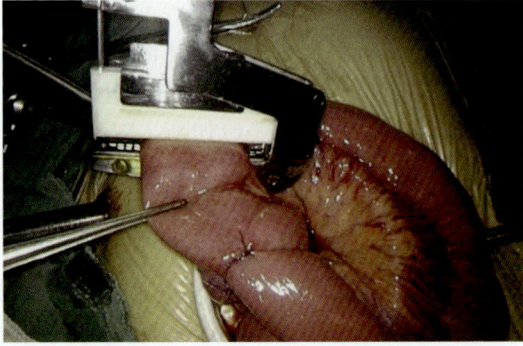

图8-12　国产60 mm吻合器闭合肠管

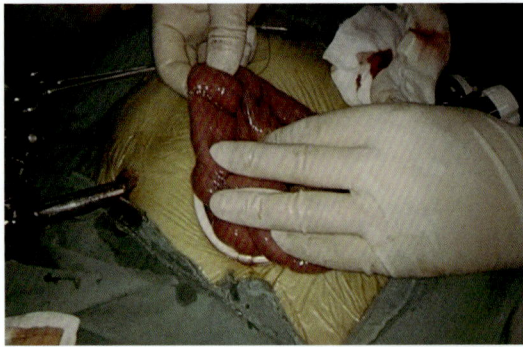

图8-13　国产60 mm吻合器闭合肠管但不予以切断的两排钉

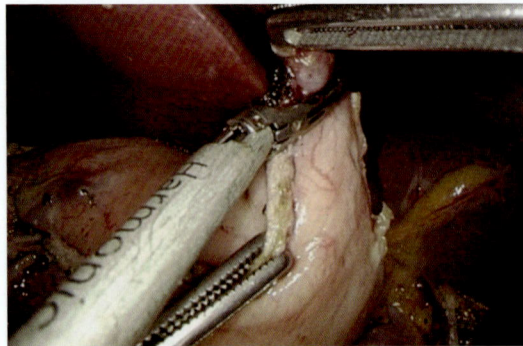

图8-14　于残胃大弯侧开口

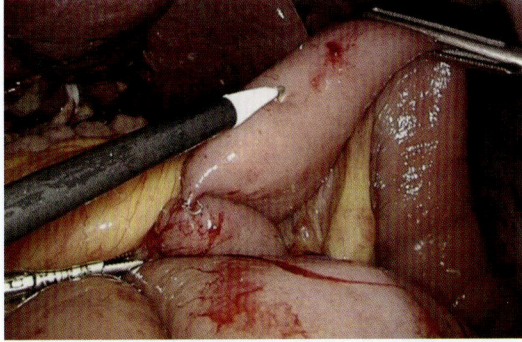

图8-15　空肠闭合阻断处远端2 cm处电刀开口

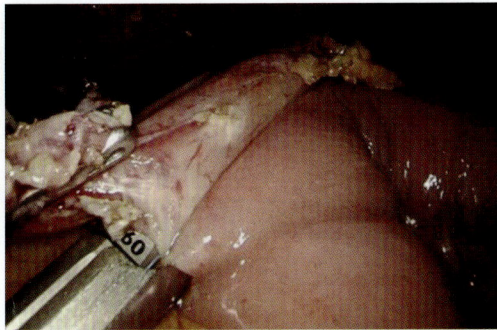

图8-16　胃空肠侧侧吻合

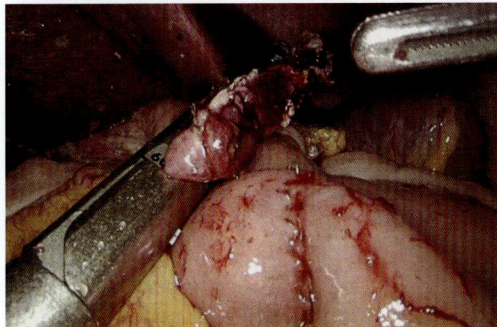

图8-17　关闭共同开口

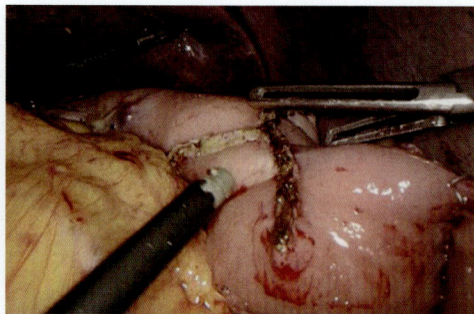

图8-18　完成空肠-残胃大弯吻合

（七）放置腹腔引流

　　腹腔冲洗彻底止血后，于肝肾隐窝、十二指肠残端及吻合口后方放置扁平引流管一根（图8-19）。头端置入吻合口后方，引流管体部侧孔兼顾到十二指肠残端，并以横结肠覆盖（图8-20）。

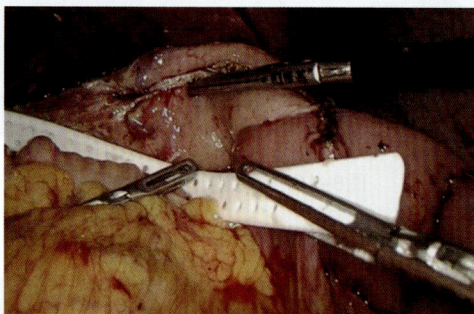

图8-19　放置腹腔引流管

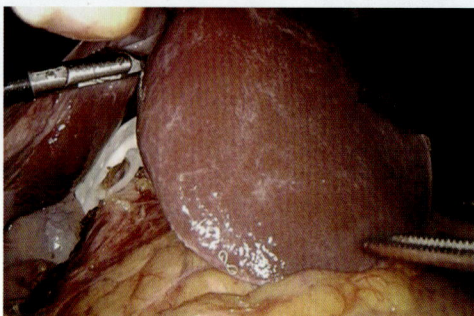

图8-20　用横结肠覆盖引流管

五、经验总结

Uncut Roux-en-Y吻合与传统的Billroth Ⅰ式吻合相比，避免了游离较长十二指肠残端所致的血供问题；避免了高位肿瘤切除胃过多带来的吻合口张力问题；解决了胆汁反流；吻合口复发后残胃癌的处理相对容易，因此更适合早期胃癌；十二指肠残端瘘的处理比残胃十二指肠吻合口瘘的处理相对简单，且因进食不受影响，可明显缩短住院日，减少住院费用。与传统的Billroth Ⅱ式吻合相比，Uncut Roux-en-Y吻合在保留了对吻合口张力要求不高、十二指肠游离不需太多、肿瘤的部位要求不高等优点的基础上，大大减低了胆汁反流、吻合口炎和吻合口溃疡的发生，并减少了输入袢梗阻等严重并发症的发生。腹腔镜下Uncut Roux-en-Y吻合与传统的Roux-en-Y吻合相比，因为无须切断空肠及系膜，且无须关闭系膜裂孔、吻合手术时间缩短、术中出血明显减少、降低了手术难度与手术风险，从而更有利于该吻合方式的推广。此外，保留了小肠的电节律的连续性，避免小肠异位电节律的发生。有实验证明：小肠的肌肉神经信号能通过闭合钉降低了RSS的发生率。另外，改良的腹腔镜下Uncut Roux-en-Y吻合与全腹腔镜下Uncut Roux-en-Y相比，具有在不延长取标本切口的情况下拉出小肠、直视下完成肠肠吻合及输入袢的阻断的优势，使得手术更快、更安全，必要时更节俭，并可在无特殊器械情况下完成手术。手术过程程序化后有很高的可重复性，适应证广泛，且便于推广，可作为腹腔镜远端胃癌根治手术吻合方式的选择之一。

声明

本文作者宣称无任何利益冲突。

参考文献

[1] Kitano S，Iso Y，Moriyama M，et al. Laparoscopy-assisted Billroth I gastrectomy[J]. Surg Laparosc Endosc，1994，4(2)：146-148.

[2] Uyama I，Sakurai Y，Komori Y，et al. Laparoscopy-assisted uncut Roux-en-Y operation after distal gastrectomy for gastric cancer[J]. Gastric Cancer，2005，8(4)：253-257.

[3] Kim JJ，Song KY，Chin HM，et al. Totally laparoscopic gastrectomy with various types of intracorporeal anastomosis using laparoscopic linear staplers：preliminary experience[J]. Surg Endosc，2008，22(2)：436-442.

[4] 杨力，徐泽宽，徐皓，等. 腹腔镜下不切断空肠Roux-en-Y吻合在远端胃癌根治术中应用价值研究[J]. 中国实用外科杂志，2015，35(10)：1099-1102.

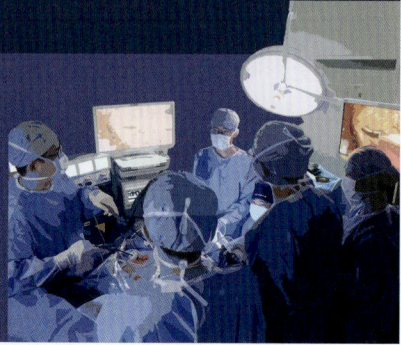

第八讲　改良腹腔镜远端胃癌D2根治术后
Uncut Roux-en-Y吻合

杨力，王林俊，李沣员（南京医科大学第一附属医院）

扫码观看视频
《腹腔镜胃肠手术笔记（第二版）》

AME
Publishing Company

第九讲　全腹腔镜下远端胃癌D2根治术
（Billroth Ⅱ式Braun吻合）

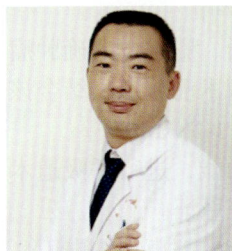

尤俊

主任医师，教授，硕士研究生导师。厦门大学附属第一医院胃肠肿瘤外科主任。兼任中国医师协会外科医师分会肿瘤外科医师委员会委员、中国医师协会外科医师分会微创外科委员会委员、中国抗癌协会胃癌专业委员会微创外科学组委员、中国抗癌协会大肠癌专业委员会腹腔镜学组委员、中国医师协会外科医师分会经肛全直肠系膜切除术专业委员会委员等。（简历更新时间：2021-05-25）

一、引言

腹腔镜远端胃癌根治术已为广大胃肠外科医生所认识及接受，其适应证也由早期胃癌过渡到进展期胃癌，D2根治术已是进展期胃癌公认的标准术式。随着微创技术的不断进步，从开始的腹腔镜辅助手术发展到全腹腔镜手术。全腹腔镜手术，除了淋巴结清扫，更涉及腹腔镜下消化道重建的另一难点。淋巴结清扫是腹腔镜胃癌手术的一个重点与难点，其中胰腺上区的清扫最困难。由于解剖结构复杂，有较多的重要血管，如腹腔动脉、肝总动脉、门静脉、脾动静脉、胃左动静脉、胃后血管等，彻底的淋巴结廓清操作难度较大（图9-1）。另外，由于腹腔镜器械的不断进展，全腹

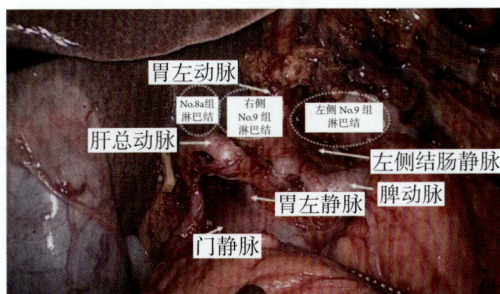

图9-1　腹腔镜远端胃癌根治术

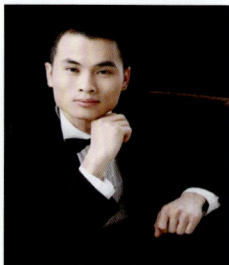

洪清琦

厦门大学附属第一医院副主任医师，助理教授。中国研究型医院学会消化道肿瘤专业委员会青年委员、海峡两岸医药卫生交流协会肿瘤防治专家委员会胃肿瘤组委员、福建省肿瘤防治联盟胃癌专业委员会委员、福建省海峡医药卫生交流协会胃癌专委会理事、厦门市医学会外科学分会胃肠学组秘书。获第二届全国3D腹腔镜手术视频大赛"金刀奖"。（简历更新时间：2019-02-25）

腔镜下的消化道重建变得可行，并渐渐趋于成熟。本文将结合笔者的临床实践，针对全腹腔镜下远端胃癌D2根治术（BillrothⅡ式+Braun吻合）淋巴结清扫及消化道重建的问题进行相关的探讨。

二、全腹腔镜下远端胃癌D2根治术（BillrothⅡ式+Braun吻合）手术步骤

（一）手术名称

全腹腔镜下远端胃癌D2根治术（BillrothⅡ式+Braun吻合）。

（二）术前准备

1. 胃镜明确病灶部位，病理诊断、影像学明确肿瘤侵犯情况，排除远处转移，明确肿瘤术前分期。结合该患者术前影像学检查，术前分期为cT1-2NxM0。

2. 控制血压、血糖，改善心肺功能，进行呼吸道术前准备，改善营养状况，排除手术禁忌证。

3. 手术设备与器械：腹腔镜系统、超声刀、电刀、腔镜下切割直线吻合器、免打结缝线、术中胃镜等。

4. 患者体位及术者站位：患者取平仰卧位，双下肢分开，术者先站于患者左侧，助手站于患者右侧，扶镜手站于患者双下肢之间，完成幽门下、幽门上区、胰腺上区及小弯侧淋巴结清扫；清扫完成后改变站位，术者站于患者右侧，助手站于患者左侧，扶镜手站位不变，行大弯侧清扫，清扫No.4sb组淋巴结，并进行消化道重建。

5. Trocar位置：经典五孔法，观察孔（10 mm）位于脐下，右侧腋前线肋缘下置入5 mm Trocar，右锁骨中线脐上方2横指置入12 mm Trocar，左侧腋前线肋缘下置入12 mm Trocar，左锁骨中线脐上方2横指置入5 mm Trocar。

（三）术中解剖

由于该患者术前CT无法明确显示病灶位置，术中

腹腔镜探查亦未见明显肿瘤外侵，无法明确病灶部位，故进行术中胃镜定位。术中定位明确病灶位于胃体下段前壁，病灶较小，能保留足够近端胃，遂决定行远端胃大部切除术。由于患者较年轻，为减少单纯Billroth Ⅱ式可能引起的碱性反流性胃炎等并发症，提高患者生活质量，遂决定加行Braun吻合；结合术前及术中探查评估局部病灶分期为T1~T2，但淋巴结无法明确是否转移，且术前病理为印戒细胞癌，遂决定行D2淋巴结清扫。

（四）手术步骤

步骤一：D2淋巴结清扫

探查：无明显转移，肿瘤无明显外侵。

悬吊肝脏（图9-2）：沿肝缘下打开肝胃韧带，显露贲门右侧，以荷包线悬吊肝脏。

病灶定位：术中腹腔镜无法明确肿瘤位置，行术中胃镜定位，肿瘤位于胃体下段前壁。

幽门下区清扫（图9-3）：于横结肠中段打开大网膜，向右侧解剖，进入胃结肠融合筋膜间隙，显露幽门下结构，探查No.14v组淋巴结，未见明显肿大淋巴结，显露胃网膜右静脉、中结肠静脉、右结肠静脉、副右结肠静脉、胰十二指肠上前静脉，于胰十二指肠上前静脉汇入后结扎离断胃网膜右静脉（图9-3A），于胰头表面清扫淋巴脂肪组织，显露胃网膜右动脉及胃十二指肠动脉，于胃十二指肠动脉发出胰十二指肠上前动脉后结扎离断胃网膜右动脉及幽门下动脉（图9-3B），完成幽门下区淋巴结的清扫。

初步清扫胰腺上区并离断十二指肠：沿十二指肠内侧壁紧贴胃十二指肠动脉向胰腺上区解剖，并初步游离No.8a组前方淋巴结脂肪组织，显露肝总动

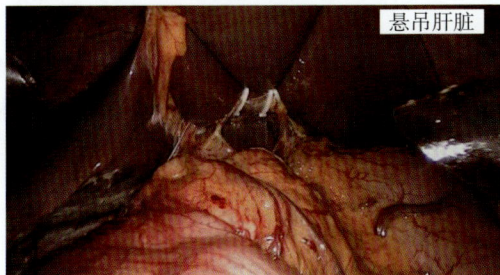

图9-2　悬吊肝脏

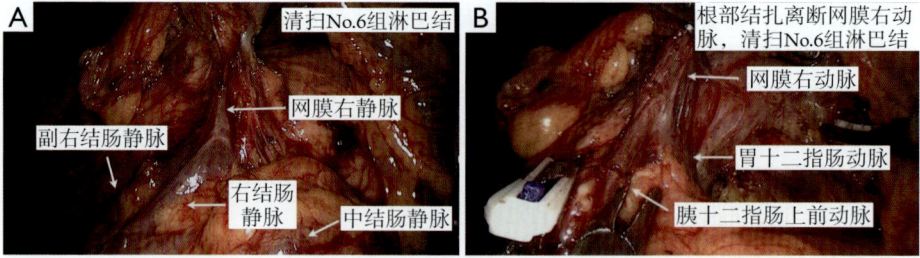

图9-3　幽门下区清扫

（A）No.6组淋巴结清扫后的解剖场景；（B）根部结扎离断胃网膜右动脉。

脉，并继续向左解剖显露脾动脉起始段及近段，清扫No.11p组淋巴结。进入胰腺上方Gerota筋膜间隙，显露腹腔动脉干左侧壁，清扫No.7组及No.9组淋巴结左侧份，于十二指肠内上壁与胃右血管间向上打通小网膜囊，游离十二指肠球部，以60 mm直线切割吻合器（白色钉）闭合离断十二指肠。

幽门上区与胰腺上区清扫（图9-4）：沿肝固有动脉表面向肝门部清扫，显露胃右血管，根部结扎离断（图9-4A），清扫No.5组淋巴结，于肝总动脉神经鞘表面继续向胰腺上方解剖，显露胃左静脉直至汇入门静脉处，结扎离断（图9-4B）。继续向肝门部显露门静脉左侧壁，清扫No.12a组淋巴结，游离胃左动脉右侧壁及后壁，根部结扎离断清扫No.7组淋巴结（图9-4C）。于腹腔动脉右侧继续解剖游离，以门静脉上缘与肝总动脉交点为A点，腹腔动脉上方根部为B点，于A、B点所绘弧线所在平面为底部边界（图9-4D）清扫No.9组淋巴结右侧份及肝总动脉与腹腔动脉交角处部分No.8a组淋巴结。继续向上向贲门处清扫直至显露左右侧膈肌脚，并再次清扫No.11p组淋巴结至胃后血管处（图9-4E）。

小弯侧清扫（图9-5）：掀起胃后壁，于胃体中上份后壁清扫No.1、No.3组淋巴结后份，放下胃，并向下展平，清扫No.1、No.3组淋巴结前份，完成小弯侧淋巴结清扫。

No.4sb组淋巴结清扫（图9-6）：术中变换站位后，将胃向右上方牵拉，显露胰体尾、脾门部，解剖显露胃网膜左静脉，于发出脾下极血管后结扎离断清扫No.4sb组淋巴结，并于胃大弯侧向远端游离部分胃大弯。

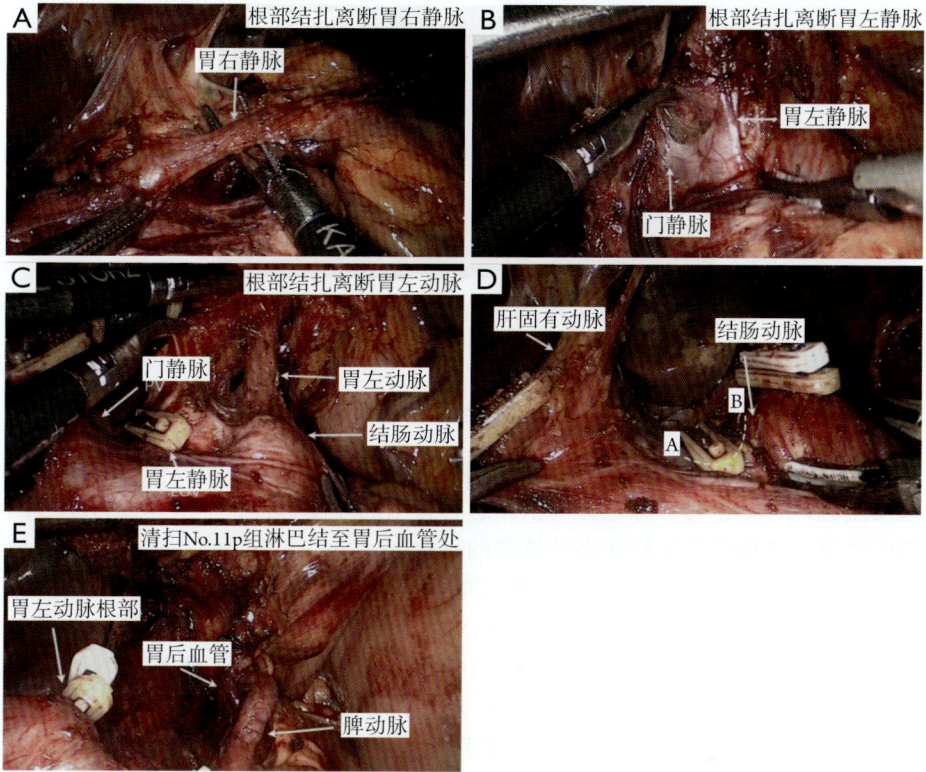

图9-4　幽门上区与胰腺上区清扫

（A）根部结扎离断胃右静脉；（B）根部结扎离断胃左静脉；（C）根部结扎离断胃左动脉；（D）肝固有动脉的显示；（E）清扫No.11p组淋巴结至胃后血管处。

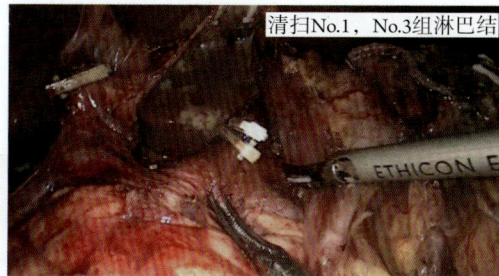

图9-5　小弯侧淋巴结清扫

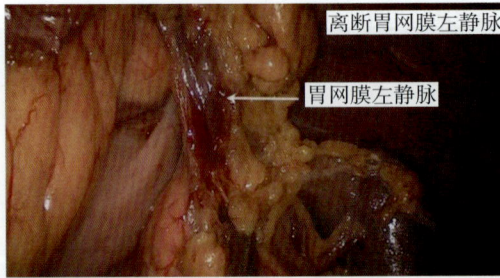

图9-6　No.4sb组淋巴结清扫

步骤二：消化道重建（Billroth Ⅱ式+Braun吻合）

离断远端胃（图9-7）：助手用腔内直线切割吻合器离断远端胃，钉仓可选用蓝色钉、金色钉、绿色钉，根据患者胃壁的厚度选择，一般越往胃小弯侧胃壁越厚，应相应选择钉腿高度越高的钉仓。

胃-空肠侧侧吻合（Billroth Ⅱ式吻合）（图9-8）：分别于残胃后壁靠近胃大弯侧及空肠距屈氏韧带40 cm对系膜缘处各戳一小孔备吻合。笔者习惯将戳孔方法分三步：第一步（图9-8A），用超声刀工作头击发刺入胃腔；第二步（图9-8B），合并超声刀头，击发，于同一孔再次刺入；第三步（图9-8C），用胃钳或分离钳缓慢撑开戳孔约5 mm。将直线切割吻合器一侧自远端向近端插入空肠戳孔，另一侧插入胃大弯侧戳孔，将残胃与空肠行顺蠕动侧侧吻合；用免打结缝线关闭共同开口，共同开口关闭方向应与肠管纵轴垂直；先全层连续缝合，后浆肌层连续缝合包埋（图9-8D~图9-8I）。

空肠-空肠侧侧吻合（Braun吻合）（图9-9）：用自制测量绳自胃空肠吻合口测量输入袢、输出袢各约25 cm，分别于对系膜缘戳孔，插入直线切割吻合器，行输入袢、输出袢空肠侧侧吻合；用免打结缝线关闭共同开口，方法同前；重置胃管于残胃腔，完成消化道重建。

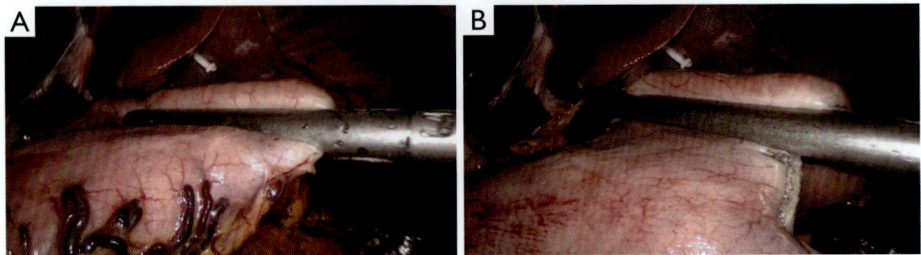

图9-7　离断远端胃
（A）沿着胃大弯离断远端胃；（B）沿着切割线方向继续离断远端胃。

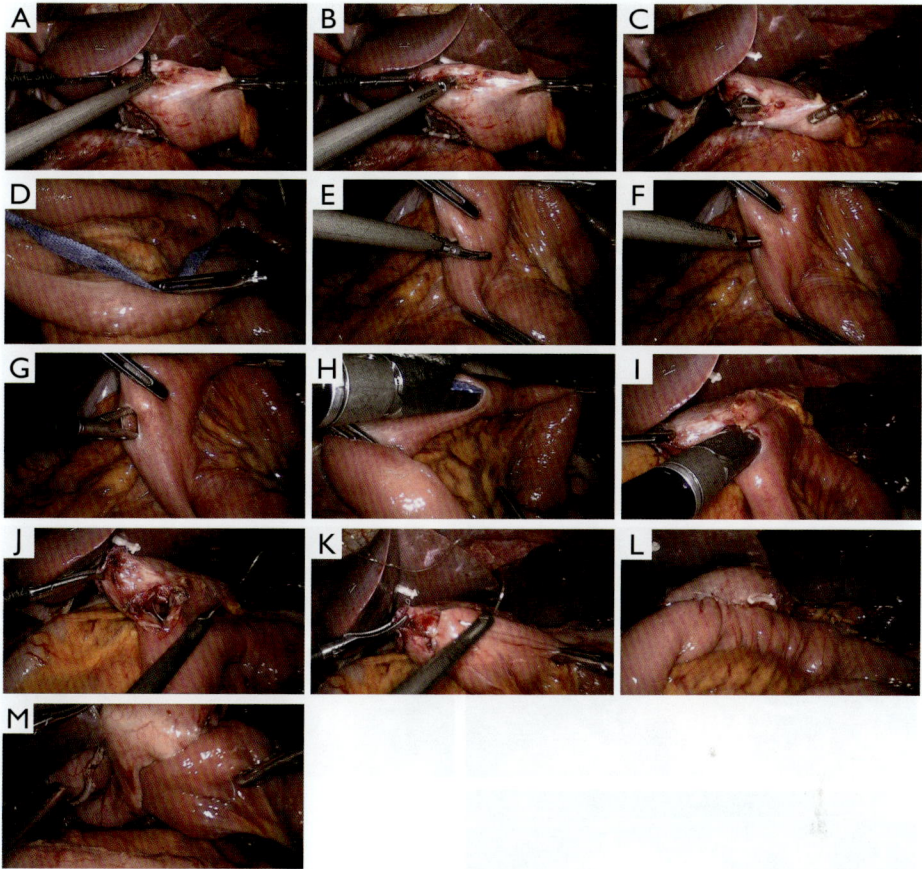

图9-8　胃-空肠侧侧吻合

（A）残胃大弯侧后壁戳孔；（B）残胃大弯侧后壁戳孔；（C）残胃大弯侧后壁戳孔；（D）自屈氏韧带测量空肠40 cm；（E）距离屈氏韧带40 cm处空肠对系膜缘戳孔步骤一；（F）距离屈氏韧带40 cm处空肠对系膜缘戳孔步骤二；（G）距离屈氏韧带40 cm处空肠对系膜缘戳孔步骤三；（H）由远端向近端插入直线切割吻合器蓝钉；（I）胃空肠顺蠕动侧侧吻合；（J）免打结缝线关闭胃空肠吻合口共同开口一；（K）免打结缝线关闭胃空肠吻合口共同开口二；（L）胃空肠吻合口前壁；（M）胃空肠吻合口后壁。

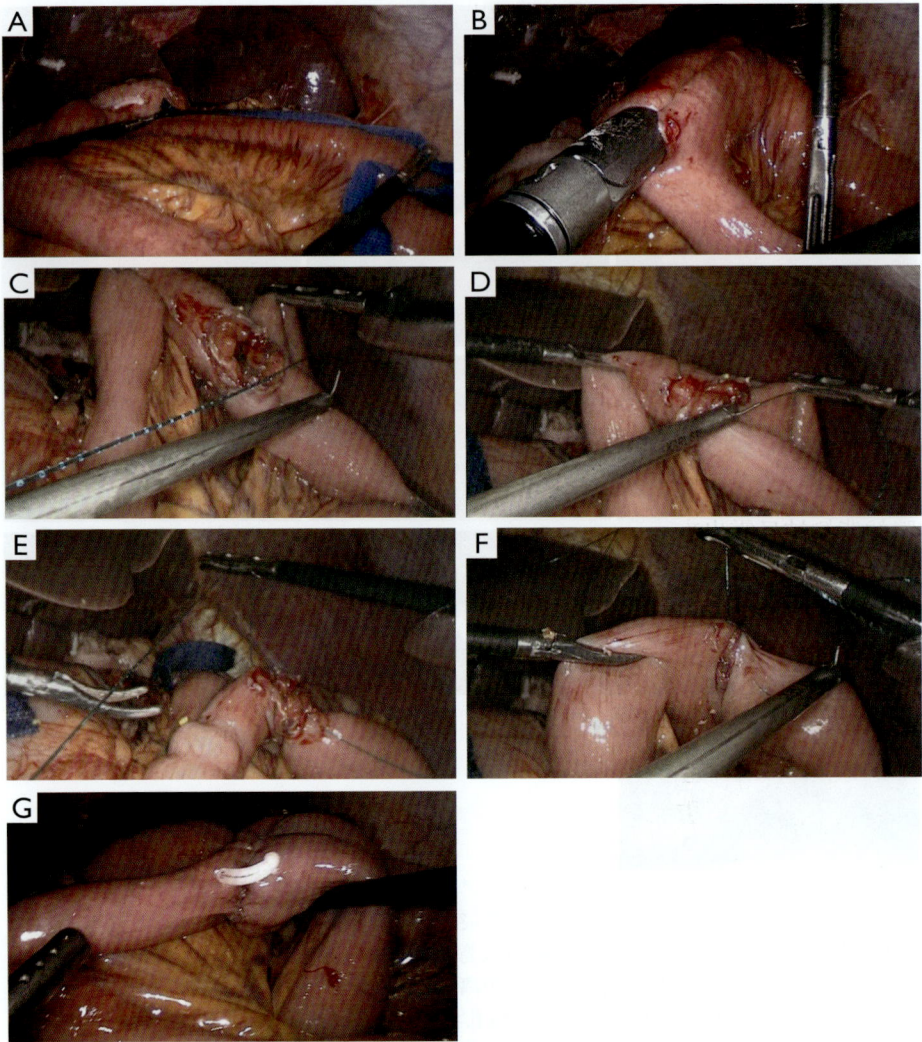

图9-9　空肠-空肠侧侧吻合（Braun吻合）

（A）自胃空肠吻合口分别测量输入、输出袢空肠各25 cm；（B）以直线切割吻合器（白色钉仓）行空肠-空肠侧侧吻合（Braun吻合）；（C）免打结缝线关闭共同开口1；（D）免打结缝线关闭共同开口2；（E）免打结缝线关闭共同开口3；（F）免打结缝线关闭共同开口4；（G）免打结缝线关闭共同开口5。

三、胰腺上区淋巴结清扫相关问题

（一）如何彻底清扫No.11p组淋巴结，No.11p组淋巴结的清扫是否需要显露脾静脉？

根据日本《胃癌治疗指南》的定义，No.11p组淋巴结是指沿脾动脉近段分布的淋巴结，起自脾动脉根部，至脾动脉全程的中点。但术中脾动脉的中点是很难准确测量的，一般沿脾动脉近端向远端清扫至胃后动脉起始处，而无须离断胃后动脉，在大多数病例中这种方法是可行的。但胃后动脉起始点并不是一成不变的，一部分病例甚至胃后动脉缺如，给No.11p组淋巴结的远侧界的术中定位带来了困难。韩国KLASS-2研究组为保证KLASS-2研究中D2手术的规范性，对各站淋巴结是否完全清扫制定了相应的标准。该研究组对No.11p组淋巴结完整清扫的评价标准是，近侧半的脾动脉被显露。近侧半的脾动脉术中定位指从脾动脉的起始部到弯曲的脾动脉离胃最近的地方，脾静脉被显露或至少胰腺的背侧被显露出来。迂曲的脾动脉离胃最近的地方指的是No.11p组淋巴结的远侧界，由于这个方法不受解剖变异的影响，实用性更强。

此外，应特别指出的是No.11p组淋巴结的完整廓清不仅仅指清扫脾动脉近侧的前方和上方的淋巴脂肪组织，还须将脾动脉后方的淋巴脂肪组织一并清扫。KLASS-2研究标准D2手术的规范对No.11p组淋巴结完整清扫的评价标准也明确指出No.11p组淋巴结完整清扫必须显露脾静脉或至少显露胰腺的背侧。

完整的No.11p组淋巴结的清扫应包括清除脾动脉前方、脾动脉上方、脾动脉后方的淋巴结脂肪组织（图9-10）。彻底清扫这组淋巴结要求打开脾动脉后方和Gerota筋膜前方的解剖间隙，显露胰腺后上缘，并将Gerota筋膜与胰腺后上缘交角处的淋巴脂肪组织进行廓清，并显露脾静脉，在有些患者脾静脉的显露是困难的，手术时至少应该将胰腺的背侧显露出来。脾动脉的起始部后方的淋巴脂肪组织是No.11P组淋巴结清扫最容易被遗漏及损伤出血的地方，如果能够首先从脾动脉与腹腔干夹角处进行解剖，显露腹腔干的左侧壁，并从该处进

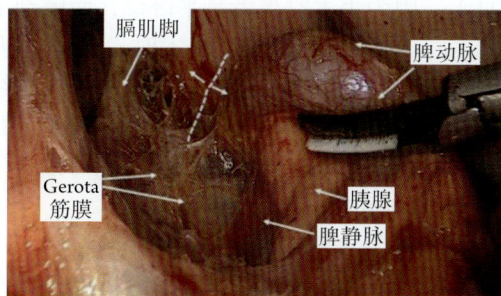

图9-10　No.11p组淋巴结完整清扫后创面

入Gerota筋膜前方，可见疏松的解剖层面，沿Gerota筋膜浅面进行解剖，则能够完整地廓清脾动脉后方的No.11p组淋巴脂肪组织，并相应地显露脾静脉；但如果仅仅从前方进行脾动脉前方及上方的淋巴结脂肪组织清扫，将导致脾动脉后方的淋巴结脂肪组织的残留，并造成不必要的创面渗血。脾动脉起始部后方的脾静脉往往相对表浅，盲目在脾动脉后方解剖是危险的，在我国大部分术者是位于患者左侧进行胰腺上区淋巴结清扫的，由于角度关系操作困难，因此，建议在显露不佳时，术者换为患者右侧进行操作，可降低清扫难度。

（二）胃癌D2手术幽门上区及胰腺上区淋巴结的清扫需不需要显露门静脉？

日本《胃癌治疗指南》指出，屈氏韧带No.12a组淋巴结是指位于肝十二指肠韧带内沿肝固有动脉近侧分布的淋巴结，No.12p组淋巴结是指位于门静脉后方的淋巴结，并指出肝固有动脉近侧是指左右肝管汇合部至胰腺上缘连线中点近侧。《中国腹腔镜胃癌根治手术质量控制专家共识（2017版）》的规范明确指出，清扫No.12a组淋巴结时，应脉络化肝固有动脉的前壁及内侧壁，并显露门静脉左侧壁。韩国KLASS-2研究组的胃癌D2手术标准也指出，进行No.12a组淋巴结清扫时，门静脉的左侧壁必须显露，沿门静脉左侧壁的软组织要彻底清除。因此幽门上区的清扫必须显露门静脉左侧壁，此外No.12a组淋巴结清扫的上界为左右肝管汇合部至胰腺上缘连线中点，但术中左右肝管汇合部、胰腺上缘定位困难，一般术中显露肝固有动脉至动脉分叉后沿左肝动脉内拐至肝胃韧带即可。笔者建议，先离断十二指肠再进行幽门上区清扫。先离断十二指肠后，从前方显露胃右血管、清扫No.5组淋巴结，不仅可降低清扫难度而且能有效避免将肝左动脉误认为胃右动脉进行离断，清扫更安全，同时更有利于门静脉左侧壁的显露。主刀与助手对No.5、No.12a组淋巴脂肪组织及肝固有动脉进行有效的对抗牵引并保持一定张力，可使门静脉左侧壁的显露更容易。如遇见门静脉与淋巴结粘连，采用吸引器进行拨吸辅助解剖分离是安全有效的方法。

另外，根据日本《胃癌治疗指南》的定义，No.8a组淋巴结是位于肝总动脉前方及上方的淋巴结。一般是位于肝总动脉前方的淋巴结而不是肝总动脉上方的淋巴结（图9-11），因为手术时患者是平卧位，而解剖上描述的肝总动脉上方是针对站立位而言。如果进行腹腔镜手术时，视角是从脚侧、腹侧往头侧、背侧观察，那么首先看到的应该是肝总动脉前方的淋巴结，而不是其上方的淋巴结。No.8a组淋巴结才是肝总动脉上方的淋巴结，当提起该淋巴结时，可以看到该淋巴结下方的门静脉前上缘，这提示我们可以将门静脉前上缘作为No.8a组淋巴结的一个组解剖标志。

《中国腹腔镜胃癌根治手术质量控制专家共识（2017版）》的规范指出，No.8a、No.8p组淋巴结（肝总动脉后方淋巴结）的分界并无明确界定，建议可

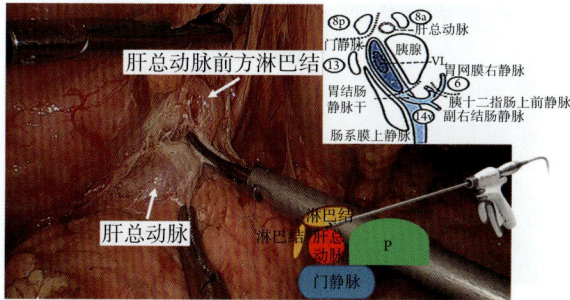

图9-11　No.8a组淋巴结示意图，应为位于肝总动脉前方及上方的淋巴结

通过门静脉前壁与肝总动脉投影的交点作一平行于肝总动脉的虚拟线，位于此线以前者为No.8a组淋巴结，以后者为No.8p组淋巴结。笔者认为，主动显露门静脉前上缘，还可避免不必要的门静脉损伤。正如，在甲状腺腺叶切除手术中，往往须显露喉返神经，这样既可避免神经损伤风险又可使腺叶切除更彻底。同样的道理，在胰腺上区清扫时显露门静脉可使胰腺上区淋巴结清扫更安全、更彻底。当然，这里的显露门静脉不是指门静脉的全程暴露，而是至少要能让术者清楚门静脉的具体位置在哪里，以免清扫时损伤门静脉。如果不主动显露门静脉，那么No.12a、No.8a组淋巴结难以被彻底廓清，而且清扫时容易损伤门静脉（图9-12）。笔者认为，明确No.8a组淋巴结清扫范围和找到相应的解剖学标志很重要，门静脉上缘可作为No.8a组淋巴结清扫的良好解剖学标志之一（图9-13）。

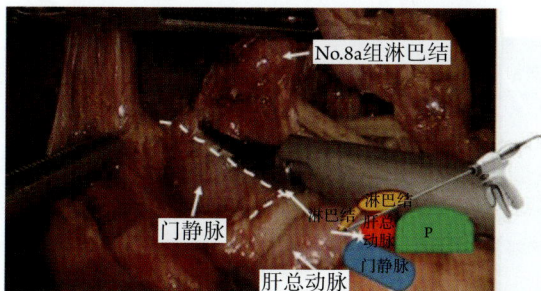

图9-12　清扫No.12a、No.8a组淋巴结时主动显露门静脉

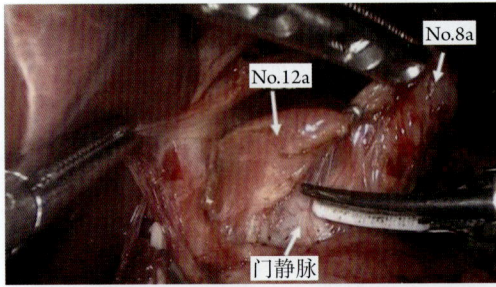

图9-13　门静脉上缘可作为No.8a组淋巴结清扫的良好解剖学标志

（三）腹腔镜手术时，No.9组淋巴结在腹腔干右侧的清扫后界在哪里？

日本《胃癌治疗指南》中定义：No.9组淋巴结是沿腹腔动脉分布的淋巴结，因此清扫No.9组淋巴结时必须显露腹腔动脉右侧壁。《中国腹腔镜胃癌根治手术质量控制专家共识（2017版）》指出，No.9组淋巴结是指腹腔干周围的淋巴结，主要分布于腹腔干前方及两侧，胃左动脉、肝总动脉、脾动脉3支血管根部的淋巴结为No.9组淋巴结。只有完整清除分布在上侧至右侧膈肌脚、下至肝总动脉与脾动脉分叉处、两侧后方至主动脉前筋膜区域的淋巴脂肪组织，才能达到彻底清扫No.9组淋巴结的目的。笔者所在中心的体会是将门静脉前壁与肝总动脉投影的交点与腹腔干根部上缘做一假想平面，将其作为No.9组淋巴结在腹腔干右侧的清扫后界，如腹腔干根部平面难以确定，可参照右膈肌脚红黄交界线所处平面（图9-14）。

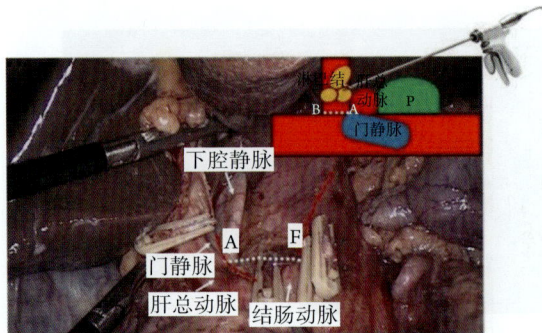

图9-14　No.9组淋巴结在腹腔干右侧的清扫后界示意图

（四）如何使腹腔镜下胰腺上区淋巴结的清扫更容易、更彻底、更安全？

传统的开放手术中，进行胰腺上区淋巴结清扫时，观察视角是从前向后，显露门静脉、脾静脉比较容易。而腔镜的观察方向则不同，是从前下方向后上方，但门静脉、脾静脉被胰腺上缘、肝总动脉遮挡，这给门静脉、脾静脉的显露造成一定困难，给淋巴结廓清带来不便。不少学者相继报道几种不同的腹腔镜下胰腺上区淋巴结清扫的方法。大体可分为右侧入路、中间入路及左侧入路，根据十二指肠离断时机分为前入路和后入路。一般前入路是指离断十二指肠后，再进行幽门上区、胰腺上区淋巴结的清扫；后入路是指在胰腺上区等淋巴结清扫结束后，再离断十二指肠。前入路对助手要求相对较低；而后入路在清扫胰腺上区淋巴结的全程均可借助牵拉胃壁及十二指肠，使胰腺上区淋巴脂肪组织形成有效的张力，淋巴结清扫一气呵成，无须悬吊肝脏。但后入路对助手要求较高，需要相对固定且配合熟练的团队。笔者所在中心近期的研究表明，腹腔镜远端胃癌根治术中，前入路与后入路有相似的近期临床疗效且安全可行。故笔者建议，在腹腔镜手术经验丰富的中心可根据手术习惯不同来选择，同时掌握两种手术入路，可以根据术中情况及时调整手术入路以达到最佳手术效果；对于尚在腹腔镜胃癌手术开展初步阶段的中心，特别是助手腔镜操作尚不够熟悉时或主刀与助手配合不固定的情况下，推荐使用前入路的手术方式。

笔者所在中心的做法：先完成No.9组淋巴结腹腔动脉左侧部分及No.11p组淋巴结的清扫，离断十二指肠、清扫No.5组淋巴结，离断胃右血管、根部离断胃左血管，并在胰腺上缘初步显露肝总动脉，此时No.8a、No.9组腹腔干右侧的淋巴脂肪组织就会更加游离，保持适当的张力，便可较为简单地进行No.8a组肝总动脉上方淋巴结及No.9组腹腔动脉右侧的淋巴脂肪组织的清扫。须特别指出的是，当胃左静脉从肝总动脉后方汇入门静脉或门脾角时，胃左静脉应尽量在胃左静脉汇入门静脉处离断，或至少靠近胃左静脉根部离断，然后以胃左静脉的血管夹作为此区域清扫的解剖后界进行腹腔动脉右侧No.9组淋巴结的清扫。因为未靠近根部离断胃左静脉，之后的清扫如果在胃左静脉血管夹深面进行，有使血管夹滑脱引起大出血的风险。而在胃左静脉的血管夹以上平面进行解剖则不会损伤门静脉、下腔静脉等深面组织。此外，进行腹腔动脉右侧淋巴结清扫时，往往可见较大的淋巴管，必要时上血管夹后离断，可减少术后乳糜瘘的发生。

（五）遇到腹腔动脉右侧成串肿大淋巴结时如何处理？

笔者所在中心在进行胰腺上区淋巴结清扫时，往往会碰到腹腔动脉右侧淋巴结成串肿大的情况，此时应该如何处理？

肿瘤根治手术中一个重要的治疗原则是整块切除，整块切除能减少不必要的创面出血及可能的肿瘤播散。因此认为，如果腹腔动脉右侧淋巴结成串肿大，应该尽量行D2+的整块切除。目前有关胃癌在某些情况下是否行扩大淋巴结清扫尚存在争议。对日本的JCOG9501研究的亚组分析显示，根据肿瘤的部位不同，对有高度怀疑淋巴结转移的患者进行选择性的扩大清扫，是可以给患者带来生存获益的。日本《胃癌处理规约》指出No.16组淋巴结出现转移时，行新辅助化疗后进行扩大D2+淋巴结清扫可能是较好的选择。笔者认为，整块切除原则高于D2清扫原则，当术中遇到腹腔动脉右侧成串淋巴结肿大情况时，应该进行局部扩大的D2+清扫，尽量完全廓清该处的淋巴脂肪组织，以达到R0切除，否则从成串肿大淋巴结中间切断，有残留肿瘤和引起肿瘤术中医源性播散的可能。但在这种情况下，为了更好、更安全进行清扫，建议在肝动脉与胰腺上缘之间进行分离，于肝动脉深面显露门静脉，在肝动脉深面根部离断胃左静脉，然后再进行腹腔干右侧淋巴结的清扫。

四、消化道重建相关问题

（一）Braun吻合口的相关问题

Billroth Ⅱ式吻合是腹腔镜下远端胃癌根治术中一种传统的消化道重建方式，广泛应用于腹腔镜胃癌根治术中，但术后出现碱性反流性胃炎发生率较高，并可出现吻合口炎、十二指肠残端瘘、术后胃瘫综合征等相关并发症。Braun吻合是建立输入袢和输出袢肠管间的短路吻合，可以形成代胃结构，并能对胆汁、十二指肠液及胰液起到分流作用。众多研究表明，Billroth Ⅱ式联合Braun吻合减少了术后碱性反流性胃炎、十二指肠残端瘘、吻合口炎及术后胃瘫综合征的发生，是改善胃癌患者术后生存质量较理想的手术方式。笔者单位在远端胃癌根治术后消化道重建上，也多采用Billroth Ⅱ式联合Braun吻合。

（二）腹腔镜下Braun吻合手术技巧

腹腔镜下行Braun吻合时，以超声刀分别在输入袢、输出袢对系膜缘戳孔，戳孔方法采用上述三步法进行，戳孔不宜过大，避免共同开口偏大、肠黏膜外翻，增加腹腔镜下缝合难度。缝合共同开口时，一般采用免打结缝线连续全层缝合，再进行浆肌层连续包埋加固，可降低缝合难度，减少缝合时间。建议关闭共同开口时，宜先将输入袢及输出袢肠管向两侧展平，第一针进针及出针点在相应肠管共同开口缘的中点，并与肠管长轴平行，完成第一针中间的定点后，再向两侧进行缝合，最后形成以第一针为底部的"U"型缝合线与肠袢呈垂直状态。这样可以避免输入袢及输出袢肠管吻合口处出现狭窄或扭转，从而导致输入袢及输出袢梗阻问题。

五、经验总结

（一）胰腺上区淋巴结清扫

No.12a组淋巴结的清扫必须显露门静脉左侧壁；No.11p组淋巴结的清扫要求尽量显露脾静脉，清除Gerota筋膜前方和脾动脉、胰腺后上缘间的淋巴脂肪组织，有些患者显露脾静脉困难，应至少显露胰腺后上缘；腹腔动脉右侧No.9组淋巴结和No.8a组淋巴结的清扫要求彻底清除肝总动脉和腹腔动脉夹角间的淋巴脂肪组织，并显露腹腔动脉右侧壁；门静脉的显露和胃左静脉的根部离断，可使这个区域的清扫更安全和彻底；先离断十二指肠、胃右血管、胃左血管后再行腹腔动脉右侧区的清扫将使手术难度降低。如果术中遇到腹腔动脉右侧成串肿大淋巴结时，整块切除的D2+手术是较好的选择。十二指肠离断时机：对于配合不够娴熟的团队，建议采用前入路先离断十二指肠后，再进行胰腺上区淋巴结的清扫。

（二）腹腔镜下Braun吻合

关闭共同开口时，应当先把输入袢及输出袢肠管展平，第一针进针及出针点应在相应肠管的中点，并与肠管长轴平行，以防吻合口肠管扭曲或某一支肠袢狭窄。

声明

本文作者宣称无任何利益冲突。

参考文献

[1] Hu Y，Huang C，Sun Y，et al. Morbidity and Mortality of Laparoscopic Versus Open D2 Distal Gastrectomy for Advanced Gastric Cancer: A Randomized Controlled Trial[J]. J Clin Oncol，2016，34(12)：1350-1357.

[2] Japanese Gastric Cancer Association. Japanese gastric cancer treatment guidelines 2014 (ver. 4) [J]. Gastric Cancer，2017，20(1)：1-19.

[3] Kim HI，Hur H，Kim YN，et al. Standardization of D2 lymphadenectomy and surgical quality control (KLASS-02-QC)：a prospective, observational, multicenter study [NCT01283893][J]. BMC Cancer，2014，14：209.

[4] 中国医师协会内镜医师分会腹腔镜外科专业委员会，中国研究型医院学会机器人与腹腔镜外科专业委员会，中国腹腔镜胃肠外科研究组. 中国腹腔镜胃癌根治手术质量控制专家共识(2017版)[J]. 中华消化外科杂志，2017，16(6)：539-547.

[5] You J，Hong QQ，Huang ZJ，et al. How to identify the posterior boundary of No. 8a and the right side group of No. 9 lymph nodes?[J]. J Vis Surg，2016，2：143.

[6] Satoh S，Okabe H，Kondo K，et al. Video. A novel laparoscopic approach for safe and simplified suprapancreatic lymph node dissection of gastric cancer[J]. Surg Endosc，2009，23(2)：436-437.

[7] Kanaya S，Haruta S，Kawamura Y，et al. Video：laparoscopy distinctive technique for suprapancreatic lymph node dissection：medial approach for laparoscopic gastric cancer surgery[J]. Surg Endosc，2011，25(12)：3928-3929.

[8] Fukunaga T，Hiki N，Tokunaga M，et al. Left-sided approach for suprapancreatic lymph node dissection in laparoscopy-assisted distal gastrectomy without duodenal transection[J]. Gastric Cancer，2009，12(2)：106-112.

[9] Huang CM，Chen QY，Lin JX，et al. Laparoscopic Suprapancreatic Lymph Node Dissection for Advanced Gastric Cancer Using a Left-Sided Approach[J]. Ann Surg Oncol，2015，22(7)：2351.

[10] 中华医学会外科学分会腹腔镜与内镜外科学组.腹腔镜胃癌根治术手术入路选择专家共识[J].中国实用外科杂志,2017,37(4)：412-414.

[11] 林和新,陈锦萍,苏国强,等.十二指肠离断时机对腹腔镜辅助远端胃癌根治术近期临床疗效影响的多中心回顾性研究(附239例报告)[J].中华消化外科杂志,2018,17(6)：571-580.

[12] McCulloch P，Niita ME，Kazi H，et al. Gastrectomy with extended lymphadenectomy for primary treatment of gastric cancer[J]. Br J Surg，2005，92(1)：5-13.

[13] Cuschieri A，Weeden S，Fielding J，et al. Patient survival after D1 and D2 resections for gastric cancer: long-term results of the MRC randomized surgical trial. Surgical Co-operative Group[J]. Br J Cancer，1999，79(9-10)：1522-1530.

[14] Bonenkamp JJ，Songun I，Hermans J，et al. Randomised comparison of morbidity after D1 and D2 dissection for gastric cancer in 996 Dutch patients[J]. Lancet，1995，345(8952)：745-748.

[15] Wu CW，Hsiung CA，Lo SS，et al. Nodal dissection for patients with gastric cancer：a randomised controlled trial[J]. Lancet Oncol，2006，7(4)：309-315.

[16] Fujimura T，Nakamura K，Oyama K，et al. Selective lymphadenectomy of para-aortic lymph nodes for advanced gastric cancer[J]. Oncol Rep，2009，22(3)：509-514.

[17] Japanese Gastric Cancer Association. Japanese classification of gastric carcinoma：3rd English edition[J]. Gastric Cancer，2011，14(2)：101-112.

[18] 梁鹏,罗建管.毕Ⅱ氏胃大部分切除联合Braun吻合术46例临床分析[J].中国医师杂志,2008,10(2)：203-205.

[19] 彭建平.Braun吻合在胃大部切除毕Ⅱ式吻合术中的应用体会[J].中外医学研究,2014,12(27)：133-134.

[20] 黄昌明,林建贤.腹腔镜胃癌手术后消化道重建现状[J].中国普外基础与临床杂志,2013,20(6)：593-595.

[21] 戚峰,刘彤,王鹏志.胃切除消化道重建方式与术后并发症[J].中国实用外科杂志,2013,33(4)：337-339.

[22] 马有伟,刘宏斌,韩晓鹏,等.毕Ⅱ式联合Braun吻合与单纯毕Ⅱ式吻合在全腹腔镜下远端胃癌根治术中的疗效比较[J].中国普外基础与临床杂志,2016,23(3)：311-314.

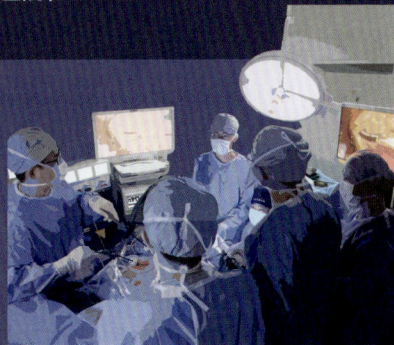

第九讲　全腹腔镜下远端胃癌D2根治术
（BillrothⅡ式Braun吻合）

尤俊，洪清琦（厦门大学附属第一医院）

扫码观看视频
《腹腔镜胃肠手术笔记（第二版）》

AME
Publishing Company

专家点评

　　一口气读完了本书经验分享部分的十讲内容，收获很大！作为一名青年外科医生，阅读此部分时的感受恰似国内众多中青年胃肠外科翘楚在面前示范一台台腹腔镜胃肠手术。书中讲述手术各场景的要点，并介绍了各自团队的经验，普遍注重膜解剖间隙的把握，同时准确地指出了手术中最容易犯的错误及如何避免错误发生的技巧，令人茅塞顿开。此部分行文语言简练而不刻板，辅以大量手术场景图片，可读性很强。对同一命题，不同作者从各自的临床实践中总结出经验的做法又能引经论据，有争鸣之意，令人在阅读时脑中手术场景亦转换不断、引发共鸣。本书形式新颖、理念先进、实践性强，非常适合青年外科医生阅读以扩大视野、开拓思维、博采众长继而有所思考、进而创新。

——广州中医药大学第一附属医院肛肠科　赵永昌

手术精讲

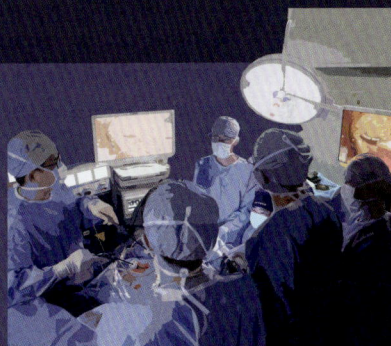

第十讲　胃空肠双通道的重建方式

樊勇（兰州大学第二医院）

扫码观看视频

《腹腔镜胃肠手术笔记（第二版）》

AME

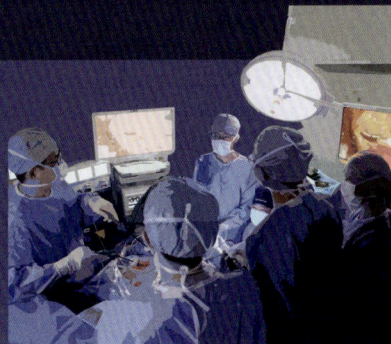

第十一讲　腹腔镜胃癌手术11p组淋巴结清扫

靖昌庆（山东省立医院东院）

扫码观看视频

《腹腔镜胃肠手术笔记（第二版）》

AME

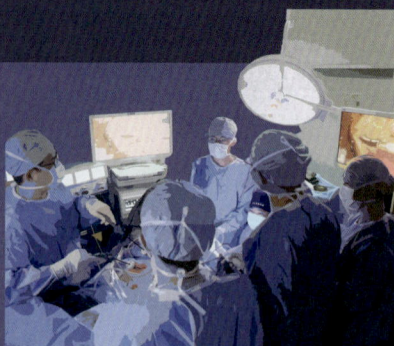

第十二讲　超声刀与双极在腹腔镜胃癌胰腺上方右侧清扫的应用

梁品（大连医科大学附属第一医院）

扫码观看视频
《腹腔镜胃肠手术笔记（第二版）》

AME

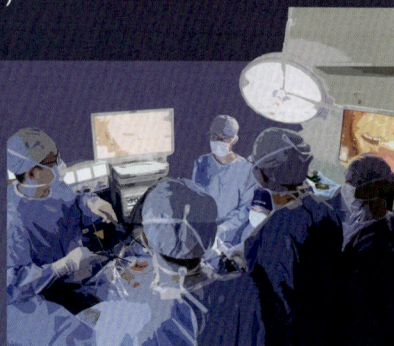

第十三讲　腹腔镜辅助进展期胃上部癌根治术

陆俊（福建医科大学附属协和医院）

扫码观看视频
《腹腔镜胃肠手术笔记（第二版）》

AME

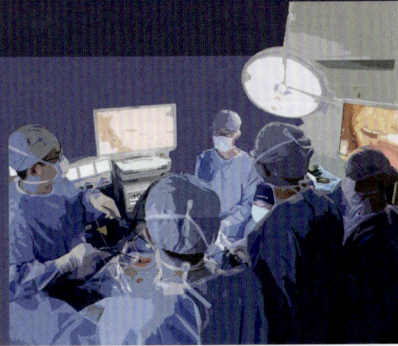

第十四讲　腹腔镜胃癌中间入路胰腺上区淋巴结清扫策略

潘源（天津市肿瘤医院）

扫码观看视频

《腹腔镜胃肠手术笔记（第二版）》

AME
Publishing Company

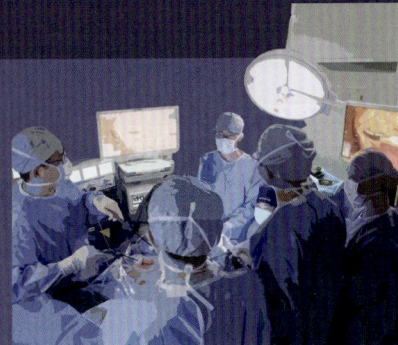

第十五讲　全腹腔镜远端胃Uncut Roux-en-Y吻合重建

曲建军（潍坊市人民医院）

扫码观看视频

《腹腔镜胃肠手术笔记（第二版）》

AME
Publishing Company

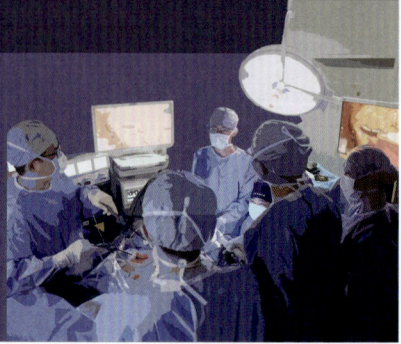

第十六讲　腹腔镜胃癌胰腺上区右侧No.8和No.12组淋巴结清扫

曲建军（潍坊市人民医院）

扫码观看视频
《腹腔镜胃肠手术笔记（第二版）》

AME

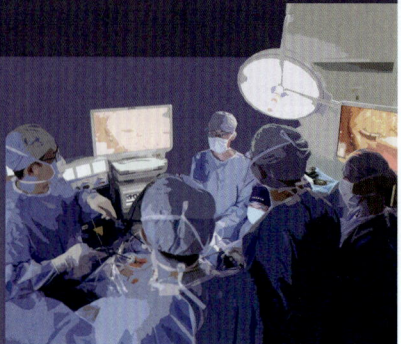

第十七讲　腹腔镜胃肠癌根治手术

武爱文（北京大学肿瘤医院）

扫码观看视频
《腹腔镜胃肠手术笔记（第二版）》

AME

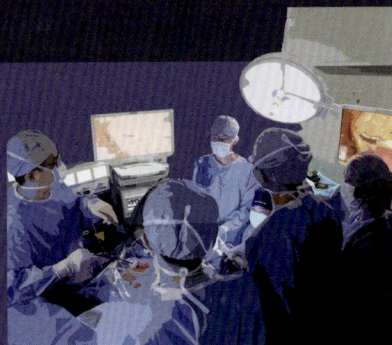

第十八讲　保留LCA（右侧胰腺上区）的处理

燕速（青海大学附属医院）

扫码观看视频

《腹腔镜胃肠手术笔记（第二版）》

AME

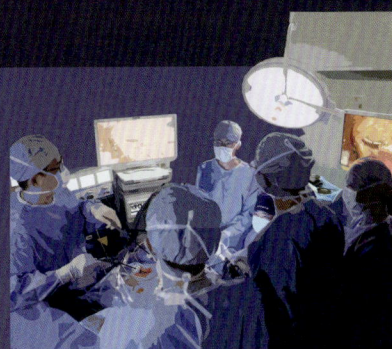

第十九讲　腹腔镜胃癌胰腺上区右侧No.12a组淋巴结清扫

杨昆（四川大学华西医院）

扫码观看视频

《腹腔镜胃肠手术笔记（第二版）》

AME

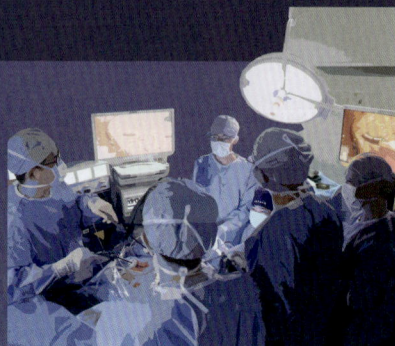

第二十讲　腹腔镜胃癌胰腺上区左侧及脾门淋巴结清扫

杨昆（四川大学华西医院）

扫码观看视频
《腹腔镜胃肠手术笔记（第二版）》

第二部分　经典腹腔镜肠部手术

技术背景

　　腹腔镜肠部手术已成为肠部外科手术的常规术式。由于其视野佳、创伤小、术后恢复快、长期疗效好，无论是良性疾病，或早期甚至进展期胃肠癌，腹腔镜技术都发挥着极其重要的作用，并已逐渐在基层医院广泛开展。经典的腹腔镜肠部手术基本为腹腔镜辅助手术，涵盖腹腔镜直肠癌根治术、腹腔镜左半结肠切除术、腹腔镜右半结肠切除术等众多术式。本专题将重点介绍常规腹腔镜肠部手术，对其术式及技术要点进行阐述，希望帮助读者了解并掌握腹腔镜经典肠部手术。

经验分享

第一讲　减孔腹腔镜左半结肠切除术
邓海军 ……………………………………………………………… 96

第二讲　腹腔镜下右半结肠扩大切除术
段绍斌 ……………………………………………………………… 98

第三讲　完全经盆腔途径腹腔镜部分ISR手术的实践与体会
郭银枞 ……………………………………………………………… 104

第四讲　腹腔镜辅助右半结肠癌D3根治术心得
黄河 ………………………………………………………………… 125

第五讲　腹腔镜右半结肠癌D3根治术
吕泽坚 ……………………………………………………………… 133

第六讲　尾侧联合中间入路腹腔镜右半结肠癌CME术
苏浩，冯波 ………………………………………………………… 144

第七讲　用"膜解剖"的观点重新审视右半结肠癌根治术（D3+CME）
童宜欣 ……………………………………………………………… 152

第八讲　关注细节才能做得更好——腹腔镜辅助直肠癌根治术中的一些细节
探讨
武爱文，陈鹏举 …………………………………………………… 161

专家点评

窦若虚　中山大学附属第六医院结直肠外科 …………………………… 168

罗海　吉林大学中日联谊医院胃肠结直肠外科 ……………………… 168

谢忠士　吉林大学中日联谊医院胃肠结直肠外科 …………………… 169

手术精讲

第九讲　腹腔镜右半结肠癌扩大根治术
崔滨滨 ……………………………………………………………… 170

第十讲　腹腔镜右半结肠癌D3根治术
靖昌庆 ·· 170

第十一讲　保留左结肠动脉的乙状结肠癌根治术
李心翔 ·· 171

第十二讲　炎性肠病手术
练磊 ··· 171

第十三讲　腹腔镜直肠癌手术盆丛神经保护
吕国庆 ·· 172

第十四讲　腹腔镜下右半结肠癌根治术
马君俊 ·· 172

第十五讲　腹腔镜乙状结肠癌根治术
孙锋 ··· 173

第十六讲　右半结肠癌根治术——静脉优先还是动脉优先
王旻 ··· 173

第十七讲　巨大T4b期结肠癌手术中腹腔镜手术的价值
吴斌 ··· 174

第十八讲　保留左结肠血管的争议和策略
吴德庆 ·· 174

第十九讲　腹腔镜扩大右半结肠切除术
叶凯 ··· 175

第二十讲　腹腔镜尾侧入路右半结肠CME手术
张庆彤 ·· 175

第二十一讲　腹腔镜右半结肠切除术
朱安龙 ·· 176

文章顺序按作者姓氏拼音首字母为序

经验分享

第一讲　减孔腹腔镜左半结肠切除术

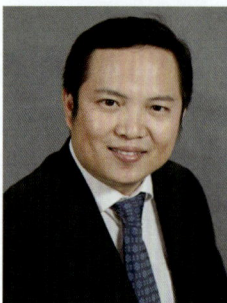

邓海军

南方医科大学南方医院，医学博士，副主任医师，硕士生导师，普外结直肠肛门外科主任。现为中国医师协会肛肠医师分会常务委员、中华结直肠外科学院委员、广东省医师协会结直肠外科分会副主任委员、广东省精准应用学分会结直肠委员会副主任委员、广东省医学会结直肠肛门病分会常务委员。（简历更新时间：2019-02-24）

两孔腹腔镜左半结肠癌根治术的手术层面和血管处理与常规五孔腹腔镜手术的相似点。

1. 强调完整结肠系膜切除（complete mesocolic excision，CME）的完整性：手术层面从直肠后间隙一直延伸至乙状结肠、降结肠系膜后方经胰尾表面切断横结肠系膜根部，进入网膜囊。

2. 根据肿瘤部位的不同，来确定是否保留肠系膜下动脉（inferior mesenteric artery，IMA），是否离断结肠中动脉根部或左支。

3. 游离脾曲的技巧：中间入路彻底拓宽左侧Toldt's间隙进入网膜囊，外侧剪开乙状结肠、降结肠侧腹膜及脾结肠韧带，头侧剪开胃结肠韧带，以胰尾为指引，游离脾曲。

两孔腹腔镜左半结肠癌根治术与常规五孔腹腔镜手术的不同点。

1. 两孔腹腔镜因为没有助手，对术者及扶镜手要求更高。

2. 要求术者有丰富的五孔腹腔镜肠癌手术经验，对层面解剖及血管游离更娴熟，更多的轻柔地钝性游离。要求术者左右手完美配合，更注重牵拉的力度及方向的调整，更强调体位的改变和结肠系膜对肠管的遮挡。

3. 更强调术者与扶镜手的配合；最好用30°可偏镜头的镜子。

4. 有多通道单孔操作平台可以让手术更简单。

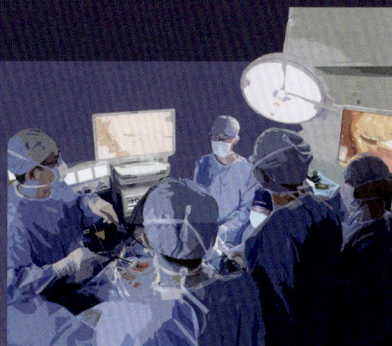

第一讲 减孔腹腔镜左半结肠切除术

邓海军（南方医科大学南方医院）

扫码观看视频

《腹腔镜胃肠手术笔记（第二版）》

AME
Publishing Company

第二讲　腹腔镜下右半结肠扩大切除术

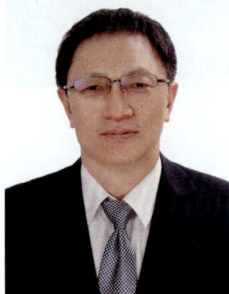

段绍斌

新疆医科大学附属中医医院普外一科主任，主任医师，教授，博士，博士研究生导师。新疆医学会普外专业委员会常务委员、新疆医学会普外专业委员会门静脉高压症和脾脏外科学组组长、新疆中西医结合学会普外专业委员会主任委员。（简历更新时间：2019-02-24）

一、术前评估

患者，男，74岁，一般情况尚可，有不完全肠梗阻的症状，无明显心肺功能障碍存在，BMI 28 kg/m^2。结肠镜示：进镜至结肠肝曲，见一巨大肿物，致肠腔明显狭窄，镜身无法通过。CT示：结肠肝曲明显增厚，管腔明显狭窄，增强扫描后病灶有不均匀强化，且与肝脏右后叶下段界限不清。病理检查：中分化腺癌。故欲行腹腔镜下右半结肠扩大切除术。

二、术中解剖

结肠镜和CT均示肿瘤位于结肠肝曲，患者虽BMI高，但无外伤及腹部手术史，故腹腔镜手术可行。因结肠肝曲的肿瘤和肝脏右后叶下段存在粘连，难以排除肿瘤侵及肝脏的可能，故行肝右后叶下段切除或将肝右后叶下段与肿瘤粘连的部分切除。术中计划先按照右半结肠扩大切除的常规步骤游离整个右半结肠及其系膜，然后在合适的部位切断回肠和横结肠，再行与结肠肿瘤粘连的肝脏部分切除。行腹腔镜右半结肠根治术时，患者均取仰卧位，稍左侧倾，两腿分开，主刀在患者两腿之间操作，扶镜手位于患者左侧，第一助手位于患者右侧。

三、手术步骤

1. 患者全麻后，取仰卧位，稍左侧倾，两腿分开。脐上2 cm戳孔建立气腹，并进入10 mm Trocar为观察孔；脐与耻骨联合中点向左旁开约8 cm处穿刺进入12 mm Trocar，并以此为主操作孔；脐与耻骨联合中点向右旁开6 cm左右处穿刺进入5 mm Trocar为辅助孔；左右侧锁骨中线肋弓下4 cm处各穿刺建孔置入5 mm Trocar为助手孔（图2-1）。主刀在患者两腿之间操作（图2-2）。

2. 从尾侧到头侧按照中间入路进行手术。助手将大网膜和横结肠推向头侧，小肠推向左腹腔，显露肠系膜根部及肠系膜上血管主干投影。将后腹膜沿肠系膜上血管方向用超声刀切开清扫前方淋巴脂肪组织，显露肠系膜上静脉（superior mesenteric vein，SMV），在十二指肠水平部下方显露回结肠动静脉（图2-3~图2-4），紧贴SMV上结扎夹，夹闭回结肠动静脉后离断，由此处切开结肠系膜进入Toldt's间隙。用超声刀沿SMV和SMA表面向上解剖，解剖出结

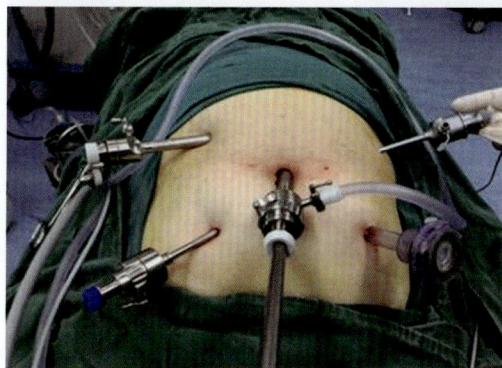

图2-1　穿刺孔的位置

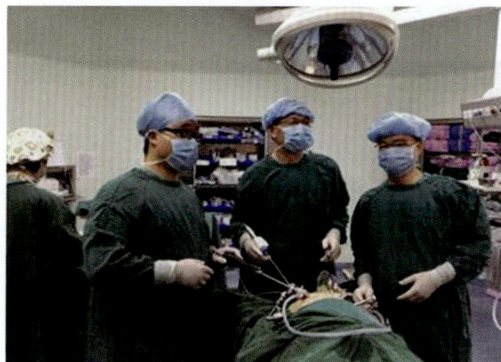

图2-2　术者、一助和扶镜助手的站位

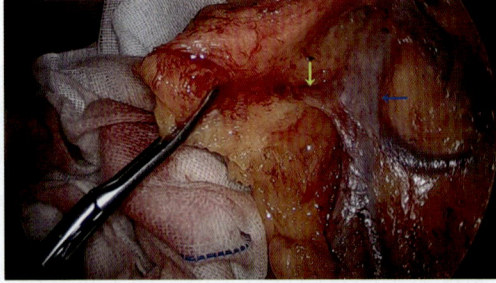

图2-3　黄色箭头所示为回结肠静脉，蓝色箭头所示为SMV

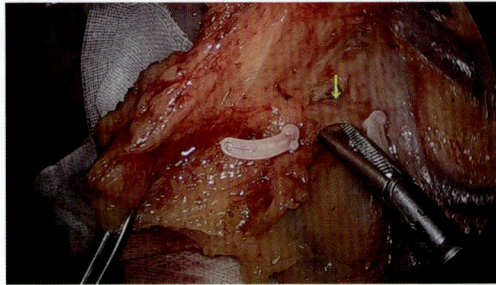

图2-4　箭头所示为回结肠动脉

肠中动脉（图2-5），在其根部结扎，并切断。

　　该病例术中未发现汇入SMV的结肠中静脉，结肠中静脉的支数及汇入点变异较多，除常见的汇入SMV外，还可汇入胃结肠干、小肠静脉及脾静脉等。继续向头侧解剖至胰腺下缘，并暴露十二指肠及胰腺头部。暴露胃结肠干，将其

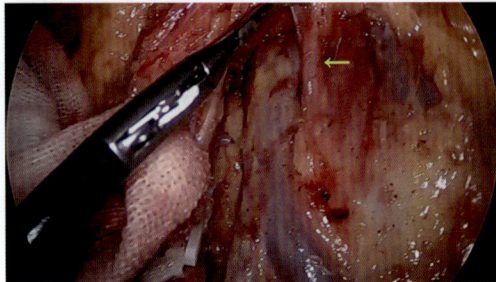

图2-5　箭头所示为结肠中动脉

分支右结肠静脉、副右结肠静脉及胃网膜右静脉（图2-6）汇入胃结肠干处分别结扎切断，沿胃网膜右静脉走行紧贴胰腺表面往上解剖至胃幽门下方可见胃网膜右动脉（图2-7），在其根部予以结扎切断，并清除No.6组淋巴结。

3. 由胃结肠韧带中段切断胃网膜右动静脉弓，向右沿胃网膜右血管弓内游离至幽门处，并继续向右横断肝结肠韧带至肿瘤附近并进行游离。在横结肠中部离断大网膜和横结肠系膜，用镜下切割吻合器将横结肠切断。

4. 沿Toldt's间隙将右半结肠系膜向右侧结肠旁沟处游离，从回肠系膜至欲切断的回肠处，用镜下切割吻合器在此处将回肠切断。将整个右半结肠及其系膜向头侧翻起，沿Toldt's间隙向肝脏侧游离，至肾脏下缘时将肾前筋膜掀起，在此筋膜下向上解剖直至肝后裸区。将与肿瘤有粘连的部分肝脏切除（图2-8），至此，整个右半结肠及其系膜，以及被肿瘤侵及的部分肝脏已经全部被切除。

5. 于右中腹经腹直肌行1个6 cm切口，保护切口，避免污染，经此孔将整块标本取出体外。体外行回肠横结肠端侧吻合关闭结肠残端，关腹后再建气腹，冲洗探查有无出血，吻合口有无扭转，肝脏切除处放置引流管，结束手术。

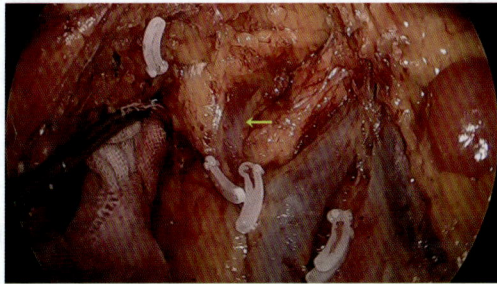

图2-6　箭头所示为胃网膜右静脉

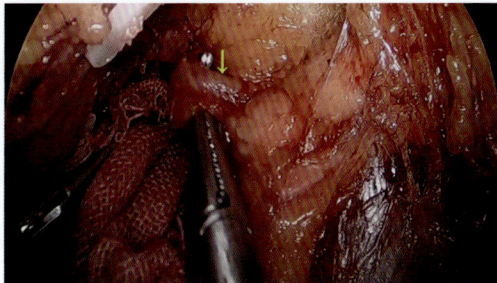

图2-7　箭头所示为胃网膜右动脉

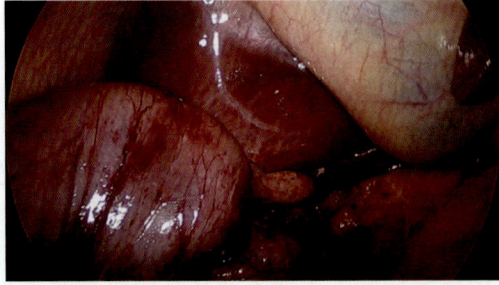

图2-8　结肠肝曲部腺癌侵及肝脏被膜

四、经验总结

行右半结肠根治术时，主刀位于患者的两腿之间，扶镜手位于患者左侧，第一助手位于患者右侧，扶镜手在扶镜的同时使用左侧锁骨中线下的Trocar置入的一把器械协助暴露，第一助手只用一把通过右侧锁骨中线下的Trocar置入的器械协助主刀，主刀、第一助手及扶镜手分别位于3个不同的部位，相互之间没有干扰。主刀位于患者两腿之间时，主操作孔和辅助孔与SMV走行线三点之间成一个等腰三角形，其角度便于从尾侧向头侧解剖SMV和肠系膜上动脉（superior mesenteric artery，SMA）。

采用尾侧到头侧中间入路时，先寻找到回结肠动静脉非常重要，该血管可以作为寻找SMV的重要标志。进入腹腔后，用无损伤钳将回盲部向外上方牵拉，此时回结肠动静脉因被牵拉绷紧，则可以在肠系膜的腹膜下见到其走行轮廓，据此可以判断其根部。术者还可以透过后腹膜看到十二指肠的水平部，十二指肠水平部向左走行消失在SMV和SMA的后方，在此处下方附近解剖也很容易找到回结肠的血管。

寻找胃网膜右动脉的体会：先切断胃网膜右静脉，将其远心端的断端提起，以胃网膜右静脉为导向，沿胰腺表面向上解剖，至幽门下就可发现胃网膜右动脉。

右半结肠CME手术时，右半结肠系膜切除的下界是回结肠动静脉血管蒂的外缘，沿着回结肠动静脉血管蒂向右下切开小肠和右半结肠系膜的汇合处直至回肠末端，此为右半结肠CME手术时右半结肠系膜切除的下界离断线。

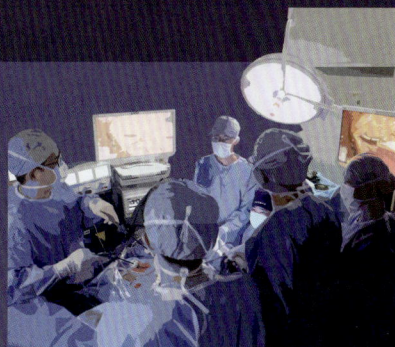

第二讲　腹腔镜下右半结肠扩大切除术

段绍斌（新疆医科大学附属中医医院）

扫码观看视频

《腹腔镜胃肠手术笔记（第二版）》

AME
Publishing Company

经验分享

第三讲 完全经盆腔途径腹腔镜部分ISR手术的实践与体会

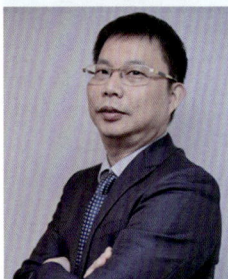

郭银枞

主任医师，福建医科大学附属漳州市医院结直肠科主任。中国中西医结合协会直肠癌防治委员会常务委员、中国抗癌协会大肠癌专业委员会腹腔镜学组委员、中国医师协会结直肠肿瘤委员会腹腔镜学组委员、中国医师协会外科分会经肛门全直肠系膜切除专业委员会委员、中华消化外科杂志特约审稿专家、大中华结直肠学院助理讲师。（简历更新时间：2019-02-24）

经肛门内括约肌间切除术（intersphincteric resection，ISR），作为一种极限保肛方式受到外科医生的重视。根据肿瘤位置及内括约肌切除位置，ISR手术可分为完全ISR手术，次全ISR手术，部分ISR手术。传统ISR手术是先经盆腔按全直肠系膜切除术（total mesorectal excision，TME）原则游离直肠，再经肛门切除部分或全部内括约肌，进入内外括约肌间隙与盆腔汇合，最后将游离好的结肠拉到肛门行结肠肛管手工吻合。随着腹腔镜技术、器械的进步和对肛门直肠解剖认识的深入，腹腔镜下完全经盆腔途径完成部分ISR手术已成为可能。该手术的特点：①腹腔镜下按TME原则完成直肠的游离，包括内外括约肌间直肠的游离；②直肠的离断是在盆腔内应用腔内切割吻合器完成；③应用双吻合器吻合。该手术的缺点：病例可选择范围小，仅适用早期病例，仅能实行部分ISR手术。

一、适应证和禁忌证

（一）适应证

①肿瘤下缘距肛管直肠环 ≤ 1 cm，距齿状线 ≥ 1 cm；②术前超声内镜、MRI提示，无外括约肌侵犯依据；③病理检查为高、中分化腺癌；④术前肛门括约肌功能正常；⑤无肛外器官远处转移。

（二）禁忌证

①术前即有排便控制功能不良；②术前评估发现肿瘤已侵犯至肛门外括约肌或盆壁者。

二、体位、Trocar位置和手术站位

（一）体位

截石位，两侧髋关节屈曲、外展45°，膝关节屈曲30°，双下肢低于或与腹部齐平（图3-1）。

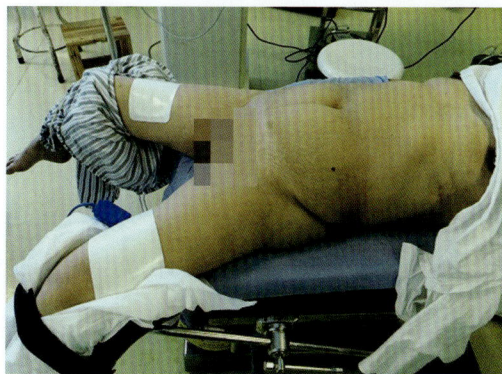

图3-1　体位

（二）Trocar位置

脐上缘放置直径10 mm trocar作为观察孔；右下腹（平右侧髂前上棘内下方）置入12 mm trocar作为主操作孔；右锁骨中线平脐点置入5 mm trocar作为辅助操作孔；左下腹（平左侧髂前上棘内侧2横指）置入10 mm trocar作为辅助操作孔；左锁骨中线平脐点置入5 mm trocar作为辅助操作孔（图3-2）。

要点：右下腹12 mm trocar要在右锁骨中线平髂前上棘偏内下1~2指，否则游离括约肌间直肠及应用腔内切割吻合器闭合和切断直肠时会很困难。

（三）手术站位

主刀医生站在患者右侧，第一助手站在主刀医生对侧，扶镜手站在患者头侧或患者右上方。

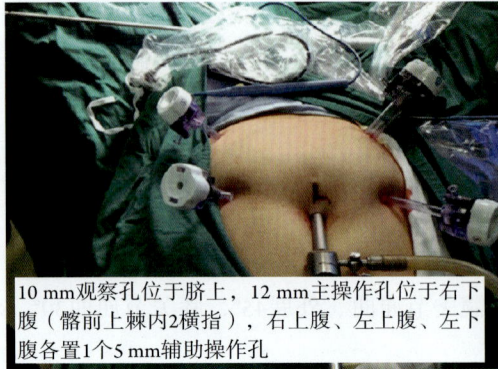

10 mm观察孔位于脐上，12 mm主操作孔位于右下腹（髂前上棘内2横指），右上腹、左上腹、左下腹各置1个5 mm辅助操作孔

图3-2　Trocar位置

（四）手术器械

腹腔镜常规器械。

三、术前检查

术前指诊很重要，包括：①判断肿瘤下缘距离齿状线的位置；②判断肛门括约肌功能。

四、手术步骤及要点

（一）入路

采用内侧入路，从乙状结肠系膜与盆底腹膜交界处切开，自内向外分离。显露上腹下神经丛，并以上腹下神经丛作为解剖标志，在其表面分离，切断其进入乙状结肠系膜的分支，稍扩大Toldt's间隙（图3-3）。

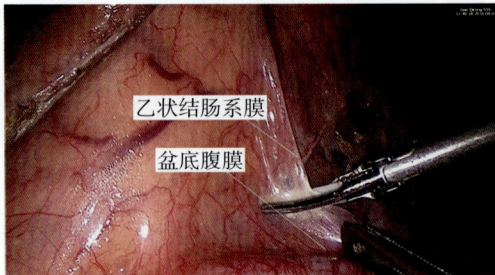

乙状结肠系膜

盆底腹膜

图3-3　内侧入路，在乙状结肠系膜与盆底腹膜交界处切开

　　要点：助手和主刀医生要把乙状结肠系膜和盆底腹膜对抗牵拉，保持足够的张力；以上腹下神经丛作为标志，在神经表面进行分离（图3-4）。

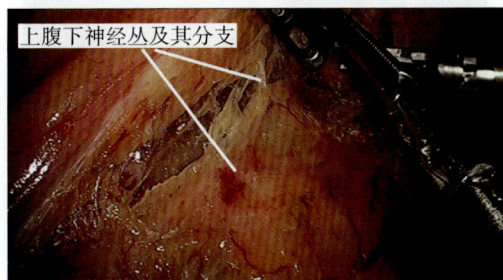

图3-4　显示上腹下神经丛及其进入系膜的分支

（二）肠系膜下动脉的处理及No.253组淋巴结的清扫

　　在上腹下神经丛表面向头侧稍扩大Toldt's间隙，顺着上腹下神经丛寻找肠系膜下神经丛，在肠系膜下神经与肠系膜下动脉附着处下方切开肠系膜下动脉鞘，将动脉与神经分开，距腹主动脉0.5 cm断扎肠系膜下动脉，清扫No.253组淋巴结，提起肠系膜下动脉断端，清楚显露肠系膜下神经丛，切断其进入乙状结肠系膜的分支，保留其下行的主干（图3-5~图3-8）。

　　要点一：肠系膜下动脉处理要注意肠系膜下神经丛的保护。肠系膜下神经丛左侧束部分神经纤维参与肠系膜下动脉血管鞘的构成。多数术者担心损伤肠系膜下神经丛，习惯在神经附着点上方切断肠系膜下动脉，但这可能导致神经附着处与动脉发出点这段肠系膜血管周围的淋巴结残留（图3-9）。

　　要点二：笔者团队的做法是在神经附着点下方，根部切开肠系膜下动脉血

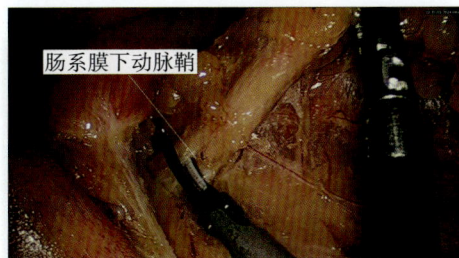

图3-5　肠系膜下动脉与神经附着点下方切开动脉鞘

107

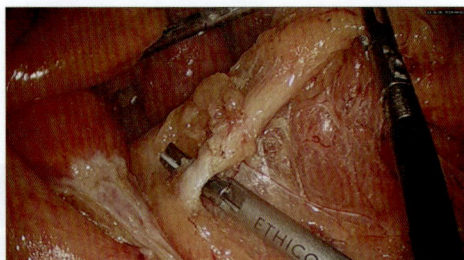

图3-6　将肠系膜下动脉与肠系膜下神经分开

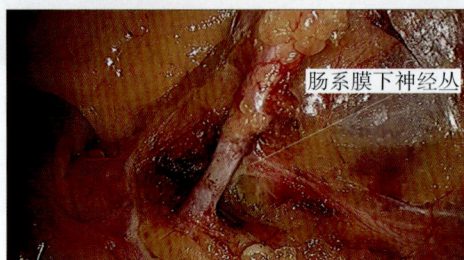

图3-7　将肠系膜下动脉与肠系膜下神经丛分开

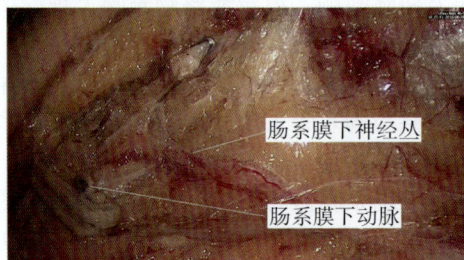

图3-8　显示肠系膜下动脉与肠系膜下神经丛

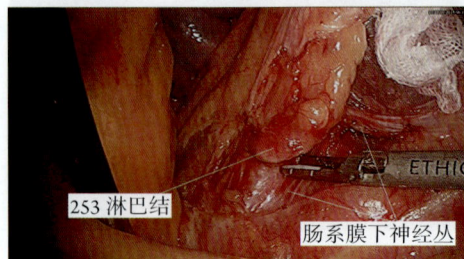

图3-9　显示No.253组淋巴结与肠系膜下神经丛的关系

管鞘，把动脉和肠系膜下神经丛分开，在动脉与神经附着点下方离断结扎肠系膜下动脉，清扫No.253组淋巴结，这样处理既保证No.253组淋巴结清扫的彻底性，又避免了肠系膜下神经丛的损伤（图3-10）。

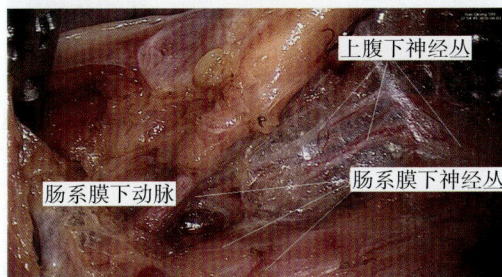

图3-10　显示肠系膜下动脉与肠系膜下神经丛

（三）Toldt's间隙的分离

助手和主刀把乙状结肠系膜顶起，使乙状结肠系膜呈帐篷样展开，依次把输尿管、生殖血管从Toldt's筋膜上分开（图3-11~图3-12）。

要点：肠系膜下动脉处理后，先分离Toldt's间隙再行肠系膜下静脉的离断及乙状结肠系膜裁剪，这样有利于乙状结肠系膜血管的显露及避免生殖血管和输尿管的损伤；乙状结肠系膜要呈帐篷样充分展开，保持足够的张力，紧贴Toldt's筋膜进行分离，既要保持Toldt's筋膜的完整性，又要避免进入输尿管和生殖血管后方，造成输尿管和生殖血管损伤和出血。

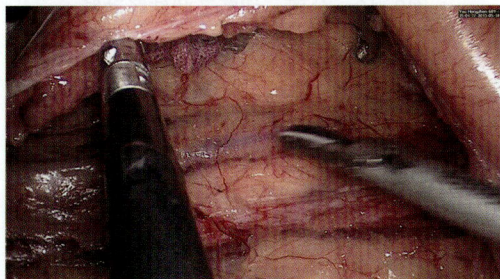

图3-11　分离Toldt's间隙时把乙状结肠呈帐篷样展开

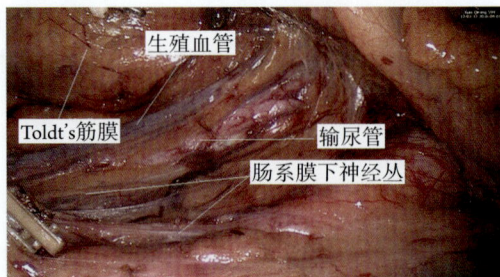

图3-12　显示输尿管、生殖血管、肠系膜下神经丛

（四）乙状结肠系膜的裁剪

主刀左手用钳子抓住肠系膜下动脉断端，助手两把钳子分别抓住乙状结肠动脉两端系膜，形成对抗牵拉，使乙状结肠系膜展平、绷紧，直视下裁剪乙状结肠系膜（图3-13~图3-14）。

要点：先裁剪乙状结肠系膜再处理肠系膜下静脉，有利于乙状结肠系膜展开、绷紧，更容易清楚显示边缘动脉弓，避免损伤。

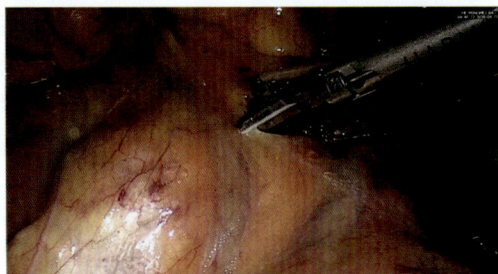

图3-13　分离、切断乙状结肠动脉

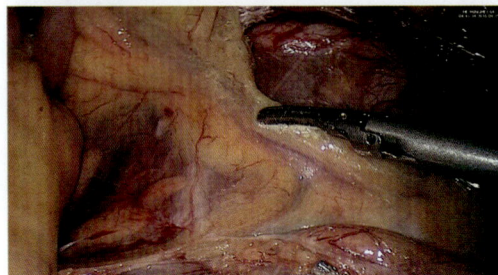

图3-14　裁剪乙状结肠系膜

（五）肠系膜下静脉的处理

在近屈氏韧带下方分离出肠系膜下静脉予以切断。如果乙状结肠较长，可清扫肠系膜下静脉周围的淋巴结，在左结肠静脉汇入点下方断扎肠系膜下静脉，有利于保留肠管的静脉回流（图3-15）。

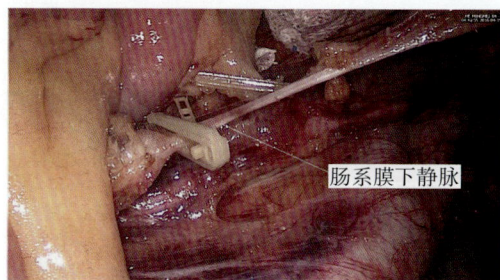

图3-15 屈氏韧带下方断扎肠系膜下静脉

（六）乙状结肠、降结肠外侧壁的分离

切开乙状结肠与腹壁的粘连带，切开侧腹膜并与Toldt's间隙贯通，沿左结肠旁沟向头侧切开侧腹膜直到脾曲，视乙状结肠及降结肠长度决定是否游离脾曲（图3-16）。

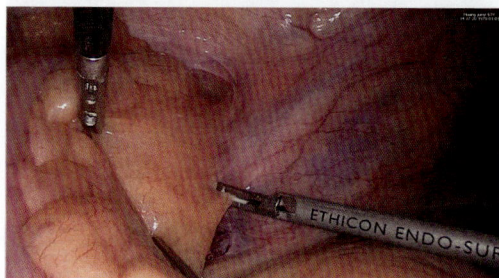

图3-16 分离乙状结肠、降结肠外侧壁

要点：Toldt's间隙游离时要彻底分离到Toldt's线，这样分离乙状结肠侧腹壁时可避免走错层面，损伤生殖血管。

（七）直肠后间隙的分离

　　骶骨岬水平助手两把钳子一左一右地把直肠后壁向前顶起，术者左手钳子向后压住骶前筋膜，使两者间形成良好的张力，紧贴直肠分离固有筋膜，准确进入直肠后间隙，即腹下神经与直肠固有筋膜之间（图3-17）。

　　先找到两侧腹下神经，然后以腹下神经为解剖标志，走行在直肠后间隙内向肛侧分离（图3-18~图3-19）。

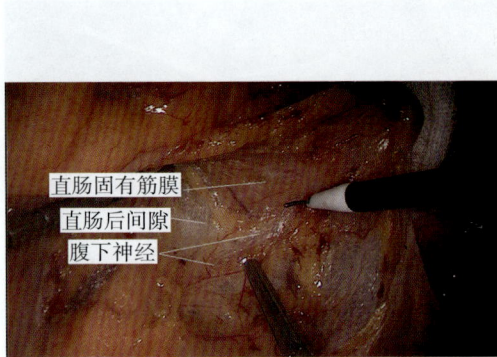

图3-17　紧贴直肠固有筋膜，在腹下神经表面分离

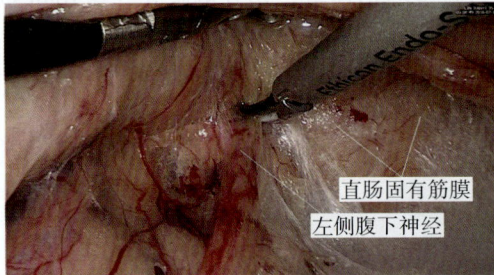

图3-18　以腹下神经为标志分离直肠后间隙

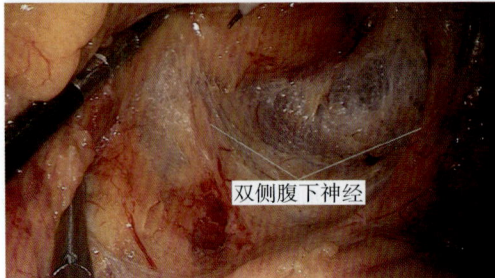

图3-19　显示双侧腹下神经

　　直肠后壁分离到间隙消失，超声刀切削有阻力感时（相当于腹膜返折对应的直肠后间隙水平），手术操作就到骶骨直肠筋膜处；需要把致密的骶骨直肠筋膜切开，切开后就重新进入一疏松间隙(肛提肌上间隙)，继续往肛侧分离就到肛提肌垂直平面（图3-20~图3-21）。

　　紧贴肛提肌分离，直到Hiatal韧带；切断Hiatal韧带，使直肠与肛提肌分离（图3-22）。

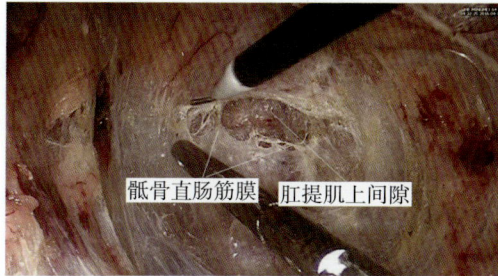

图3-20　切开骶骨直肠筋膜进入肛提肌上间隙

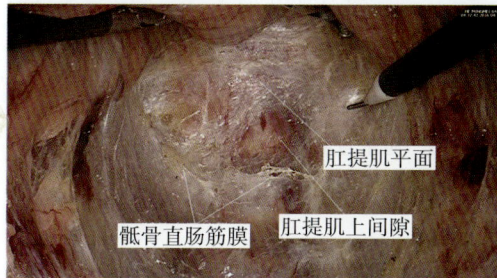

图3-21　进入肛提肌上间隙后紧贴肛提肌垂直平面分离

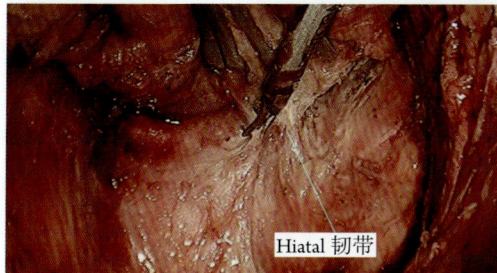

图3-22　切断Hiatal韧带

要点一：腹下神经的保护。直肠后壁存在两个间隙，即直肠后间隙及骶前间隙。正确平面分离是在直肠后间隙分离，在骶骨岬水平进入直肠后间隙时，容易损伤腹下神经错误进入骶前间隙。在骶骨岬水平，腹下神经与直肠固有筋膜紧贴在一起，特别由于直肠被助手向前牵拉，腹下神经同时也被悬吊起来，如果没有紧贴直肠固有筋膜进行分离，分离时就可能切断腹下神经进入骶前间隙而不是直肠后间隙（图3-23~图3-24）。

要点二：切开骶骨直肠筋膜时应稍微平行于骶骨切开，避免往直肠系膜方向切开，否则易误进入直肠系膜内，造成直肠系膜残留（图3-25）。

要点三：进入肛提肌上间隙后，骶骨平面与肛提肌平面成近90°，所以分离时应紧贴肛提肌进行分离，否则容易导致直肠系膜残留（图3-26~图3-27）。

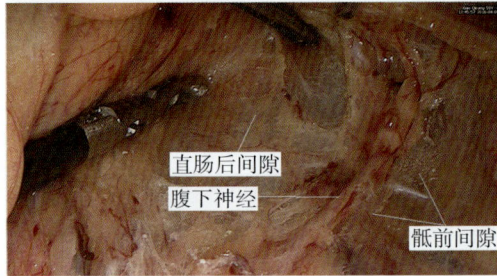

图3-23　显示直肠后间隙、腹下神经、骶前间隙的关系（一）

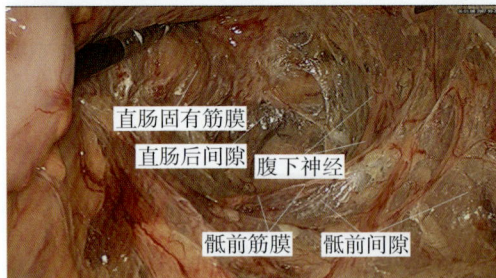

图3-24　显示直肠后间隙、腹下神经、骶前间隙的关系（二）

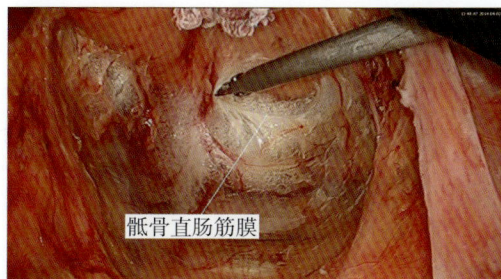

图3-25　切开骶骨直肠筋膜

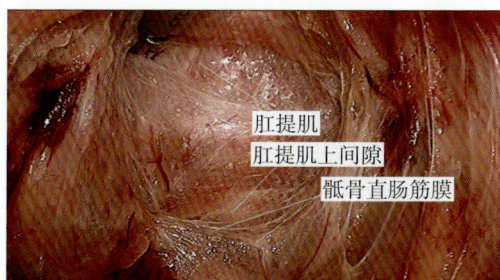

图3-26　进入肛提肌上间隙后紧贴肛提肌垂直平面分离（正确）

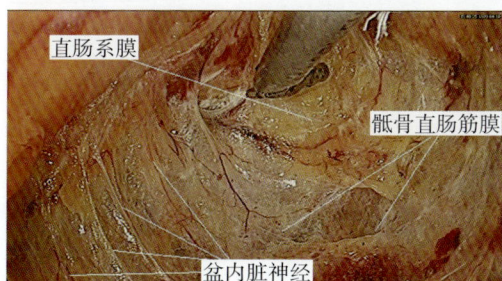

图3-27　进入肛提肌上间隙后错误进入直肠系膜内（错误）

（八）直肠前壁的分离

在腹膜返折上1 cm处切开腹膜，于邓氏筋膜前方分离。男性在精囊腺底部逐层切开邓氏筋膜，女性没有明显解剖标志，一般在接近末段直肠系膜时全层切开邓氏筋膜（图3-28~图3-30）。

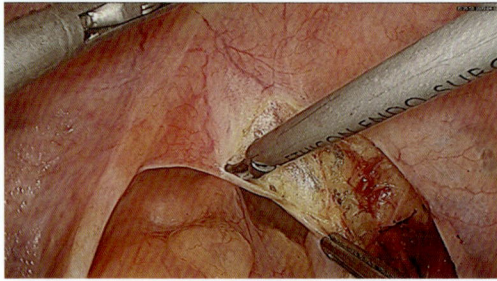

图3-28　腹膜返折上1 cm切开

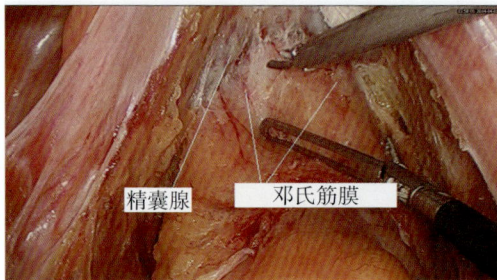

图3-29　邓氏筋膜前方分离

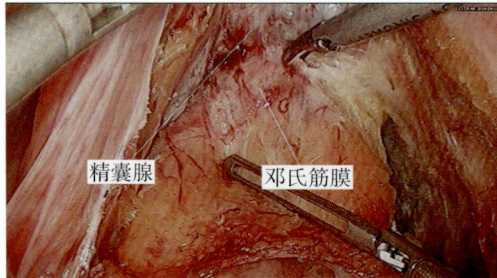

图3-30　男性在精囊腺底部切开邓氏筋膜

　　要点：邓氏筋膜自腹膜返折开始逐渐增厚，直肠前壁在邓氏筋膜前方分离，有利于维持直肠固有筋膜的完整性，保证直肠系膜的完整。在分离女性患者直肠两侧前，邓氏筋膜要提早逐层切开，否则容易导致出血及神经血管束损伤（图3-31）。

（九）直肠侧方间隙的分离

前壁显露精囊腺后，在游离右侧时，助手用大把肠钳夹住或用带子绑住直肠向头侧及左侧牵拉，另一把钳子把精囊腺顶开，与主刀之间形成良好的对抗牵拉，保持足够张力，一般可清楚显露出疏松透亮的层面（Holy plane），在这疏松透亮的层面进行分离，以盆神经为标志，向肛侧分离到肛提肌（图3-31~图3-33）。

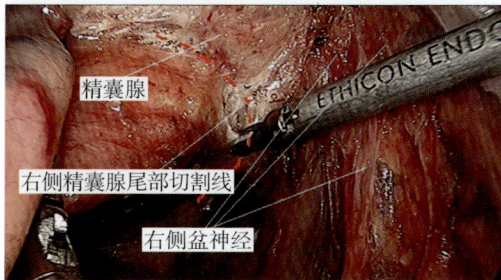

图3-31　侧精囊腺尾部弧形切开线

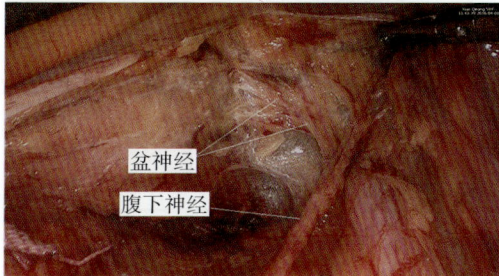

图3-32　显露右侧盆神经

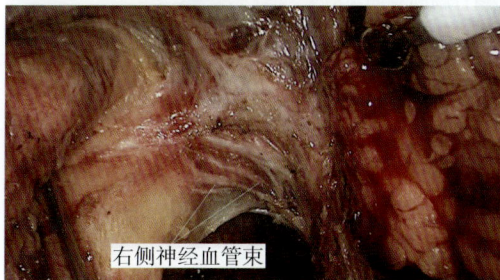

图3-33　显露右侧神经

　　同样的，把直肠往右侧牵拉，分离左侧间隙（图3-34）。

　　要点：直肠侧间隙分离的关键是要做到对抗牵拉，保持足够张力，才能清楚显示Holy plane，否则容易走错层面，损伤盆神经。精囊腺尾部显露后，要弧形向内下分离，否则容易损伤盆神经。分离到精囊腺底部时，将邓氏筋膜逐层切开，辨认清楚神经血管束，避免损伤（图3-35~图3-36）。

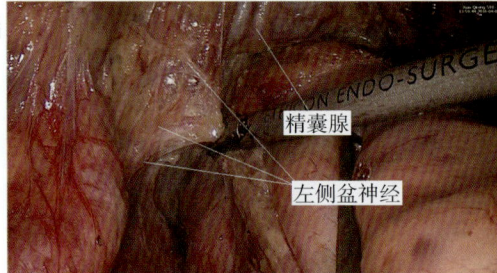

图3-34　显露左侧盆神经

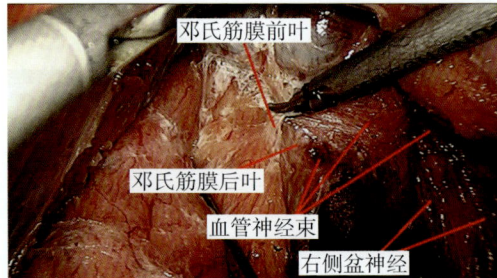

图3-35　精囊腺尾部、邓氏筋膜、神经血管束的关系（一）

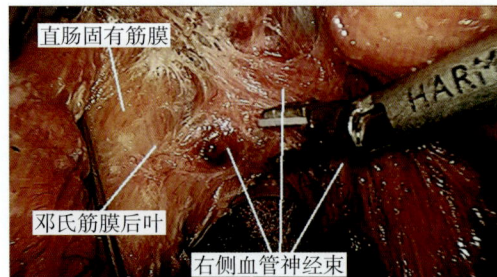

图3-36　精囊腺尾部、邓氏筋膜、神经血管束的关系（二）

（十）直肠末端系膜的分离

分离左侧时，助手左手把直肠向头侧及右侧牵拉，保持足够张力；主刀医生用超声刀非工作面或吸引器先找到直肠系膜与肠壁之间的间隙，再将直肠系膜从肛提肌裂孔边缘切断，同法分离右侧（图3-37~图3-38）。

要点：准确将末段直肠系膜从肛提肌裂孔边缘切除，这一步骤是成功完成ISR手术的关键。只有从直肠系膜止点切除直肠系膜，才能准确进入内外括约肌间隙，完成部分ISR手术。直肠末段系膜只有薄薄一层环形附着于肛提肌裂孔边缘，分离时容易走错层面，损伤直肠。在切除末段直肠系膜时，要先找到系膜与肠壁的间隙，再把直肠系膜从肛提肌裂孔边缘切断。

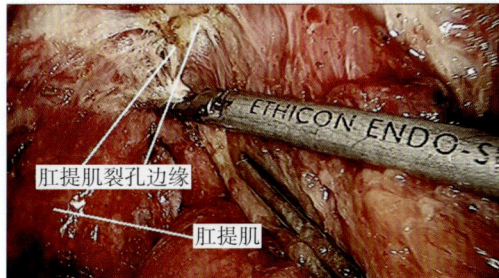

图3-37　末端直肠系膜从左侧肛提肌裂孔边缘切除

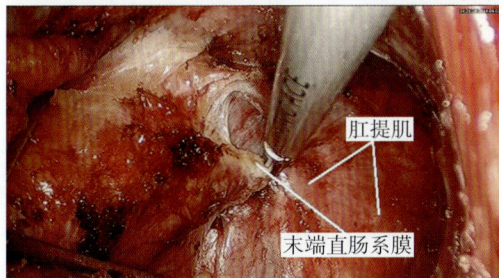

图3-38　末端直肠系膜从右侧肛提肌裂孔边缘切除，进入括约肌间隙

（十一）内外括约肌间隙的分离

将末段直肠系膜从肛提肌裂孔边缘附着点切开后，就自然而然进入到内外括约肌间隙。先从右侧进入内外括约肌间隙，沿着内外括约肌间隙切断直肠纵

肌与耻骨直肠肌之间交织的肌纤维，往肛侧钝性分离，直至见到曲张静脉（齿状线水平）（图3-39~图3-40）。

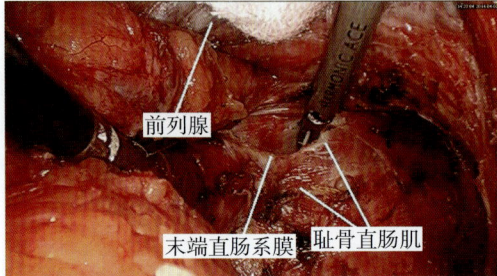

图3-39　肛提肌裂孔边缘切除末端直肠系膜，进入括约肌间隙

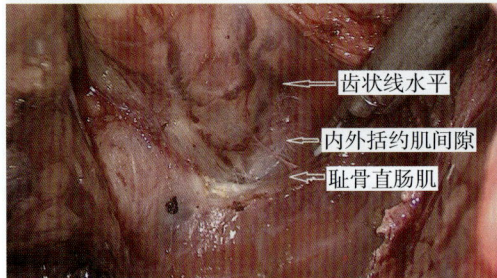

图3-40　内外括约肌间隙分离

　　要点：直肠后壁与耻骨直肠肌之间由于有肌肉纤维相互交织，粘连紧密，分离过程中应避免损伤直肠及耻骨直肠肌。右侧视野暴露较好，从右侧进入内外括约肌间隙较容易，循着右侧内外括约肌间隙向后侧分离，切断Hiatal韧带，锐性与钝性结合，可较轻松地将直肠后壁与耻骨直肠肌分开。内外括约肌间隙分离到齿状线水平，末段直肠系膜附着处到齿状线水平这段括约肌间的直肠大概有2 cm，这为在盆腔应用腔内切割吻合器切断、闭合直肠创造条件（图3-41~图3-42）。

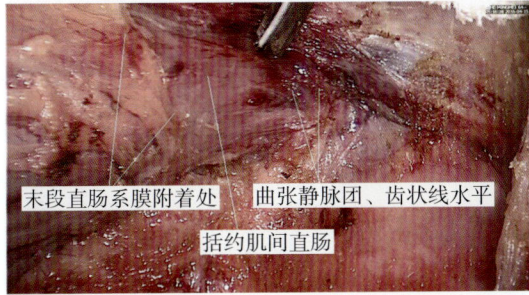

图3-41　显示内外括约肌间直肠、齿状线及末端直肠系膜附着处

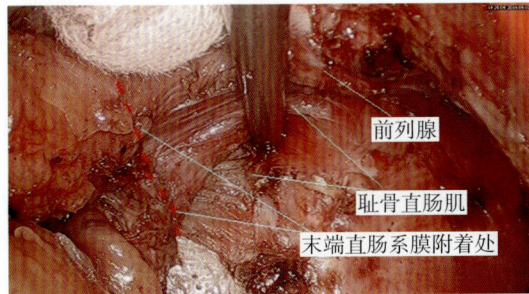

图3-42　显示内外括约肌间直肠、齿状线及末端直肠系膜附着处

（十二）远端直肠的闭合、离断

经肛门指检确定肿瘤下缘，并在腹腔镜下用钛夹标记。先充分扩肛至可容纳约4指通过，用腔内切割吻合器通过12 mm主操作孔切断、闭合直肠。

要点：切断闭合直肠前先充分扩肛。如果先用吻合器闭合和切断直肠远切端再扩肛，由于直肠残端离肛门很近，扩肛过程容易造成直肠残端破裂（图3-43）。

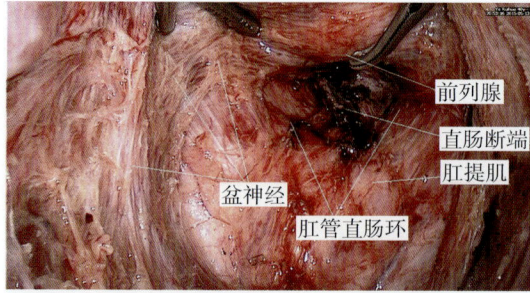

图3-43　显示直肠断端及耻骨直肠肌

（十三）直肠的吻合

在预定行回肠造口的位置切开1个小口，取出近端直肠，切除肿瘤，结肠近端置入吻合器抵钉座，将其放入腹腔，重建气腹。在腹腔镜直视下，经肛门置入吻合器枪身，与抵钉座对合，检查近端肠管是否扭转，并击发完成吻合。经左下腹操作孔置入一根双套管于盆腔中的吻合口旁。

要点：由于直肠残端已缩回肛管直肠环远侧，所以吻合时应避免耻骨直肠肌嵌入在抵钉座与吻合器之间，造成耻骨直肠肌损伤及吻合口愈合不良（图3-44~图3-45）。

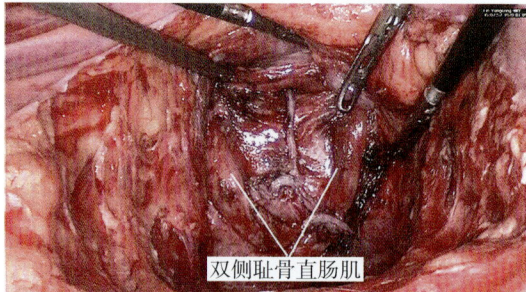

图3-44　直肠的吻合（一）

吻合时应避免耻骨直肠肌嵌入在抵钉座与吻合器之间。

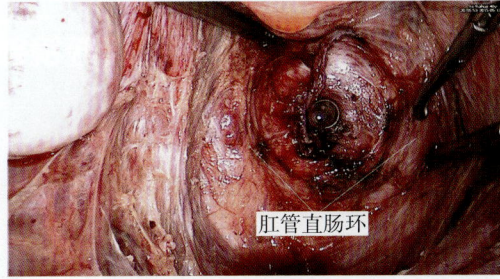

图3-45　直肠的吻合（二）
吻合时应避免耻骨直肠肌嵌入在抵钉座与吻合器
之间。

五、术后注意事项

术后拔除盆腔引流管前要行直肠指诊，检查吻合口是否完整，看是否有吻合口瘘。术后3~4周要行直肠指诊，检查是否有吻合口狭窄，如有狭窄须及时扩肛。

参考文献

[1]　池畔,林惠铭,卢星榕,等.腹腔镜经盆腔入路括约肌间超低位直肠前切除术治疗直肠癌可行性研究[J].中国实用外科杂志,2010,30(3):203-205.

[2]　Schiessel R, Karner-Hanusch J, Herbst F, et al. Intersphincteric resection for low rectal tumours[J].Br J Surg,1994,81(9):1376-1378.

[3]　李勇,臧潞,李子禹.腹腔镜胃肠手术笔记[M].长沙:中南大学出版社,2015:413-432.

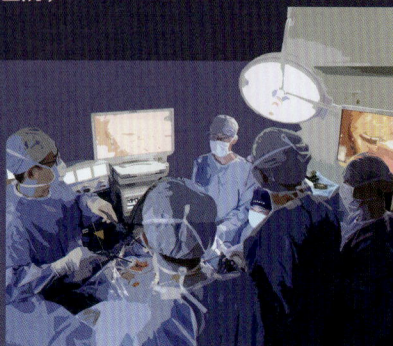

第三讲　完全经盆腔途径腹腔镜部分ISR手术的实践与体会

郭银枞（福建医科大学附属漳州市医院）

扫码观看视频

《腹腔镜胃肠手术笔记（第二版）》

AME
Publishing Company

第四讲　腹腔镜辅助右半结肠癌D3根治术心得

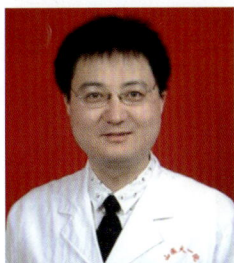

黄河

山西医科大学第一医院胃肠外科副主任，医学博士，副主任医师，硕士研究生导师。中国抗癌协会肿瘤支持治疗专业委员会常务委员、中国抗癌协会肿瘤营养专业委员会委员兼副秘书长、中国抗癌协会肿瘤代谢专业委员会委员、中华医学会肠外肠内营养学分会青年委员、中国医疗保健国际交流促进会外科分会青年委员会委员等。（简历更新时间：2019-02-24）

一、引言

1991年，全球首例腹腔镜右半结肠癌根治手术开展。香港李家桦教授在1993年将该项手术引入到大陆。2009年，德国学者Hohenberger提出了CME的理念。在2010年，腹腔镜结肠癌根治手术被写入美国国家综合癌症网络（NCCN）指南当中，明确了腹腔镜在结肠癌根治手术中的地位，显露右半结肠癌外科干并清扫其右侧的淋巴结是腹腔镜右半结肠癌根治术的关键。

一般情况：患者，女，47岁，主因"腹胀一年，加重伴大便次数减少3个月余"入院。肠镜示：回盲部回盲瓣结构不清，可见大小约4 cm×3 cm不规则肿物。

术前准备：营养支持治疗，纠正贫血、低蛋白血症等，维持水电解质平衡，术前一晚泻药或清洁灌肠准备肠道，术前留置导尿管。

二、手术范围

1. 右半结肠癌根治术：相应区域肠管、系膜，以及自根部离断回结肠血管、右结肠血管、结肠中血管右支。

2. 扩大右半结肠癌根治术：相应区域肠管、系膜，以及自根部离断回结肠血管、右结肠血管、结肠中血管；清扫No.6组、No.14v组、胰头前方淋巴结；胃网膜右血管弓内10 cm范围。

三、手术步骤

　　五孔法建立气腹及Trocar通道（图4-1）。首先由远及近探查腹腔内脏器有无转移。将大网膜、横结肠推向头侧，自十二指肠水平部下方沿肠系膜上静脉和回结肠血管投影间系膜窗切开（图4-2）。进入Toldt's间隙，分离十二指肠水平部起始段，沿十二指肠前方钝锐性结合向上拓展Toldt's间隙至横结肠，再向右拓展右半结肠及其系膜后方Toldt's间隙（图4-3）。由下至上解剖肠系膜上静脉，并显露其左侧壁。以血管为导向，采用沿着树干找树枝的原则，沿肠系膜上静脉依次分离回结肠血管、右结肠血管，胃结肠干（辨认副右结肠静脉）及结肠中血管，分别自根部结扎切断各血管。必要时分离胰头的胰前间隙，清除胰头表面淋巴结。松开横结肠，经前方打开胃结肠韧带，切除胃网膜

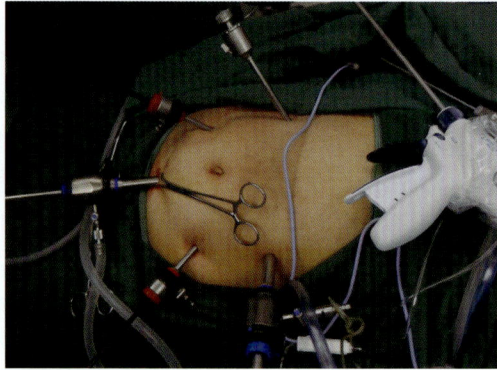

图4-1　Trocar位置

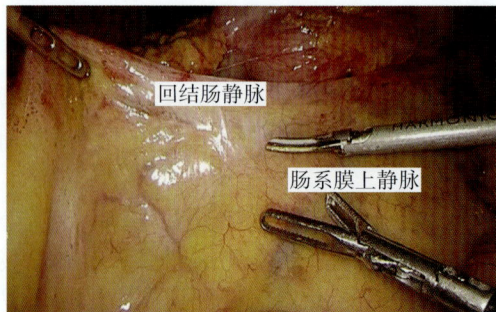

图4-2　打开回结肠血管与肠系膜上静脉投影形成的系膜窗

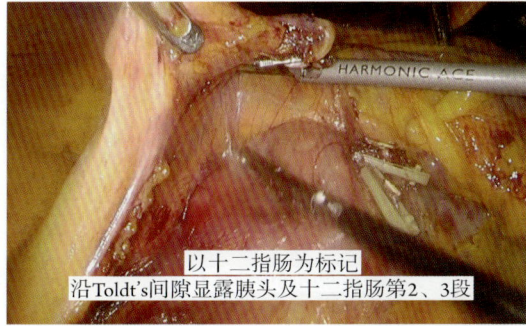

图4-3　沿十二指肠水平部起始段前方向上拓展
Toldt's间隙

右血管弓外侧1 cm范围的网膜（图4-4~图4-8）。向右侧游离横结肠肝曲后，沿侧腹膜向下将右上半结肠与腹壁分离，再提起阑尾，由回盲部系膜根部开始向右上游离，将右半结肠及其系膜彻底游离。右侧腹部取小切口提出游离的右

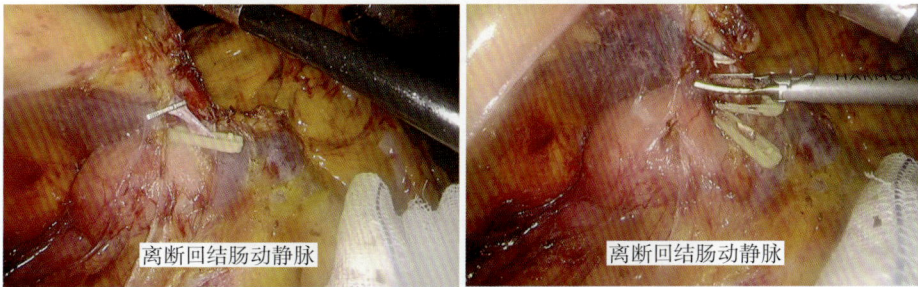

图4-4　离断回结肠动静脉

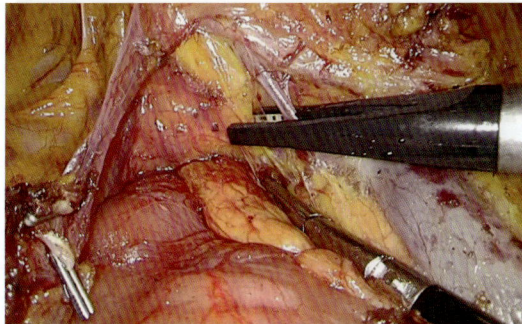

图4-5　结扎副右结肠静脉

127

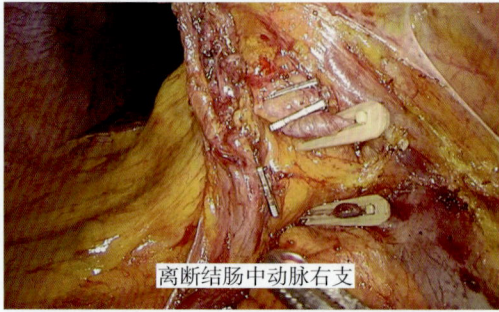

图4-6　离断结肠中动脉右支

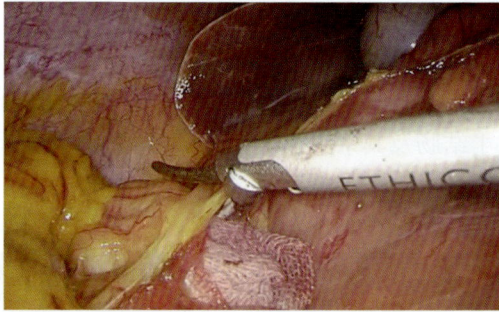

图4-7　打开胃结肠韧带，向右游离结肠肝曲
（可见提前塞入的纱条）

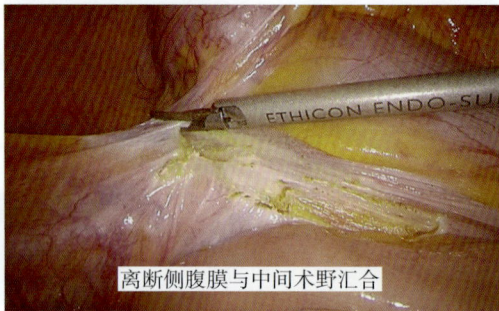

图4-8　打开侧腹膜与中间术野汇合

半结肠，裁剪系膜，行横结肠-末端回肠侧侧吻合，再以直线切割吻合器关闭共同开口（图4-9）。吻合口加固缝合后将肠管送回腹腔，关闭切口重新建立气腹进行二次探查，探查吻合口有无活动性出血、血供是否良好，肠管有无扭

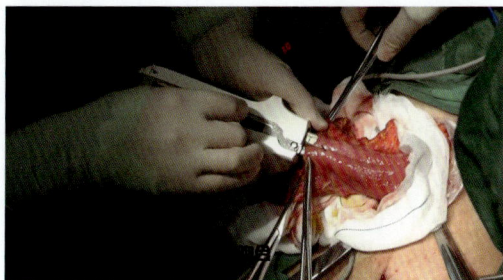

图4-9　体外行横结肠-回肠侧侧吻合

转，并进行温蒸馏水腹腔灌洗（图4-10），于右结肠旁沟留置引流管，经右侧腹部Trocar引出引流管并固定。

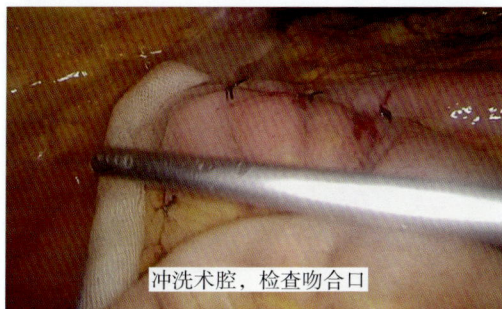

冲洗术腔，检查吻合口

图4-10　蒸馏水冲洗，观察吻合口情况

四、经验总结

右半结肠癌根治术体位可采用水平仰卧位或人字位。人字位时，术者立于两腿间，有利于中央入路行血管游离，但肝曲游离有困难；水平仰卧位时，血管游离相对困难，但肝曲游离方便。笔者常用水平仰卧位，术者、扶镜手立于患者左侧。

观察孔一般位于脐与耻骨联合间隙，依据患者体型上下调整。体型高大患者，观察孔靠近脐；体型瘦小患者，观察孔可靠近耻骨联合。整体游离右半结肠的顺序为自下而上、从左到右。

Toldt's间隙的确定：以十二指肠水平部起始段为标记，打开回结肠血管与肠系膜上静脉投影形成的系膜窗，由此进入Toldt's间隙，先沿十二指肠前方向上拓展至肝曲，再向右拓展Toldt's间隙。这样对于初学者来说更容易走行在

Toldt's间隙内，保证Gerota筋膜的完整，同时，十二指肠始终在视野内，不容易损伤十二指肠。在Toldt's间隙游离至结肠肝曲时，可在其后方塞1个小纱条（图4-11），从前方打开胃结肠韧带时可以纱条为标记找到游离好的Toldt's间隙，并保护后方的组织和脏器。

血管的游离：以肠系膜上静脉为导向，沿着树干找树枝（图4-12）。Toldt's间隙游离好之后，右半结肠的系膜可以像伞一样撑开，供应右半结肠的血管走行在系膜中，像伞的骨架，这样可更好地游离血管，而且不容易损伤系膜后方的结构。D3根治要求游离肠系膜上静脉前方，显露其左侧，沿着血管向上游离（图4-13），清扫中央淋巴结，同时沿肠系膜上静脉依次分离回结肠血管、右结肠血管、胃结肠干（图4-14）（辨认副右结肠静脉）及结肠中血管，分别自根部结扎切断各血管。

回结肠动静脉的前后关系有所变异（图4-15），应仔细分离，从根部夹闭离断血管不容易损伤血管。右结肠血管发生率一般不超过45%（图4-16），解剖肠系膜上静脉至胰腺处时，胰腺下方可见胃结肠干，胃结肠干变异多，其常见的3个属支包括胃网膜右静脉、胰十二指肠上前静脉、副右结肠静脉。国外

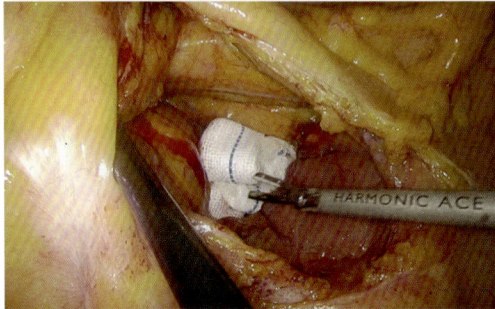

图4-11　将纱条塞入结肠肝曲后方

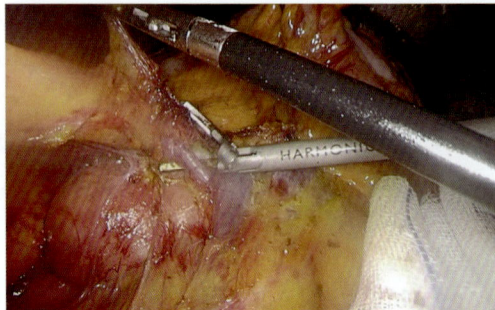

图4-12　沿肠系膜静脉寻找回结肠静脉根部

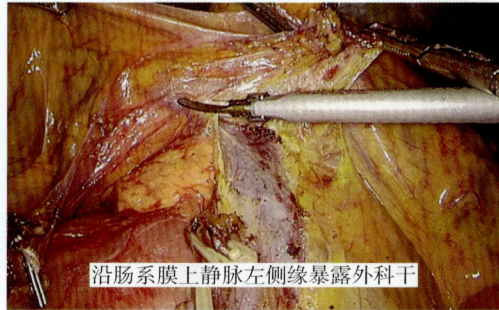

沿肠系膜上静脉左侧缘暴露外科干

图4-13　沿肠系膜上静脉显露外科干

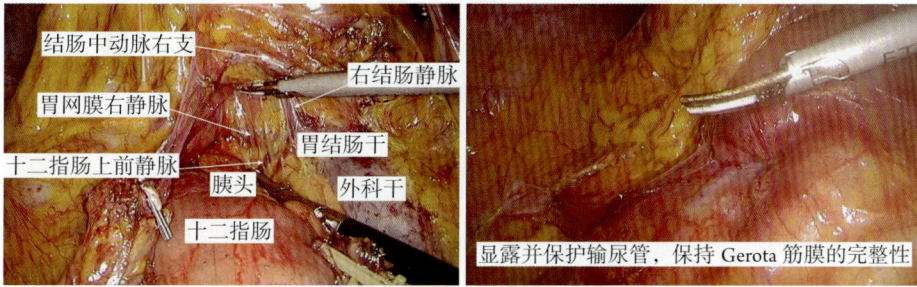

结肠中动脉右支

胃网膜右静脉

十二指肠上前静脉

胰头

十二指肠

右结肠静脉

胃结肠干

外科干

显露并保护输尿管，保持 Gerota 筋膜的完整性

图4-14　胃结肠干的显露

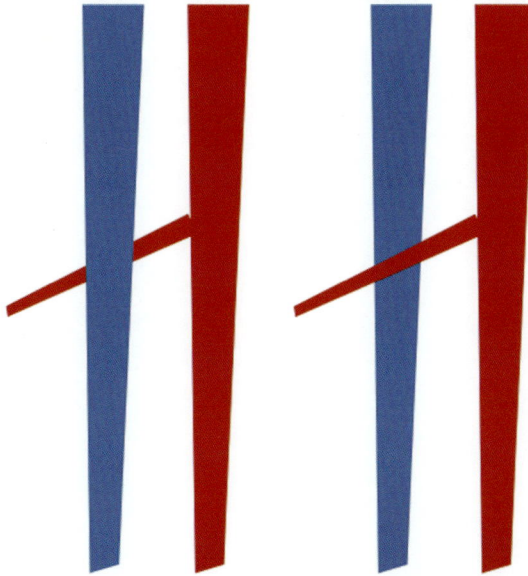

图4-15　约1/3回结肠动脉从肠系膜上静脉表面跨过

131

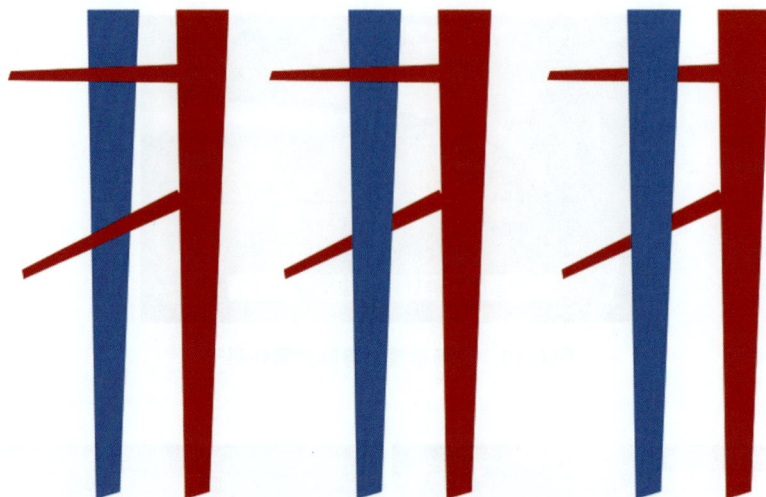

图4-16　62.5%~84.2%右结肠动脉从肠系膜上静脉表面跨过

也有研究报道，仅有胃网膜右静脉及胰十二指肠上前静脉共干构成胃结肠干，而无结肠静脉汇入。由于在右半结肠癌根治术中提起的是横结肠，供应结肠的血管向上走行，而胃在横结肠后方，供应胃的血管则向后走行，与胃癌根治术中此处血管走形方向不同。

　　如果行腹腔镜辅助体外吻合，关闭切口后一定要进行二次腹腔探查，观察吻合口血供、张力等，同时观察肠管有无扭转。另外要做温蒸馏水腹腔灌洗，防止脱落癌细胞的播散。

第五讲　腹腔镜右半结肠癌D3根治术

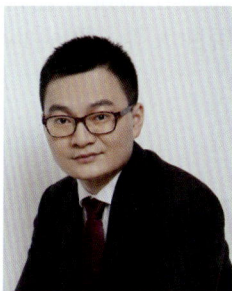

吕泽坚

医学硕士，毕业于中山大学孙逸仙纪念医院。广东省人民医院胃肠外科主治医师。从事胃肠恶性肿瘤的微创治疗和综合治疗及肛肠疾病的诊治。在国内外专业期刊发表文章多篇，承担省级课题2项。广州市抗癌协会消化道肿瘤青年委员会常务委员兼秘书、广东省医学教育协会普通外科学专委会委员、广东省临床医学会会员。
（简历更新时间：2019-02-24）

一、引言

目前关于右半结肠癌根治术的争议颇多，主要集中在手术入路（中间入路、头侧入路或尾侧入路）、解剖导向（静脉导向或动脉导向）、是否清扫No.6组淋巴结、D3和完整结肠系膜切除（complete mesocolic excision，CME）等。目前已有多个临床研究证实CME比D3能切除更多的肠管和清扫更多的淋巴结，但两组阳性淋巴结数无明显差异，且两组的总体生存和局部复发率相当。故D3根治术仍是腹腔镜右半结肠癌手术的标准术式。

二、术中解剖

结合术前肠镜和CT检查，患者诊断升结肠恶性肿瘤明确，且系膜可见多发肿大淋巴结，拟行腹腔镜右半结肠癌D3根治术。肿瘤位于升结肠近回盲部，重点清扫范围为回结肠动静脉根部，同时清扫、离断副右结肠静脉、结肠中动静脉的右支。No.6组淋巴结的清扫主要适用于肿瘤位于结肠肝曲或横结肠近肝曲且肿瘤侵出浆膜层，故不属于升结肠恶性肿瘤根治手术的常规清扫范围。

患者取分腿位，主刀位于患者左侧，助手位于患者右侧，扶镜手位于患者两腿之间。手术采用传统五孔法，Trocar整体布局呈"笑脸"型，观察孔大约位于肚脐和耻骨联合中点。这样的观察孔取位既有利于镜头保持合适距离窥及整个术野，又可避免距离过近容易污染镜头或影响主刀操作。

三、手术步骤

为了便于理解和解说，将手术分为9个步骤，各个步骤可能交错进行。

（一）探查

探查肝脏、腹腔、盆腔有无转移种植结节，探查肿瘤所在部位、是否侵犯浆膜层、是否侵犯周围脏器、系膜及根部淋巴结是否肿大等（图5-1~图5-3）。

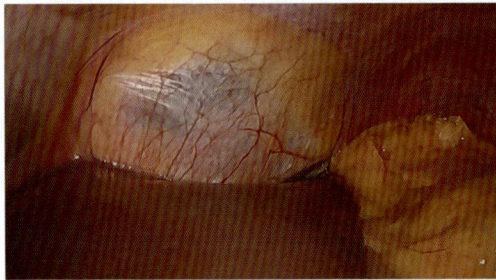

图5-1　探查左半肝

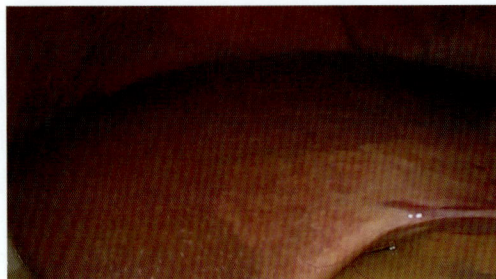

图5-2　探查右半肝

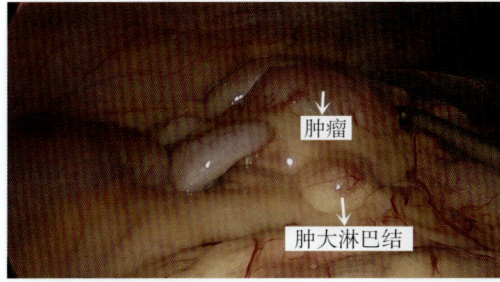

图5-3　探查肿瘤

（二）寻找并拓展Toldt's间隙

患者取头高脚低、左侧倾斜体位。助手左手持钳于结肠中血管处提拉并向头侧翻卷横结肠系膜（图5-4），以挡住横结肠、大网膜及胃；右手持钳向右下腹方向原位牵拉回结肠血管（图5-5），保持适当张力。

主刀于回结肠血管和肠系膜上血管的夹角切开第1刀（图5-6），寻找疏松的Toldt's间隙。

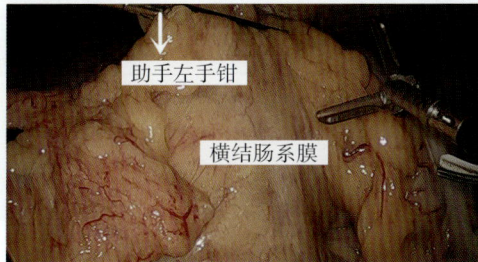

图5-4　助手左手提拉并翻卷横结肠系膜

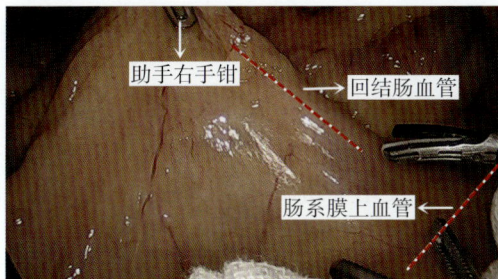

图5-5　助手右手原位牵拉回结肠血管

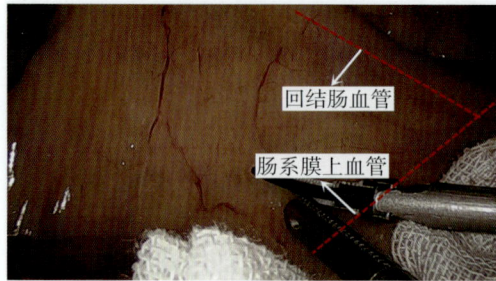

图5-6　于回结肠血管和肠系膜上血管交角切开
第1刀

　　拓展Toldt's间隙采用"挑拨离间"的手术技巧（图5-7），即助手双手反手操作，往腹壁方向"挑起"结肠系膜，主刀通过钝性分离和锐性分离相结合的"拨"的方法分离间隙，向外侧一直拓展至右结肠旁沟腹膜返折并留置纱条标识，向头侧一直拓展至十二指肠"C"字袢外侧缘并留置纱条标识。

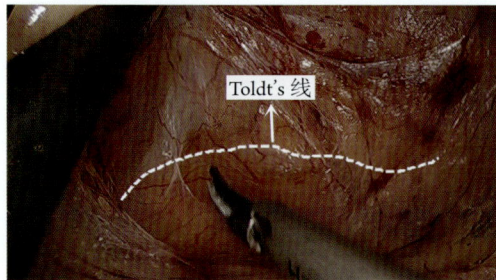

图5-7　拓展Toldt's间隙

（三）根部结扎清扫回结肠血管（ICV/ICA）

　　助手保持左手持钳提拉横结肠系膜、右手持钳原位牵拉回结肠血管的暴露方法不变，维持适当张力。

　　主刀沿着Toldt's间隙拓展至回结肠血管后方，分别游离、裸化回结肠静脉（图5-8）和回结肠动脉（图5-9），注意避免损伤后方十二指肠。在回结肠静脉和回结肠动脉根部近端使用生物夹夹闭、远端使用钛夹夹闭，然后使用超声刀切断，清扫No.203组淋巴结。

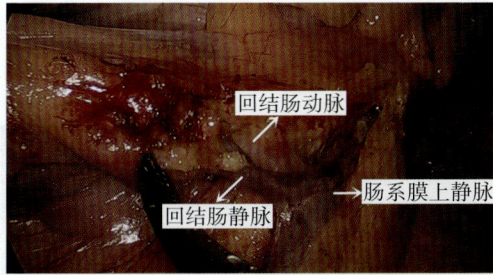

图5-8　处理回结肠静脉

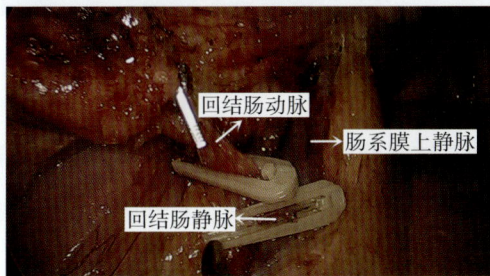

图5-9　处理回结肠动脉

（四）外科干右侧的清扫

外科干右侧淋巴结的彻底清扫是右半结肠癌D3根治术的关键点。

助手左手持钳保持提拉横结肠系膜不变，右手持钳牵拉或提拉升结肠系膜，暴露外科干及其右侧脂肪结缔组织，维持适当张力。

主刀打开肠系膜上静脉血管鞘。血管鞘内清扫更加彻底、安全，层面也更加清晰。主刀左手持分离钳分开血管鞘，右手持超声刀、工作面朝外，切开血管鞘（图5-10）；一路挥师北上，打开肠系膜上静脉血管鞘至预清扫各属支血

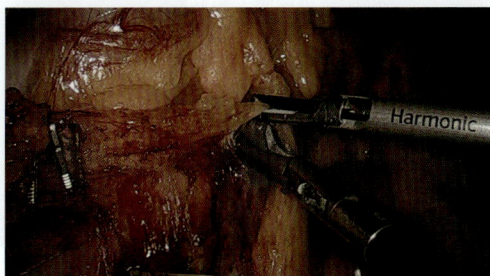

图5-10　打开肠系膜上静脉血管鞘

管完全显露。清扫外科干右侧脂肪结缔组织（图5-11），清扫D3组淋巴结。

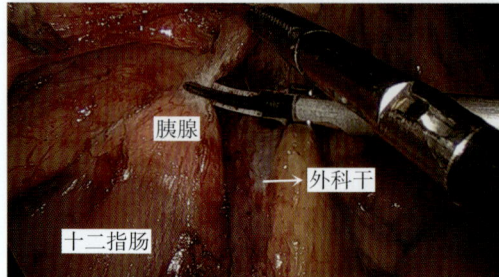

图5-11　清扫外科干右侧D3组淋巴结

（五）清扫、离断副右结肠静脉、结肠中动脉右支、结肠中静脉右支

胃结肠干一般由副右结肠静脉、胃网膜右静脉和胰十二指肠上前静脉汇合而成，但也存在多种变异。

该部位解剖复杂，且变异较多，操作复杂，出血风险高，故是该手术的难点。

助手左手持钳牵拉横结肠系膜，右手持钳牵拉已经游离的结肠系膜缘，或协助主刀进行精细暴露。助手注意轻柔操作，避免暴力牵拉引起胃结肠干或其属支撕裂出血。

主刀沿肠系膜上静脉解剖出胃结肠干及其所有属支（图5-12），于副右结肠静脉根部结扎切断，保留其他属支及胃结肠干主干；继续沿肠系膜上静脉向上游离，解剖出结肠中动静脉及其左右分支，清扫结肠中动脉右侧纤维结缔组织，于结肠中动静脉右支根部结扎切断（图5-13）。

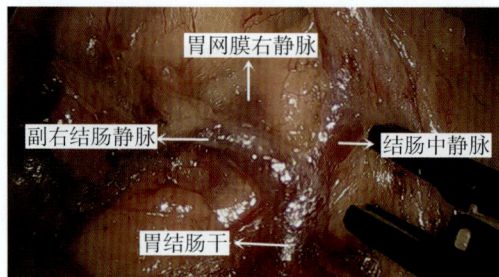

图5-12　胃结肠干及其属支

138

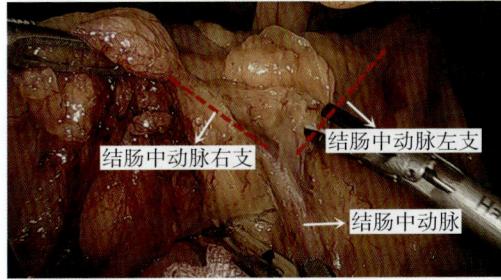

图5-13　处理结肠中动脉右支

（六）离断胃结肠韧带和肝结肠韧带

助手松开结肠系膜，双手持钳往头侧、腹壁方向提拉胃壁，双手展开保持适当张力。

主刀左手持钳往尾侧、腹膜后方向牵拉大网膜，与助手形成"三角牵拉"（图5-14）。右手持超声刀于胃网膜血管弓外大网膜薄弱处切开进入网膜囊，切除肿瘤远端至少10 cm大网膜。进入网膜囊后，于胰腺表面切开横结肠系膜，与后方拓展的Toldt's间隙会师，可见到之前留置的标识纱布（图5-15）。

助手左手持钳挡开肝脏及胆囊，右手及主刀左手持钳往尾侧、内侧方向牵拉结肠及其系膜，主刀右手持超声刀自左向右切开肝结肠韧带（图5-16）、自上而下切开升结肠外侧腹膜返折（图5-17），与后方拓展的Toldt's间隙会师，可见到之前留置的标识纱布。注意保护后方十二指肠，以免损伤。

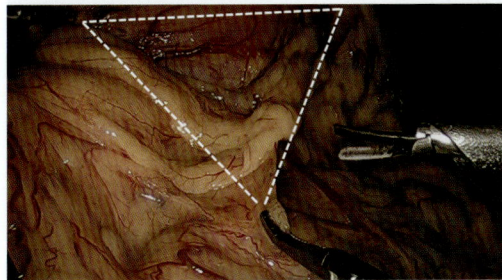

图5-14　离断胃结肠韧带

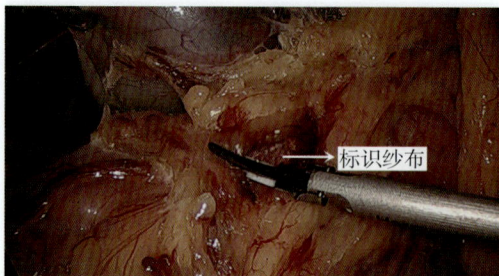

图5-15　离断胃结肠韧带与后方拓展Toldt's间隙会师

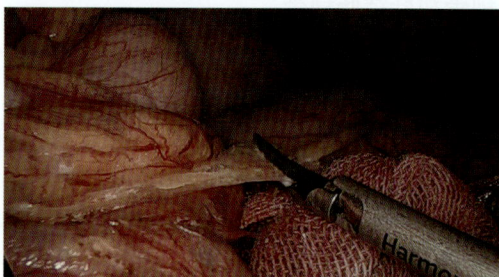

图5-16　切开肝结肠韧带

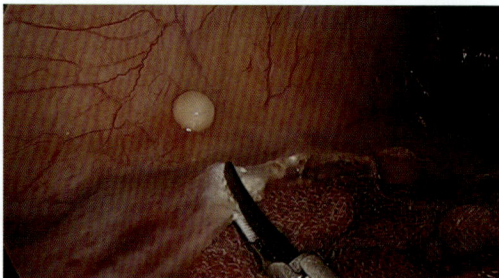

图5-17　切开升结肠外侧腹膜返折

（七）切开回盲部、升结肠外侧腹膜返折

　　患者变换体位为头低脚高、左侧倾斜位。术者站位保持不变。助手反手操作，双手持钳钳夹阑尾和末段回肠系膜，往内侧、头侧方向牵拉并保持适当张力。主刀切开末段回肠系膜外侧附着点、回盲部及升结肠外侧腹膜返折，与后方拓展的Toldt's间隙及上方游离的升结肠外侧腹膜返折会师（图5-18~

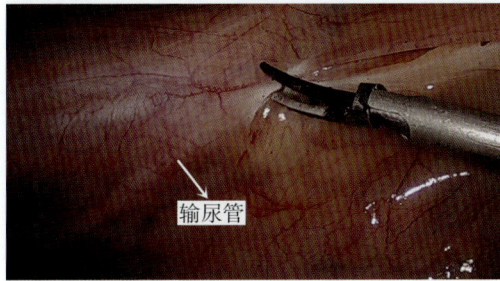

图5-18　切开回盲部外侧腹膜返折

图5-19）。至此，该手术所需要的拓展间隙、清扫淋巴、结扎血管、离断韧带等全部完成。

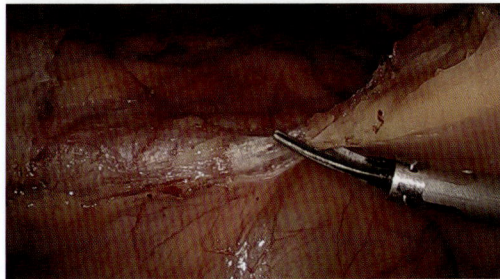

图5-19　切开回盲部外侧腹膜返折与后方拓展
Tlodt's间隙会师

（八）开腹切除右半结肠，回肠-横结肠吻合

取上腹部正中切口，逐层切开入腹，置入切口保护套，避免切口污染或肿瘤细胞脱落种植。切口大小要适中，避免出标本时过分挤压肿瘤。

切除右半结肠标本，包括末段15 cm回肠、升结肠、肿瘤远端10 cm以上结肠，及其系膜。

使用直线切割行回肠-横结肠侧侧吻合（图5-20~图5-21）。吻合口共同开口及"裤衩"处浆肌层缝合包埋加固。

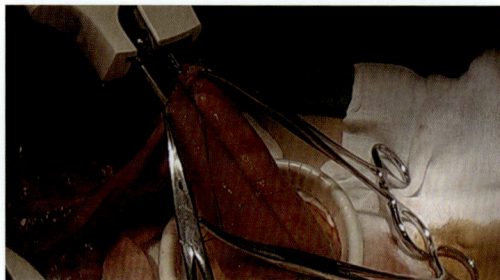

图5-20　回肠-横结肠侧侧吻合

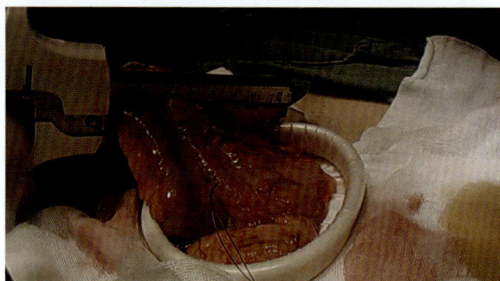

图5-21　切割吻合器关闭共同开口

（九）冲洗、检查、摆放引流管及关腹

切口保护套套入1个无菌手套，暂时封闭腹腔，重新建立气腹。温生理盐水冲洗腹腔，检查术野（图5-22），无活动性出血，回肠-横结肠吻合口无张力、血供良好，肠管无扭转，于肝肾隐窝留置引流管1根。逐层关闭腹部切口及各Trocar孔（图5-23）。

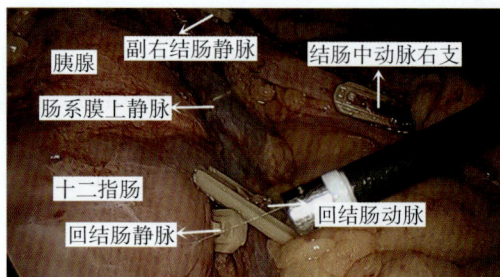

图5-22　检查术野

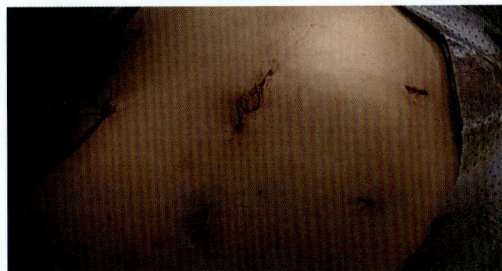

图5-23　腹壁切口情况

四、经验总结

手术采用中间入路，在回结肠血管和肠系膜上血管夹角切开第一刀并寻找Toldt's间隙，沿着回结肠血管找到肠系膜上血管的主干，根部清扫、结扎回结肠血管后，沿着肠系膜上血管主干清扫、结扎各分支或属支，接着离断右半部分的胃结肠韧带和肝结肠韧带，最后游离升结肠外侧腹膜返折。整个手术的清扫、游离遵循"逆时针"方向的顺序。

声明

本文作者宣称无任何利益冲突。

第五讲　腹腔镜右半结肠癌D3根治术
吕泽坚（广东省人民医院）

扫码观看视频
《腹腔镜胃肠手术笔记（第二版）》

AME

第六讲　尾侧联合中间入路腹腔镜右半结肠癌CME术

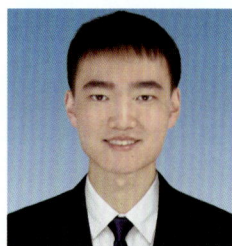

苏浩

上海交通大学医学院附属瑞金医院胃肠外科，上海市微创外科临床医学中心。（简历更新时间：2019-02-24）

一、引言

完整结肠系膜切除（complete mesocolic excision，CME）概念的提出推动了右半结肠癌手术的规范化发展。CME理论要求锐性解剖分离结肠系膜平面和壁层平面，保持结肠系膜完整性，根部离断结肠供血血管，清扫区域淋巴结和中央淋巴结。

结肠癌CME手术入路分为外周入路（lateral access）和中间入路（medial access）。中间入路通常以回结肠静脉血管根部为起点，沿肠系膜上静脉（superior mesenteric vein，SMV）自下而上结扎沿途结肠血管，拓展横结肠后间隙（transverse retrocolic space，TRCS）与右结肠后间隙（right retrocolic space，RRCS），继而进入系膜间间隙（inter mesenteric space，IMS）；外周入路则先从右结肠旁沟打开进入RRCS，由外向内游离结肠系膜直至肠系膜血管根部。本文介绍尾侧联合中间入路右半结肠癌CME术式，结合了外周入路的易行性和中间入路的安全性。

二、患者信息

患者，男，64岁，主诉进食后腹痛腹胀3个月余，无手术史。肠镜见升结肠肝曲一环形生长肿块，成菜花状，表面附污苔，质脆易出血。活检病理提示腺癌。

CT提示升结肠肝曲肠壁增厚、管腔狭窄，考虑恶性肿瘤，术前分期cT4N0-1M0。

三、手术步骤

（一）腹腔探查

进入腹腔后，进行探查，以明确有无肝脏、腹膜及肠系膜转移（图6-1）。

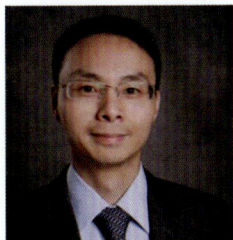

图6-1　腹腔探查

（A）肝脏未见转移病灶；（B）肠系膜见肿大淋巴结。

（二）RRCS拓展

助手提起阑尾与回盲部，术者自尾侧打开右结肠旁沟腹膜返折线（图6-2A），进入Toldt's筋膜与结肠系膜间的天然外科平面，即RRCS。此间隙内无重要的器官与复杂结构，分离相对容易、安全。助手将肠系膜向左侧牵引，术者自尾侧向头侧扩展RRCS（图6-2B）至结肠肝曲水平，同时向内侧暴露十二指肠，此为进入

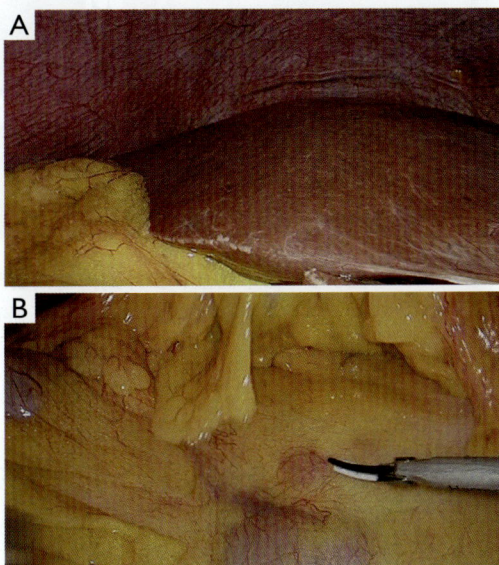

冯波

上海交通大学医学院附属瑞金医院胃肠外科，上海市微创外科临床医学中心。擅长胃肠肿瘤腹腔镜手术。（简历更新时间：2019-02-24）

TRCS的标志（图6-2C~6-2D）。手术进行至此，转向传统中间入路。

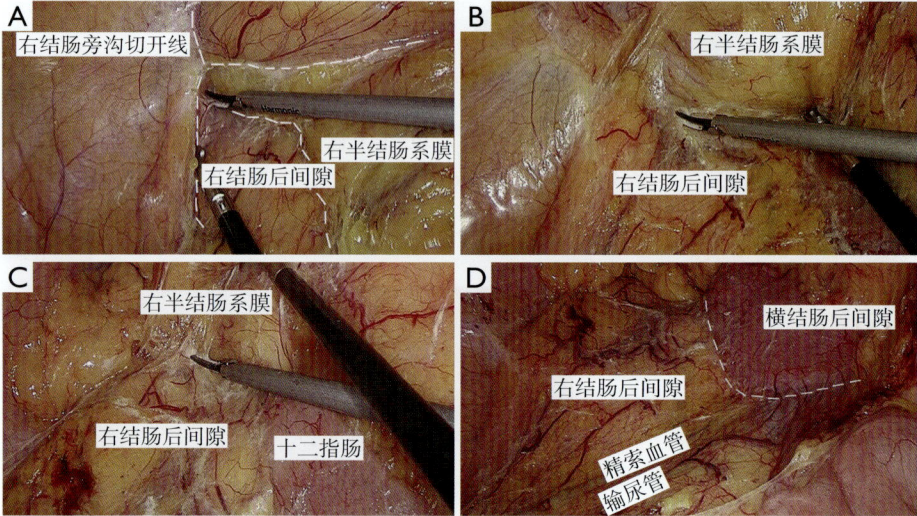

图6-2　由下而上、由外到内游离右半结肠及系膜

（A）起步；（B）向上拓展RRCS至肝曲；（C）游离肝曲；（D）拓展TRCS。

（三）中间入路结扎肠系膜血管

起步：以回结肠血管（回结肠静脉、回结肠动脉）在肠系膜表面投影为解剖标志（图6-3A），打开结肠系膜，可轻易与其后方已打开的RRCS间隙相汇合（图6-3B）。完全传统中间入路，年轻外科医生在寻找并拓展RRCS时往往难以精准把握手术层面，层面过深容易进入肾前筋膜后方而损伤其后的输尿

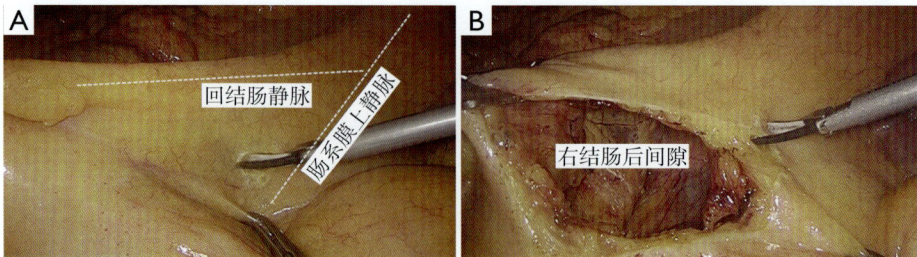

图6-3　中间入路起步点

（A）回结肠静脉和SMV投影线；（B）打开右结肠系膜，于RRCS汇合。

管、精索血管等重要结构，抑或层面过浅进入结肠系膜导致出血。而在此术式中，RRCS已在右结肠后间隙拓展后充分打开，已经寻找到外科平面，使后续操作更加便捷。

术者继而以SMV为主线，自尾侧向头侧逐步打开血管鞘，逐步裸露SMV、SMA及其分支，清扫外科干，并将分支依次结扎，进一步解剖胃结肠干及其分支（图6-4）。

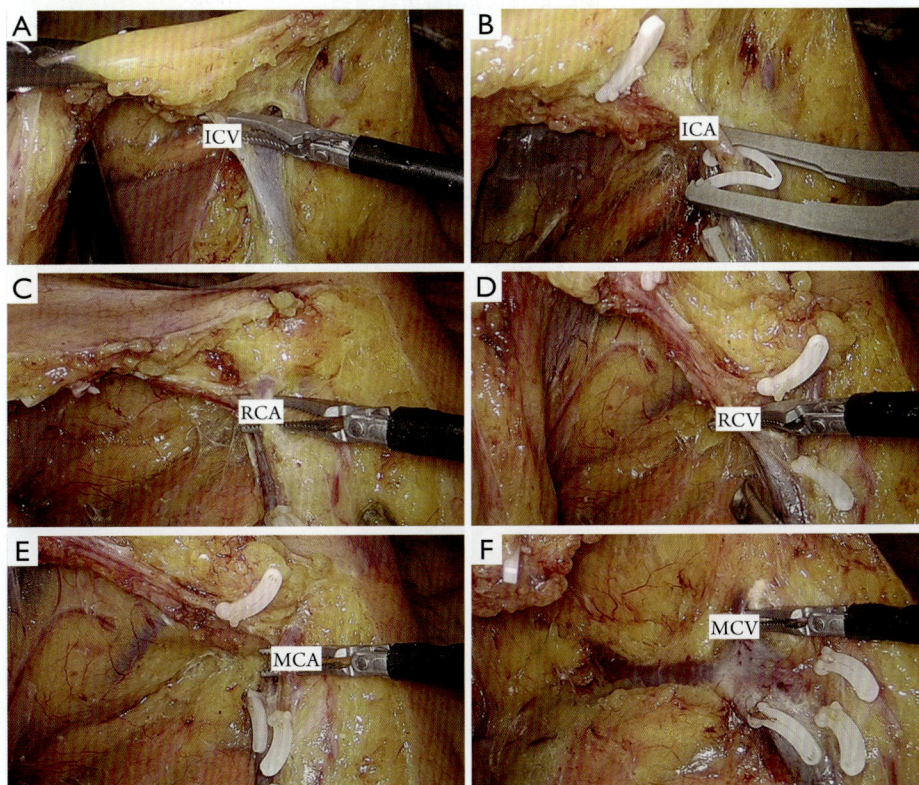

图6-4　中间入路结扎肠系膜根部血管

（A）ICV，回结肠静脉；（B）ICA，回结肠动脉；（C）RCA，右结肠动脉；（D）RCV，右结肠静脉；（E）MCA，结肠中动脉；（F）MCV，结肠中静脉，MCV与胃结肠干。

（四）幽门下淋巴结清扫

由于患者肿瘤位于结肠肝曲，可以行幽门下淋巴结清扫。结扎胃网膜右血管（RGEV & RGVA）及幽门下动脉（IPA）（图6-5）。

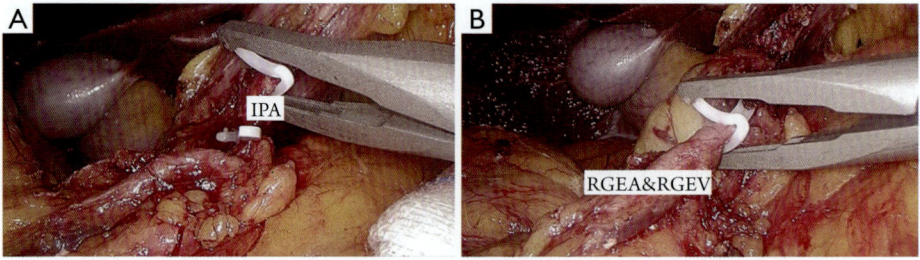

图6-5　No.6组淋巴结清扫
（A）IPA，幽门下动脉；　（B）RGEA&RGEV，胃网膜右血管。

（五）消化道重建

　　消化道重建可以采用小切口辅助下完成（图6-6），或采用完全腹腔镜下完成。行回肠结肠吻合，可包括端端吻合、侧侧吻合及端侧吻合。完全腹腔镜下多采用直线切割吻合器行侧侧吻合，包括顺蠕动（Overlap法）和逆蠕动（FETE法）。共同开口可在腹腔镜下使用可吸收线行间断或连续缝合关闭，或使用倒刺线连续缝合关闭。

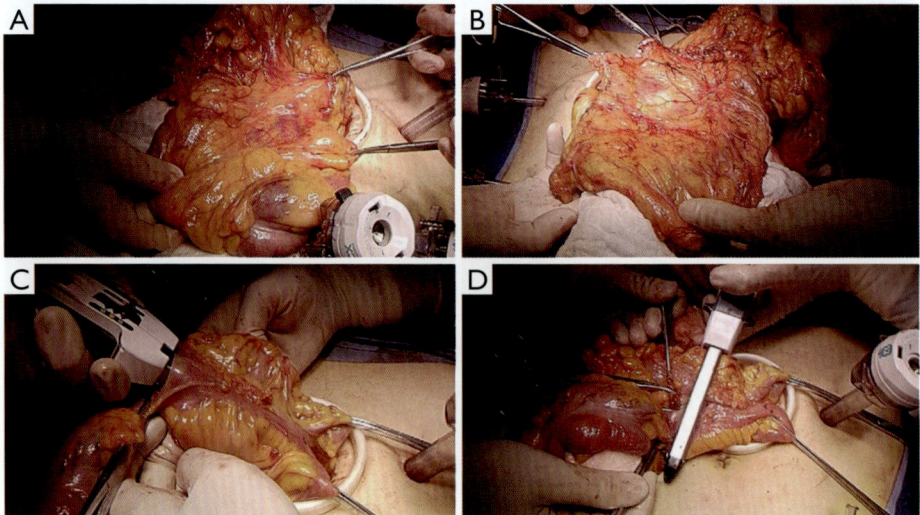

图6-6　小切口辅助进行消化道重建
（A）右半结肠标本正面；　（B）右半结肠标本背面；　（C）回肠结肠侧侧吻合；　（D）病变肠段切除，消化道重建。

四、讨论

（一）尾侧联合中间入路CME解剖学理论依据

现代结肠系膜理论认为，RRCS、TRCS、IMS为相互延续的完整外科平面。该术式先以回盲部为起点，自下而上，由外向内寻找RRCS，随后拓展TRCS；而后转向中间入路，以肠系膜上静脉SMV为主轴由下而上依次解剖、结扎肠系膜根部血管。此术式简化了完全中间入路CME起步阶段分辨Toldt's筋膜与结肠系膜间隙的技术难点，同时具有完全中间入路进行系膜血管根部离断清扫淋巴的安全性，操作更简便、更安全，同时右半结肠系膜脏层筋膜亦保持完整，符合CME原则。

（二）"右半结肠癌CME术指纹"的概念

TRCS右界为十二指肠降段，左界为SMV，上至横结肠系膜根部，下至十二指肠水平部，前为横结肠系膜，后为胰腺。TRCS的拓展与解剖是右半结肠癌CME的关键步骤之一。TRCS及在其中穿过的胃结肠干（即胃肠共同干）解剖分型变异繁多，每例患者不尽相同，如同患者的"指纹"，具有唯一性。故笔者将TRCS及胃结肠干命名为右半结肠癌CME的"指纹"。胃结肠干的分型方法较多，为方便临床应用，笔者推荐按汇入胃结肠干的结肠静脉属支数量进行分型。根据结肠静脉属支数量不同，可将胃结肠干大致分为Ⅰ型（0支）、Ⅱ型（1支）、Ⅲ型（2支）、Ⅳ型（3支）（图6-7）。

在本例手术中，可见患者右结肠静脉、结肠中静脉均直接汇入肠系膜上静脉（图6-4D，图6-4F，图6-7B），胃结肠干仅由胃网膜右静脉和胰十二指肠

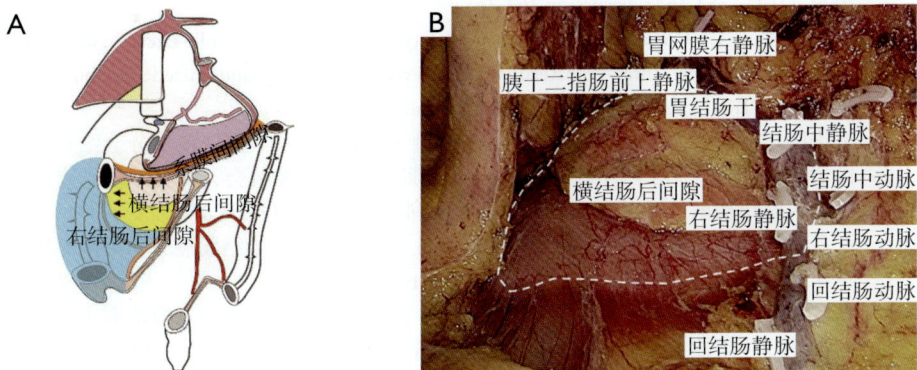

图6-7　横结肠后间隙（TRCS）
（A）TRCS示意图；（B）术中充分拓展的TRCS。

前上静脉汇合而成而无结肠静脉属支。实际临床工作中最常见的为Ⅰ型，其中以右结肠静脉汇入共同干最为常见。胃结肠干多粗短，直接结扎之易导致止血夹滑脱出血，故笔者倾向于分别结扎其属支。考虑到胃结肠干变异，拓展该间隙时应仔细解剖，充分暴露胃结肠干及其属支，避免对其盲目钳夹、结扎而导致难以控制的出血。胃结肠干及其属支的损伤出血是右半结肠手术出血主要的因素，目前尚缺乏高质量临床研究总结其变异规律。

五、经验总结

右半结肠癌CME手术发展至今，已有多种不同入路可供选择。传统开腹手术多采用外周入路；腹腔镜手术多采用中间入路，其又可细分为联合中间入路和完全中间入路。本文对由外周入路和中间入路发展而来的尾侧联合中间入路进行了简要介绍，该术式技术上可行，术者操作相对简便，手术安全性高，可供结直肠外科医生参考。

致谢

周乐其、何子锐、薛佩、张森、杨晓对本文亦有贡献。

参考文献

[1]   West NP，Hohenberger W，Weber K，et al. Complete mesocolic excision with central vascular ligation produces an oncologically superior specimen compared with standard surgery for carcinoma of the colon[J]. J Clin Oncol，2010，28(2)：272-278.

[2]   Hohenberger W，Weber K，Matzel K，et al. Standardized surgery for colonic cancer：complete mesocolic excision and central ligation--technical notes and outcome[J]. Colorectal Dis，2009，11(4)：354-364；discussion 364-365.

[3]   Gao Z，Wang C，Cui Y，et al. Efficacy and Safety of Complete Mesocolic Excision in Patients With Colon Cancer：Three-year Results From a Prospective，Nonrandomized，Double-blind，Controlled Trial[J]. Ann Surg，2018. [Epub ahead of print]

[4]   中华医学会外科学分会腹腔镜与内镜外科学组，中华医学会外科学分会结直肠外科学组，中国医师协会外科医师分会结直肠外科医师委员会，等. 腹腔镜结直肠癌根治术操作指南(2018版)[J]. 中华消化外科杂志，2018，17(9)：877-885.

[5]   张森，冯波，马君俊，等. "翻页式"完全中间入路腹腔镜右半结肠癌完整结肠系膜切除术[J]. 中华消化外科杂志 ，2015，14(12)：1026-1030.

[6]   冯波，陆爱国，王明亮，等. 中间入路腹腔镜下行完整结肠系膜切除根治右半结肠癌35例可行性与技术要点分析[J]. 中国实用外科杂志，2012，32(4)：323-326.

[7]   欧阳满照，陈小伍，丁自海，等. Toldt's间隙的CT影像解剖学观察及临床意义[J]. 中国临床解剖学杂志，2013，31(2)：161-164.

[8]   张森，冯波. 完整结肠系膜切除术在结肠癌中的应用[J]. 外科理论与实践，2016，

21(1)：83-86.

[9] Culligan K，Walsh S，Dunne C，et al. The mesocolon：a histological and electron microscopic characterization of the mesenteric attachment of the colon prior to and after surgical mobilization[J]. Ann Surg，2014，260(6)：1048-1056.

[10] Ogino T，Takemasa I，Horitsugi G，et al. Preoperative evaluation of venous anatomy in laparoscopic complete mesocolic excision for right colon cancer[J]. Ann Surg Oncol，2014，21 Suppl 3：S429-S435.

[11] Kuzu MA，İsmail E，Çelik S，et al. Variations in the Vascular Anatomy of the Right Colon and Implications for Right-Sided Colon Surgery[J]. Dis Colon Rectum，2017，60(3)：290-298.

[12] 冯波，严夏霖，张森，等. 腹腔镜右半结肠癌根治术Henle干的解剖技巧[J]. 中华胃肠外科杂志，2017，20(6)：635-638.

[13] Zou L，Xiong W，Mo D，et al. Laparoscopic Radical Extended Right Hemicolectomy Using a Caudal-to-Cranial Approach[J]. Ann Surg Oncol，2016，23(8)：2562-2563.

[14] 郑民华，马君俊. 腹腔镜右半结肠癌根治术的难点与争议[J]. 中华普外科手术学杂志(电子版)，2018，12(3)：181-184.

[15] Feng B，Ling TL，Lu AG，et al. Completely medial versus hybrid medial approach for laparoscopic complete mesocolic excision in right hemicolon cancer[J]. Surg Endosc，2014，28(2)：477-483.

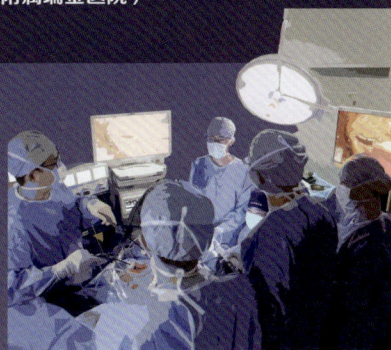

第六讲 尾侧联合中间入路腹腔镜右半结肠癌CME术

苏浩，冯波（上海交通大学医学院附属瑞金医院）

扫码观看视频

《腹腔镜胃肠手术笔记（第二版）》

AME
Publishing Company

第七讲 用"膜解剖"的观点重新审视右半结肠癌根治术（D3+CME）

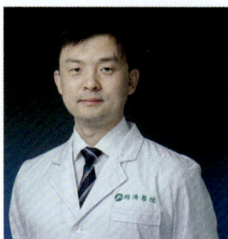

童宜欣

副教授，华中科技大学同济医学院附属同济医院，副主任医师。中国医师协会肛肠医师分会微创和内镜专业委员会委员、中国医师协会结直肠肿瘤专业委员会亚微外科专业委员会委员、中国医师协会结直肠肿瘤专业委员会临床技能培训工作委员会委员、中国医药教育协会消化道疾病专业委员会委员、曾留学美国进行消化系统肿瘤研究。（简历更新时间：2019-04-16）

一、引言

结直肠癌的发病例数正在逐步升高，2018年"世界癌症报告"显示，全球结直肠癌发病率仅次于肺癌、乳腺癌和前列腺癌，居第3位，死亡率居第2位。随着我国城市化的发展，结直肠癌发病死亡率逐年升高，尤其是右半结肠，其逐年升高的病死率和诊断延迟密切相关，多数患者确诊时已为局部进展期。

2008年一项来自SEER数据库的大样本回顾性生存分析研究结果发现：右半结肠癌比左半结肠癌平均生存时间更短（78 *vs* 89个月，$P<0.001$），死亡率增加约5%[风险比（HR）：1.04]。2010年来自德国的一项研究显示：左半结肠癌术后5年生存率高于右半结肠癌（71% *vs* 67%，$P<0.01$）。2011年另一项来自SEER数据库研究却显示：在Ⅲ期患者中右半结肠癌死亡率高于左半结肠癌（HR：1.12，$P<0.01$）。2016年6月5日的美国临床肿瘤学会口头报告加利福尼亚大学Alan P. Venook教授等进行的CALGB80405研究的回顾性研究结果，关于不同解剖部位与转移性结肠癌生存率的研究显示，原发病灶的解剖部位不仅与药物治疗效果有关，亦与预后有联系，原发于右侧结肠（盲肠和升结肠）者预后较原发于左侧结肠（脾曲、降结肠、乙状结肠和直肠）者差。肿瘤原发部位在左半结肠的转移性结直肠癌（metastatic colorectal cancer，mCRC）比原发在右半结肠患者生存期

显著延长。

　　总体而言，在Ⅲ/Ⅳ期患者中，右半结肠癌的生存期显著低于左半结肠癌。同时与左半结肠癌相比，右半结肠癌的化疗效果较差。因此，临床上对于右半结肠癌的患者积极的手术治疗，同时尽量减少术中肿瘤细胞的播散和残留，这可能是提高生存，降低局部复发的关键。

二、D3，CME，D3+CME详解

　　目前国际上对于右半结肠癌根治的手术理念有两种，分别是亚太地区日本学者提出的D3根治和欧美地区德国学者提出的完整系膜切除（complete mesocolic excision，CME），两者虽有相似之处，但本质上还是有区别的。

　　D3根治原则强调淋巴结清扫的作用，即要求清扫右半结肠滋养血管根部淋巴结并裸化肠系膜上动脉（superior mesenteric artery，SMA）。日本结直肠癌研究会公布的2017版《结直肠癌临床指南》规定，术前、术中评估确定或疑有淋巴结转移，以及术中探查发现肿瘤浸润达到或超过固有肌层，须行D3根治术，与我国推行的《结直肠癌诊疗规范》一致。其中，对于T2-4N0-2M0分期的结肠癌，区域淋巴结的清扫范围必须包括肠旁淋巴结、中间淋巴结和系膜根部淋巴结（含义等于中央淋巴结），即D3淋巴结清扫。

　　2009年德国Hohenberger首次提出CME概念，它的核心是在融合筋膜之间进行分离，以保证结肠系膜的完整切除。Hohenberger教授回顾性分析了单中心1 329例R0切除的结肠癌患者，发现应用CME手术后5年局部复发率由6.5%降至3.6%，5年生存率由82.1%升至89.1%。

　　虽然D3手术和CME手术原则都取得了良好肿瘤学效果，但究竟哪一种是最优化的手术方式一直存在争论。D3手术原则强调的是通过系统的淋巴结清扫，使淋巴结的获取数目达到最大化，从而更准确地进行临床分期，指导术后治疗，却忽视了结肠系膜及其系膜床的完整性，因此在手术过程中，容易出现过分裸化血管，甚至将系膜切开，在脂肪内剥离淋巴结的情况。而这种操作容易导致系膜内的游离癌细胞脱落至腹腔，增加了术后肿瘤局部复发的概率。同理，CME原则虽然强调了在手术过程中要保证系膜的完整，但它对所属血管的结扎部位并没有做出明确的界定，更没有提及淋巴结清扫的重要性。临床实际操作过程中，手术切除的范围往往难以达到D3根治的要求。为解决上述D3和CME的不足，笔者提出右半结肠D3+CME手术方式，即在膜解剖（membrane anatomy）理念的指导下，在手术过程中既能保证清扫的范围达到D3根治的水平，同时又可以保证切除结肠系膜的完整性。

　　在腹腔镜手术过程中，在结肠系膜背侧的脏层和壁层筋膜之间可见类似白色毛发样组织，该间隙类似全直肠系膜切除（TME）原则中提出的神圣平面（Holy Plane），是天然的外科手术操作平面。脏层筋膜包裹结肠及系膜，

与周围邻近组织隔离开来，可起到阻止肿瘤细胞转移的物理屏障作用，是D3+CME手术操作中的重要的解剖标志。D3+CME的操作要点包括：手术过程中尽量保证分离系膜及系膜床的完整性，供血血管根部结扎，将SMA/肠系膜上静脉（superior mesenteric vein，SMV）血管前方系膜完整掀起，直至SMA左侧缘，以清扫中央区淋巴结。

三、手术的禁忌证

1.肿瘤直径>6 cm和（或）与周围组织广泛浸润。

2.全身情况不佳，经过术前治疗仍不可纠正或改善。

3.有严重的心脏、肝脏、肺脏、肾脏等重要脏器疾病，不能耐受手术。

4.腹部严重粘连、重度肥胖或须行急诊手术，为手术的相对禁忌证。

有回顾性临床研究表明，腹腔镜手术治疗T4分期结肠癌患者，与传统的开腹手术相比并无明显差异。是否可以去除这一绝对手术禁忌证，还需要进一步开展多中心的随机对照试验予以证实。

四、膜解剖

外科膜解剖，是广义的系膜与系膜床的解剖，只有了解了各部位系膜与系膜床的相互关系，才能在手术过程中游刃有余，减少出血和损伤。为了便于理解，我们将右半结肠系膜分为中央区（central part，C部）、上区（upper part，U部）和外侧区（lateral part，L部）3个部分，系膜游离的顺序即沿着C部→U部→L部的顺序进行（图7-1）。

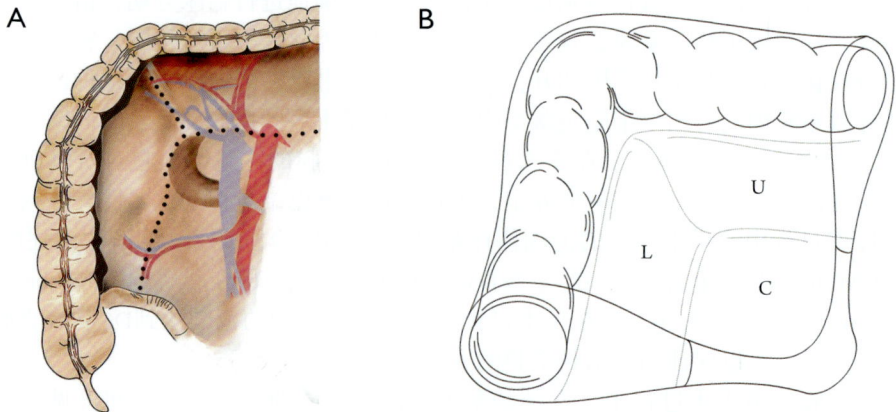

图7-1　系膜游离
（A）横结肠系膜分区；（B）横结肠系膜C\U\L分区。

在右半结肠系膜的C部，其系膜与系膜床的关系表现为系膜与脏器（十二指肠、胰腺）表面浆膜之间的相互融合，同时脏器与脏器之间的浆膜也相互融合形成间膜，了解这一相互关系后，将为指导右半结肠系膜中部的分离带来极大的帮助。沿十二指肠表面将右半结肠系膜自融合的系膜床表面做钝性剥离，向内侧切开十二指肠与胰腺之间浆膜相互融合形成的间膜即可显露胰腺系膜床，此处为一无血管的疏松间隙，向内稍作分离即可显露肠系膜上静脉的右侧壁。

在右半结肠系膜的U部，其系膜与系膜床的关系表现为系膜与系膜之间互为系膜床，即横结肠肠系膜的上部与胃网膜右系膜相互贴合粘连。这种贴合粘连较为疏松，可轻松钝性分离。但由于两侧都是由系膜构成，故两者的界限并不明显。若不了解此处系膜间的相互关系而盲目分离，极易走错层面，切开系膜导致出血。这也是Hohenberger教授将此处称为"bleeding point"的原因。笔者团队的经验是将横结肠与胃后壁的粘连分离后，沿胰腺下缘，结肠中动脉根部的右侧找到系膜与系膜边缘之间形成的三三交汇区，由此处进入，轻柔钝性分离尽量不要使用锐性分离即可找到两个系膜贴合的边界。沿胰腺表面向外向后分离直至十二指肠降部的外侧，即可完整分离U部。

在右半结肠系膜的L部，其系膜与系膜床的关系表现为系膜与后腹壁壁层腹膜之间的相互融合，该系膜床为大多外科医生所熟悉，在此不做赘述。

五、手术步骤

患者体位：仰卧分腿，双手置于身体两侧，左腿伸直，右腿外展。

手术医生站位：主刀医生站在患者两腿之间，扶镜手站在患者的左侧，第一助手站在患者的右侧近尾端，洗手护士站在患者的右侧近头端，显示器放置于患者的头部正上方。

Trocar孔位置：脐下正中4~5 cm处置入12 mm Trocar作为观察孔。气腹压力维持在12~14 mmHg。术中探查了解腹腔、盆腔脏器有无转移病灶、腹水，检查相应肠段，寻找原发灶部位后，患者左侧髂前上棘与脐连线的中上1/3处置入12 mm Trocar为主操作孔。两侧髂前上棘连线的中右1/3处放置1个5 mm Trocar作为副操作孔。腋前线平脐水平处及肋缘下锁骨中线水平分别放置1个5 mm Trocar，作为第一助手的辅助操作孔。

（一）腹腔镜操作

步骤一：中央区的分离

再次探查了解肿瘤与周围器官组织的关系以及肠系膜淋巴结情况，确认肿瘤可切除后，将手术床摇至头低脚高、右高左低位，将大网膜掀起至横结肠上区，助手左手持无损伤肠钳夹持横结肠系膜，右手持无损伤肠钳将小肠及其系膜推至左侧及盆腔，充分暴露右半结肠及其系膜。一般可见斜行走向的淡蓝色SMV主干。在十二指肠下方寻找回结肠血管，靠近根部将其表面集束化的系膜提起，主刀左手提起末端回肠系膜稍作对抗性牵拉，即可在结肠系膜与小肠系膜自然交汇处形成"膜桥"结构，在此处切开，进入Toldt's间隙。顺回结肠血管方向延长切口，内侧跨过SMV/SMA前方，直至SMA的左侧缘，外侧达十二指肠降部外侧缘。钝性锐性相结合沿Toldt's间隙由内向外拓展系膜后间隙，同时沿着肠系膜上血管表面由下向上解剖外科干，于SMV的两侧依次游离并根部切断回结肠动静脉，右结肠动静脉。继续向上游离，于SMV的右侧常可见胃结肠干（Helen's Trunk），多由胃网膜右静脉（RGE）、胰十二指肠前上静脉（ASPDV）、副右结肠静脉（ARCV）3支静脉共同汇合而成。选择性离断副右结肠静脉，进一步向上游离，在胰腺的下方可遇到结肠中动、静脉，多数情况下，结肠中动脉开口的位置较结肠中静脉低一些。因此，要先在根部结扎并切断结肠中动脉，才能更好地进行结肠中静脉的显露。血管结扎完成后，在胰腺的下方放置一块小纱条做指示，至此完成右半结肠系膜血管的离断和肠系膜血管根部淋巴结的清扫。由于位置较深，血管变异度大，本区域的清扫是D3+CME手术的重点和难点部分。在清扫过程中应注意清扫的边界应达到甚至超过SMA左侧缘，同时在分离过程中尽量保证相应属支根部，肠系膜上血管前方系膜及其后方系膜床的完整，最大限度保证信封口的完整性，减少术中"癌泄漏"的发生（图7-2）。

步骤二：上区的分离

沿胃网膜血管弓外离断胃结肠韧带，进入小网膜囊。助手用无损伤肠钳夹持胃后壁向上方翻起，分离胃后壁与胰腺表面之间的粘连，平胰腺下缘水平寻找横结肠系膜与胃网膜右系膜汇合处，切开此处"膜桥"进入横结肠系膜与胃网膜右系膜之间的融合间隙，轻柔钝性分离此融合，以在其下方见到之前所放置纱条为标志，上下汇合。向内侧沿胰腺下缘离断横结肠系膜附着直至结肠中动脉根部结扎处，向外分离至结肠肝曲水平，至此完成右侧横结肠系膜的游离（图7-3）。

步骤三：外侧区分离

助手将末端回肠处系膜向上提起，于小肠系膜、结肠系膜与后腹膜三三交汇点处切开，进入Toldt's筋膜间隙，由尾侧向头侧分离，并与内侧Toldt's筋膜间隙会师，完整游离右半结肠及其系膜。

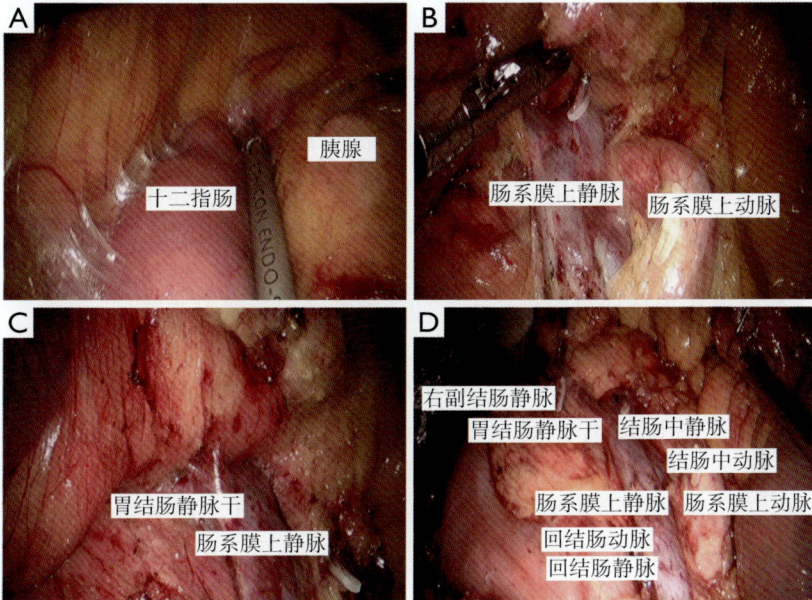

图7-2　外侧区分离展示（一）

（A）拓展Toldt's间隙；（B）显露肠系膜上静脉、动脉；（C）显露胃结肠干；（D）中央淋巴清扫。

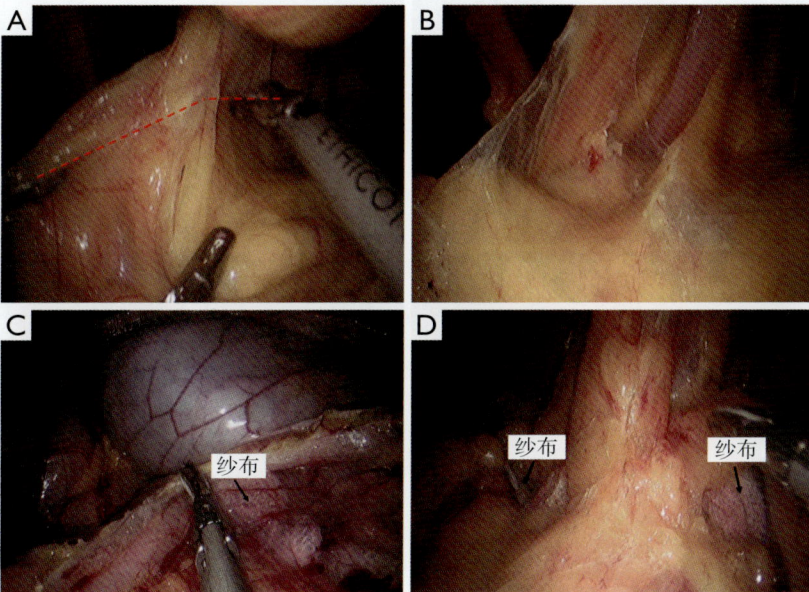

图7-3　外侧区分离展示（二）

（A）分离胃后壁与胰腺粘连；（B）胃网膜右静脉；（C）纱布条指引；（D）纱布条指引。

（二）消化道重建

全腹腔镜右半结肠切除（total laparoscopic right hemicolectomy，TLRC）吻合：再次确认切除范围，一般以距回盲部15 cm处的末端回肠及横结肠中部稍偏左作为拟切除线。超声刀裁剪系膜，大的边缘分支血管部位，钳夹止血。拟切除肠管处使用白色钉仓离断横结肠。在横结肠前壁距离断端10 cm处切开小口，在距回盲部15 cm的回肠上切开小口，行回结肠吻合侧侧吻合。使用蓝色钉仓关闭回肠和横结肠共同开口，同时离断远端回肠。腔镜下缝合关闭系膜裂孔，延长兰氏点处切口取出标本，冲洗腹腔常规放置引流管。

腹腔镜辅助右半结肠切除（laparoscopic assisted right hemicolectomy，LARC）吻合：在脐上正中作4~6 cm小切口，切口保护套保护切口，将右半结肠及回肠末端提出体外，在距肿瘤近远端超过10 cm以上的位置离断右半结肠及末端回肠，移除标本。用直线切割器行末端回肠–横结肠侧侧吻合，切缘缝合止血，确认吻合口通畅后，间断缝合关闭系膜缺孔。回纳吻合口后缝合切口，再次建立气腹，进行腹腔冲洗，从右下穿刺孔置入引流管（图7-4）。

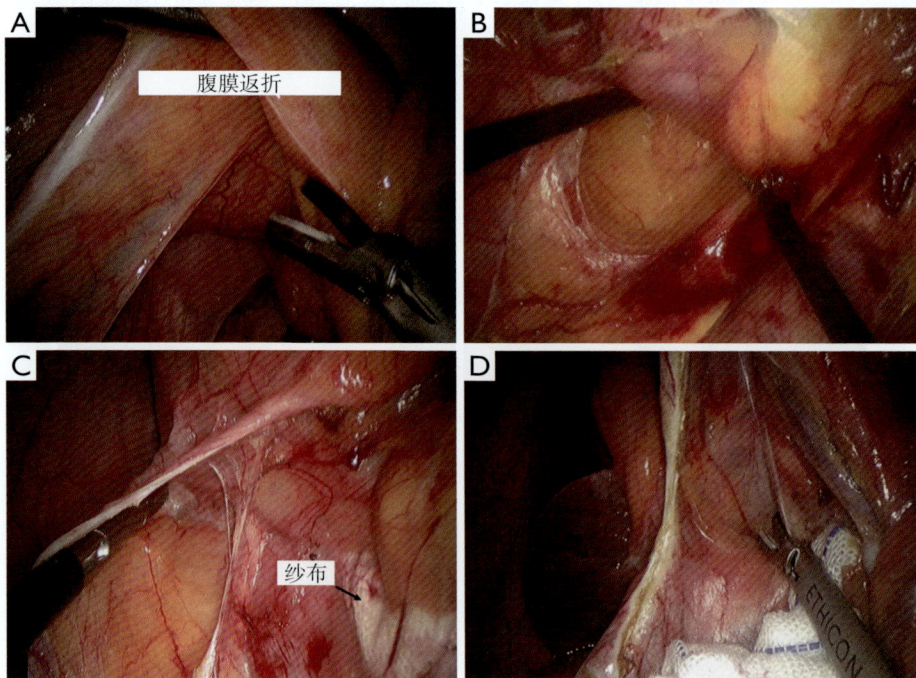

图7-4 腹膜返折

（A）腹膜返折；（B）游离侧腹膜；（C）尾侧向头侧分离；（D）结肠系膜与后腹膜交汇。

有研究显示，TLRC与LARC相比，行TLRC吻合的患者术后出血量更少，术后排气时间更短，住院时间更短（均P<0.01）；两组患者手术时间和术后并发症发生率均无统计学意义（均P>0.05）。对于肥胖患者而言，由于其系膜粗短、腹壁肥厚，将增加肠管牵出体外的难度，选择TLRC吻合更有优势。

六、常见问题

（一）胃网膜右区域淋巴结是否需要清扫

在横结肠后间隙的拓展过程中，可见由右上向左走行的副右结肠静脉和自上向下走行的胃网膜右静脉共同汇入胃结肠干。按照D3根治原则，对于进展期右半结肠肿瘤，应在静脉汇合处分别夹闭切断副右结肠静脉和胃网膜右静脉，继续向头侧解剖进入系膜间隙，分离胃网膜右动脉并夹闭切断，清扫幽门下（No.206组）淋巴结。

按照膜解剖的观点，胃网膜右静脉走行于胃网膜右系膜内，负责胃幽门下区的淋巴回流，不应在右半结肠根治手术过程中进行血管的结扎和清扫。即使按文献报道，在右半结肠根治手术过程中，No.206组淋巴结的阳性率约为4.1%。从膜解剖的观点看，这种转移应属于远处转移的范畴，即使清扫了No.206组淋巴结，治疗效果也是有限的。

（二）结肠中血管在何处结扎

传统的右半结肠根治术会根据肿瘤的原发部位，决定结肠中血管结扎的部位：位于回盲部、结肠肝区以下的肿瘤建议结扎结肠中血管的右侧分支，保留左侧分支；位于结肠肝区以上、横结肠的肿瘤建议进行结肠中血管的根部结扎。按照膜解剖的观点，在进行根部淋巴结清扫的过程中，应注意保护系膜的完整性，过多地解剖系膜，裸化血管会增加系膜内的癌结节或阳性淋巴结从系膜散落至手术野的可能性。因此在D3+CME手术过程中，不论肿瘤原发部位在何处，一律在根部结扎切断结肠中血管，以最大限度地保证系膜的完整性。笔者团队回顾性分析126例行D3+CME的手术患者，行结肠中血管根部结扎，并没有出现吻合口缺血情况，也没有增加术后吻合口瘘的发生率，因此是安全有效的。

参考文献

[1] Bray F，Ferlay J，Soerjomataram I，et al. Global cancer statistics 2018：GLOBOCAN estimates of incidence and mortality worldwide for 36 cancers in 185 countries[J]. CA Cancer J Clin，2018，68(6)：394-424.

[2] Meguid RA，Slidell MB，Wolfgang CL，et al. Is there a difference in survival between right-

versus left-sided colon cancers?[J]. Ann Surg Oncol, 2008, 15(9): 2388-2394.

[3] Benedix F, Kube R, Meyer F, et al. Comparison of 17,641 patients with right- and left-sided colon cancer: differences in epidemiology, perioperative course, histology, and survival[J]. Dis Colon Rectum, 2010, 53(1): 57-64.

[4] Weiss JM, Schumacher J, Allen GO, et al. Adjuvant chemotherapy for stage II right-sided and left-sided colon cancer: analysis of SEER-medicare data[J]. Ann Surg Oncol, 2014, 21(6): 1781-1791.

[5] Watanabe T, Muro K, Ajioka Y, et al. Japanese Society for Cancer of the Colon and Rectum (JSCCR) guidelines 2016 for the treatment of colorectal cancer[J]. Int J Clin Oncol, 2018, 23(1): 1-34.

[6] Hohenberger W, Weber K, Matzel K, et al. Standardized surgery for colonic cancer: complete mesocolic excision and central ligation--technical notes and outcome[J]. Colorectal Dis, 2009, 11(4): 354-364; discussion 364-365.

[7] Xie D, Yu C, Gao C, et al. An Optimal Approach for Laparoscopic D3 Lymphadenectomy Plus Complete Mesocolic Excision (D3+CME) for Right-Sided Colon Cancer[J]. Ann Surg Oncol, 2017, 24(5): 1312-1313.

[8] Watanabe T, Itabashi M, Shimada Y, et al. Japanese Society for Cancer of the Colon and Rectum (JSCCR) Guidelines 2014 for treatment of colorectal cancer[J]. Int J Clin Oncol, 2015, 20(2): 207-239.

[9] Bertelsen CA, Bols B, Ingeholm P, et al. Lymph node metastases in the gastrocolic ligament in patients with colon cancer[J]. Dis Colon Rectum, 2014, 57(7): 839-845.

第八讲 关注细节才能做得更好——腹腔镜辅助直肠癌根治术中的一些细节探讨

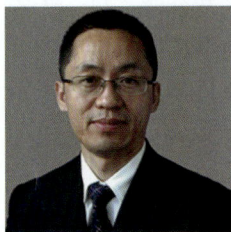

武爱文

主任医师,教授,博士研究生导师。北京大学肿瘤医院胃肠肿瘤中心结直肠病区(胃肠肿瘤中心三病区)主任。兼任中国抗癌协会理事、北京抗癌协会常务理事兼理事长助理、北京抗癌协会大肠癌专业委员会主任委员、中国直肠癌新辅助治疗后等待观察研究组发起人、中国医师协会结直肠肛肠医师专业委员会委员、中华医学会肿瘤学分会胃肠学组委员等。(简历更新时间:2021-05-25)

一、引言

腹腔镜直肠癌根治术,完成手术的难度不大,然而要想提高手术过程的流畅性和观赏性,处理一些复杂的情况,除了对相关解剖知识的熟悉,还需要在实践中不断思考,对手术操作步骤进行优化。本文不追求完整且详细地陈述每一个手术步骤,而从一些手术操作的细节入手,不拘泥于常规,探讨如何将腹腔镜直肠癌根治术做得更好。

二、术前准备

(一)体位摆放

常规情况下,在建立气腹后,头高脚低15°~30°并向左侧倾斜15°,可以满足大多数手术的需求。然而,当肿瘤位于超低位或者遇到肥胖的患者,往往需要头低脚高位,这使得患者面临倾倒的风险。笔者根据经验提出,在摆放体位的时候,可考虑使用肩托。

大多数情况下,高位直肠癌的手术可以采取分腿位或者低截石位。而中低位的直肠癌需要摆成正常截石位,这给手术带来一定的困扰,尤其在主刀游离盆底或者结肠脾曲的时候,架起来的右腿往往会影响主操作孔的超声刀。因此,在摆截石位时,可将右腿适当放低,以免干扰主刀。

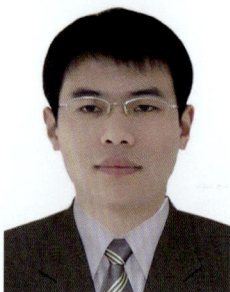

陈鹏举

主治医师。现任职于
北京大学肿瘤医院胃
肠中心三病区。在国
内外期刊发表论文
14篇，参与编写书籍
2部。（简历更新时
间：2021-05-25）

（二）Trocar位置

常规的五孔法可以满足绝大多数的手术需要。主操作孔在通行的介绍中都定位于麦氏点，根据笔者经验，低位或肥胖的患者可采取髂前上棘内侧1~2 cm处，比麦氏点更靠外靠下，这样对于盆底的游离会更得心应手。

三、手术操作

（一）纱布和吸引器的作用

放化疗后的直肠往往水肿严重，在超声刀操作的过程中，会产生大量的气雾，影响手术视野。可在盆腔内放置一块纱布备用，一方面术者可以由左手持钳子夹持以维持肠管张力，从而避免损伤直肠及盆壁，另一方面可以及时清除术中产生的渗出液。助手可以用吸引器开启小流量吸引，一方面帮助主刀显露，另一方面可以及时吸除产生的烟雾，以提高视野清晰度。

（二）肠系膜下动脉的处理

肠系膜下动脉自腹主动脉前壁起始后向左下方走行，腹腔镜下表现为乙状结肠系膜内隆起的条索。术中以骶骨岬作为起点进入左侧Toldt's间隙并维持在此间隙内解剖，以主动脉分叉为标志向头侧解剖。

对于体型较瘦的患者，解剖肠系膜下动脉较容易。而在肥胖的患者中，小肠很难完全被推到上腹部，从而影响肠系膜下动脉根部的显露；肥厚的肠系膜容易出血，导致辨识血管困难，尤其对于粗短的直肠系膜，很多情况下所认为的肠系膜下动脉实际上是直肠上动脉。

对于肥胖的患者，在处理肠系膜下动脉甚至直肠上动脉时，打开动脉鞘往往是有必要的，这样在上血管夹的时候会更确切，不会出现强行夹闭血管，却因组织过多而出现夹闭不完全，甚至血管夹脱落的情况，同时可以清扫相应淋巴结。初始用超声刀在拟定切开部位小口切开，显露动脉鞘（图8-1），然后用超声刀工作端插入动脉鞘与血管之间，略向外牵开后再行切开，以避免

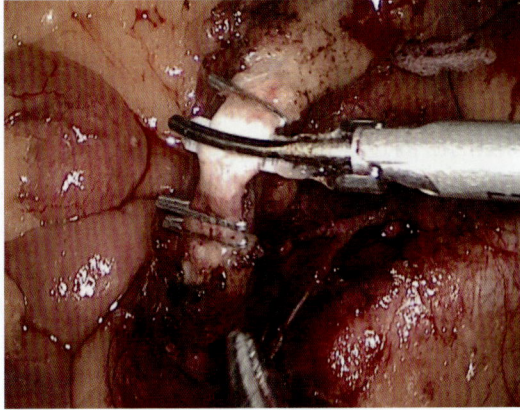

图8-1　肠系膜下动脉的裸化

损伤动脉壁导致出血。临床上最常用的是Hem-o-lock或者可吸收夹，而在打开动脉血管鞘充分的情况下，甚至可以用连发钛夹击发夹闭血管。

（三）腹主动脉神经丛的显露和保护

腹主动脉神经丛位于肠系膜上下动脉起点之间的腹主动脉前方和两侧，分为左右神经干，左右神经干之间联系成丛。腹主动脉丛包绕肠系膜下动脉主干及其分支，很少涉及其根部。腹主动脉神经丛左干越过肠系膜下动脉（inferior mesenteric artery，IMA）根部后方时，交叉点位于动脉的中下段。因此，IMA根部周围神经纤维少，紧贴IMA根部解剖可以有效保护自主神经，这样可以自上而下完整保留自主神经（图8-2）。

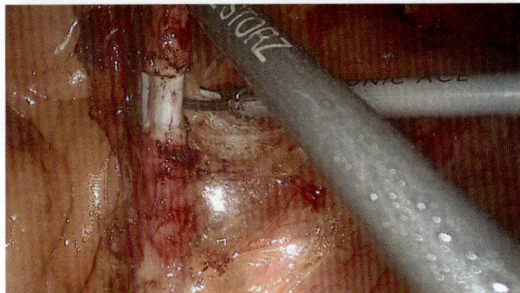

图8-2　腹主动脉神经丛

（四）直肠后间隙

在直肠后间隙的游离中，须注意以下方面：①正确的层次；②保持直肠系膜的完整性；③两侧下腹神经的保护；④足够长度的远切缘。

在直肠周围间隙的游离过程中，遵循后壁优先的原则，助手将直肠向上托举，保持足够的张力，沿疏松的骶前间隙，可以看到"天使的发丝"，沿着"神圣平面"游离，此时电钩可能有更好的游离效果。对于体型较瘦的患者注意避免游离过深而造成骶前静脉损伤，尤其在接近盆底时。

盆腔自主神经的保护是手术的重要内容。在全直肠系膜切除术（total mesorectal excision，TME）手术中，盆腔自主神经可以作为手术的导向。上腹下神经丛在骶骨岬水平分为左右腹下神经，分别进入直肠两侧盆壁，在手术中要仔细辨识并在内侧操作（图8-3~图8-4）。

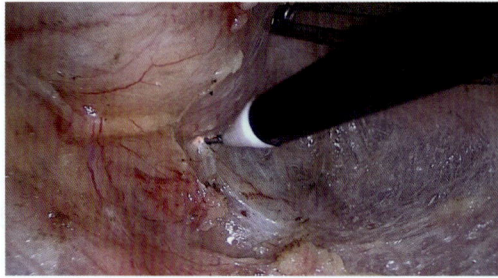

图8-3　左侧腹下神经丛

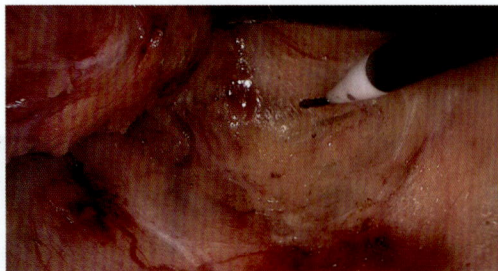

图8-4　双侧腹下神经丛

（五）直肠侧壁

在直肠侧壁的游离过程中，关键是神经血管束（neurovascular bundle，NVB）的保护和显露。

　　邓氏筋膜两侧的NVB是由盆神经丛发出的脏支和阴部内动静脉发出的末梢支共同组成，NVB的分支形成阴茎海绵体神经（图8-5），与勃起有关。NVB位于邓氏筋膜与前列腺、精囊腺底部的前外侧（即相当于截石位10点到2点位置）。由于邓氏筋膜在两侧精囊腺底部与精囊腺筋膜及前列腺后筋膜融合，神经血管束位于邓氏筋膜前外侧，通常在距双侧精囊腺底部0.5 cm处横断邓氏筋膜，进入邓氏筋膜下的直肠前间隙，有利于保护邓氏筋膜前外侧走行的神经血管束。

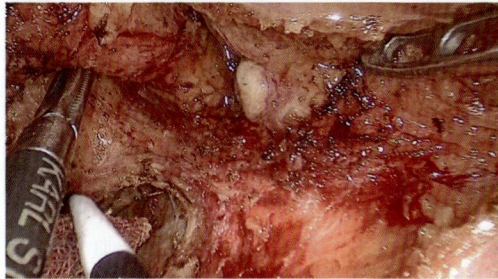

图8-5　右侧NVB

（六）直肠前间隙

　　通常的做法是沿直肠腹膜返折上方0.5~1 cm处切开，助手上挑精囊腺或者阴道后壁，术者左手用钳夹持腹膜返折切开处下压，形成切开平面，完整切除邓氏筋膜。在向下游离的过程中，应在距双侧精囊腺底部0.5 cm处横断邓氏筋膜。在部分患者体内可清楚辨识邓氏筋膜分为两层，在女性患者中，邓氏筋膜相对疏松，在游离过程中，可间断采用钝性分离，能更好地显露间隙，减少损伤直肠或造成阴道出血的风险。

（七）直肠的离断

　　直肠远端的离断主要包括3部分：确定切缘、裸化肠管和闭合离断。

　　肿瘤若不大或者放化疗后肿瘤退缩明显，术中可能需要术者进行肛门指诊来确定肿瘤与远切缘，一般以>2 cm为宜。术中可借助丝线测量距离，测量时直肠肠管须拉直并保持张力。

　　若已游离至超低位，直肠系膜菲薄，直肠上动脉已到终末支，裸化肠管相对容易。如果在直肠中段裸化肠管要注意两方面的问题：①直肠中段暗藏的雷区就是直肠系膜依旧较肥厚，直肠上动脉仍较粗而容易误伤出血，此时须小心解剖，建议使用超声刀而不是电钩，必要时行血管夹夹闭出血动脉，盲目离断直肠系膜可能会造成出血（图8-6），血管残端缩回至系膜内导致止血困难，从而影响手术视野；②在裸化肠管的时候，可用超声刀沿右前壁先分离肠壁和系膜部分，采用"右-后-左"的顺序，避免造成左右不在一个层面而形成螺旋。

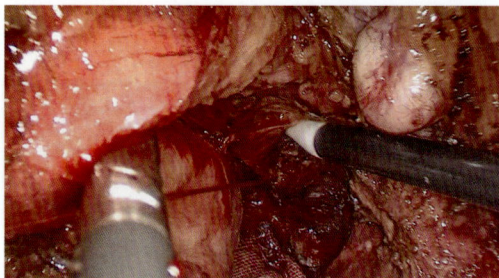

图8-6　直肠下动脉终末支出血

如果情况允许，建议适当裸化肠管1.5~2 cm，吻合口在裸化肠管的上缘，可避免在吻合时夹入过多直肠系膜而导致出血。

离断直肠时，高位的直肠可用60 mm直线切割吻合器离断。超低位或者骨盆狭小的情况下，可酌情使用45 mm或60 mm直线切割吻合器，往往需要2枚钉仓甚至更多才能完成，此时助手可在直肠远端协助显露，以保证直肠完整闭合离断。

（八）吻合

吻合时须关注直肠远端的两个角，有学者形象称其为"猫耳朵"，此被认为是术后发生吻合口瘘的危险部位，在条件允许的情况下，建议局部包埋缝合。加固吻合口有助于减少吻合口瘘的发生，但是对于超低位、显露困难的不建议强行缝合，不适当的牵拉和显露可能会导致吻合口撕裂，可结合具体情况行保护性造口。

四、经验总结

目前腹腔镜直肠手术已在临床广泛开展，如何在腹腔镜下遵循全直肠系膜切除术（TME），需要对解剖结构有充分的认识。除了遵循肿瘤学原则，术后生活质量也是外科医生的关注点，术中盆腔自主神经的保护也是外科医生追求的目标。一台漂亮手术的完成，离不开主刀的精细操作和团队的配合。笔者认为，关注细节，不光是磨炼手术技巧，更是锻炼团队合作，让手术操作更加流畅。

声明

本文作者宣称无任何利益冲突。

专家点评

　　本书的作者有许多从同辈中脱颖而出的青年才俊，能从青年医生的角度，敏锐地觉察入门者的重点与难点，使其少走弯路。我还发现书中许多术式带有外科医生的个人印记（Signature），如郑民华老师的尾侧联合中间入路腹腔镜右半CME，以及郭银枞老师的经腹腔镜部分ISR；其中又融入了大量外科医生自己的经验与技巧。例外往往是规则的说明，这些特别术式和特别经验让作为结直肠外科医生的我感受到腹腔镜技术不断扩展的外延，拓展了我的视野和思维。

——中山大学附属第六医院结直肠外科　窦若虚

　　作为胃肠外科住院医生，学识有限，阅读此书后无法过多评论，仅把自己阅读腹腔镜右半结肠癌D3根治术的3点体会分享给大家。

　　第一，此书与市面上其他书籍相比，图文并茂，注解准确，以术前引言、患者信息、术中步骤、术后经验总结的大致步骤逐一讲解，逻辑思维更加清晰，让我们犹如从头到尾参加整个手术过程。整个手术过程中的重点与难点一目了然，尤其是术者心得体会让我们可以抓重难点，在操作中少走弯路。

　　第二，外科解剖对于一名外科医生来说尤为重要，无论是各个器官的特点，血管的走形，神经的分布，以及各种筋膜的分布、交替、融合都是我们年轻医生应该牢牢掌握的。腹腔镜右半结肠癌根治术对解剖标志和解剖间隙的掌握，以及血管的处理要求较高。只要我们沿着正确的解剖间隙走，就可以带来更少的副损伤，更少的出血以及更加清晰的手术视野。同时外科医生还应具备辨别和处理手术中的各种血管和神经的变异畸形的能力。

　　第三，腹腔镜右半结肠癌D3根治术具有4种不同的手术入路方式，所有入路中最重要的动作是术者的一只手和助手的两只手来共同创造并保持适当的张力。对于术者而言，不同的入路具有不同的手术操作感受和不同解剖层面的暴露。对于助手而言，不同的入路可以锻炼其与术者在多种情况下的配合，锻炼操作技能。本书在外科医生今后的成长过程中，可以帮助其学习并且选取更加适合自己操作的手术方式。

——吉林大学中日联谊医院胃肠结直肠外科　罗海

本书部分文章信息量大，我择二谈之。

第一讲《减孔腹腔镜左半结肠切除术》言简意赅，不但在手术操作上试图减孔，在文字的把握上也字字珠玑，言简意赅！"两孔法"降低了完全单孔操作的难度，又减少了"五孔法"中的3个腹部 Trocar，其技术的应用体现了外科医生对技术和效果平衡统一的追求。

主要技术操作要点在视频之中均有展示，但文字注释太少还是略感遗憾，应该将减孔和左半两者结合的技术难点和要点用文字阐释出来，便于读者进一步领会其手术精华所在。

而在第二讲《腹腔镜下右半结肠扩大切除术》，作者通过一个具体病例，展示了术前、术中、术后完整的治疗过程，具体术中采用了尾侧、头侧，再中间的游离路径，联合切除了受累及的肝脏，为大家呈现了一个非常完美的右半结肠手术作品。

文后经验总结对整体手术起到了画龙点睛的作用，也体现了作者对该术式的掌握、理解和思考。

美中不足之处：应该将文后的领悟融合在文中，这样读者可以在阅读中体会作者的思考，并产生共鸣，而不是读后再进行一下系统复习，略显乏倦。

文中并未交代，对于这种术前影像学报告为 T4 的结肠癌，是否需要行多学科（MDT）讨论？是否在新辅助化疗后再施行结肠切除术？

——吉林大学中日联谊医院胃肠结直肠外科　谢忠士

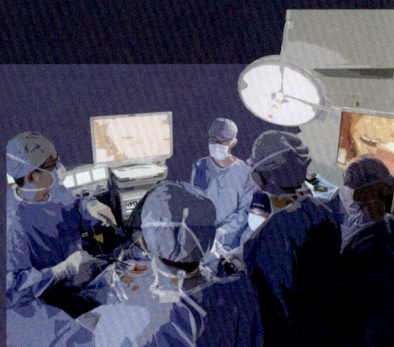

第九讲　腹腔镜右半结肠癌扩大根治术
崔滨滨（哈尔滨医科大学附属肿瘤医院）

扫码观看视频
《腹腔镜胃肠手术笔记（第二版）》

AME

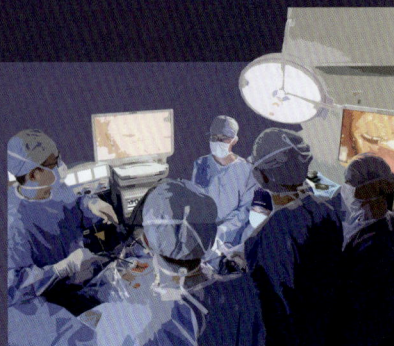

第十讲　腹腔镜右半结肠癌D3根治术
靖昌庆（山东省立医院东院）

扫码观看视频
《腹腔镜胃肠手术笔记（第二版）》

AME

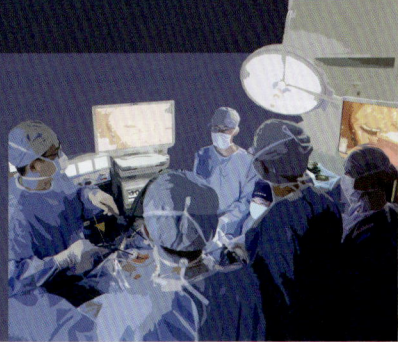

第十一讲　保留左结肠动脉的乙状结肠癌根治术

李心翔（复旦大学附属肿瘤医院）

扫码观看视频
《腹腔镜胃肠手术笔记（第二版）》

AME

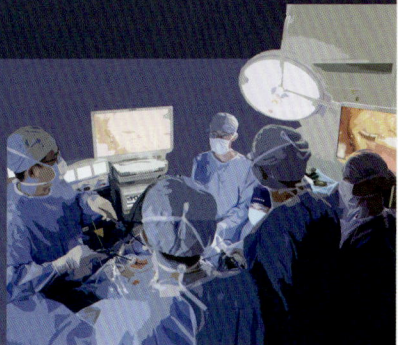

第十二讲　炎性肠病手术

练磊（中山大学附属第六医院）

扫码观看视频
《腹腔镜胃肠手术笔记（第二版）》

AME

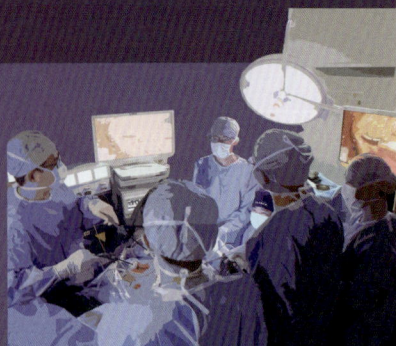

第十三讲　腹腔镜直肠癌手术盆丛神经保护

吕国庆（北京大学深圳医院）

扫码观看视频

《腹腔镜胃肠手术笔记（第二版）》

AME
Publishing Company

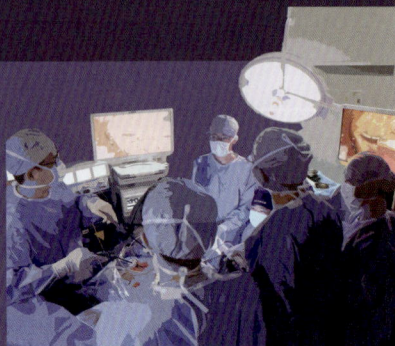

第十四讲　腹腔镜下右半结肠癌根治术

马君俊（上海交通大学医学院附属瑞金医院）

扫码观看视频

《腹腔镜胃肠手术笔记（第二版）》

AME
Publishing Company

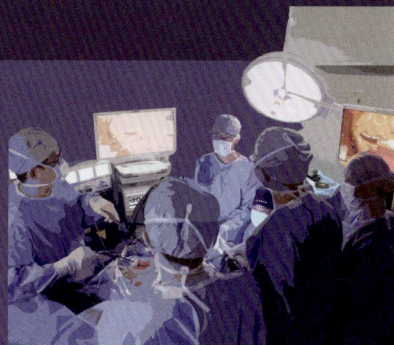

第十五讲　腹腔镜乙状结肠癌根治术

孙锋（广州中医药大学第一附属医院）

扫码观看视频

《腹腔镜胃肠手术笔记（第二版）》

AME

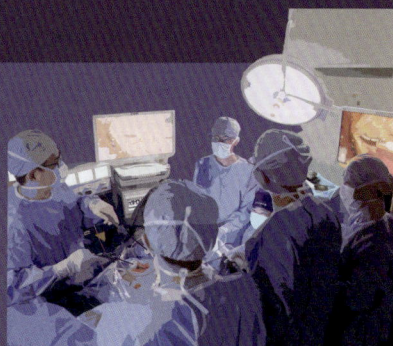

第十六讲　右半结肠癌根治术——静脉优先还是动脉优先

王旻（吉林大学第二医院）

扫码观看视频

《腹腔镜胃肠手术笔记（第二版）》

AME

第十七讲　巨大T4b期结肠癌手术中腹腔镜手术的价值

吴斌（北京协和医院）

扫码观看视频
《腹腔镜胃肠手术笔记（第二版）》

AME
Publishing Company

第十八讲　保留左结肠血管的争议和策略

吴德庆（广东省人民医院）

扫码观看视频
《腹腔镜胃肠手术笔记（第二版）》

AME
Publishing Company

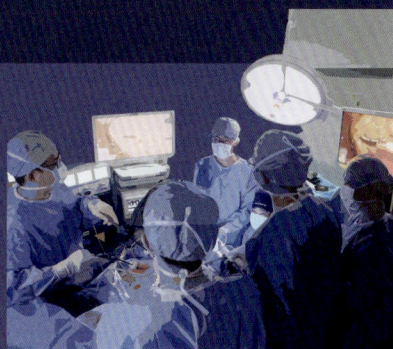

第十九讲　腹腔镜扩大右半结肠切除术

叶凯（福建医科大学附属第二医院）

扫码观看视频
《腹腔镜胃肠手术笔记（第二版）》

AME
Publishing Company

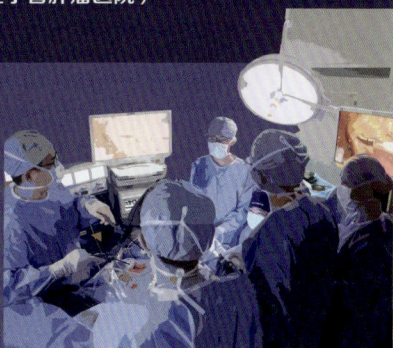

第二十讲　腹腔镜尾侧入路右半结肠CME
手术

张庆彤（中国医科大学肿瘤医院/辽宁省肿瘤医院）

扫码观看视频
《腹腔镜胃肠手术笔记（第二版）》

AME
Publishing Company

175

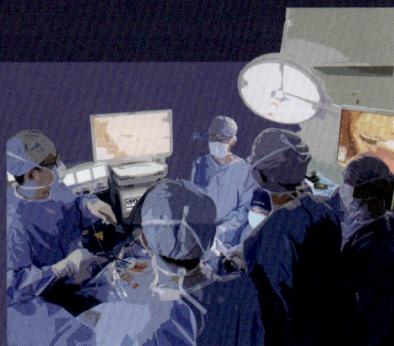

第二十一讲　腹腔镜右半结肠切除术

朱安龙（哈尔滨医科大学附属第一医院）

扫码观看视频

《腹腔镜胃肠手术笔记（第二版）》

AME

第三部分　保功能胃肠手术

技术背景

　　随着胃肠癌早诊筛查的普及，胃肠癌的治疗理念也从肿瘤根治到更加注重患者术后生活质量的转变。功能性胃肠手术旨在最大限度保留胃肠的正常解剖连续性及其生理功能，以保证患者术后良好的消化功能及胃肠道运动功能，减少术后并发症，提高早期胃肠癌患者术后的生活质量。功能性胃肠手术目前主要有以下几类，包括保留幽门胃切除术、近端胃切除术及局部病灶切除术。本专题主要针对这几类术式的特点、适应证及腹腔镜操作技术要点等进行阐述。

经验分享

    第一讲　全腹腔镜近端胃切除双通道重建术
    樊林 ·· 179

    第二讲　IPA及IPV的手术解剖
    李子禹，苗儒林 ·· 187

    第三讲　腹腔镜下保留肠系膜下静脉的左半结肠癌根治术
    刘天舟，朱甲明 ·· 192

    第四讲　腹腔内胃腔内手术
    马志明，朱甲明 ·· 197

    第五讲　腹腔镜下PPG手术淋巴结清扫要点及其相关血管解剖
    吴永友，陈强，彭巍，程明，王镇，花雨 ················ 207

    第六讲　腹腔镜保留幽门的胃切除术之幽门下区淋巴结清扫
    赵刚 ·· 222

    第七讲　经胃腹腔镜手术
    周晓俊，徐露，陈昕，单治理，杨恒颖 ·················· 227

手术精讲

    第八讲　腹腔镜胃部分切除术（PPG）
    梁品 ·· 235

    第九讲　腹腔镜下经胃腔手术
    赵曦 ·· 235

文章顺序按作者姓氏拼音首字母为序

第一讲　全腹腔镜近端胃切除双通道重建术

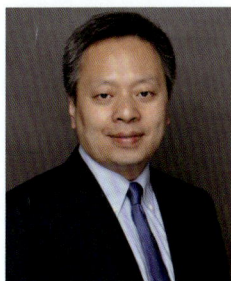

樊林

医学博士，西安交通大学第一附属医院胃肠外科副教授，副主任医师，硕士研究生导师，普通外科副主任，美国印第安纳大学医学院访问学者。对于胃部良恶性疾病，结直肠良恶性疾病具有丰富经验，开展了全腹腔镜胃癌D2、D3根治术并率先在院内开展全腹腔镜下消化道重建，结肠癌全系膜切除术（CME）及中低位直肠癌全系膜切除术（TME），低位直肠癌保肛术等。（简历更新时间：2019-03-04）

一、术前准备：术前讨论（选取该术式的原因、预先的注意事项）、特殊准备/常规准备

腹腔镜在早期胃癌的应用已广为接受。随着近年来胃上部癌尤其是食管胃结合部癌的发病率升高，以及早期胃癌诊出率越来越高，针对早期胃上部癌的手术重建方式广受争议。腹腔镜早期胃上部癌根治性近端胃切除与全胃切除的肿瘤安全性相似。然而，近端胃切除食管残胃吻合后反流性食管炎的问题一直得不到有效的解决，患者生活质量极差，早期胃上部癌行全胃切除术虽然避免了反流的问题，但缺点是根治范围过大，创伤也大，术后长期贫血以及维生素B_{12}缺乏并发症也得不到有效解决，寻找既能达到根治，又能保留功能的术式显得尤为迫切。

腹腔镜根治性近端胃切除并双通道重建术既能减少反流，又能够保留胃的功能，术前应明确肿瘤分期以及肿瘤部位。所有患者术前需胃镜及超声内镜检查，腹部CT检查评估，确诊胃上部癌，分期为T1~T2，无远处转移，则适合此种术式。术前应内镜下放置钛夹或注射亚甲蓝方便定位。

二、术中解剖

肿瘤位于胃上部，术前临床分期T1N0M0，结合术前CT拟行近端胃癌根治术并双通道重建术。淋巴结清扫常规行近端胃癌D2清扫，即清扫No.1、No.2、No.3、

No.4、No.7、No.8、No.9、No.11p组淋巴结。消化道重建在全腹腔镜下完成，需要完成食管空肠吻合、胃空肠侧侧吻合、空肠–空肠吻合。

三、手术步骤

（一）淋巴结清扫

患者常规全麻，采用头高脚低右侧倾斜15°，双腿分开位，主刀采取左侧站位，第一助手右侧站位，扶镜手立于两腿之间。常规采用五孔法，观察孔12 mm Trocar位于脐下，余Trocar分布如图1–1所示。悬吊肝脏，切开肝胃韧带，将肝左叶悬吊后充分显露胃及食管裂孔部（图1–2）。

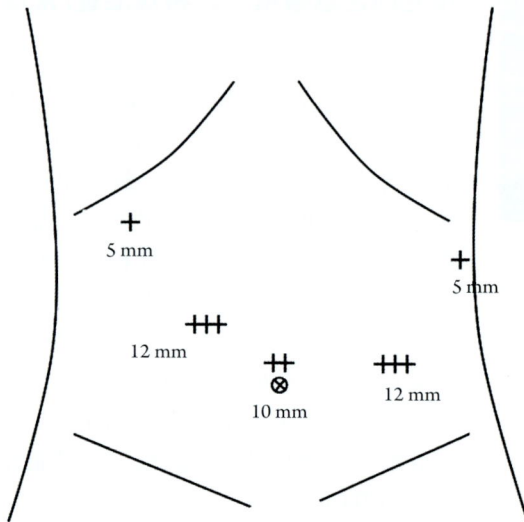

图1–1　Trocar分布

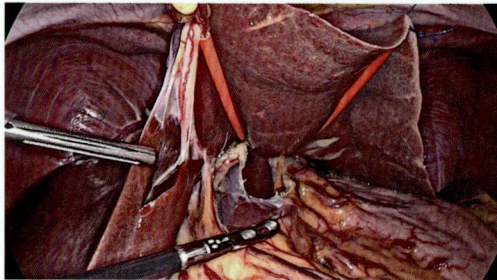

图1–2　显露胃及食管裂孔部

于横结肠中部的胃结肠韧带处分离，向左分离至脾脏下极，分离胃网膜左血管并在根部结扎，清扫No.4sb组淋巴结，进一步游离并切断胃短血管，清扫No.10组淋巴结（图1-3）。沿胃大弯向幽门下区游离，清扫No.4d组淋巴结，保留网膜右动静脉及网膜血管。将胃向头侧翻起，清扫胰腺上区淋巴结。沿胰腺上缘顺次清扫No.7、No.8a、No.9、No.11p、No.11d组淋巴结。保留No.5组淋巴结，清扫No.1、No.2组淋巴结，显露食管胃结合部，游离下段食管约5 cm。如肿瘤位于食管胃结合部，Siewert Ⅱ型，则建议做下纵隔淋巴结清扫。

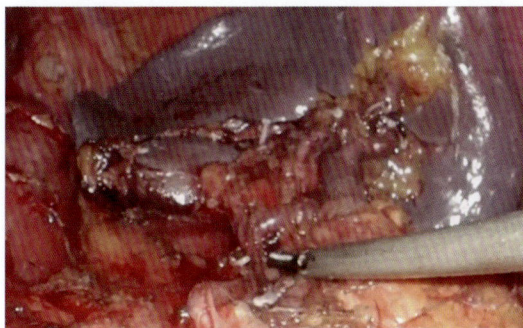

图1-3　清扫No.10组淋巴结

（二）消化道重建

步骤一：胃的切断

沿胃大弯距幽门8~10 cm处横断胃（图1-4），垂直于胃大弯长轴方向。保留胃远端，通常采用直线切割吻合器腔镜下于腹腔内完成此步操作。对于胃体癌可根据术前标记确定切割线，须保证切缘安全距离。

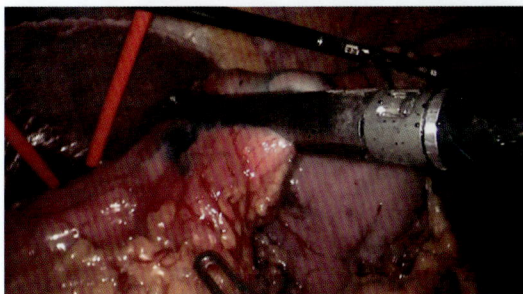

图1-4　沿胃大弯距幽门8~10 cm处横断胃

步骤二：食管的切断

充分游离食管，通常游离腹段食管5 cm，两侧膈肌脚可根据术中具体情况适当离断，以保证吻合空间，退出胃管至食管胸腔段，主刀立于患者左侧，通过左上腹12 mm Trocar在距贲门上约2 cm用45 mm直线切割吻合器腔镜下切断食管（图1-5），切断时应逆时针旋转食管90°，切割线应与食管长轴垂直，以备Overlap吻合用。将空肠经结肠前向食管裂孔处提拉，确认空肠切断部位，直线切割吻合器切断空肠备用。

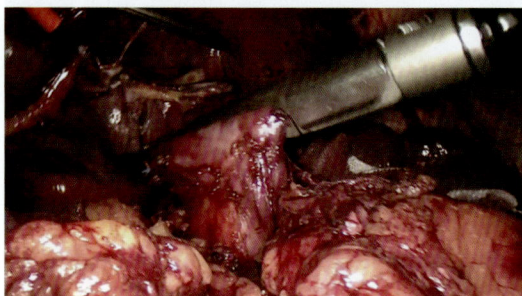

图1-5　切断食管

步骤三：确认切缘

经脐上一约3 cm切口置入切口保护套，取出胃标本，确认切缘安全。将切断空肠拉出切口，近端空肠与切断空肠远端30~40 cm处作侧侧吻合（图1-6）。以45 mm直线切割吻合器吻合，用4-0可吸收线连续缝合关闭共同开口。

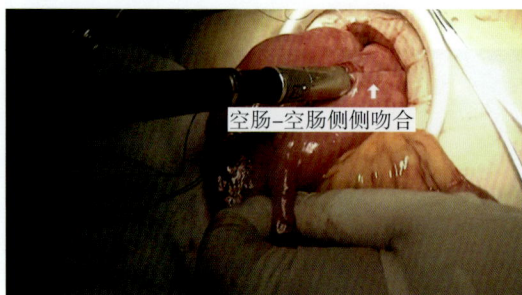

空肠-空肠侧侧吻合

图1-6　侧侧吻合

步骤四：双通道重建

重新建立气腹，首先行食管–近端空肠Overlap吻合，在距断端切缘约6 cm处对系膜缘处开孔，食管下端1/3处开口，由此切口引出胃管，主刀立于患者右侧，经右侧12 mm Trocar，用45 mm直线切割吻合器经由空肠与食管的开口处导入直线切割吻合器两臂（图1-7），行侧侧吻合（图1-8）。共同开口以3-0倒刺线连续全层缝合，然后行浆肌层连续缝合包埋。距此吻合口约8~10 cm处空肠开口，于残胃前壁靠近大弯侧开口，用45 mm直线切割吻合器置入两臂，行空肠–胃前壁侧侧吻合（图1-9），共同开口倒刺线连续全层缝合（图1-10）。在胃前壁的切割线应与残胃切割线成15°，以避免两切割线间胃组织缺血。由此完成吻合。将胃小弯与肝胃韧带根部缝合固定（图1-11），以防止胃摆动下垂。关闭系膜裂孔，放置引流，冲洗腹腔。

术后1~2 d拔除胃管，可以少量多次进流食，如无特殊情况术后9 d出院。

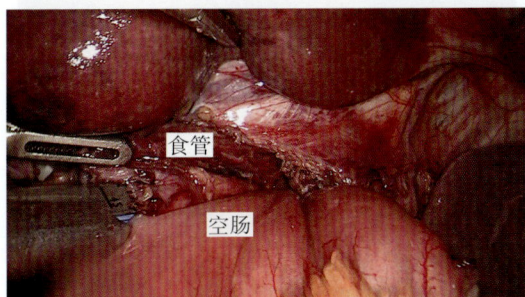

图1-7　用45 mm直线切割吻合器经由空肠与食管开口处导入直线切割器两臂

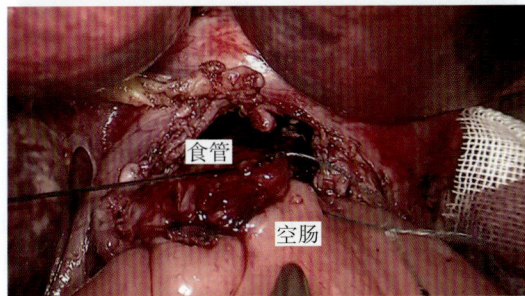

图1-8　空肠与食管开口处侧侧吻合

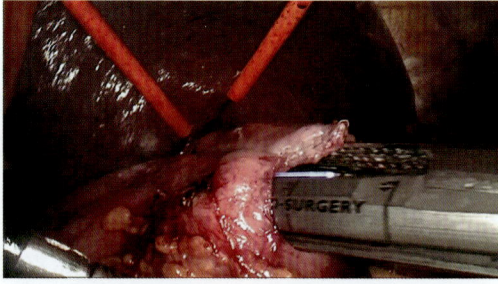

图1-9　空肠–胃前壁侧侧吻合

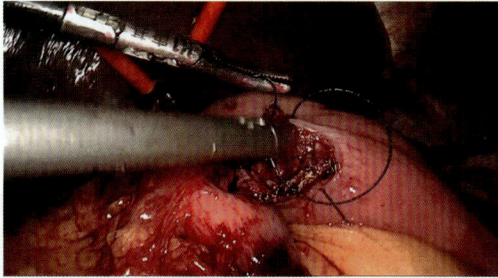

图1-10　全层缝合

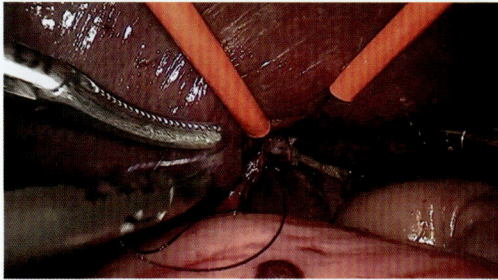

图1-11　胃小弯与肝胃韧带根部缝合固定

四、经验总结

　　术前肿瘤定位应明确，以保证切缘安全。吻合时食管应逆时针旋转90°，以利于吻合。食管空肠吻合口与胃空肠吻合口距离应当为8~10 cm，既防止反流，有利于食物进入残胃。空肠胃吻合应当吻合于前壁，且与断胃切缘保持角度，以免影响血运。共同开口以缝合为好，以免狭窄。残胃应当与肝下肝胃韧带固定，以免胃摆动，影响食物流入。系膜裂孔应当关闭以防止内疝形成。

　　近端胃切除双通道吻合既能够保留部分残胃，使得充分保留胃功能，防止反流，改善营养，保证良好生活质量，力求接近生理状态。保留十二指肠生理通道，可以刺激十二指肠分泌消化酶，利于消化，同时，保留此通道，迷走神经切断导致的术后胆道问题可以通过此通道解决。

　　总之，近端胃根治性切除，保留远端胃，作残胃与空肠双通道吻合治疗胃上部癌的清扫、切除范围合理，残胃有一定储袋作用，能较好地预防反流性食管炎和倾倒综合征；保留了十二指肠径路，改善了患者的生活质量，手术重建术式结构简单，操作难度小。该术式是胃上部癌根治术较理想的消化道重建方式。

参考文献

[1]　Blot WJ, Devesa SS, Kneller RW, et al. Rising incidence of adenocarcinoma of the esophagus and gastric cardia[J]. JAMA, 1991, 265(10): 1287-1289.

[2]　Liu K, Yang K, Zhang W, et al. Changes of Esophagogastric Junctional Adenocarcinoma and Gastroesophageal Reflux Disease Among Surgical Patients During 1988-2012: A Single-institution, High-volume Experience in China[J]. Ann Surg, 2016, 263(1): 88-95.

[3]　Uyama I, Sugioka A, Matsui H, et al. Laparoscopic side-to-side esophagogastrostomy using a linear stapler after proximal gastrectomy[J]. Gastric Cancer, 2001, 4(2): 98-102.

[4]　Kinoshita T, Gotohda N, Kato Y, et al. Laparoscopic proximal gastrectomy with jejunal interposition for gastric cancer in the proximal third of the stomach: a retrospective comparison with open surgery[J]. Surg Endosc, 2013, 27(1): 146-153.

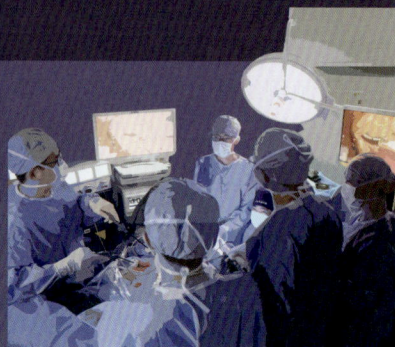

第一讲　全腹腔镜近端胃切除双通道重建术

樊林（西安交通大学第一附属医院）

扫码观看视频
《腹腔镜胃肠手术笔记（第二版）》

第二讲　IPA及IPV的手术解剖

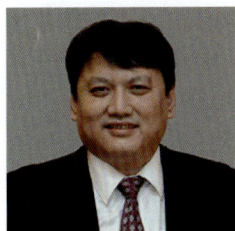

李子禹

主任医师，教授，博士生导师，北京大学肿瘤医院胃肠肿瘤中心一病区主任、大外科副主任。中华医学会外科学分会胃肠外科学组委员、中国抗癌协会胃癌专业委员会常务委员兼副秘书长、中国医师协会外科医师分会肿瘤外科学组常务委员兼秘书长、中国医学装备协会外科医学装备分会常务委员兼副秘书长、北京医学会外科学分会青年委员会副主任委员、北京抗癌协会第八届理事会常务理事、北京肿瘤学会副理事长。（简历更新时间：2021-07-26）

一、手术名称

幽门下动脉及静脉的手术解剖。

二、术前准备

幽门下动脉（inferior pylorus artery，IPA）是胃十二指肠动脉或其下游主要血管（胃网膜右动脉、胰十二指肠前上动脉）的动脉分支，在幽门括约肌远端从周围穿入十二指肠，穿过肌层到达黏膜下层，随即分为2~3条分支返回幽门管的黏膜下方，最后达到幽门窦的末端。IPA供应幽门管的整个黏膜层，也有贯穿供应幽门前庭部5~6 cm部位血液的情况。IPA在黏膜下层的血管分支可和胃、十二指肠黏膜下层的动脉丛形成吻合支，但是也存在幽门黏膜下动脉丛和胃、十二指肠黏膜下丛缺乏连续性的情况。因此，IPA在胃的手术解剖中具有独特的意义。

对于胃体中部的早期胃癌，保留幽门的远端胃切除术（pylorus-preserving gastrectomy，PPG）是目前最常见的功能保留性手术。在该式中，必须保留IPA以保证幽门的动脉血供和正常功能。在第15版日本胃癌学会《胃癌处理规约》中，幽门下区淋巴结（No. 6）可根据位置分布进一步细分为No.6a、No.6v和No.6i组淋巴结，其中，No.6i组淋巴结被定义为沿IPA周围分布的淋巴结。因此，IPA的解剖位置对于幽门下区淋巴结的清扫和理解也具有重要的意义。

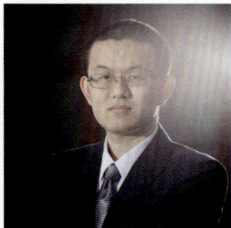

三、术中解剖

苗儒林

北京大学肿瘤医院胃肠肿瘤中心主治医师、讲师。（简历更新时间：2019-03-04）

对幽门下区的手术解剖患者采用平卧分腿位，扶镜手位于患者两腿之间，术者位于患者左侧，助手位于患者右侧。采用胃癌根治术常规的位置进行Trocar定位。在解剖过程中，可将手术床头部抬高10°~15°，利于局部术野的显露。在腹腔镜手术中，可采用吲哚菁绿荧光显像或纳米碳进行原发灶的标记和淋巴结示踪，以便在术中指导局部淋巴结的清扫。北京大学肿瘤医院胃肠肿瘤中心正是采用吲哚菁绿荧光显像的方法进行病灶定位和淋巴结示踪。患者术前1 d于胃镜下在肿瘤周围4个地方黏膜下层注射0.05 mg/mL的吲哚菁绿溶液，每个地方注射1~1.5 mL。

对IPA的手术解剖需要对其解剖起源有深刻的认识。近年来胃癌外科学界对IPA解剖的关注也越来越多。1995年，日本京都府立医科大学Kiyoshi Sawai等通过血管造影对210例患者的IPA解剖起源进行了研究，提示幽门下动脉主要起源自胃十二指肠动脉（63.8%），其次起源自胰十二指肠动脉弓（23.8%）和胃网膜右动脉（12.4%）。2015年，日本虎门医院的Shusuke Haruta等基于156例患者的手术解剖和术后标本的处理，提示IPA主要起源自胰十二指肠前上动脉（64.2%），其次起源自胃网膜右动脉根部（23.1%）和胃十二指肠动脉（12.7%）。在该研究中，研究者还发现从幽门环到IPA根部的距离在IPA起源自胃十二指肠动脉（9 mm）时要短于起源自胰十二指肠前上动脉（21.8 mm）和胃网膜右动脉（20.6 mm）的情况。国内关于IPA的解剖研究相对较少，仅于2006年由齐齐哈尔医学院沈雷等通过20例尸体解剖发现IPA主要起源自胃十二指肠动脉（51.6%），其次起源自胃网膜右动脉（29.0%）和胰十二指肠前上动脉及胃网膜右动脉分叉处（19.4%）。2017年，由北京大学肿瘤医院牵头的国内34家中心通过术中解剖的方式前瞻性收集了419例胃癌患者的IPA起源数据，该研究发现单支型IPA占比95%，多支型IPA 2.6%，缺失型IPA或未探及型IPA 1.4%。在单支型IPA中，IPA起源自胃十二指肠动脉、胰十二指肠前上动脉和胃网膜右动脉的比例分别为36.8%、31.0%和27.2%。

该研究还发现，在腹腔镜手术中IPA起源自胃十二指肠动脉的比例更高。结合Shusuke Haruta等的研究，这可能是由于腹腔镜手术的放大作用对小血管的解剖更有优势，有利于较短的IPA术中识别。

在PPG手术中，近年来多项研究提示，幽门下静脉（inferior pylorus vein，IPV）的保留可以减低PPG术后幽门水肿，可以降低胃排空功能障碍的发生风险。日本北里大学医学部Nobuyuki Nishizawa等回顾分析了43例保留IPV的腔镜PPG手术情况，发现IPV全部汇入胃网膜右静脉和（或）胰十二指肠前上静脉，根据其解剖回流分为4型：Ⅰ型，超过2支IPV回流入胃网膜右静脉，占比39.5%；Ⅱa型，单支IPV，回流入胃网膜右静脉，占比30.2%；Ⅱb型，1支IPV回流入胃网膜右静脉，另1支IPV回流入胰十二指肠前上静脉，占比14%；Ⅲ型，IPV仅回流入胰十二指肠前上静脉，占比16.3%。

四、手术步骤

1. 腹腔及原发灶探查，根据术前标记定位原发灶的近端及远端位置。

2. 沿胃网膜血管弓外或横结肠表面切开胃结肠韧带，进入网膜囊。充分打开并显露网膜囊后，助手左手持无创抓钳牵拉胃窦后壁向腹侧牵拉，右手持无创抓钳协助显露局部视野。

3. 辨认网膜囊右侧边界后，沿此边界切开腹膜，进入右侧横结肠系膜前叶后方的疏松间隙。将此间隙向幽门下区延伸扩展，进入胃系膜和横结肠系膜之间的融合间隙层面。

4. 充分游离胃系膜和横结肠系膜之间的融合间隙，沿此融合间隙进行充分游离。将横结肠系膜根部游离后可在横结肠系膜表面显露副右结肠静脉，在胰腺下缘可显露胃网膜右静脉汇入肠系膜上静脉的部分。

5. 显露胃网膜右静脉主干后，沿胰腺表面和静脉表面向幽门方向逐步解剖游离。解剖游离过程中注意钝性分离和锐性分离相结合，局部将疏松结缔组织适当钝性分离，确认无血管后再以超声刀锐性离断，避免在显露不清的情况下将小血管直接离断。

6. 助手将胃窦充分上提后，幽门下区域呈"V"字形分布，胃网膜右静脉位于"V"字形最下方的顶点，两侧分别为幽门下区组织和胰腺表面的融合间隙。在解剖过程中，术者需要将"V"形幽门下区脂肪沿胰腺表面逐层切开打薄，逐步显露其中的小血管。

7. 在右侧胰头表面适当游离后，可显露附着于胰头表面的胰十二指肠前上静脉，要避免损伤。沿血管表面和胰腺表面的层面继续向头侧方向逐层解剖。

8. 在解剖幽门下区右侧时，要注意充分游离周围的粘连。部分患者由于局部生理性粘连或胆囊粘连，会造成局部的显露困难。在分离粘连后，沿胰头表面向头侧解剖至十二指肠球部表面。

9. 在两侧充分游离后，开始精细解剖幽门下区血管。沿胃网膜右静脉表面将周围脂肪钝性剥离，可显露后方的小静脉分支，即幽门下静脉。显露IPV后，沿血管表面将周围脂肪淋巴组织逐步游离。

10. 在胃网膜右静脉左侧适当解剖后，可显露胃网膜右动脉的根部。沿动脉表面采用钝性、锐性分离结合的方法游离周围脂肪，可从左侧显露幽门下静脉，注意避免损伤。

11. 在确认IPV汇入点后，选择适当的位置离断胃网膜右静脉主干，保留IPV。胃网膜右静脉主干离断后，沿局部胰腺表面将静脉后方的淋巴脂肪组织进一步解剖游离。此时通过荧光显像等方法可利于确保局部淋巴结清扫的彻底性。在局部解剖时，此处胰腺常有凸起的胰腺小叶，有时和淋巴脂肪组织难以区分，要注意精细解剖，避免损伤。

12. 胃网膜右动脉充分裸化，确认幽门下动脉起点没有位于胃网膜右动脉后，离断胃网膜右动脉。

13. 沿胃十二指肠动脉表面和胰腺表面小心解剖，可显露后方的幽门下动脉，注意避免损伤。

14. 确认幽门下动脉及幽门下静脉的走行后，沿血管表面剥离周围的淋巴脂肪组织，向胃壁大弯方向逐步解剖，完成No.6组淋巴结的清扫。

15. 局部清扫完成后，可通过荧光显像评估淋巴结清扫情况和手术切缘的情况。

16. 如果在幽门下区确认IPA及IPV困难，可改变解剖策略，从胃壁开始逆行解剖。首先确定幽门下方进入胃壁的血管，此处血管即为IPA及IPV分支进入胃壁的位置，在此小血管近端位置裸化局部胃壁，从此点开始沿小血管表面向胃网膜右动脉根部方向解剖，显露确认IPA及IPV的根部后，再行幽门下区的解剖游离，避免IPA及IPV的损伤。

参考文献

[1] Susan Standring. 格氏解剖学(39版)[M]. 徐群渊，译. 北京：北京大学医学出版社，2008.

[2] Shinohara H，Kurahashi Y，Kanaya S，et al. Topographic anatomy and laparoscopic technique for dissection of no. 6 infrapyloric lymph nodes in gastric cancer surgery[J]. Gastric Cancer，2013，16(4)：615-620.

[3] Sawai K，Takahashi T，Fujioka T，et al. Pylorus-preserving gastrectomy with radical lymph node dissection based on anatomical variations of the infrapyloric artery[J]. Am J Surg，1995，170(3)：285-288.

[4] Haruta S，Shinohara H，Ueno M，et al. Anatomical considerations of the infrapyloric artery and its associated lymph nodes during laparoscopic gastric cancer surgery[J]. Gastric Cancer，2015，18(4)：876-880.

[5] Shen L，Zhong Z，Tian G et al. The Observation and Clinical Significance of Inferior Pylorus

Artery[J]. Anatomy and Clinics, 2006, 4: 223-225, 228.

[6]　Nishizawa N, Yamashita K, Shinohara H, et al. Anatomical Knowledge for the Infra-Pyloric Vein Preservation during the Laparoscopy-Assisted Pylorus-Preserving Gastrectomy[J]. Dig Surg, 2016, 33(5): 363-370.

第二讲　IPA及IPV的手术解剖

李子禹，苗儒林（北京肿瘤医院）

扫码观看视频

《腹腔镜胃肠手术笔记（第二版）》

AME

第三讲　腹腔镜下保留肠系膜下静脉的左半结肠癌根治术

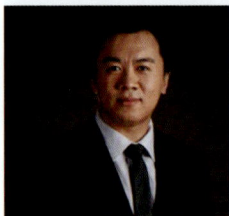

刘天舟

吉林大学第二医院胃肠及营养外科主治医师，医学博士。中国医师协会外科医师分会胃肠道间质瘤诊疗专业委员会青年委员。发表学术论文20余篇，其中，中华系列核心期刊10余篇，SCI 5篇，累计影响因子30余分。荣获2018年吉林大学青年教师水平大赛二等奖，双语教学二等奖。2017—2018年于日本大阪市赤十字病院进修腹腔镜胃肠道手术，师从世界著名腹腔镜上消化器教授金谷诚一郎教授。（简历更新时间：2019-03-04）

腹腔镜下结直肠癌手术已经被胃肠外科的同道广为接受，并被多数结直肠癌手术指南所推荐，不同的手术入路和膜间隙的解剖也推动着腔镜手术的快速发展。腹腔镜下左半结肠癌根治术因其涉及的问题较多，因而有所争议。

左半结肠切除术需要游离横结肠及脾曲，左半结肠，乙状结肠，直肠上段。涉及3个间隙：横结肠后间隙、左结肠后间隙、直肠后间隙；往往需要显露整个左侧的肾前筋膜。对于淋巴结的清扫理念可以遵循完整结肠系膜切除（CME）的切除原则，同时也可参考《日本大肠癌治疗指南》，清扫No.253、No.232、No.231组淋巴结，并切除肿瘤远近端5~10 cm的肠管。以下重点介绍并图解我们完成的一列腹腔镜下保留肠系膜下静脉（inferior mesenteric vein，IMV）的左半结肠癌根治术。

常规5孔法置入Trocar，术者位于患者的右侧。首先术者探查肿瘤位于降结肠（图3-1），进而外侧入路游离乙状结肠与侧腹膜的粘连，初步寻找肾前筋膜的外侧部分（图3-2），便于后续通过内侧入路拓展层面（图3-3），使得内侧与外侧肾前筋膜相通。沿着肠系膜下动脉（inferior mesenteric artery，IMA）根部向头侧继续显露层面（图3-4），上至十二指肠水平部下缘，显露IMA及其分支，该患者为三支共干型（图3-5）。在结肠系膜内仔细进行分支的分离，为后续离断血管游离出足够长的血管。因为IMA根部周围间隙都已创

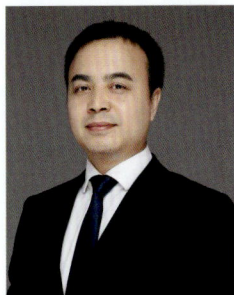

朱甲明

博士后，教授，中国
医科大学附属第一医
院胃肠肿瘤外科副主
任。中华医学会"中
华结直肠外科学院"
学术委员会委员、中
国抗癌协会肿瘤胃肠
病学专业委员会副主
任委员、中国医师协
会外科医师分会微创
专业委员会委员、中
国医师协会内镜医师
分会腹腔镜专业委员
会委员、中国医师协
会微无创医学专业委
员会胃肠专业委员会
委员，《中华胃肠外
科杂志》《腹腔镜外
科杂志》编委、《中
华消化外科》菁英荟
委员，CATP讲师团
讲师、GCLGC胃癌
学院讲师团讲师。
（简历更新时间：
2021-07-26）

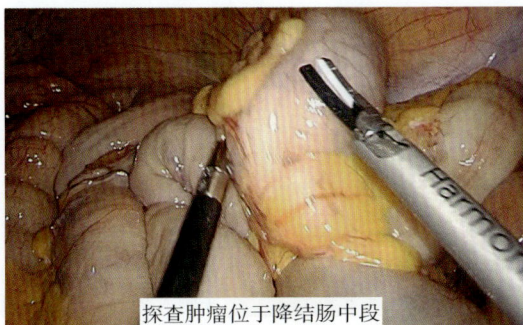

探查肿瘤位于降结肠中段

图3-1　探查肿瘤

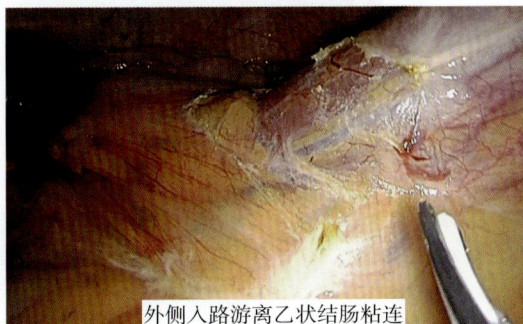

外侧入路游离乙状结肠粘连

图3-2　外侧入路游离乙状结肠

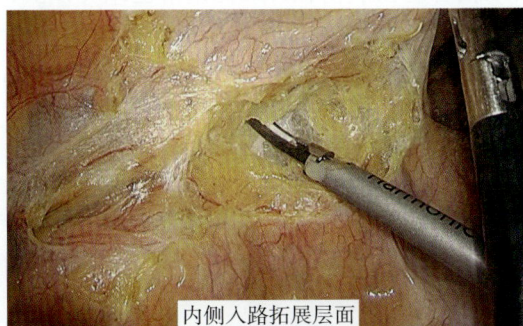

内侧入路拓展层面

图3-3　内侧入路拓展层面

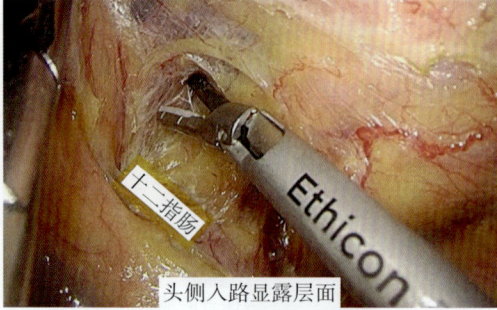

图3-4　头侧入路显露层面

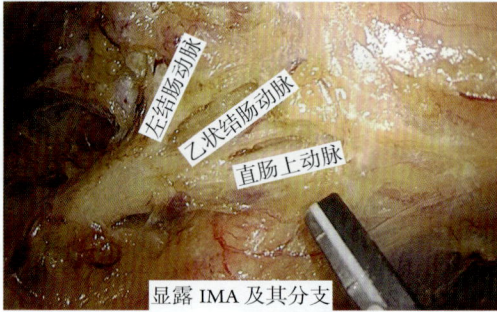

图3-5　显露IMA及其分支（三支共干型）

建，所以很容易彻底清扫No.253组淋巴结（图3-6）。上至十二指肠水平部下缘，下至左结肠动脉发出点及其水平连线，外侧至左结肠动脉向头侧延续投影或IMV。离断左结肠动脉（left colon artery，LCA）及乙状结肠动脉（sigmoid

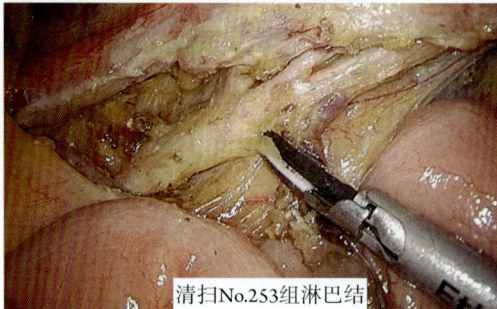

图3-6　彻底清扫No.253组淋巴结

artery，SCA）（部分患者可保留乙状结肠动脉的1~2支），保留直肠上动脉
（SRA）（图3-7）。这样可以最大限度地保留肠管的血供，距肿瘤远端10 cm
以上裁剪结肠系膜（部分乙状结肠短小的患者可根据吻合口张力距肿瘤5 cm
离断远端肠管）。游离IMV，显露并离断其相关属支，游离IMV至根部，全程
显露保留的IMV主干（图3-8）。游离左结肠后间隙，向头侧至胰腺下缘，进
而"爬坡"至胰腺上缘（图3-9），进入网膜囊，胃网膜血管弓外离断胃结肠
韧带，完整游离脾曲。至此，左半结肠的游离及相关淋巴结的清扫已经全部
完成，通过腹部小切口进行体外消化道的重建，应用直线切割吻合器进行侧
侧吻合。最后将部分大网膜组织覆盖在IMV表面，防止裸化的IMV牵拉出血，
术毕。

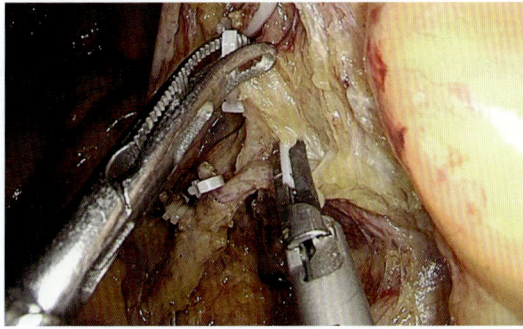

图3-7　离断左结肠动脉及乙状结肠动脉，保留直肠
上动脉

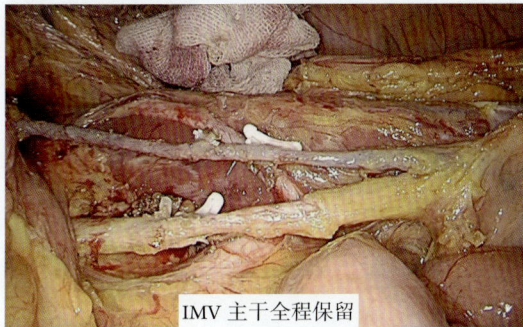

图3-8　IMV主干全程保留

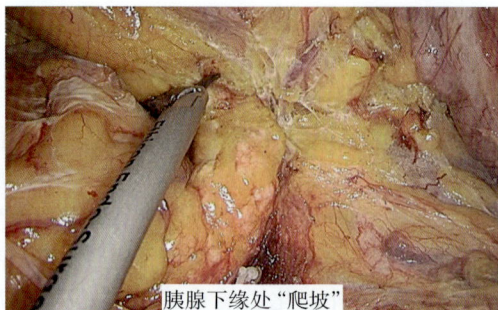

胰腺下缘处"爬坡"

**图3-9　游离左结肠后间隙，至胰腺下缘处
"爬坡"**

　　左半结肠手术对于动脉血管的处理，主要是离断LCA和部分SCA，主张保留SRA，而对于IMV的处理还没有明确定论。在熟练掌握裁剪结肠系膜的基础上，笔者团队初步尝试全程保留IMV，该手术方式对于保留部分结肠的回流血供以及吻合口愈合情况的影响程度，还需要设计合理的临床试验才能得出相关结论。

第三讲　腹腔镜下保留肠系膜下静脉的左半结肠癌根治术

刘天舟（吉林大学第二医院）

朱甲明（中国医科大学附属第一医院）

扫码观看视频

《腹腔镜胃肠手术笔记（第二版）》

AME

第四讲　腹腔内胃腔内手术

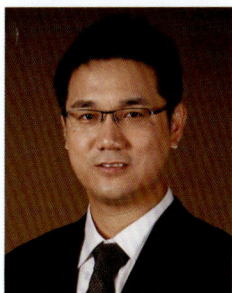

马志明

吉林大学第二医院胃
肠及营养外科，医学
博士。中国抗癌协会
整合肿瘤分会青年委
员、国际胃癌协会会
员、《临床与病理杂
志》中青年编委。哈
佛大学麻省总医院访
问学者。发表中华
系列核心期刊文章
10篇，SCI 5篇，参与
译著2本。多次于国
际胃癌大会口头发言
及壁报交流。（简历
更新时间：2019-03-
04）

一、术前准备

（一）术前辅助检查

　　胃镜及超声胃镜检查证实为原发的胃黏膜下肿瘤，
病变适合局部切除；CT检查结果提示无淋巴结转移或
转移风险极低，且除外肝囊肿等外压性病变可能。

（二）术前MDT会诊

　　通过MDT讨论，排除内镜治疗可能，明确手术的
适应证及禁忌证。

（三）术前讨论

　　评估胃部手术史、术前评估可成功建立"气胃"，
原发胃黏膜下肿瘤未经过其他措施治疗或治疗失败
病史。

（四）术前知情同意

　　因本项技术属于新技术，虽经伦理委员会批准，术
前仍须获得患者的知情同意。

二、术中解剖

（一）腹腔探查及胃周围粘连游离

　　对既往有腹部手术史的患者，建立人工气腹后，需
要对胃周围粘连进行游离；对于贲门处后壁的黏膜下肿

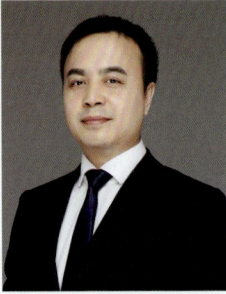

朱甲明

博士后，教授，中国
医科大学附属第一医
院胃肠肿瘤外科副主
任。中华医学会"中
华结直肠外科学院"
学术委员会委员、中
国抗癌协会肿瘤胃肠
病学专业委员会副主
任委员、中国医师协
会外科医师分会微创
专业委员会委员、中
国医师协会内镜医师
分会腹腔镜专业委员
会委员、中国医师协
会微无创医学专业委
员会胃肠专业委员会
委员，《中华胃肠外
科杂志》《腹腔镜外
科杂志》编委、《中
华消化外科》菁英荟
委员，CATP讲师团
讲师、GCLGC胃癌
学院讲师团讲师。
（简历更新时间：
2021-07-26）

瘤，游离胃大弯侧以利于术中穿孔的紧急处理。

（二）胃壁穿刺点的选择

探查并确定肿瘤位置后，在胃壁选择选择合适的穿刺点后，并在右侧传统Trocar的辅助下，分别于观察孔左右侧置入自固定12 mm Trocar、5 mm Trocar入胃腔内。

（三）距离的测量

首先确认肿瘤的位置并嘱台下守护医生进行记录；然后采用胃腔内丝线测量距离，最后将丝线提出腹腔外进行确认测量。

（四）肿瘤直径测量及其边缘标识

测量肿瘤的最大直径及最小直径。

（五）术中解剖变异的记录

对于明确的术中解剖变异，需要进行特殊的记录。

三、手术步骤

1. 胃大弯侧置入第1枚Trocar（图4-1）。

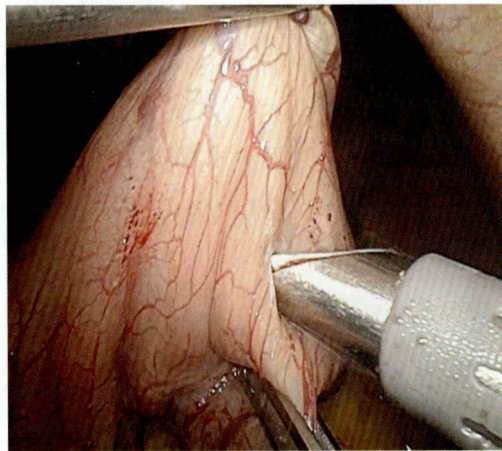

图4-1　胃大弯侧置入第1枚Trocar

2.探查胃腔内肿物（图4-2）。

3.置入其他2枚Trocar。胃壁穿刺点的合理选择：穿刺点的胃前壁周围缝合2针支持线，电钩切开长约0.5 cm的全层胃壁。切换腹腔镜观察孔至左侧带自固定装置的10 mm Trocar，在腹腔镜监视下将自固定10 mm Trocar穿刺进入胃腔内；向胃腔内充气，使胃腔内压力维持在8~10 mmHg，探查并确定肿瘤位置后，在胃壁选择合适的穿刺点后，并在右侧传统Trocar的辅助下，分别于观察孔左右侧置入自固定12 mm Trocar、5 mm Trocar入胃腔内（图4-3）。

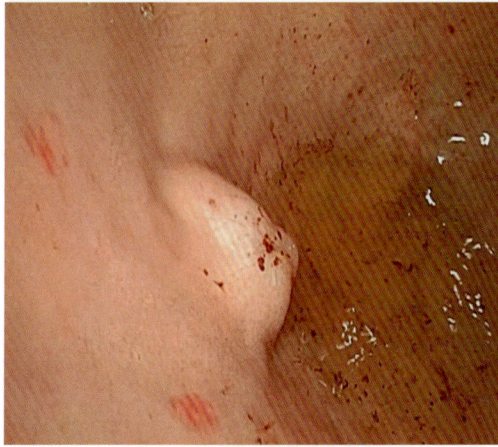

图4-2　探查胃腔内肿物

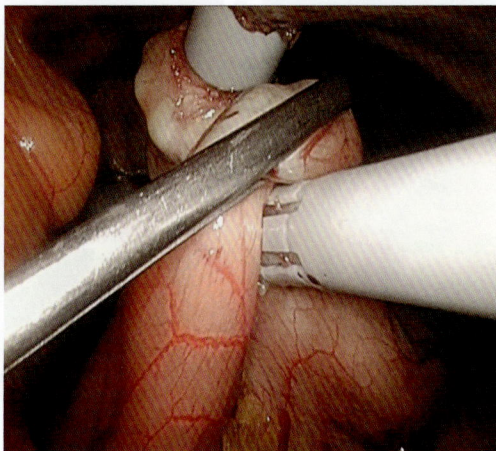

图4-3　助手辅助，置入其他2枚胃腔内Trocar

4. 标记胃腔内肿物：胃腔内确定肿瘤直径测量及其边缘标识，同法测量肿瘤的最大直径及最小直径；于肿瘤的边缘0.5~1.0 cm应用单极电钩行环周切缘的标记（图4-4）。

5. 沿肿物所在层次进行切除。技术要点（图4-5A）：①采用传统的腹腔镜器械；②充分利用单极电凝的特点；③必要时可结合其他能量设备及吸引器。注意事项（图4-5B）：①避免误入层次；②减少触碰肿瘤；③注意滋养血管，预防出血；④预防穿孔，造成"气胃"丧失，影响操作。

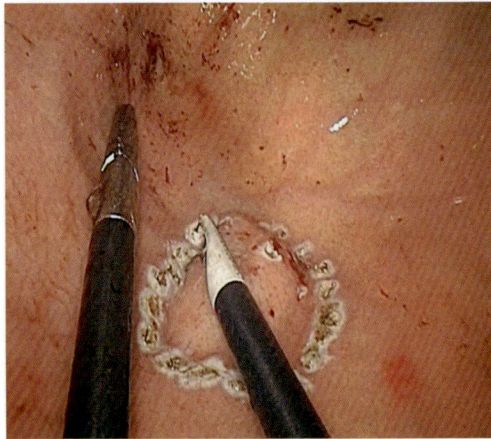

图4-4　标记胃腔内肿物

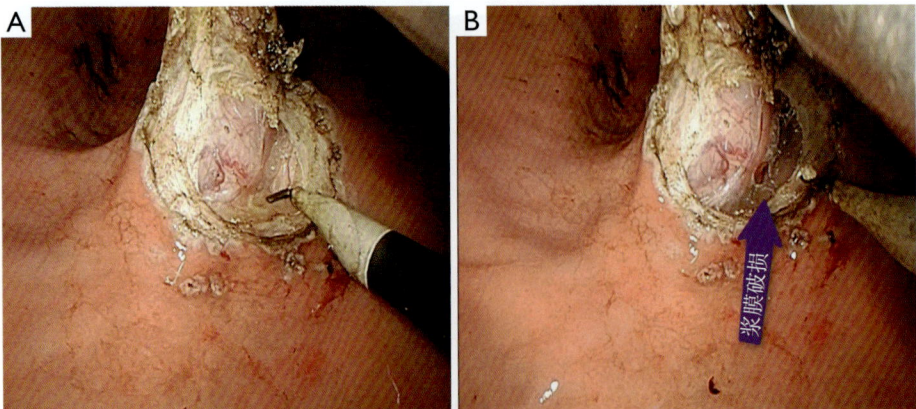

图4-5　沿肿物所在层次进行切除

（A）沿肿物包膜周边层次分离，注意保持包膜的完整性；（B）避免因远离包膜层面致包膜破裂。

6.继续游离肿物（图4-6）。意外情况：术中出现肿物相关的胃壁浆膜层破损，由于维持"气胃"的CO_2的泄漏，造成胃腔内的手术视野受到一定的影响，但由于胃后壁网膜囊对泄漏具有一定的自限性的作用，因此，不如前壁浆膜破损那样，需要紧急的"补救"措施以维持良好的胃腔内手术视野。

7.完整切除肿物（图4-7）：术中快速病理确认肿瘤性质及切缘情况。

8.置入胃管，观察贲门是否狭窄（图4-8）。有条件的情况下可采用结合术中胃镜检查。

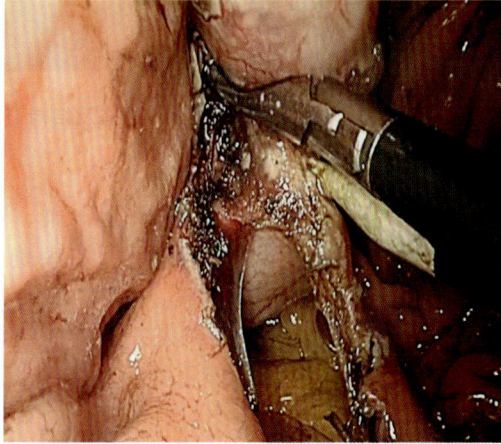

图4-6　全层切除肿物

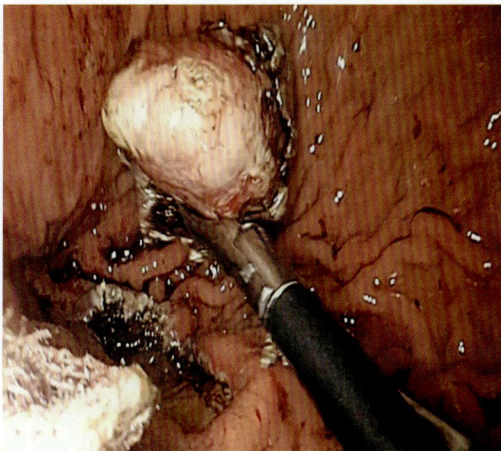

图4-7　完整移除切除的肿物

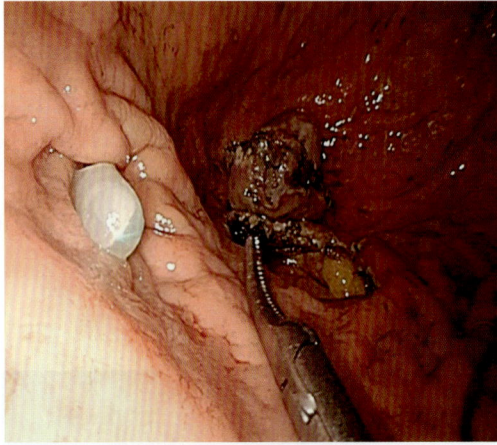

图4-8　胃腔内置入胃管观察贲门形态及结构

9. 连续全层缝合胃壁：①检查创面，确认无出血、穿孔后，应用3-0可吸收缝线连续缝合创面（图4-9A）；②缝合结束确认胃壁缝合情况（图4-9B）。

10. 肿物装入标本袋取出（图4-10）：首先，经胃壁主操作孔置入胃腔内取物袋，然后调整胃管确认贲门结构及功能正常后，将标本置入取物袋取出。

11. 强力碘纱布擦拭Trocar及标本袋（图4-11）。

12. 标本经Trocar孔从腹腔内取出（图4-12）。

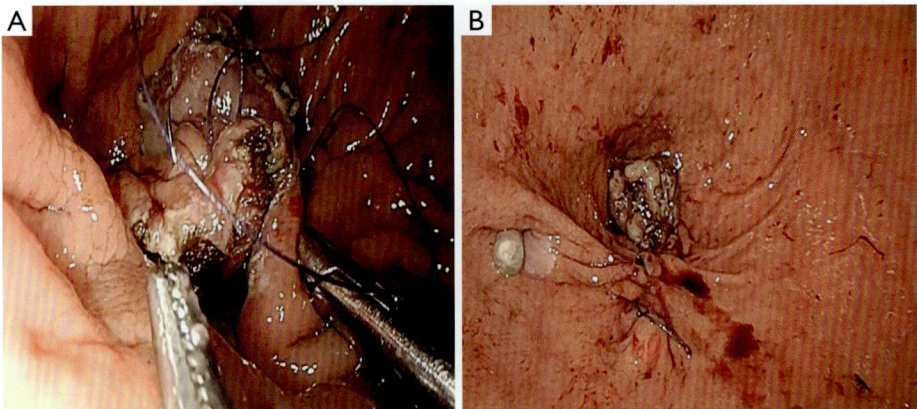

图4-9　手术创面的全层缝合及创面确认
（A）使用3-0可吸收缝线连续缝合创面；（B）检查创面的缝合和对合情况。

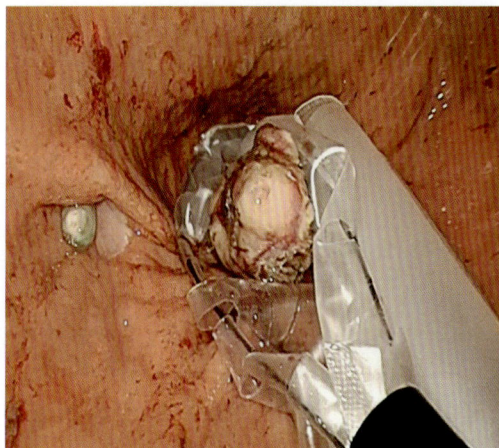

图4-10 胃腔内置入标本袋取出胃腔内标本

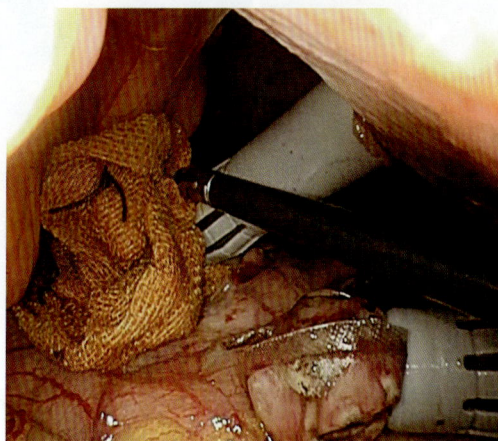

图4-11 胃壁穿刺孔消毒

标本取出方式：可采用经口及经胃壁的方式，本研究均采用经胃壁置入胃腔内取物袋取出的方式。

13. 连续缝合关闭胃壁开口：①采用水平褥式缝合技术关闭胃壁主操作孔开口（图4-13A）；②同法关闭胃壁其他两处开口（图4-13B）。

14. 留置腹腔内引流（图4-14）。

15. 手术结束。

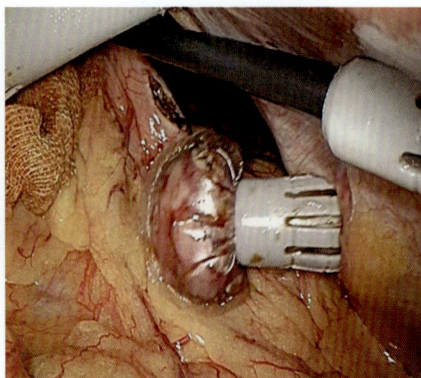

图4-12　取出已移至腹腔的标本

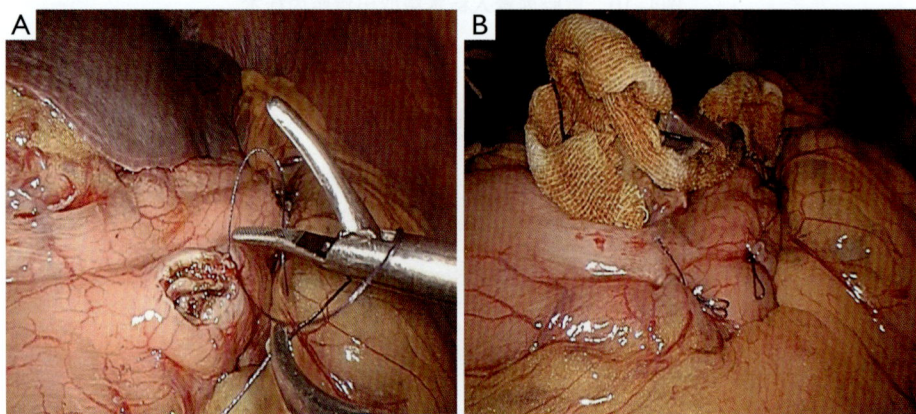

图4-13　关闭胃壁穿刺点

（A）采用水平褥式缝合技术关闭胃壁主操作孔穿刺点；（B）关闭胃壁其他两处穿刺点。

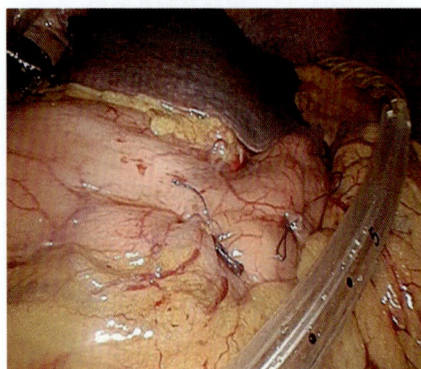

图4-14　腹腔内留置引流管

四、经验总结

详见各步骤相关注意事项。

参考文献

[1]　Lee HH，Hur H，Jung H，et al. Analysis of 151 consecutive gastric submucosal tumors according to tumor location[J]. J Surg Oncol，2011，104(1)：72-75.

[2]　中华医学会消化内镜学分会外科学组，中国医师协会内镜医师分会消化内镜专业委员会，中华医学会外科学分会胃肠外科学组，等. 中国消化道黏膜下肿瘤内镜诊治专家共识(2018版)[J]. 中华消化外科杂志，2018，17(8)：767-778.

[3]　大桥秀一. 腹腔镜下胃内手术[J]. 手术，1994，48：333-337.

[4]　西村广大，太田俊介，池山隆，等. 胃贲门部黏膜下肿瘤的胃内手术[J]. 日本临床外科学会杂志，2016，77(6)：1317-1323.

[5]　马志明，刘天舟，刘晶晶，等. 完全腹腔镜胃腔内手术治疗胃黏膜下肿瘤11例[J]. 中华胃肠外科杂志，2015，18(8)：845-847.

[6]　Boulanger-Gobeil C，Gagné JP，Julien F，et al. Laparoscopic Intragastric Resection：An Alternative Technique for Minimally Invasive Treatment of Gastric Submucosal Tumors[J]. Ann Surg，2018，267(2)：e12-e16.

[7]　Katsuyama S，Nakajima K，Kurokawa Y，et al. Single-Incision Laparoscopic Intragastric Surgery for Gastric Submucosal Tumor Located Adjacent to Esophagogastric Junction：Report of Four Cases[J]. J Laparoendosc Adv Surg Tech A，2018，28(1)：78-82.

[8]　Shoji Y，Takeuchi H，Goto O，et al. Optimal minimally invasive surgical procedure for gastric submucosal tumors[J]. Gastric Cancer，2018，21(3)：508-515.

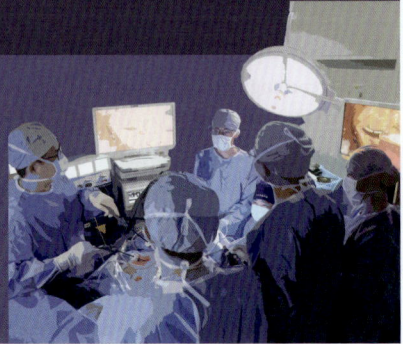

第四讲　腹腔内胃腔内手术

马志明（吉林大学第二医院）

朱甲明（中国医科大学附属第一医院）

扫码观看视频

《腹腔镜胃肠手术笔记（第二版）》

AME
Publishing Company

第五讲 腹腔镜下PPG手术淋巴结清扫要点及其相关血管解剖

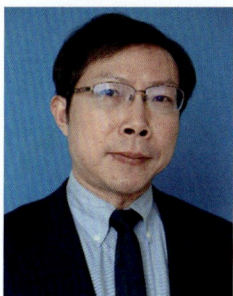

吴永友

主任医师，临床博士研究生导师。苏州大学附属第二医院胃肠外科主任。兼任中华医学会肿瘤学分会胃肠学组委员等职务。发表SCI论文近20篇，翻译出版日文及英文译著10余部。（简历更新时间：2021-05-25）

一、患者资料

患者，男，52岁，因胃小弯中部早期胃癌于外院行内镜黏膜下剥离术（endoscopic submucosal dissection，ESD），术后病理提示印戒细胞癌，累及黏膜下层，基底残留，为追加腹腔镜下保留幽门及迷走神经胃切除术（pylorus-preserving gastrectomy，PPG）于我科就诊。术前胸腹增强CT评估，胃周未见明显肿大淋巴结，未见远处转移，诊断T1bN0M0，Ⅰ期。

二、手术操作

（一）站位

清扫幽门下区及离断远侧小网膜时术者站于患者左侧，除此以外站于患者右侧，第一助手站于主刀对侧。扶镜手站于患者两腿之间。

（二）穿刺孔位置

观察孔位于脐孔上方，置入10 mm Trocar，左上腹及观察孔右外侧稍上分别置入12 mm Trocar，右上腹及左侧平脐水平分别置入5 mm Trocar（图5-1）。如采用5 mm施夹钳或通过右侧12 mm插入施夹钳，左上腹也可改为5 mm Trocar。

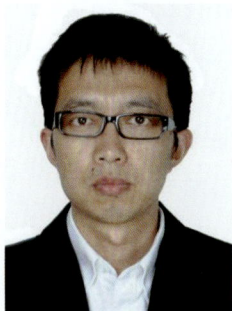

陈强

副主任医师，讲师，外科学博士。现就职于苏州大学附属第二医院普外科，致力于胃肠道疾病的外科临床诊治与基础研究。苏州市普外科专业委员会青年委员。主持苏州市课题一项，参与多项国家自然基金面上项目及省市级课题。以第一作者身份发表论文12篇，其中SCI收录期刊论文8篇。（简历更新时间：2021-05-25）

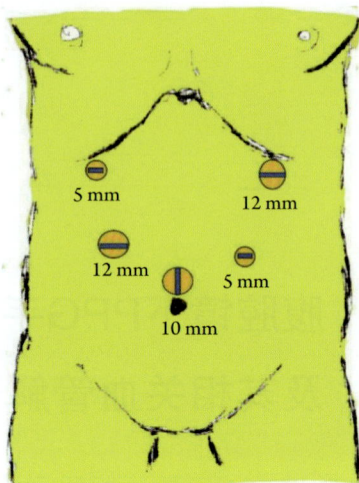

图5-1　腹部穿刺孔分布

（三）肝脏及肝圆韧带悬吊

保护迷走神经肝支，打开肝胃韧带。采用钩针，将3根7#丝线于剑突下偏右侧导入腹腔，绕肝圆韧带后自剑突下偏左引出腹壁，收紧其中1根丝线，用于悬吊肝圆韧带，以2枚Hemolock将其他2根丝线固定于肝胃韧带的保留侧，用于悬吊肝脏左叶（图5-2）。为避免迷走神经肝支损伤，也可不悬吊，而采用特制肝脏拉钩进行暴露。

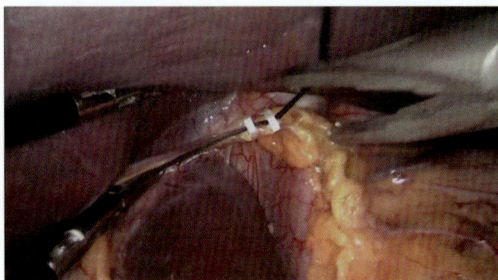

图5-2　肝脏悬吊

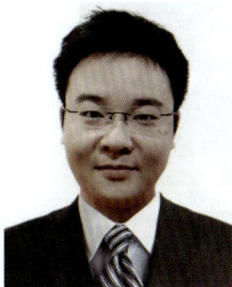

彭巍

主治医师。现任职于苏州大学附属第二医院胃肠外科。苏州市医学会普外科学专业委员会胃肠学组秘书，苏州大学附属第二医院胃肠肿瘤MDT成员组成员，美国Emory大学访问学者。在国内外期刊发表多篇专业论文；主要从事于肿瘤及其微环境的基础与临床治疗，炎症性肠病的外科治疗。（简历更新时间：2021-05-25）

（四）幽门下区淋巴结清扫

于近腹中线处，网膜血管弓外打开大网膜，开放网膜囊，并向右侧扩展。将覆盖于胃"系膜"与横结肠系膜表面的大网膜打开，向外侧延伸，直至十二指肠降部。找准层次后，采用钝性与锐性相结合的方法，将"胃系膜"与横结肠系膜分开（图5-3）。保护幽门下方网膜血管根部处的突起胰腺组织，打开网膜右静脉表面的结缔组织，并向外侧扩展，清扫网膜右静脉表面及胰头表面的No.6v组淋巴结，注意保护胰十二指肠前上血管。理想的层次为清扫后胰头血管的表层应保留有薄层膜结构。在IPV汇入处的末梢侧，离断网膜右静脉（right gastroepiploic vein，RGEV）。继续往上清扫沿网膜右动脉（RGEA）的No.6a淋巴结，辨认IPA的起源，并加以保护。离断RGEA（图5-4A），注意保护IPV（注：该患者为早期开展腹腔镜下PPG的病例，胃网膜右动静脉的离断位置过于偏下，根部结扎RGEA及于胰十二指肠前上静脉汇入处的末梢侧离断RGEV的做法并不合适。正确的做法是裸化一段胃网膜右动静脉，确切保留IPA、IPV的全部分支后，再予以离断，如图5-4B所示）。助手将大网膜向右上方展开，保留进入幽门的IPA、IPV分支，切除幽门及胃窦的大网膜（图5-5）。

（五）幽门上区的处理

No.5及No.12a组淋巴结不予清扫，保留胃右动脉主

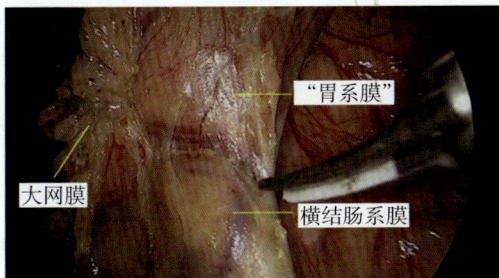

图5-3　分离胃、结肠系膜之间的融合筋膜

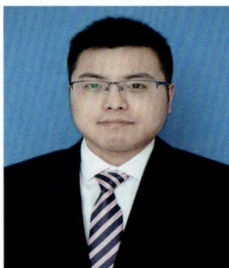

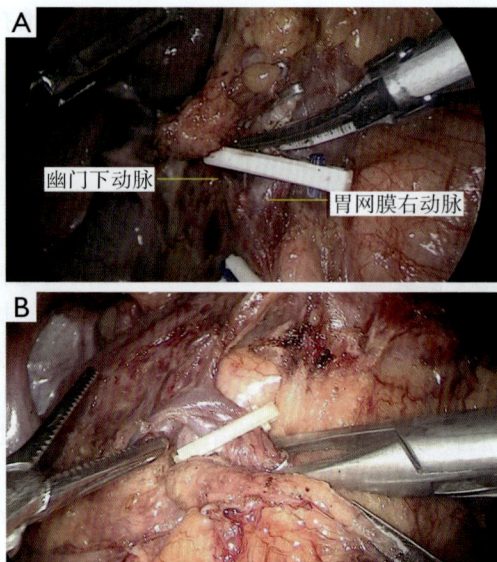

图5-4　离断RGEA，可见IPA

（A）离断网膜右动脉；（B）裸化胃网膜右动静脉，保留IPA、IPV的全部分支后，再予以离断。

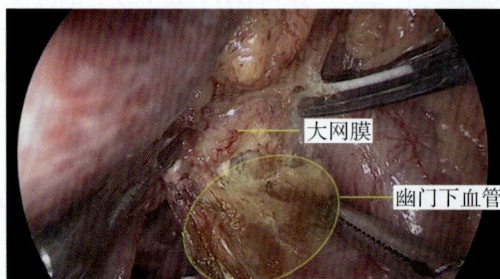

图5-5　保留幽门下血管，裸化十二指肠

程明

主治医师。现任职于苏州大学附属第二医院普外科。硕士期间于苏州大学放射与防护学院开展实验研究工作，对金属纳米颗粒的合成、成像及光热治疗具有很好的了解和掌握，发表相关论文2篇。获得过苏州大学特等奖学金，国家奖学金。进入临床工作后，现能熟练地掌握胃肠外科疾病的诊疗规范，对胃肠道肿瘤手术步骤及细节操作能基本掌握。

（简历更新时间：2021-05-25）

干，并在其发出第1个分支以远处加以离断，切除胃窦部的小网膜（图5-6）。

（六）No.4sb组淋巴结及左侧大网膜的处理

主刀换位至患者右侧，继续向左侧于血管弓外切开大网膜。助手右手将近侧胃体大弯侧后壁向右上方提

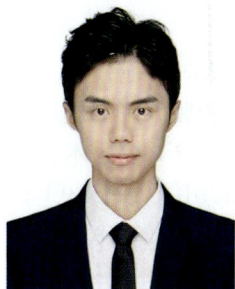

图5-6　处理幽门上区

王镇

住院医师。现任职于
苏州大学附属第二医
院。（简历更新时
间：2021-05-25）

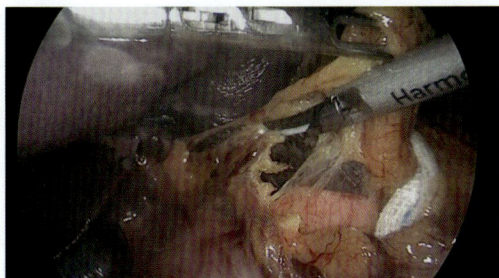

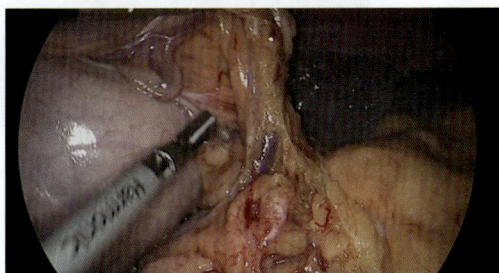

起，左手下压脾曲系膜及胰腺包膜下缘，主刀左手上
提胃网膜左血管蒂，清扫No.4sb组淋巴结（图5-7），
保留进入脾脏下极的血管，离断胃网膜左动静脉
（LGEA）。确定近侧大网膜离断线后，采用前方入路
或后方入路的方法，自右向左切除大网膜（图5-8）。

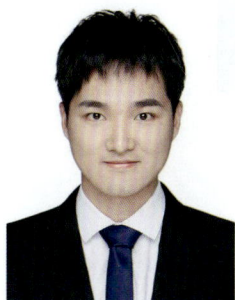

图5-7　清扫No.4sb淋巴结

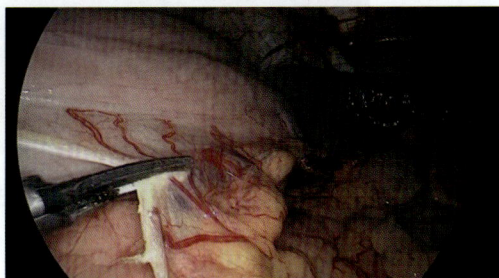

花雨

住院医师。现任职于
苏州大学附属第二医
院。（简历更新时
间：2021-05-25）

图5-8　清扫No.4d淋巴结

（七）胰腺上缘淋巴结清扫（No.7、No.8a、No.9、No.11p）

助手右手提起胃左动脉血管蒂，左手轻轻下压胰腺并略向后拖，展开视野。主刀左手提起胃胰皱襞，右手超声刀沿胰腺上缘打开后腹膜，紧贴胰腺及脾动脉，清扫No.11p组淋巴结（日本《胃癌治疗指南》中，对于PPG手术，并不要求清扫No.11p淋巴结），去除Gerota筋膜表面的淋巴脂肪组织（图5-9）；提起肝总动脉（common hepatic artery，CHA）表面后腹膜，保留CHA表面的血管外膜与神经丛，沿疏松间隙钝性与锐性相结合，清扫No.8a亚组淋巴结（图5-10）。裸化胃左静脉（left gastric vein，LGV）后，予以离断（图5-11）。于胃左动脉（left gastric artery，LGA）右侧清扫No.9组淋巴结的右侧部分及No.7组淋巴结。No.7组淋巴结清扫完毕后，可离断LGA，也可留到胃小弯侧后壁处理完毕后再进行离断。

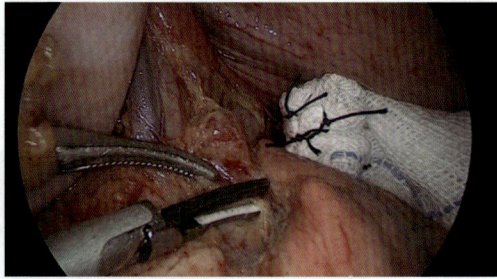

图5-9　清扫No.11p组淋巴结

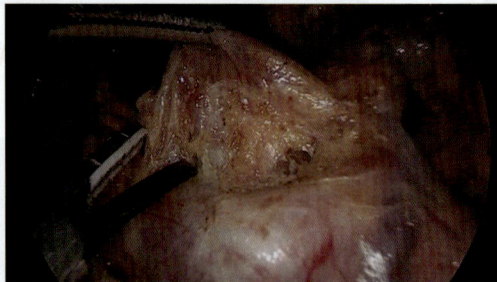

图5-10　清扫No.8a组淋巴结

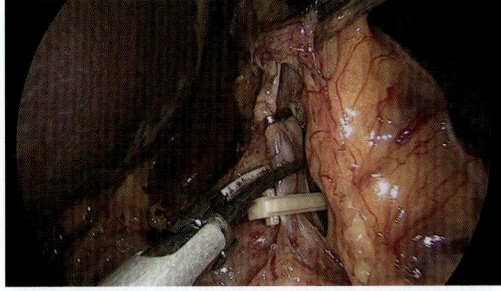

图5-11　离断胃左静脉

（八）No.1、No.3组淋巴结清扫

　　助手双手钳子将胃向左侧、尾侧展开，主刀左手提起右侧膈肌表面的后腹膜，于Gerota筋膜表面向头侧、尾侧进行游离，与前面清扫No.11p组淋巴结时形成的层面进行会师。在膈肌表面可见迷走神经腹腔支，可予以保留（图5-12）。保留迷走神经前干及肝支，紧贴胃壁，彻底去除胃小弯侧的淋巴脂肪组织，完成No.3组淋巴结及No.1组淋巴结清扫。

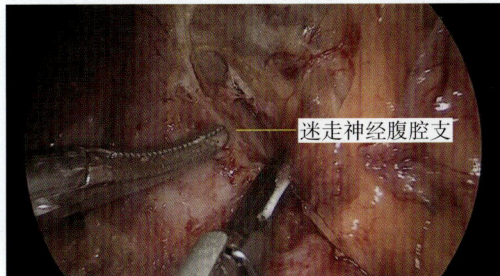

图5-12　胃小弯后壁的游离
操作钳尖端处可见迷走神经腹腔支。

（九）体外确定切缘，完成重建

　　于上腹正中作长约5 cm的辅助切口，将胃提出体外，切开大弯侧，确认病灶部位，保证足够切缘，切除中段胃，下切缘距幽门管3.5~4.0 cm，分2层行手工胃-胃端端吻合。

三、淋巴结清扫要点及其相关血管解剖

（一）No.6组淋巴结亚组划分及幽门下区清扫

对于进展期远端胃癌，幽门下区是D2手术需重点清扫的区域。而对于PPG手术，为保证胃窦的血供，减少胃排空的并发症，No.6组淋巴结的清扫是不彻底的。为此，就客观需要对No.6组淋巴结进行亚组划分，而IPA与IPV的起源与走行是该区域解剖的核心。

早在1995年，山口俊晴教授团队就根据IPA的起源来决定PPG手术中胃网膜右动脉的结扎位置及No.6组淋巴结的清扫。他们将IPA起源分为A、B两型。A型为IPA源自胃十二指肠动脉（gastroduodenal artery，GDA）或GDA的胰腺分支动脉（即胰十二指肠前上动脉），占88%，B型为IPA源自RGEA，占12%。在PPG手术中，对于A型，于RGEA的起始处将其结扎、离断；而对于B型，在发出IPA后，将RGEA结扎离断，同时骨骼化RGEA的残端，以清扫其周围淋巴结。

2011年，胡建昆教授团队报道将幽门下区分为6a，6b，6c区，并对各区的淋巴结转移率进行了研究。他们将No.6组淋巴结，根据胃网膜右静脉认为分为3组，6a亚组为RGEV胰前段至胰十二指肠前上静脉（anterior superior pancreaticoduodenal vein，ASPDV）合流部（含合流部）左侧的淋巴结，6b亚组为RGEV胰前段至ASPDV合流部右侧的淋巴结，6c亚组为RGEA根部至其胃大弯侧第一个分支右侧的淋巴结及RGEV胰上段周围淋巴结（图5-13）。对于进展

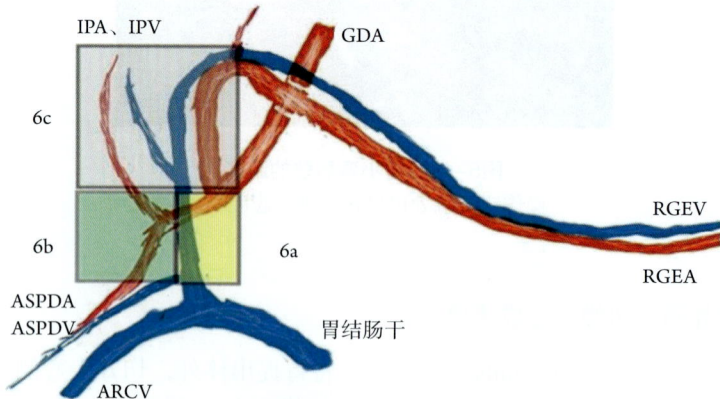

图5-13　胡建昆团队的No.6淋巴结亚组划分

IPA，幽门下动脉；IPV，幽门下静脉；GDA，胃十二指肠动脉；RGEV，胃网膜右静脉；RGEA，胃网膜右动脉；ASPDA，胰十二指肠前上动脉；ASPDV，胰十二指肠前上静脉；ARCV，副右结肠静脉。

期胃癌，为彻底清扫No.6组淋巴结，该分区方法具有重要的指导意义，但由于其初衷并非为适应PPG手术的要求，故未受到高度关注。

2013年，日本《胃癌处理规约》将No.6组淋巴结细分为No.6a、No.6v、No.6i亚组，并阐明了亚组划分的解剖标志。No.6a亚组为沿RGEA的淋巴结，No.6i为沿IPA的淋巴结，No.6v为胰头前面，沿RGEV及IPV的淋巴结（图5-14）。该亚组划分方法对PPG手术具有重要的指导意义，迅速受到普遍关注。

关于IPA的起源，Haruta等通过对156例腹腔镜胃切除手术病例的观察，发现IPA的起源可来自ASPDA，RGEA及GDA，其比例分别为64.2%，23.1%及12.7%（图5-15）。2017年，我国李子禹教授启动了一项多中心研究（NCT03071237），系统研究我国IPA的起源极大地推动了我国胃外科医生对No.6组淋巴结亚组的关注和认识。

腹腔镜下PPG手术中，清扫No.6组淋巴结的要求是，彻底清扫No.6a、No.6v组淋巴结，No.6i组淋巴结不予清扫。为保留胃窦的良好血供与静脉回流，必须保护IPA与IPV。此外，也有学者主张清扫网膜右动静脉周围淋巴结，

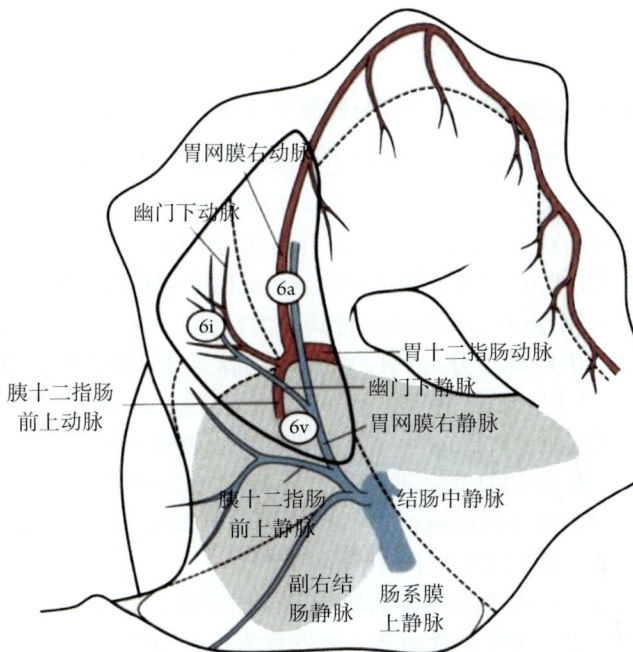

图5-14　日本幽门下区淋巴结亚组划分

6a，沿RGEA的淋巴结；6i，沿IPA的淋巴结；6v，胰头前面，沿RGEV及IPV的淋巴结[3]。

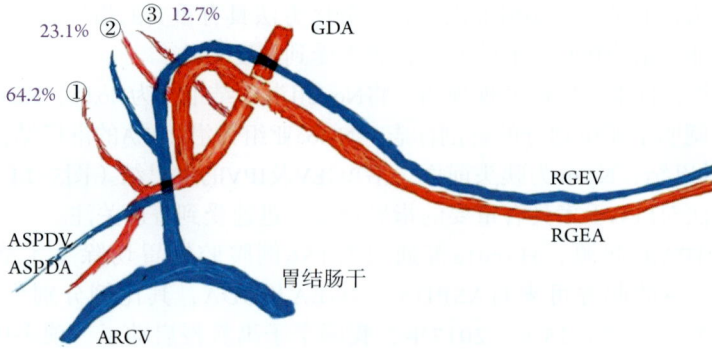

图5-15　IPA来源示意图

IPA，幽门下动脉；GDA，胃十二指肠动脉；RGEV，胃网膜右静脉；RGEA，胃网膜右动脉；ASPDA，胰十二指肠前上动脉；ASPDV，胰十二指肠前上静脉；ARCV，副右结肠动脉。

保留RGEA至发出胃窦第一个分支，有助于更好保证胃窦的血流，对防止术后胃排空障碍可能具有一定作用。但该方法难度大，淋巴结清扫的彻底性有一定争议。

（二）腹腔动脉系统血管解剖变异与胰腺上缘淋巴结清扫

胃癌术中，胰腺上缘淋巴结清扫主要围绕腹腔干及其分支血管进行。胃癌术中"邂逅"血管变异的情况时有发生。了解血管解剖变异，有助术中精确解剖，彻底清扫有关淋巴结，并避免血管损伤与出血。

腹腔干及其分支的解剖变异在20世纪初就已受到重视。如日本学者Adachi将腹腔动脉变异分为6型，而Boijsen将其分为10型。1955年，Michels通过观察200具尸体，将腹腔动脉干分为7型，并将肝动脉变异分为替代肝动脉和副肝动脉两大类，进而根据肝动脉变异类型分为10种类型。Michels分型法以肝动脉作为观察主体来描述腹腔动脉的变异，为业界普遍接受（表5-1）。2010年，韩国学者Song等，根据5 002例腹部增强CT及数字减影血管造影（DSA）所见，以血管共干原理和肝动脉的解剖走行理论创立了新的命名原则，分型更为全面，但方法繁琐，理论价值大于临床价值。

对于胃周与腹腔内动脉的解剖变异发生的原因，Tandler等提出了胚胎发育理论：在胚胎期，从腹腔背动脉（后发育为腹主动脉）发出7支内脏动脉，这7支血管又由一条纵行的交通动脉连通，随着胚胎的发育，这些内脏动脉与交通动脉的一部分发生退化，如退化不完全，则可导致动脉变异的发生（图5-16）。而副肝左动脉发生的胚胎学基础是：胚肝的血流是通过肝总动

表5–1　腹腔动脉及其分支的Michels分型

变异类型	描述
Ⅰ	正常解剖
Ⅱ	源自LGA的替代LHA
Ⅲ	源自SMA的替代RHA
Ⅳ	源自SMA的替代RHA+源自LGA的替代LHA
Ⅴ	源自LGA的副LHA
Ⅵ	源自SMA的副RHA
Ⅶ	源自SMA的副RHA+源自LGA的副LHA
Ⅷ	替代LHA+副RHA或副LHA+替代RHA
Ⅸ	CHA源自SMA
Ⅹ	CHA发自SMA

LGA，胃左动脉；LHA，肝左动脉；RHA，肝右动脉，CHA，肝总动脉；SMA，肠系膜上动脉。

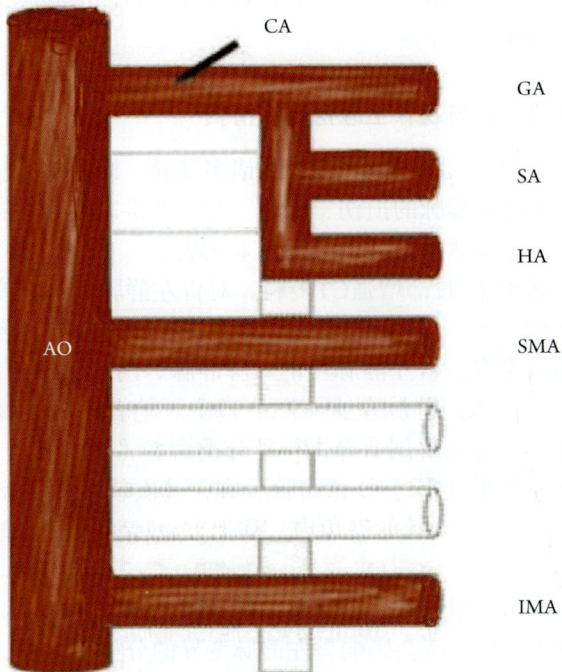

图5–16　腹腔内动脉的胚胎发育模型（教科书型）
AO，腹主动脉；CA，腹腔干；GA，胃左动脉；SA，脾动脉；HA，肝总动脉；SMA，肠系膜上动脉；IMA，肠系膜下动脉。

脉、起源于SMA的肝右动脉和起源于LGA的肝左动脉所共同供给，副肝左动脉符合了胎儿时期肝左动脉的部分，甚至全部特性，故而其发生率高达20%以上。

图5-16为所谓的正常型或"教科书型"，为外科医生所熟悉，术中一般不会遇到棘手的情况。但有些变异类型，可能直接影响胰腺上缘淋巴结的清扫或可能导致并发症的发生。最常见的变异是源自胃左动脉的副肝左动脉。根据黄昌明团队的报道及笔者团队的资料，这一变异发生率达20%。副肝左动脉结扎后，可出现一过性ALT与AST升高，少数患者甚至可超过1 000 U/L。经保肝治疗后，7~8 d可恢复正常。但对于右半肝切除术后或明显肝硬化的患者，肝功能损害可能会严重而持久。因此，PPG手术中，如副肝左动脉较粗或存在肝功能异常的基础疾病，解剖出该血管并加以保留是稳妥而保险的做法。如果不存在肝固有动脉发出的肝左动脉，仅有胃左动脉发出的支配左肝的动脉，则称为替代肝左动脉，保留替代肝左动脉无疑更具必要性。

另一发生频率相对较高的变异是，肝总动脉源自肠系膜上动脉。由于胰腺上缘不存在肝总动脉，No.8a组淋巴结无从谈起。因此，No.8组淋巴结的清扫只能以脾静脉（部分为门静脉）为标志，将腹腔干右侧的胰腺上缘淋巴脂肪组织自脾静脉表面清除。

（三）胃左静脉的解剖与胰腺上缘淋巴结清扫

胃左静脉，又称为冠状静脉，也存在诸多变异。即使是经验丰富的外科医生，也有可能出现胃左静脉的损伤、出血。对于新手以及存在肥胖、淋巴结肿大明显的患者，胃左静脉的处理更可能带来挑战。

笔者团队根据805例腹部增强CT资料，对胃左静脉的解剖变异进行了系统研究，并根据术中所见，加以验证，提出了一个新的分类命名系统。发现从汇入门静脉的部位来看，胃左静脉可汇入脾静脉、门静脉、门静脉–脾静脉夹角，偶尔也可直接汇入门静脉左支（图5-17）。笔者团队以脾动脉及肝总动脉为参照，对胃左静脉的解剖变异进行了分类命名（图5-18）（表5-2）。最多见的类型为胃左静脉走行于肝总动脉后方，其次较多的类型为走行于脾动脉的前方或脾动脉–肝总动脉的夹角内，往上方直接汇入门静脉左支的比例为1.5%。

胃左静脉的解剖类型命名，以肝总动脉及脾动脉作为参照。如脾动脉或肝总动脉本身缺如或变异，就会影响胃左静脉变异的分类，因此，将这种情况命名为第7型。

术前通过影像资料，明确胃左静脉的解剖类型，有助于避免损伤、出血，也有助于清扫速度的提高。

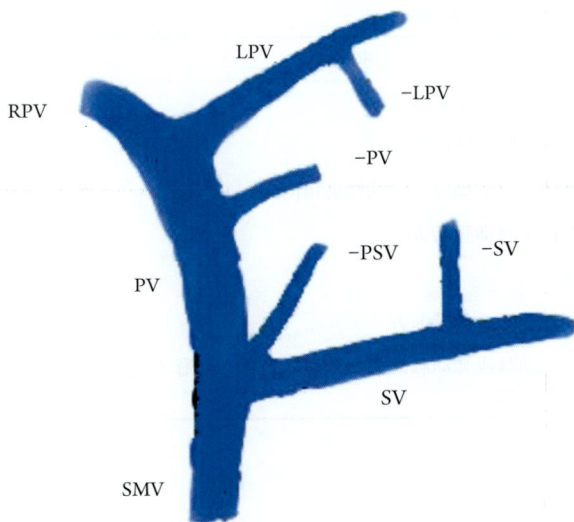

图5-17　胃左静脉汇入门静脉系统的位置

LPV，门静脉左支；RPV，门静脉右支；PV，门静脉；
SMV，肠系膜上静脉；PSV，门静脉-脾静脉夹角；SV，
脾静脉。

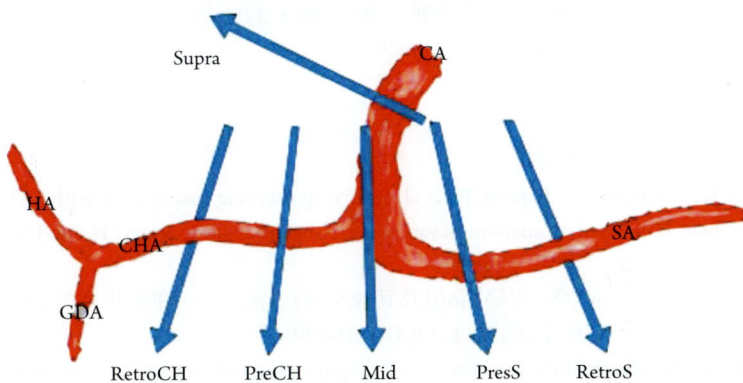

图5-18　胃左静脉的走行方向

HA，肝固有动脉；GDA，胃十二指肠动脉；CHA，肝总动脉；SA，脾动
脉；Supra，往上；RetroCH，走行于肝总动脉后方；PreCH，走行于肝总动
脉前方；Mid，走行于肝总动脉与脾动脉夹角内；PresS，走行于脾动脉前
方；RetroS，走行于脾动脉后方。

表5-2　胃左静脉的类型及出现频率

变异类型	描述	出现频率（n/N）
Ⅰ	走行于肝总动脉后方	49.8%（401/805）
Ⅱ	走行于脾动脉前方	20.6%（166/805）
Ⅲ	走行于肝总动脉与脾动脉夹角内	20.0%（161/805）
Ⅳ	走行于脾动脉后方	7.3%（59/805）
Ⅴ	往上	1.5%（12/805）
Ⅵ	走行于肝总动脉前方	0.7%（6/805）
Ⅶ	肝总动脉或脾动脉缺如、变异导致胃左静脉不属于以上类型	0%（0/805）

四、经验总结

　　腹腔镜下PPG手术是一种适应证范围很狭窄的精细手术，应在严格把握适应证的前提下有序开展；在掌握手术要点与盲点的同时，必须熟悉血管的解剖及其变异。清扫幽门下区淋巴结时，掌握IPA与IPV的解剖，有助于这两支血管的确切保留，减少术后排空障碍；清扫胰腺上缘的No.7，No.8a，No.9及No.11p（日本胃癌治疗指南中未要求No.11p组淋巴结的清扫）时，掌握胃左静脉、腹腔干及其分支（胃左动脉、肝总动脉、脾动脉）的解剖变异，有助于防止血管损伤、减少出血及肝功能异常的并发症。

参考文献

[1]　Sawai K，Takahashi T，Fujioka T，et al. Pylorus-preserving gastrectomy with radical lymph node dissection based on anatomical variations of the infrapyloric artery[J]. Am J Surg，1995，170(3)：285-288.

[2]　刘杰，杨昆，陈心足，等. 胃癌第6组及其亚组淋巴结转移率和转移度的初步研究[J]. 中国普外基础与临床杂志，2011，18(3)：295-299.

[3]　Shinohara H，Kurahashi Y，Kanaya S，et al. Topographic anatomy and laparoscopic technique for dissection of no. 6 infrapyloric lymph nodes in gastric cancer surgery[J]. Gastric Cancer，2013，16(4)：615-620.

[4]　Haruta S，Shinohara H，Ueno M1，et al. Anatomical considerations of the infrapyloric artery and its associated lymph nodes during laparoscopic gastric cancer surgery[J]. Gastric Cancer，2015，18(4)：876-880.

[5]　Michels NA. Blood supply and anatomy of the upper abdominal organs with a descriptive atlas[M]. Philadelphia：JB Lippincott Company，1955: 139-143.

[6]　Song SY，Chung JW，Yin YH，et al. Celiac axis and common hepatic artery variations in 5002 patients：systematic analysis with spiral CT and DSA[J]. Radiology，2010，255(1)：278-288.

[7]　Tandler J. Uber die varietäten der Coeliac und deren Entwicklung[J]. Anat Hefte, 1904, 25: 473-500.

[8]　Wu Y, Peng W, Wu H, et al. Absence of the superior mesenteric artery in an adult and a new classification method for superior-inferior mesenteric arterial variations[J]. Surg Radiol Anat, 2014, 36(5): 511-515.

[9]　Huang CM, Chen QY, Lin JX, et al. Short-term clinical implications of the accessory left hepatic artery in patients undergoing radical gastrectomy for gastric cancer[J]. PLoS One, 2013, 8(5): e64300.

[10]　Wu Y, Chen G, Wu P, et al. CT imaging-based determination and classification of anatomic variations of left gastric vein[J]. Surg Radiol Anat, 2017, 39(3): 249-255.

第五讲　腹腔镜下PPG手术淋巴结清扫要点及其相关血管解剖

吴永友，陈强，彭巍，程明，王镇，花雨（苏州大学附属第二医院）

扫码观看视频

《腹腔镜胃肠手术笔记（第二版）》

AME

第六讲　腹腔镜保留幽门的胃切除术之幽门下区淋巴结清扫

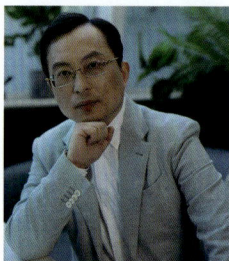

赵刚

医学博士，主任医师，博士研究生导师，上海交通大学医学院附属仁济医院胃肠外科行政副主任、仁济医院胃肿瘤MDT首席专家，中华医学会"中华消化外科教育学院"华东分院院长。中国医师协会外科医师分会胃肠道间质瘤诊疗学组常务委员兼青年学组组长、上海市抗癌协会胃肠肿瘤专业委员会副主任委员。国家自然科学基金评审专家。
（简历更新时间：2021-07-26）

一、引言

在腹腔镜保留幽门的胃切除术（laparoscopy-assisted pylorus-preserving gastrectomy，LAPPG）中，幽门下区淋巴结清扫乃是整个手术的重点，也是LAPPG手术能否成功施行的关键。此区域的淋巴结位于胃网膜右动脉根部到胃大弯方向第1分支右侧淋巴结及RGEV与到胰十二指肠前上静脉（anterior superior pancreaticoduodenal vein，ASPDV）合流部淋巴结（含合流部的淋巴结）相较于传统的腹腔镜远端胃切除术，LAPPG在清扫幽门下区淋巴结时，需要保留胃窦幽门部的血供和静脉回流。一个理想的幽门下区淋巴结清扫，应在彻底廓清幽门下区淋巴脂肪组织的同时，保留RGEA和胃网膜右静脉的主干，并注意保护胰十二指肠上前动脉（anterior superior pancreaticoduodenal artery，ASPDA）、胰十二指肠上前静脉、IPA和IPV等胃网膜右血管的重要分支。幽门下区血管的解剖结构可有多种变异，但幽门下区淋巴结清扫的手术技巧却万变不离其宗。以下将分步骤介绍LAPPG手术幽门下区淋巴结清扫的具体操作和手术技巧。

二、手术步骤

（一）游离横结肠，显露胰头十二指肠轮廓

在术者沿胃体胃网膜右血管弓下约3 cm切开胃结肠

韧带，显露胃后壁及胰腺后，向右离断胃结肠韧带，沿胰腺下缘进入胃结肠系膜融合区，仔细分辨此融合区层次结构，向结肠肝曲方向细致分离，将结肠系膜和胃系膜、十二指肠降部外侧缘充分游离，显露胰头及十二指肠轮廓。此处的融合系膜分离是手术难点之一，适当的组织牵拉有助于层次的辨识，超声刀遵循钳夹-凝断-推分的使用技巧则有利于此处融合系膜层次的展开。融合系膜分离展开至RGEV根部与右结肠静脉交汇处后，继续沿着融合区域向结肠肝曲和十二指肠的贴合区域分离，从而充分游离十二指肠和结肠肝曲，胰头的"爬坡"也可随之显露（图6-1）。

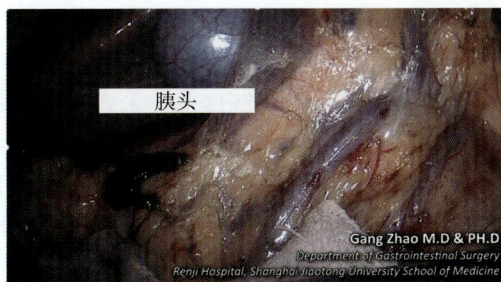

图6-1 胰头

（二）幽门下中央区淋巴结的清扫

助手将胃窦部提起，垂直显露RGEV走向，术者从RGEV根部起，由近端向远端紧贴血管剥离血管周围脂肪结缔组织，至幽门下血管汇合处，清扫No.6v组和一部分No.6i组淋巴结。在清扫此部分的过程中，可以注意到纵向走行的RGEV内侧壁、斜上方走行的RGEA和胰腺边缘形成一个三角形的Delta区，而在保留RGEV主干的情况下彻底清扫此区域的淋巴结也是手术难点之一。另一方面，RGEV外侧壁和十二指肠壁之间的脂肪淋巴组织清扫时，要十分小心地保护ASPDV和IPV（图6-2）。在幽门下中央区淋巴结清扫的过程中，超声刀切勿将工作面贴近血管，此处无论是RGEV、ASPDV或是IPV均十分弱小，但又对胃窦的静脉回流意义重大。

超声刀小步快走是在此处进行组织分离的最佳策略，每一刀不求对清扫进程有质的改变，但求细致的量变换最终安全彻底的清扫，正如舌舔冰化的安全有效要好过牙嚼坚冰造成的两败俱伤。

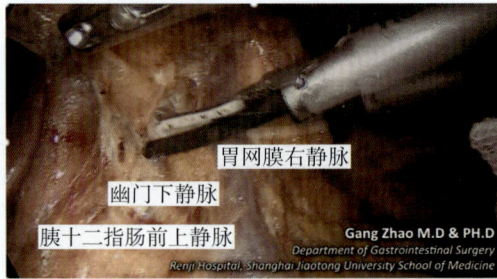

图6-2　ASPDV和IPV

（三）幽门下外侧区淋巴结清扫

　　助手向上提起胃窦大弯侧及十二指肠球部，术者从距离幽门约3 cm胃窦大弯侧起，由远端向近端仔细解剖裸化幽门下分支血管，同时清扫No.6i组淋巴结，直至幽门下血管起始部，与中央区清扫区域汇合。幽门下区的血管淋巴组织前后两面均有两层膜结构，而血管淋巴脂肪组织就在两层膜之间。在进行外侧区清扫时，打开外侧的膜状结构后，往往幽门下区细密的血管网就可以很好地显露。沿着胃窦壁下缘打开此处的结构，细致的剥离外膜与幽门下血管网之间的脂肪结缔组织，幽门下的静脉丛即可纤毫毕现（图6-3）。幽门下血管网保留得越完整，胃窦幽门的静脉回流就越有保障，从而大大降低术后胃窦水肿引起的胃排空障碍的发生。

　　成功完成此处清扫后，外科手术的精致将体现得淋漓尽致。除去脂肪结缔组织的遮挡，幽门下的血管丛显得从未有过的玲珑剔透，虽细若蚊足，却清楚明了。

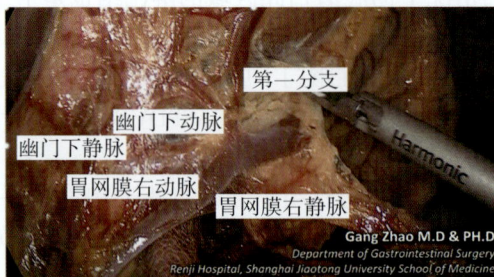

图6-3　幽门下的静脉丛

（四）幽门下内侧区淋巴结清扫

助手将胃窦后壁提起，术者切开胃胰皱襞，显露胃十二指肠动脉（Gastroduodenal artery，GDA）发出RGEA的起始部，紧贴动脉由近及远清扫No.6a组淋巴结，最终与幽门下中央区及外侧区汇合。如同外侧区清扫打开胃窦系膜的外侧一般，此处沿十二指肠和胃窦壁打开系膜内侧，清扫RGEA和胃窦十二指肠壁之间的淋巴脂肪组织（图6-4）。此处IPA可能来源于RGEA或GDA，要注意保护，避免幽门部的缺血；同时注意不要损伤胰腺在此处的凸起。

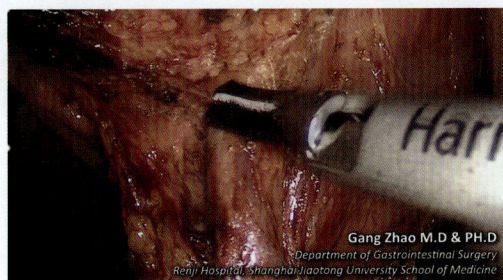

图6-4　清扫RGEA和胃窦十二指肠壁之间的淋巴脂肪组织

此处完成之后，LAPPG的幽门下区淋巴结的清扫便大功告成，也完成了LAPPG手术中最难的步骤，最后便可在胃网膜右血管发出第一支分支血管的远端处钳夹切断并行的胃网膜右动静脉主干。"剪彩"之后，此区域的操作便告一段落，然而，行百里者半九十，LAPPG手术的其他部位清扫和神经保护同样重要，值得认真对待。

三、经验总结

初学者对LAPPG手术幽门下淋巴结的清扫常常没有那么得心应手，或清扫不彻底，或血管损伤。然而，度过学习曲线之后，往往能够对胃幽门部的解剖有一个更加深入的认知，这是一种在传统腹腔镜远端胃切除手术中无法体会的清晰认识和操作乐趣，甚至在这种细致操作中可以磨炼戒骄戒躁的心智。当然，最重要的是LAPPG作为经典的胃功能保留手术给患者带来的获益。笔者在学习曲线中最重要的体会是，从完成到熟练，再到享受的过程，就是量变到质变的过程，就像幽门下淋巴结的清扫，小步快走，滴水石穿，绳锯木断。

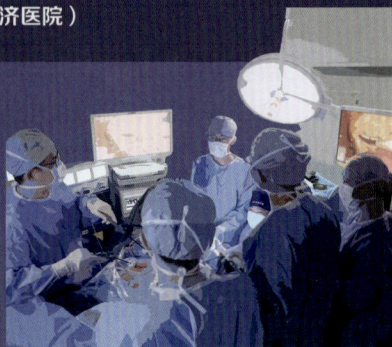

第六讲　腹腔镜保留幽门的胃切除术之幽门下区淋巴结清扫

赵刚（上海交通大学医学院附属仁济医院）

扫码观看视频
《腹腔镜胃肠手术笔记（第二版）》

第七讲　经胃腹腔镜手术

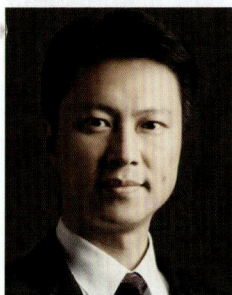

周晓俊

医学博士，主任医师。苏州大学附属第一医院胃肠外科行政副主任。中国医师协会外科医师分会肥胖与糖尿病外科医师青年委员会委员、中国医师协会结直肠肿瘤专业委员会器官功能保护专业委员会委员、中国医师协会外科医师分会肥胖与糖尿病外科医师委员会会员、美国SAGES国际会员、日本东京顺天堂大学医院大肠外科访问学者、美国俄亥俄州立大学医院微创中心访问学者、德国德累斯顿市立医院普通外科访问学者。

（简历更新时间：2019-03-04）

一、引言

近十年来，我国消化内镜技术突飞猛进，内镜下黏膜切除术（endoscopic mucosal resection，EMR）和内镜黏膜下剥离术（endoscopic submucosal dissection，ESD）技术大行其道，内镜医生不断地在挑战内镜技术的极限，内镜手术的适应证也不断地扩大。对于不需要淋巴结清扫的早期胃癌、胃内良性肿瘤、胃来源的胃肠道间质瘤和巨大胃息肉等，内镜医生从黏膜外科不断突破，进入浆膜外科领域。内镜手术依赖操作者灵活地操控内镜头端上下左右的摆动以及镜身的旋转，利用电能量设备来完成病变的切除。虽然内镜医生研发了许多内镜下新型的工具，但是目前仍无法改变其单臂操作的现状。对于胃上部、尤其是胃食管结合部的病变，由于需要内镜倒镜技术来完成对病灶的观察和切除，操作难度大；对于切除面积大、层次较深的病灶、对于切除过程中发生出血和穿孔的控制，目前的内镜技术还是有很大的难度。

经胃腹腔镜手术（laparoscopic intragastric surgery，LIGS）是一种新的手术方式，它是将传统腹腔镜手术从胃的浆膜面延伸到胃腔的黏膜面，定位胃内病灶，利用腹腔镜的器械，完成对病灶的切除和创面修补。它不同于内镜手术的单臂操作，可以利用术者双手的器械在腹腔镜的监视下完成手术。因此，那些原本对于内镜操作非常困难的手术，LIGS都能轻松顺利地完成。

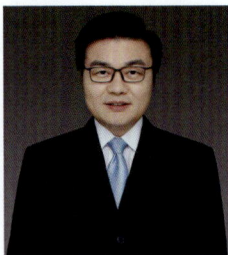

徐露

副主任医师，医学博士，硕士研究生导师。现任职于苏州大学附属第一医院胃肠外科。兼任中国医师协会外科医师分会肥胖和糖尿病外科医师委员会青年委员会委员，中国研究型医院学会肠外肠内营养学专业委员会青年委员，苏州市医学会普外科学专业委员会青年委员会青年委员。（简历更新时间：2021-05-25）

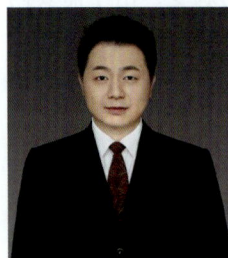

陈昕

副主任医师，医学博士。现任职于苏州大学附属第一医院普外科。（简历更新时间：2021-05-25）

二、手术名称

经胃腹腔镜胃底肿瘤切除术。

三、术前准备

患者，男，60岁。因"上腹部不适1个月"到医院胃镜检查发现胃底小弯侧贲门旁内生型肿瘤，直径约4 cm，考虑"胃底良性肿瘤可能"。由于肿瘤位于胃食管结合部，接近齿状线，内镜切除困难，希望腹腔镜手术切除肿瘤。根据该病例是贲门旁的内生型肿瘤，常规腹腔镜从腹腔浆膜面很难发现肿瘤，为了更精准的定位切除肿瘤，采用一种新技术——LIGS。

四、手术步骤

患者常规全身麻醉，平卧位，两腿分开，术前留置胃管。术者站在患者的右侧，助手站在左侧，扶镜手站在两腿之间。首先是常规经脐孔穿刺建立气腹，置入10 mm Trocar作为观察孔，腹腔镜探查腹腔。胃管内注入气体，让胃腔充气膨胀。

选择距离腹壁最近处的胃体前壁近大弯侧，间隔1 cm经腹壁悬吊2针作牵引，在相应的腹壁作1 cm的切口，将10 mm Trocar经腹壁、经胃壁穿刺置入胃腔，胃内CO_2充气，压力8~10 mmHg，然后将腹腔镜由此Trocar进入胃腔内探查。根据三角操作原理，在观察孔两侧间隔5 cm，经腹壁、经胃再放入2个5 mm Trocar，置入操作器械。

首先定位病灶，电凝环周标记切除边缘。对于累及固有肌层或全层的病灶，如平滑肌瘤或间质瘤，标记切除边缘后，可以全层切除病灶，切缘止血后，可吸收缝线连续缝合胃壁。切除病灶装入标本袋后经胃壁观察孔取出，在腹腔镜下缝合关闭胃壁穿刺孔，完成手术（图7-1~图7-10）。

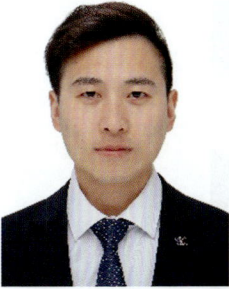

单治理

住院医师，苏州大学附属第一医院胃肠外科。（简历更新时间：2021-05-25）

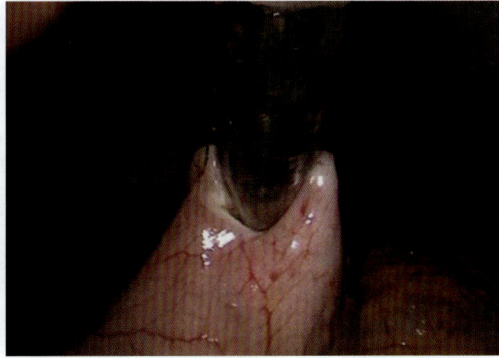

杨恒颖

住院医师。苏州大学第一临床医学院外科学专业硕士毕业，现任职于昆山市第一人民医院普外科。（简历更新时间：2021-05-25）

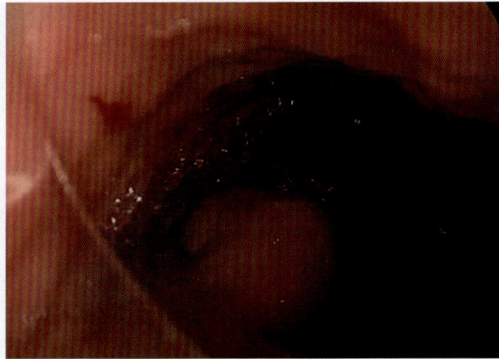

图7-1　经腹壁悬吊两针，胃体前壁置入Trocar

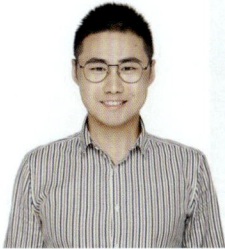

图7-2　定位肿瘤

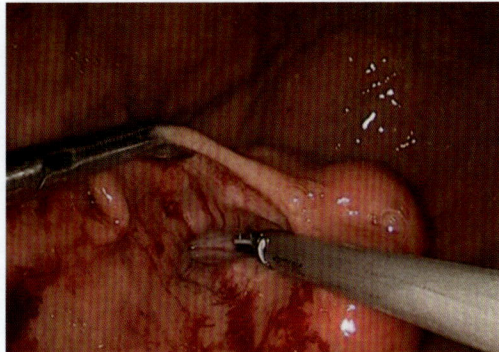

图7-3　判断肿瘤与贲门的关系

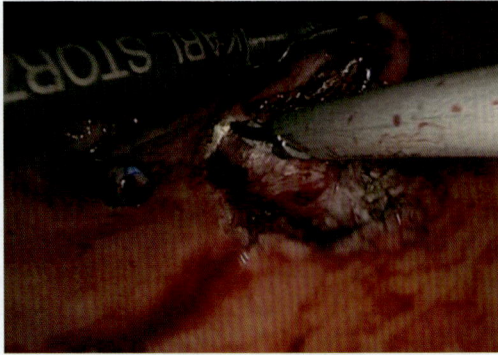

图7-4　腹腔镜器械双手完成对肿瘤的切除

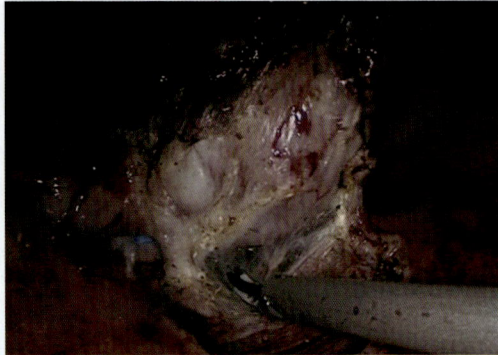

图7-5　全层切除胃壁

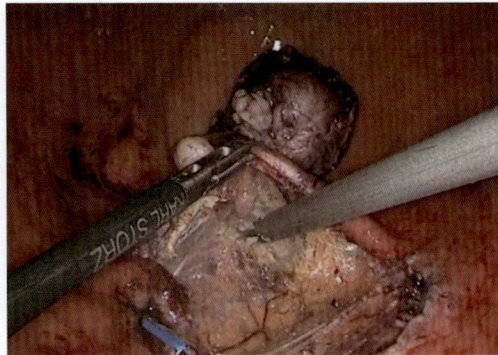

图7-6　肿瘤切除后的创面

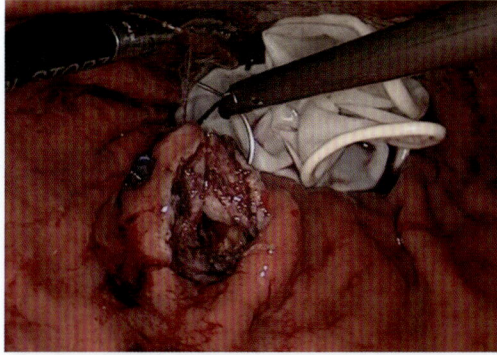

图7-7　可吸收倒刺缝线连续关闭创面

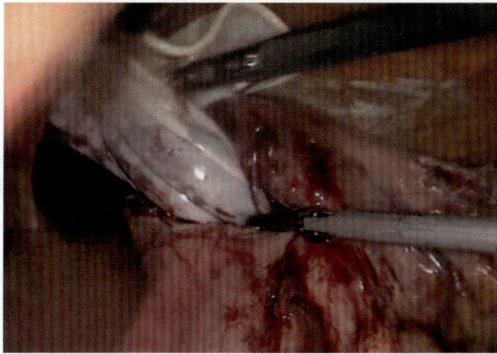

图7-8　从观察孔取出标本

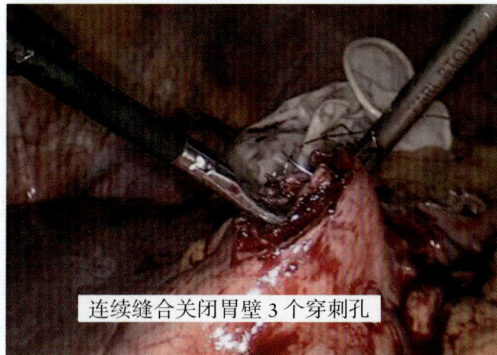

连续缝合关闭胃壁 3 个穿刺孔

图7-9　连续缝合关闭胃壁穿刺孔

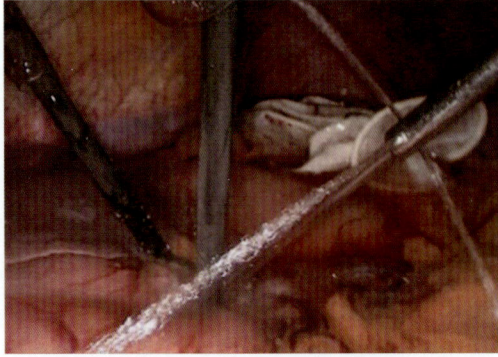

图7-10　胃腔充气测漏试验

五、经验总结

LIGS在历史上有过不同的名称，例如腹腔镜内镜管腔内手术（laparoscopic endoluminal surgery）、腹腔镜胃内黏膜切除术（laparoscopic intragastric mucosal resection）或腹腔镜胃内切除术（laparoscopic intragastric resection）。1994年，Ohashi就率先报到了利用LIGS技术来治疗3例患者，一例巨大胃内息肉、一例平滑肌瘤，和一例黏膜内的早期胃癌。随着内镜手术的发展，EMR和ESD技术的进步，LIGS只是有散在的文献报到。如果病灶位于胃上部、后壁，尤其是靠近贲门胃食管结合部，对于内镜手术来说还是一个巨大的挑战，因为，内镜需要倒镜来观察和操作。常规腹腔镜手术，如胃楔形部分切除或者近端胃部分切除，往往会破坏贲门的功能，甚至导致贲门狭窄的可能，影响患者术后的生活质量。因而，LIGS技术对这些部位肿瘤的切除优势就相当明显了。

（一）LIGS相对于内镜手术的优势

LIGS在胃腔内是双手操作，一手提夹病灶，一手利用电钩或者超声刀切除病灶，相对于内镜手术利用内镜头端上下左右摆动的单臂操作而言，更为简单、高效。

LIGS对于胃上部，尤其是胃食管结合部的病灶，可以在直视下完成手术，切除更精准；然而内镜手术只能在倒镜的状态下完成对病灶的观察和切除，即使是一位熟练的内镜医生，这个部位的操作还是很有难度的。

内镜手术病灶切除过程中如果遇到较大的出血，由于内镜视野小，出血污染视野，容易失去对出血点的判断；而且内镜只能依赖电凝、钳夹电凝或钛夹止血，由于内镜下器械均为长导丝样工具，更换器械复杂，耗时长，止血困难，失血较多；而LIGS在胃腔内止血是双手操作，一手吸引器吸引保持视野清晰，显露出血点，一手牵引充分暴露，利用电钩或者超声刀止血，止血精准、效果确切。

对于较大平滑肌瘤或胃来源的胃肠道间质瘤（直径>3 cm）等起源于黏膜下和固有肌层的肿瘤，内镜下切除很容易发生胃壁切穿，导致穿孔。因此，内镜医生对于这些肿瘤的操作是非常谨慎，往往导致操作时间长、肿瘤切除边缘不够充分；一旦发生穿孔，只能利用多个钛夹夹闭，或再用尼龙线圈套扎法修补穿孔，如果修补失败只能请腹腔镜外科医生帮助缝合穿孔。然而对于LIGS而言，在胃腔内可以全层切除胃壁，保证足够的切缘，然后用4-0可吸收缝线连续缝合胃壁，安全可靠。

（二）相对于传统腹腔镜手术的优势

传统腹腔镜手术对于胃大小弯侧外生型的肿瘤，做腹腔镜楔形切除术（laparoscopic wedged resection，LWR）很有优势。但是，对于胃上部、后壁、接近胃食管结合部内生型的肿瘤，就很有挑战。大多数腹腔镜外科医生会请内镜医生术中定位，或者直接打开胃体前壁去寻找病灶；有时为了寻找胃底的病灶还需要不断延长胃体前壁的切口，导致胃液溢出污染腹腔；传统腹腔镜手术的视野是从下往上的角度，由于胃黏膜皱襞的干扰，病灶的定位往往不精确；切除过程中，术者容易对胃壁过度牵拉导致切除范围过大，切除过多的胃壁，甚至损伤到贲门的功能，术后有发生狭窄或反流的风险；切除病灶后，需要缝合胃前后壁的缺口，缝合的范围大、难度高，手术时间长，术后发生吻合口瘘的概率高。然而，LIGS术者利用腹腔镜进入胃腔内直视观察肿瘤，胃腔内充气，减少了胃黏膜皱襞对病灶的干扰；电灼标记明确的环周切除范围，沿标记线完整切除病灶；没有对胃壁过度地牵拉，无须切除胃壁；用可吸收线精确缝合胃壁切口，术后吻合口瘘少；手术时间缩短，避免胃液对腹腔的污染；手术创伤小、失血少、疼痛轻，术后肠道功能恢复快，住院时间短。

经LIGS切除胃内良性肿瘤、胃来源胃肠道间质瘤和早期胃癌，提供了一种新的个体化手术方式。对于胃上部病灶，尤其是接近胃食管结合部的病灶，为了精确地切除病灶，保留贲门的功能，LIGS有非常大的优势。对于无须行淋巴清扫的早期胃癌，如果病灶面积大（>2 cm），定位困难，我们也可借助内镜ESD手术的方法，在胃腔内直视病灶，电灼标记切缘，黏膜下注射生理盐水和靛胭脂混合的稀释液，将病灶抬起后，双手操作切除黏膜病灶，创面止血，必要时可以缝合创面，因而，手术比内镜下切除更高效精准。LIGS使腹腔镜手术从胃的浆膜面自由地进入了胃腔的黏膜面，腹腔镜手术进入黏膜外科的时代。

参考文献

[1]   Ohashi S. Laparoscopic Intra-gastric Surgery for Early Gastric Cancer: A New Technique in Laparoscopic Surgery[J]. Surg Technol Int, 1994, 3: 221-226.

[2]   Karanicolas PJ, Graham D, Gönen M, et al. Quality of life after gastrectomy for adenocarcinoma: a prospective cohort study[J]. Ann Surg, 2013, 257(6): 1039-1046.

[3]   Piessen G, Lefèvre JH, Cabau M, et al. Laparoscopic Versus Open Surgery for Gastric Gastrointestinal Stromal Tumors: What Is the Impact on Postoperative Outcome and Oncologic Results?[J]. Ann Surg, 2015, 262(5): 831-839; discussion 829-840.

[4]   Boulanger-Gobeil C, Gagné JP, Julien F, et al. Laparoscopic Intragastric Resection: An Alternative Technique for Minimally Invasive Treatment of Gastric Submucosal Tumors[J]. Ann Surg, 2018, 267(2): e12-e16.

[5]   Lyu Z, Yang Z, Wang J, et al. Totally Laparoscopic Transluminal Resection for Gastrointestinal Stromal Tumors Located at the Cardiac Region[J]. Ann Surg Oncol, 2018, 25(8): 2218-2219.

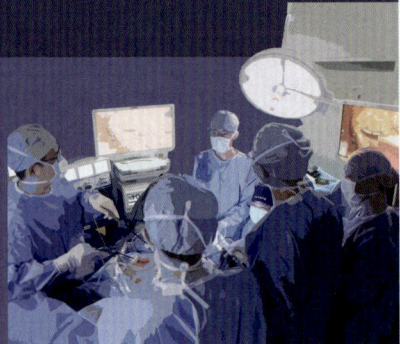

第七讲　经胃腹腔镜手术

周晓俊，徐露，陈昕，单治理（苏州大学附属第一医院）
杨恒颖（昆山市第一人民医院）

扫码观看视频
《腹腔镜胃肠手术笔记（第二版）》

AME

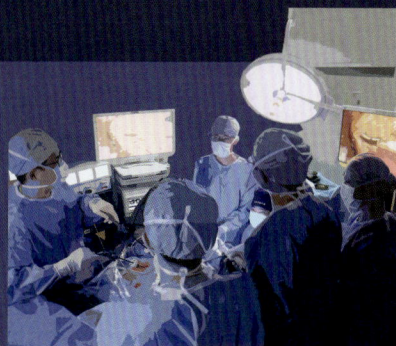

第八讲　腹腔镜胃部分切除术（PPG）
梁品（大连医科大学附属第一医院）

扫码观看视频
《腹腔镜胃肠手术笔记（第二版）》

AME
Publishing Company

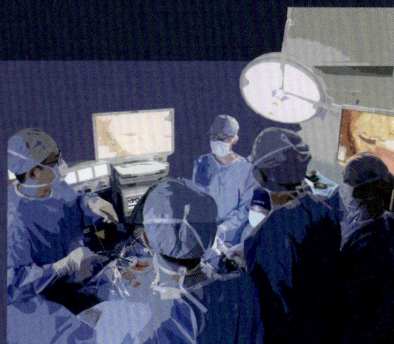

第九讲　腹腔镜下经胃腔手术
赵曦（海南省肿瘤医院）

扫码观看视频
《腹腔镜胃肠手术笔记（第二版）》

AME
Publishing Company

第四部分　经肛门全直肠系膜切除（TaTME）手术

技术背景

经肛门全直肠系膜切除（transanal total mesorectal excision，TaTME）手术是一种"自下而上"的全直肠系膜切除术，自开展以来，由于在低位直肠癌中独特的优势，成为热点术式。TaTME 手术能够解决因骨盆狭窄、系膜肥厚、男性前列腺肥大等带来的困难，可以帮助在直视下明确直肠远端切缘，尽可能保证环周切缘阴性，从而降低肿瘤局部复发的可能性。目前的适应证为：中低位直肠癌，尤其是低位直肠癌；男性、前列腺肥大、肥胖、肿瘤直径 >4 cm、直肠系膜肥厚、低位直肠前壁肿瘤、骨盆狭窄、新辅助放疗引起的组织平面不清晰等"困难骨盆"的直肠癌患者。本专题将重点介绍本术式。

经验分享

    第一讲　TaTME——腹腔镜与经肛手术的完美结合
    王权 ··· 239

    第二讲　经肛全直肠系膜切除术
    谢忠士 ·· 249

    第三讲　直肠癌的TaTME手术
    于刚 ··· 256

    第四讲　直肠癌完全TaTME手术
    张庆彤 ·· 263

手术精讲

    第五讲　TaTME手术
    窦若虚，康亮 ·· 276

    第六讲　TaTME手术
    谢忠士 ·· 276

    第七讲　直肠癌的 TaTME 手术
    姚宏伟 ·· 277

    第八讲　免充气经自然孔道完全TaTME手术
    张浩 ··· 277

    第九讲　TaTME手术
    朱安龙 ·· 278

文章顺序按作者姓氏拼音首字母为序

第一讲　TaTME——腹腔镜与经肛手术的完美结合

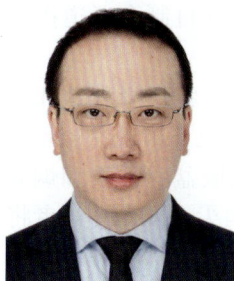

王权

吉林大学第一医院胃结直肠外科主任，主任医师，教授，医学博士，免疫学博士后，硕士生导师。亚太地区内镜腹腔镜联合会会员、中国研究型医院学会精准医学与肿瘤MDT专业委员会委员、中国医师协会临床营养医师专业委员会委员、中国医师协会结直肠外科医师专业委员会青年委员、中国研究型医院学会腹膜后与盆底疾病专业委员会常务委员。（简历更新时间：2019-03-04）

一、引言

TaTME一改传统直肠癌TME up-to-down的手术解剖方法。采用down-to-up的操作，解决了临床上男性、前列腺肥大、肥胖、肿瘤巨大、骨盆狭窄患者难以保证直肠肿瘤下切缘和直肠系膜完整切除的问题，被Heald教授称为TME手术的创举。TaTME手术操作过程集TME、NOTES、ISR于一身，临床上分为Pure-TaTME和Hybrid-TaTME，后者临床应用较多，被国内专家共识和操作指南所推荐。Hybrid-TaTME腹腔镜完成系膜根部淋巴结清扫、直肠上段及脾曲游离、裁剪系膜，经肛操作完成肿瘤下缘的充分定位，切断肠管，游离中下段直肠系膜，是传统腹腔镜和经肛门操作的优势互补。TaTME面世以来，因为经肛门解剖视角不同于up-to-down，存在一定的难度，部分学者对TaTME的必要性有一定异议，但是笔者等开展该术式中心均认为TaTME发挥了经肛操作优势，弥补了经腹腔游离下段直肠难度大的缺点，特别适用于肿瘤位于腹膜返折下方需要全部切除直肠系膜的患者。

随着直肠癌术前评估的发展，人们逐渐认识到原来以肿瘤下缘距肛门缘的距离来确定直肠癌的位置并确定采取的手术方式，将直肠肿瘤分成腹膜返折上方、腹膜返折下方及肛管水平的肿瘤，对手术具有更好的指导意义，腹膜返折下方应行TME切除全部直肠系膜，肛管水平的直肠癌需要考虑行ISR手术，TaTME最适合的患者应该是腹膜返折下方及肛管水平的肿瘤。

二、手术准备

对于中低位直肠癌患者手术前评估至关重要，手术中的腹腔镜探查也是评估的一部分，Hybrid-TaTME相对于Pure-TaTME的优势在于腹腔镜的探查和降低腹腔操作难度。对于局部进展期直肠癌根据指南应选择术前放化疗。肿瘤距肛门缘的距离最好采用MRI测量，硬质肛镜有推移肿瘤的可能，不做推荐。

TaTME手术体位为截石位，手术分为腹腔组和经肛操作组。腹腔组采用传统腹腔镜操作器械，有条件中心可以考虑行减孔或者单切口腹腔镜操作；经肛操作组根据所在中心情况选用操作平台，如TEM、TEO、SILS-port等，国内北京航天卡迪技术开发研究所开发的腹腔镜软器械鞘管等国产平台具有实用性强及价格优势。当然也可以应用肛门镜或切口保护套和手套自制多通道操作平台。

经肛门操作平台应用过程中最大的问题是操作平台的盆腔呼吸现象和能量器械引起的烟雾，经肛门操作空间狭小，在不稳定压力情况下出现盆腔呼吸现象，影响手术操作易造成直肠周围结构的损伤。目前克服盆腔呼吸和烟雾最好采用AIRSeal气腹机，专用管道和Trocar，这些须另行购买，国内外学者将进气管和手术手套或者吸引器等连接DIY稳压系统能够克服盆腔呼吸现象，北京航天卡迪腹腔镜软器械鞘管专门设计了排烟雾管道能够帮助术者克服烟雾的干扰。

对于手术器械的选用，目前大多采用传统的腹腔镜操作器械，应用中存在"筷子"效应，利用单孔腹腔镜的可弯器械或者TEM、TEO平台的专用器械能够在一定程度减少操作中器械和镜头的互相干扰，但均需熟练操作和配合。

三、困难骨盆的评估

在临床上，部分低位直肠癌患者的骨盆情况直接影响手术视野显露乃至于手术质量，称为"困难骨盆"。困难骨盆主要涉及狭窄骨盆（坐骨结节间径≤10 cm）、身体质量指数（body mass index，BMI）超重（≥26 kg/m^2）以及术前放疗所导致的直肠周围纤维化等因素。TaTME能够帮助困难骨盆患者顺利完成直肠癌根治手术，本例手术患者（男性）坐骨结节间径=9.83 cm，属于困难骨盆（图1-1）。

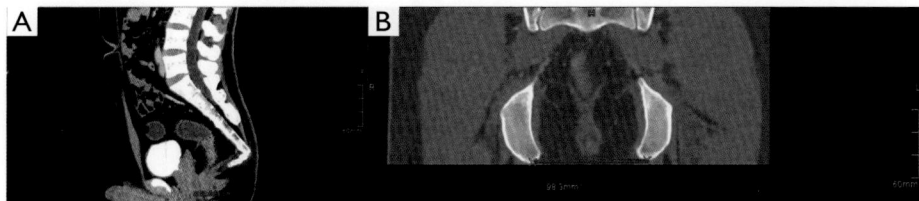

图1-1　"困难骨盆"

（A）红色虚线为肿瘤所在；（B）测量患者坐骨结节间距为9.83 mm。

四、常规腹腔操作

Hybrid-TaTME的腹腔操作基本和传统腹腔TME手术相同，腹腔镜下完成腹腔探查，内侧入路游离乙状结肠、直肠系膜，根部夹闭切断肠系膜下动静脉，游离脾曲，按照TME原则游离直肠中上段系膜，裁剪系膜。

五、TaTME腹腔操作游离直肠系膜范围

直肠及系膜类似字母"L"坐在盆腔底部（图1-2），经腹腔操作一般能够顺利显露直肠前方至精囊腺下缘，前列腺后方显露有难度，而且骶骨和尾骨在Waldyer筋膜开始有向前上方的弧度，造成普通腹腔镜器械操作困难，硬质腹腔镜显露困难。Hbrid-TaTME充分发挥腹腔镜经腹腔操作和经肛操作的长处，将二者相结合，达到完美的TME，一定程度上降低手术操作的难度。因此，腹腔操作在暴露容易的情况下可以尽量向中下段游离直肠系膜，结合自身经肛门操作经验决定游离平面的高度。笔者经过多例临床实践考虑前壁在精囊腺底部切断邓氏筋膜，后方如果能够做到Waldyer筋膜处为好，两侧相当于精囊腺尾部处，这个位置相当于"L"的折点处附近，图中白线所标记的水平面，即发挥了腹腔操作的优势，同时又降低了经肛操作的难度和游离直肠系膜的长度。

小贴士

1. 为了方便寻找腹腔操作和经肛门操作的汇合平面和正确解剖游离层次，建议在经腹腔操作结束时在直肠系膜周围包绕纱条，以便经肛门操作时确认汇合平面，方便操作，并且防止腹腔渗液干扰经肛操作。

2. 若是腹腔组与经肛门组同时进行手术的话，依据各中心习惯决定操作顺序和汇合位置。但是为了避免腹腔操作影响经肛操作，建议经腹操作离断血管后先游离乙状结肠和直肠系膜，然后游离脾曲和裁剪系膜。

3. 为了防止经肛操作过程中气体大量进入肠腔使手术无法进行，可以考虑在直肠上段肠管以纱条等结扎阻断。

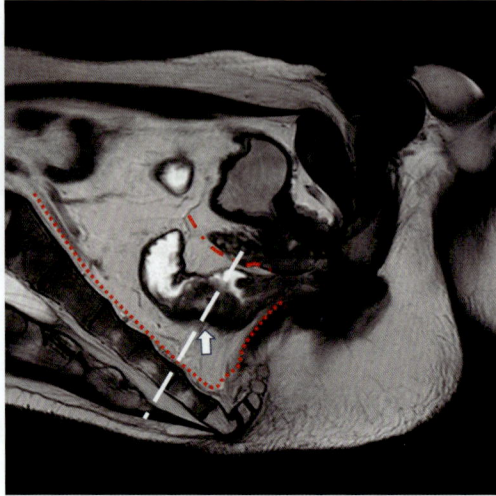

图1-2　直肠系膜及腹腔直肠系膜游离水平示意图
红色虚线为直肠系膜的前后缘，白色箭头所指为
肿瘤所在位置，白色间断线为腹腔操作与经肛操
作汇合的大约平面。

六、经肛门操作之一：port

在会阴部直肠消毒的基础上确定手术解剖标志，明确肿瘤下缘，明确齿状线、白线、尿道和尾骨位置。扩肛进行手术前直肠冲洗，之后放置肛门牵开器或者专用拉钩（如Lonestar拉钩），放置port，除TEM、TEO平台是硬质肛镜外，其他的操作平台多为软质肛门套管，根据肿瘤位置选择套管上缘的放置位置（图1-3），充分扩张套管与直肠肛管壁贴合。

小贴士

1.对于大部分低位直肠癌的port软鞘放置位置多为齿状线附近。

2.放置过程中可以通过拉钩和牵拉肛周皮肤确保port鞘管顺利置入。

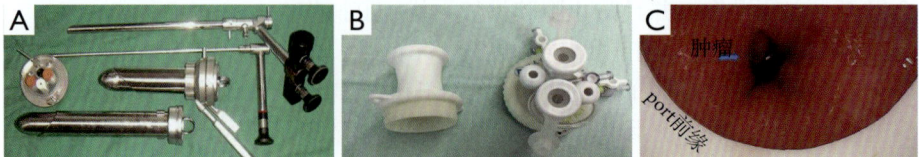

图1-3　硬质肛镜、软质port及放置后情况
（A）TEM硬质肛镜；（B）航天卡迪多通道软鞘port；（C）port放置后情况。

3.位置相对高的肿瘤，建议port上缘能够达到外科肛管上缘。

七、经肛门操作之二：荷包缝合

肿瘤下缘1~2 cm行荷包缝合（图1-4），2-0滑线为宜，建议行黏膜下至全层缝合，缝合的平面水平一致，针距一致，缝合深度均一，确保打结收紧关闭肠腔，这个荷包缝合对手术顺利进行很重要。缝合完成后建议检查缝合是否严密，否则可能造成大量气体进入肠腔给腹腔操作造成影响。

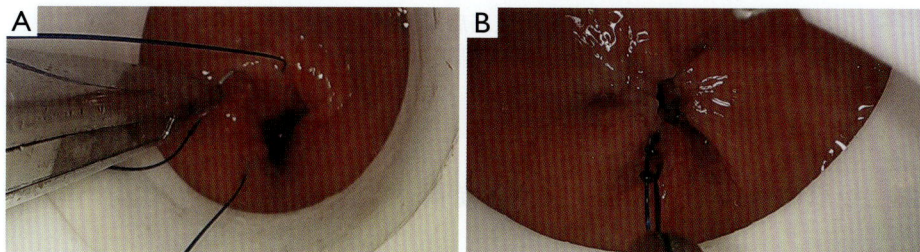

图1-4 经port荷包缝合示意
（A）经port直视下荷包缝合；（B）荷包缝合结扎不严密可见结扎线间空隙。

小贴士
1.对于初学者建议直视下缝合，可以选用前列腺手术持针器。
2.以电刀等在肠道黏膜表面标明缝合平面后再行缝合。
3.确保缝合行双荷包缝合，但有造成血肿的可能。

八、经肛门操作之三：直肠后间隙游离

切开肠壁，在确保切缘足够的情况下，电刀标记切缘，建议沿着port鞘管边缘切开，确保切除全部直肠系膜，避免多余的肠壁在鞘管前方类似门帘样阻碍手术视野。切开肠壁后，在器械的牵拉、气体压力、能量器械的气化作用下可观察到直肠后间隙的疏松结缔组织（天使之发），因为肛直角的存在且骶尾骨弧度的影响，操作过程中注意沿肛提肌上筋膜表面进行，接近尾骨处注意切勿切开骶前筋膜造成骶前静脉丛出血（图1-5）。

小贴士
1.注意经肛门腔镜下游离平面的拓展，单点游离过深出现意外情况受操作空间限制，影响处置。
2.技术熟练后可沿着由两侧向中间游离直肠后间隙，最后切断Hiatal韧带，操作空间更大且更容易。

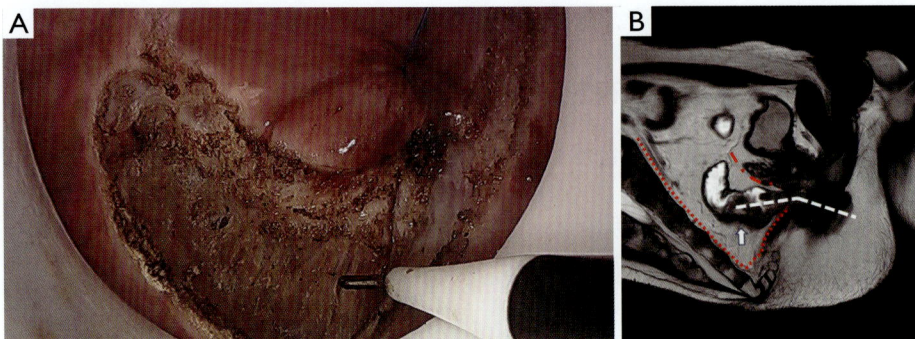

图1-5　直肠后间隙的游离

（A）切开肠壁进入直肠后间隙；（B）红色虚线为直肠系膜边缘示意，白色折线为肛直角示意。

九、经肛门操作之四：直肠前间隙游离

　　根据直肠前方的组织器官我们可以把直肠前间隙分为外科学肛管水平段、前列腺水平段、精囊腺水平段，直肠前方系膜相对较短，但操作不当易损伤泌尿系统，在切开前方肠壁后，显露联合纵肌，其肌纤维呈纵行排列是我们解剖的标志，沿联合纵肌表面向上游离，即进入前列腺后方，邓氏筋膜是前方游离的屏障，前列腺的两侧为神经血管束（neurovascular bundle，NVB），相当于截石位10点钟和2点钟位置，截石位12点钟位置为尿道前列腺段，11点钟和1点钟是解剖游离直肠前间隙的相对安全区域，沿着邓氏筋膜与骶前筋膜形成的筋膜套的弧形曲线游离直肠系膜，保证直肠固有筋膜的完整性，减少对NVB及盆腔神经丛的损伤（图1-6）。邓氏筋膜沿精囊腺表面向上前方达腹膜返折，在

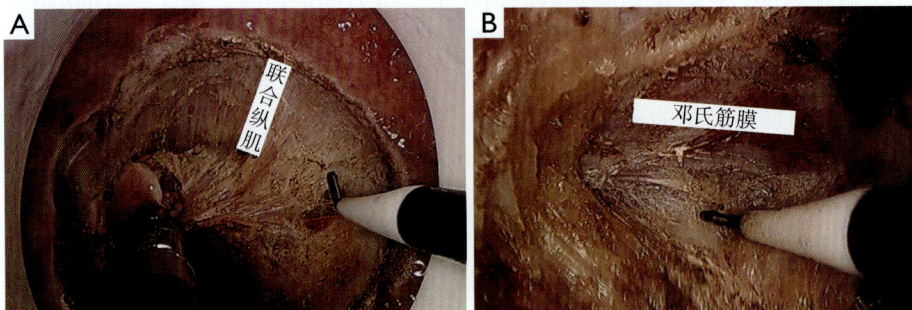

图1-6　直肠前间隙游离

（A）切开直肠前壁显露联合纵肌；（B）沿邓氏筋膜游离直肠前间隙。

hybrid-TaTME中，腹腔操作组可以在切开腹膜返折的同时于精囊腺底部切断邓氏筋膜，这也是直肠前间隙游离的腹腔组和经肛组汇合的平面。

小贴士

1. 直肠前间隙游离过程因为紧邻尿道，建议应用能量器械将锐性游离和钝性推移相结合，避免局部过度烧灼形成尿道迟发型损伤。

2. 联合纵肌和邓氏筋膜是前方游离的解剖标志。

十、经肛门操作之五：直肠两侧间隙游离

直肠两侧间隙因为传统上认为存在侧韧带，相对致密，是骶前筋膜沿侧壁向前上与邓氏筋膜相结合在直肠固有筋膜外侧形成的潜在间隙，外侧为盆腔神经丛、盆壁血管，由于不及直肠前后间隙疏松，在分离过程中应沿着邓氏筋膜和骶前筋膜形成的弧线游离，过度向外侧游离突破盆筋膜会损伤盆腔自主神经丛，损伤盆壁血管造成难以控制出血（图1-7）。

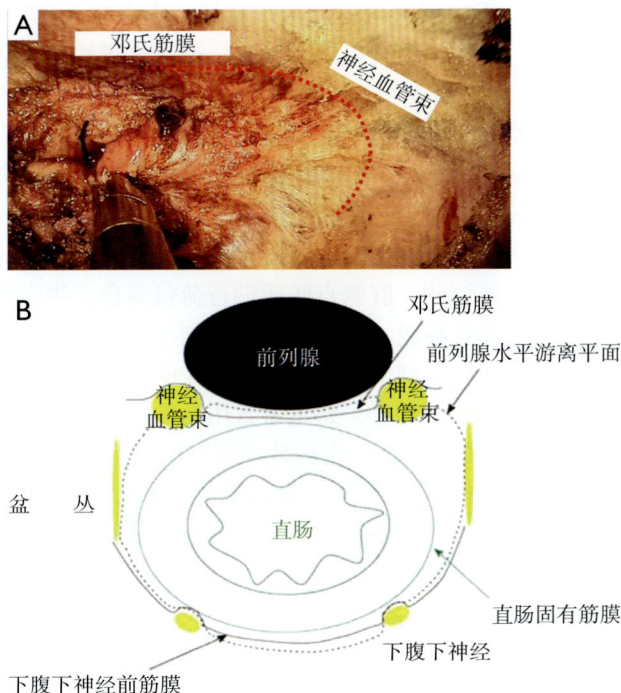

图1-7　经肛直肠侧方游离

（A）直肠侧方间隙示意，弧形线为解剖游离切开线；

（B）直肠周围结构示意图（前列腺水平），虚线为游离平面。

小贴士

1. 直肠中动脉在20%左右的患者中出现，解剖直肠两侧间隙的时候要注意止血，经肛操作发现此血管要鉴别是否为盆壁血管。

2. 侧方游离的过程中可以透过盆壁筋膜观察到后方的盆丛神经纤维束作为解剖标志导引。

十一、直肠标本取出与预防造口

Hybrid-TaTME标本的取出，可以经过肛门取出，部分肿瘤较大，或者骨盆过于狭小、系膜过于肥厚者，可以考虑经腹部预防造口的切口移出体外，进行系膜最后的修剪和肠腔离断。因为TaTME患者多为低位吻合，手术后患者LARS发生率高，患者生活质量差，建议行预防性造口保证患者手术后生活质量。

十二、吻合方式

1. 结肠肛管吻合（手工缝合），适用于超低位吻合和ISR患者，需要熟练掌握经肛门缝合技术，为防止吻合口裂开脱离，建议将近端肠管适当缝合固定于肛提肌表面。

2. 应用PPH吻合器，国外采用的是34 mm Tych的PPH吻合器，国产的PPH吻合器直径也是33 mm或34 mm，钉砧的导引杆较长能够协助吻合，只有一个直径不能普遍应用直肠残余较少和肠腔狭小患者。

3. 28~29 mm吻合器经腹腔吻合，其吻合类似于传统腹腔Dixon术式吻合方式，结肠残端包埋吻合器钉砧，肛侧直肠残端行荷包缝合，吻合器穿刺锥套以引流管，吻合器置入肛侧直肠腔，引流管导引穿刺杆通过直肠残端，收紧荷包结扎，腹腔组拔出引流管和穿刺锥，套入钉砧，完成吻合。

4. 28~29 mm吻合器经肛门吻合，是笔者常用的吻合方式，吻合器钉砧包埋于结肠残端后，套1个硅胶引流管，直肠残端经肛门行荷包缝合，引流管将钉砧引至直肠残端荷包缝合处，于钉砧根部收紧结扎荷包，扯引流管，套入吻合器，完成吻合，这种吻合方式特别适用于低位吻合、超低位吻合，特别是在腹腔无法观察吻合口吻合情况者。

十三、经验教训

TaTME的解剖视角不同于传统开腹及腹腔镜手术，需要研读和学习经肛门手术下的解剖结构，掌握经肛门手术技巧熟悉单孔手术操作，在明确解剖标志导引下完成手术，若过分游离，可能造成难以控制的大出血和泌尿系统损伤。

TaTME不仅仅用于直肠癌的手术中，对于良性疾病等需要低位直肠切除的病例同样适用。

TaTME在经肛手术技术熟练的情况下可以不用气腹和各种操作平台，单纯应用肛门镜，由术者和助手配合暴露可以实行无气腹的TaTME手术，可以摆脱对腔镜和手术平台的依赖。

声明

本文作者宣称无任何利益冲突。

参考文献

[1] Heald RJ. A new solution to some old problems: transanal TME[J]. Tech Coloproctol, 2013, 17(3): 257-258.

[2] 张忠涛, 郑民华, 姚宏伟, 等. 直肠癌经肛全直肠系膜切除专家共识及手术操作指南(2017版)[J]. 中国实用外科杂志, 2017, 37(9): 978-984.

[3] Loong TH, Liu HM, Fong SS. Stable pneumorectum using an inline glove - a cost-effective technique to facilitate transanal total mesorectal excision[J]. Colorectal Dis, 2018, 20(5): O119-O122.

[4] 武爱文, 何国礼, 王林, 等. "困难骨盆" 男性低位直肠癌患者接受经肛全直肠系膜切除术近期结局——来自北京大学肿瘤医院的单中心报告[J]. 中华胃肠外科杂志, 2018, 21(6): 646-653.

第一讲　TaTME——腹腔镜与经肛手术的完美结合

王权（吉林大学第一医院）

扫码观看视频

《腹腔镜胃肠手术笔记（第二版）》

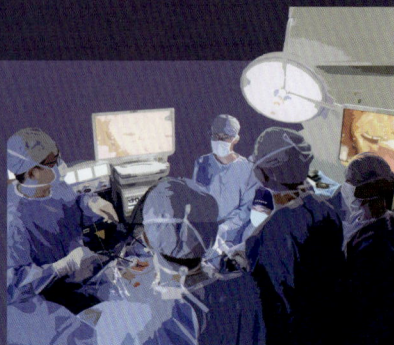

AME
Publishing Company

第二讲 经肛全直肠系膜切除术

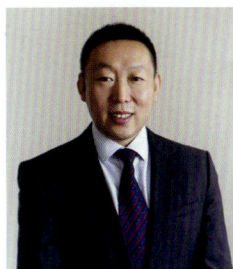

谢忠士

副主任医师，医学博士，博士后，硕士研究生导师，吉林大学中日联谊医院胃肠结直肠外科三病区副主任。瑞典卡罗林斯卡医学院胃肠中心访问学者、德国埃尔兰根大学医学院普通外科访问学者、中国医师协会结直肠肿瘤专业委员会临床技能培训专业委员会秘书长、中华结直肠外科学院第一届学术委员会委员、中国医师协会外科医师分会肛肠外科医师委员会委员等。

（简历更新时间：2019-03-04）

腹腔组手术过程因为本书其他章节专家均有阐释，在此不再赘述，需要明确游离终点的问题，依照TME原则游离直肠系膜，后方至直肠骶骨韧带水平，前方于腹膜返折前方0.5~1.0 cm处切开，进入邓氏筋膜前方无血管间隙，男性患者向远端分离至精囊腺下缘结束，女性患者游离至阴道后壁。

重点讨论经肛游离操作的个人体会。

腹腔组游离完毕后，经预切除段直肠系膜内穿入0#丝线，结扎闭合直肠腔，阻断经肛门手术时荷包缝合关闭不严造成的肠道胀气，干扰手术（图2-1）。

经肛门手术：用Longstar拉勾拉开肛门，经肛门注入碘伏溶液冲洗肠腔，充分扩肛后，内置PPH或是经肛port支撑，距离肿瘤下缘1~2 cm处荷包缝合关闭肠腔。（图2-2~图2-5）

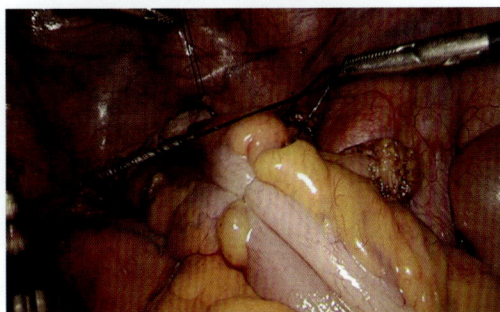

图2-1 捆绑近端直肠

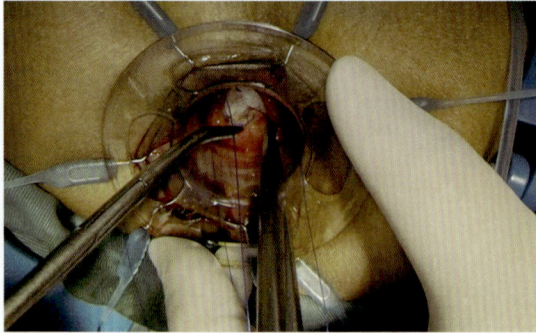

图2-2　PPH透明肛门镜支撑缝合荷包

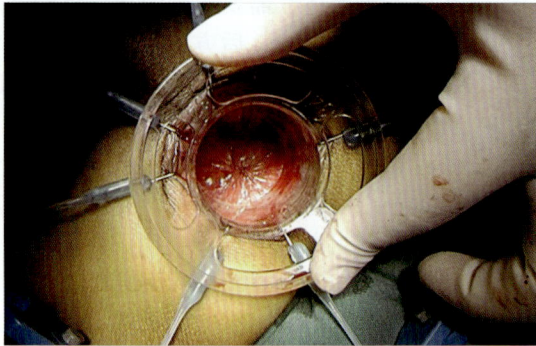

图2-3　荷包收紧后效果图

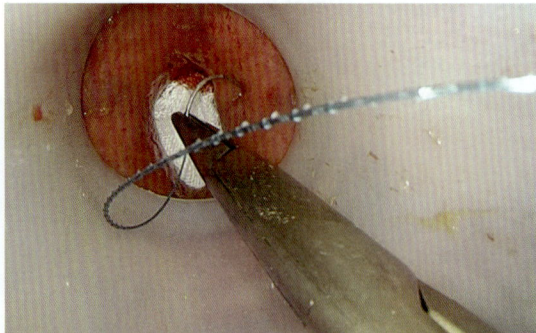

图2-4　port支撑缝合荷包

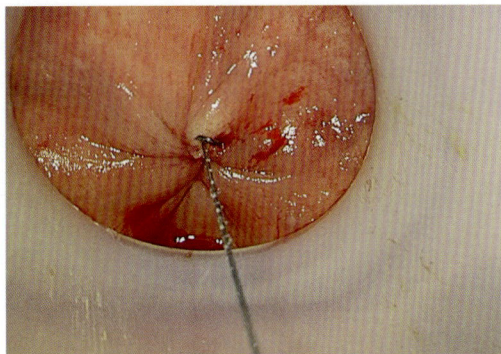

图2-5　荷包收紧后效果图

经肛门置入一次性单孔腹腔镜入路装置，直肠腔内灌注CO_2（压力为10 mmHg，1 mmHg=0.133 kPa）。沿预定肠管切开线电钩烧灼一周，作为游离起始段mark，位置选择在收紧荷包的花瓣状纹理外侧黏膜平展区，大约距离port 0.5 cm（图2-6）。

建议采用逐层切开技术，先切开黏膜及黏膜下层（图2-7），凝闭黏膜下血管，而后判断纵行肌纤维（图2-8），全层切开，进入直肠外间隙（图2-9）。

系膜游离起始部位：全层切开肠管壁后，最容易进入的间隙是前壁前列腺后间隙层面，女性患者应谨慎分离，避免损害阴道。

后壁会遇到直肠尾骨韧带，不建议马上切开，可以沿着该韧带向两侧拓

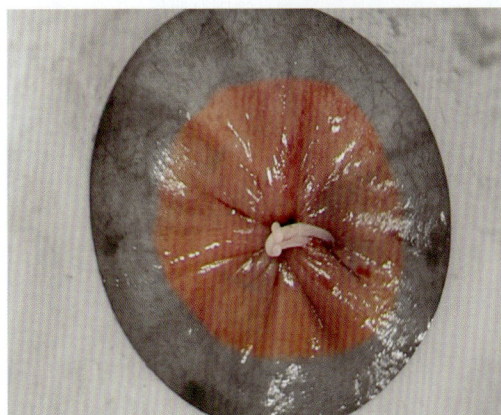

图2-6　拟定切开区域

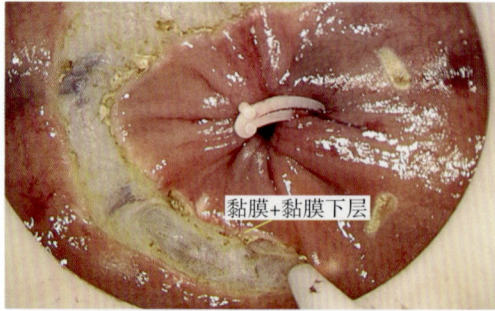

图2-7　切开黏膜及黏膜下层

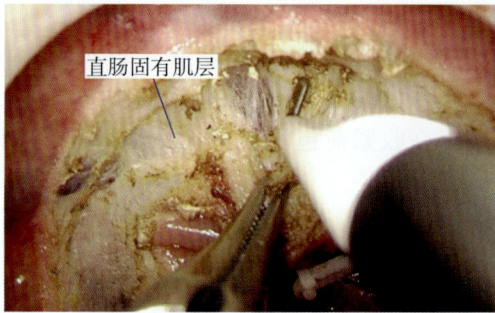

图2-8　切开直肠固有肌层

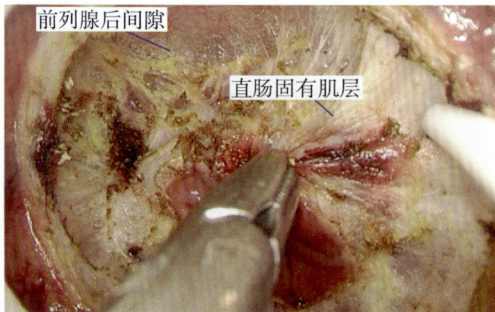

图2-9　直肠固有肌层切开后效果图

展，辨识盆膈上筋膜，至截石位2点及10点位置时停止游离，该部位有血管神经束穿入，可最后处理（图2-10）。

后方肛提肌上间隙的游离，进入肛提肌上间隙，就会见到清晰的白色泡沫

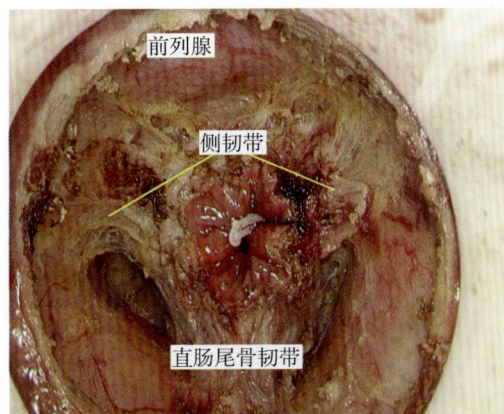

图2-10 显露侧韧带及直肠尾骨韧带

样组织，仔细止血，避免小穿支血管出血污染术野。

可借用纱布球向头侧推举，更好地显露游离间隙，直至直肠骶骨韧带处与腹腔游离层面会合（图2-11）。

前壁游离：保护前列腺后方的筋膜，与经腹TME手术相同在精囊腺下缘处切开邓氏筋膜，避免损伤血管神经束（图2-12）。

两侧需等到前后壁腹会阴游离平面会合后再行游离，借助腹腔内围绕纱布的指引，避免进入到前列腺腹侧平面，损伤尿道等其他器官（图2-13）。

重建方式：可采用手工结肠肛管吻合和器械吻合，在此不再赘述。

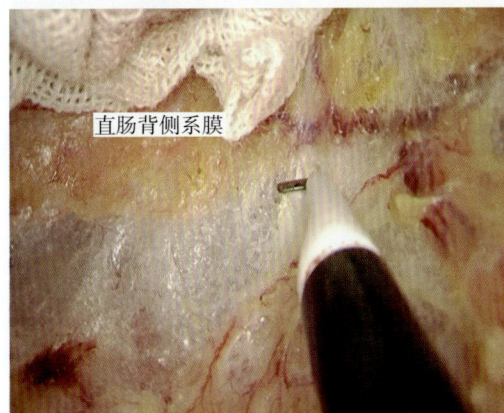

图2-11 显露直肠背侧系膜

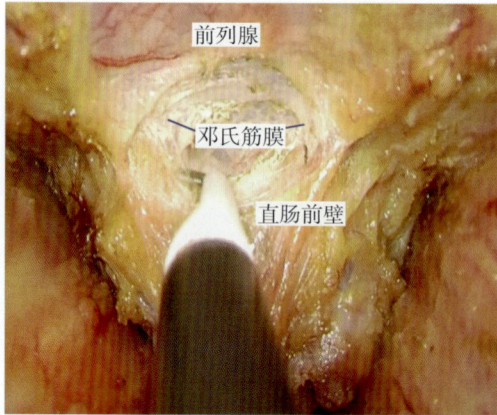

图2-12　显露直肠前壁

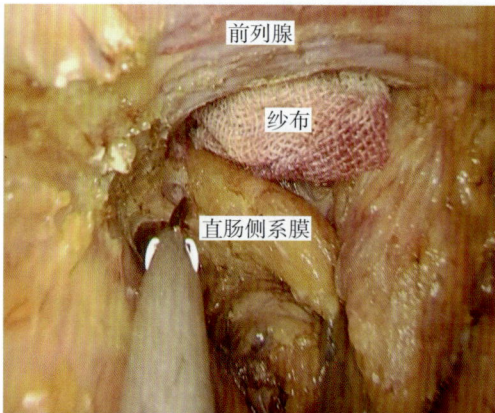

图2-13　直肠前壁游离平面与腹腔内会合

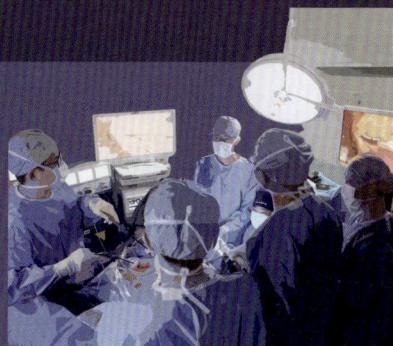

第二讲　经肛全直肠系膜切除术

谢忠士（吉林大学中日联谊医院）

扫码观看视频

《腹腔镜胃肠手术笔记（第二版）》

AME
Publishing Company

第三讲　直肠癌的TaTME手术

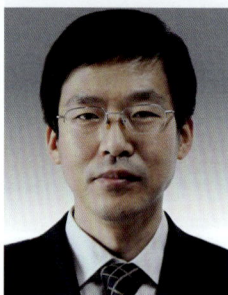

于刚

淄博市临淄区人民医院副院长，医学博士，主任医师。中国医师协会结直肠肿瘤分会TaTME专委会委员、中国医师协会结直肠肿瘤分会单孔腹腔镜专委会委员、中国医药教育协会肛肠病学分会常务委员、山东省医师协会结直肠分会常务委员、山东省医学会外科分会营养支持学组委员、山东省研究型医院协会胃肠外科学分会常务委员、山东省研究型医院协会结直肠外科学分会常务委员。
（简历更新时间：2019-03-04）

一、手术名称

完全经肛全直肠系膜切除术（pure-NOTES TaTME）。

二、手术步骤

全身麻醉成功后，取膀胱截石位。常规碘伏消毒下腹部、会阴、双侧大腿、直肠腔及阴道（女性），铺无菌巾单。

充分扩肛后置入透明的环形肛管扩张器（PPH吻合器配套产品）（图3-1），取出内栓，缝合固定于肛周皮肤，将半圆肛门镜插入肛管扩张器内，直视下距肿瘤下缘1 cm和2 cm分别以2-0 Prolene线行荷包缝合（图3-2），隔离肿瘤，使用生理盐水反复冲洗直肠

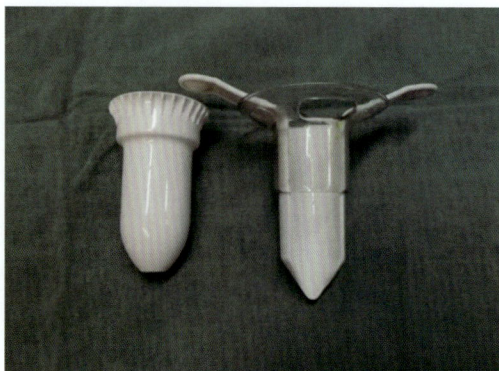

图3-1　PPH吻合器配套产品

256

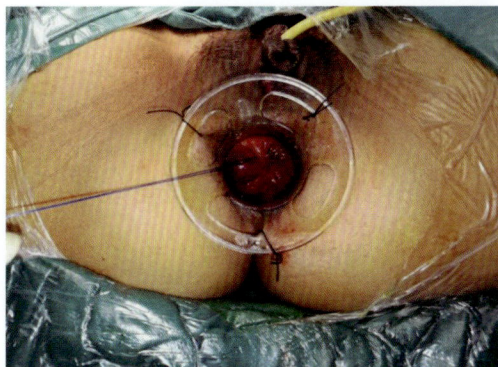

图3-2　荷包缝合直肠壁

腔。用超声刀自荷包缝合远端0.5 cm处环形切开直肠壁，自后壁进入直肠后间隙。

置入单孔穿刺器（图3-3），接CO_2建立腹膜外操作空间，压力维持在12 mmHg。放入把持钳、超声刀等器械，沿直肠后间隙向直肠近端游离，依次游离直肠两侧壁及前壁，注意保护两侧输尿管及盆丛神经。直肠前方先在邓氏筋膜后方分离，显露精囊腺（男性）或宫颈（女性）后，切开邓氏筋膜进入其前方（图3-4）。在直肠系膜全周充分游离，后方达骶骨岬（图3-5），侧方至显露两侧输尿管，最后在直肠前方切开腹膜返折。

迅速扩大腹膜切口，形成气腹环境，进入腹腔探查。患者取头低脚高右倾体位，使小肠因重力作用移向头侧。并将游离的直肠向上翻转置入腹腔，继续沿直肠后间隙向近端游离，进入Toldt's间隙，直至肠系膜下动脉根部，于肠系膜下动静脉根部分别以可吸收夹夹闭后切断。沿左侧黄白交界处切开，充分游离乙状结肠及降结肠（图3-6）。

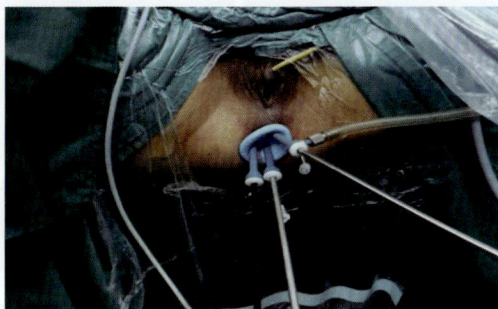

图3-3　置入单孔穿刺器

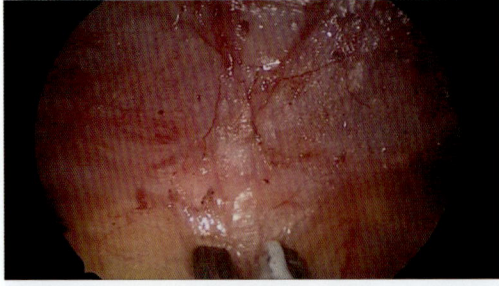

图3-4　切开邓氏筋膜

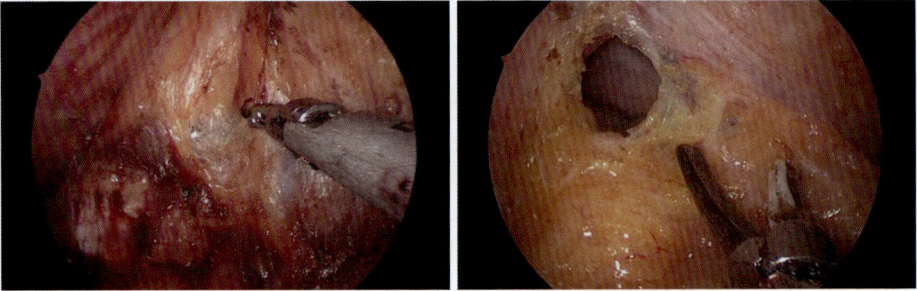

图3-5　直肠后方达骶骨岬，直肠前方切开腹膜返折

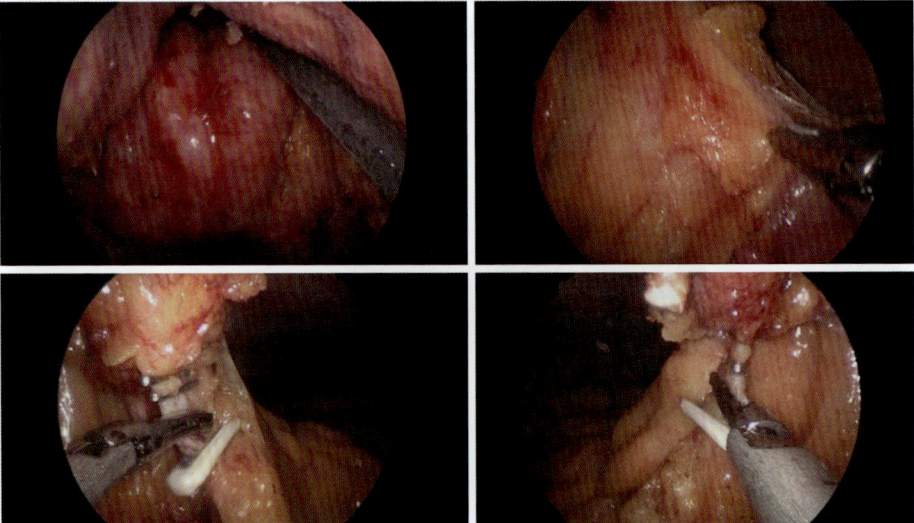

图3-6　沿Toldt's间隙游离乙状结肠，肠系膜下动脉根部切断

移去单孔穿刺器，将游离肠管经肛门拖出，于肿瘤近端10~15 cm处将乙状结肠切断，切除标本送检。用荷包钳将乙状结肠残端荷包缝合后，置入33 mm吻合器抵钉座，收紧荷包缝线，还纳入腹腔。直肠远断端用2-0 Prolene线荷包缝合后，重新置入单孔穿刺器，建立气腹，蒸馏水2 000 mL冲洗盆腔，检查近端肠管方向无扭转。经肛门置入吻合器，与抵钉座对接后收紧直肠远断端荷包缝线。旋紧吻合器，于肛缘右后侧3 cm处戳孔置入橡胶引流管至骶前，击发吻合器行乙状结肠-直肠对端吻合，检查吻合切割环。最后放置肛管至吻合口近端。手术结束（图3-7）。

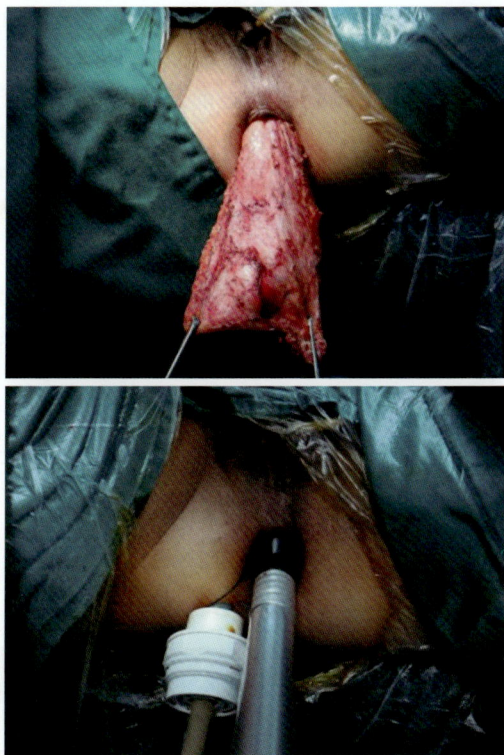

图3-7　经肛门拖出游离肠管，乙状结肠-直肠对端吻合

三、经验总结

1. 手术难点在于单孔操作及肛门部手术操作，手术成功得益于笔者已经完成1 200余例单孔腹腔镜手术，积累了较为丰富的单孔腹腔镜手术经验；得益

于科室痔瘘裂等肛周疾病的手术经验。

2. 手术为逆向解剖，由远端向近端分离，直肠系膜周围间隙缺少明确的解剖标志。笔者体会：前方邓氏筋膜，前侧方为耻骨直肠肌、盆膈上筋膜，侧方为肛提肌、盆膈上筋膜，后方为肛提肌和盆壁筋膜的尾部。手术游离直肠系膜时，初期遵循经腹部手术的操作经验，由直肠后方向两侧扩展，最后汇合于前方；后期改为先分离前后方向，后在侧方汇合。

3. 术前应通过CT、MRI等检查，尽可能准确地评估乙状结肠的长度，为游离乙状结肠的范围提供依据。

4. 选用5 mm腹腔镜，利于节省肛门部的操作空间，减少操作时器械之间的干扰（图3-8）。

5. 用PPH器械行直肠的暴露，在手术开始时做肿瘤远端的内荷包缝合；吻合前做直肠远断端的内荷包缝合（图3-9）。

6. 在手术开始阶段，未与腹腔打通之前，操作完全位于腹膜外，空间狭小，操作易受超声刀烟雾和吸引时压力变化的影响，可将单孔穿刺器装置上的吸引接头用延长管连接，远离手术操作区域，由专人负责管理。

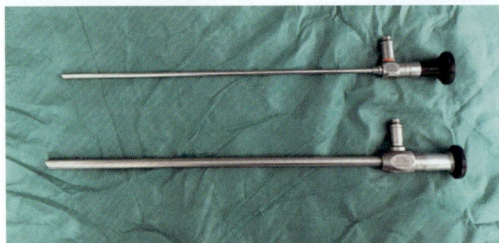

图3-8　5 mm腹腔镜

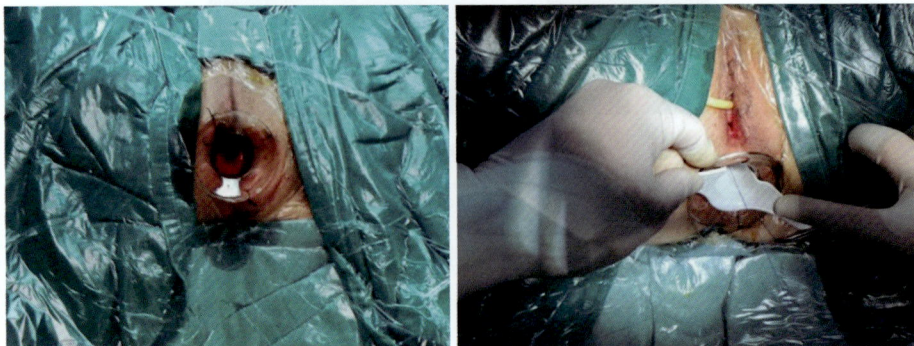

图3-9　直肠远断端做荷包缝合

7.操作中清楚辨认直肠系膜周围间隙，始终沿着疏松间隙分离，不切断任何一条不明确的管道或条索，以避免损伤输尿管。另外，可借助髂内动脉、生殖血管等解剖标志进一步确认输尿管的位置和走向。一般来说，左侧输尿管在操作过程中较容易辨认，此时可参照左侧输尿管的走行方向和层次，帮助确认右侧输尿管。

8.打开腹膜返折前，应充分游离直肠系膜全周。腹膜外间隙由于气腹压力的作用，暴露充分，类似于腹腔镜全腹膜外疝修补术的空间，操作较容易。

9.打开腹膜返折后，应立即将直肠的游离段通过腹膜开口置入腹腔，为盆腔的操作腾出空间，又可使盆腔的压力暂时高于腹腔，利于盆腔的暴露和手术操作。

10.根据术中显露情况，在肛门右后方计划放置骶前引流管的位置，适时置入10 mm Trocar，方便手术操作。

11.对于部分困难患者，处理肠系膜下血管根部及游离降结肠外侧腹膜时可选用加长的腹腔镜器械。

12.荷包缝合技巧。

（1）行肠腔的内荷包缝合时，因缝合针数较多，建议选用2-0 Prolene线，有利于收紧缝线，提高内荷包的缝合质量。

（2）开始阶段，内荷包缝合从截石位3点处开始，顺时针方向进行，后期改为从截石位10点开始自肠黏膜侧进针向肠壁外出针，顺时针到6点位置改变进出针方向。至10点处汇合，进出缝线均位于黏膜侧，方便打结。

（3）荷包缝合完毕后，应试验性抽动缝线，检查荷包是否易于收紧。

（4）收紧荷包，吻合器旋至击发位前再次检查荷包缝合质量。

13.吻合前充分游离肠系膜，在腹腔镜下辨清乙状结肠方向，做到吻合后无张力、无肠管方向的扭转。

14.在旋紧吻合器后，击发前，通过10 mm Trocar置入骶前引流管，不易伤及吻合口。

15.吻合完毕，原位退出吻合器，检查切割环，判断吻合环不完整处所对应的部位，便于手工缝合加固。

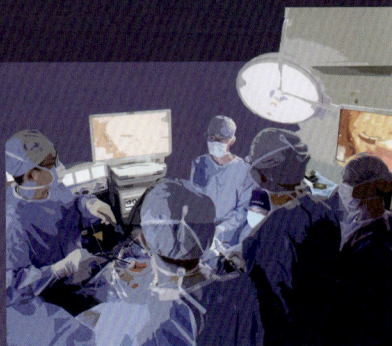

第三讲　直肠癌的TaTME手术

于刚（淄博市临淄区人民医院）

扫码观看视频

《腹腔镜胃肠手术笔记（第二版）》

AME

第四讲　直肠癌完全TaTME手术

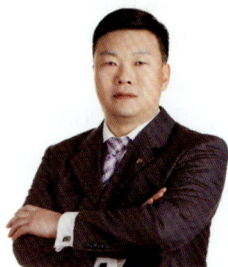

一、引言

张庆彤

教授,主任医师,硕士研究生导师。中国医科大学肿瘤医院/辽宁省肿瘤医院结直肠外科。独立完成腹腔镜结直肠癌手术1 500余例,在国内较早开展减孔、单孔、TAMIS、TaTME结直肠手术。三次荣获全国腹腔镜结直肠手术视频比赛一等奖。兼任世界内镜医师协会胃肠外科协会委员、中国医师协会肿瘤外科医师委员会青年委员等职务。(简历更新时间:2019-03-04)

自从2010年,西班牙Lacy教授与美国的Sylla教授分别报道了全球首例经腹联合经肛TaTME手术。TaTME手术受到全球外科医生的热点关注,其安全性和优势逐步被认可。由于器械、技术所限,目前多数做法是经腹经肛相联合进行TaTME手术,以减少手术时间。完全经肛TaTME手术具有腹部无切口,术后疼痛更小的优点,但开展仍相对较少,需要一定的腹腔镜单孔手术和经肛手术经验。

二、术前准备

1. 患者术前1日口服聚乙二醇电解质散行肠道准备,不需要灌肠。

2. 高清腹腔镜,摆放于患者头侧,30°腹腔镜,Longstar自动拉钩,STARPORT,airseal气腹机,常规或加长腹腔镜器械。

3. 患者采用截石位,头高脚底15°(图4-1)。

三、经肛直肠系膜游离要点

1. 直肠前方:需要辨认直肠尿道肌及尿道,避免损伤。切开联合纵肌后,进入直肠固有筋膜与邓氏筋膜前叶之间的直肠前间隙,到切开腹膜返折。

2. 直肠后方:须辨认清楚2块耻骨直肠肌,在肛提肌表面的筋膜之上进入肛提肌上间隙,进入Holy平面,

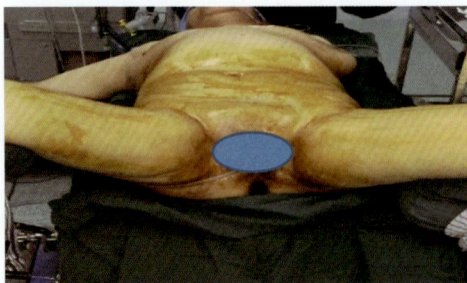

图4-1　截石位

向上游离到骶4水平，切开直肠骶骨筋膜进入直肠后间隙，达骶骨胛后进入左侧Toldt's间隙，达肠系膜下动脉（inferior mesenteric artery，IMA）根部离断血管。

　　3. 直肠侧方：在进入肛提肌上间隙后，开始向两侧拓展，主要解剖标志是骶2、骶3、骶4神经和腹下神经丛组成的盆腔神经丛的神经纤维，在其内侧游离，勿进入神经外侧输尿管、髂内血管所在的第2间隙，造成损伤。继续向上方游离可以看到两侧的神经血管束（neurovascular bundle，NVB）在前列腺或阴道及后穹隆两侧向上方走行，于返折部在NVB内侧切开返折，勿损伤NVB。

四、手术步骤

　　1. STARPOT置入：20%碘伏液500 mL经肛门冲洗，置入Longstar拉钩，将肛门拉开。确认肿瘤位置，于肿瘤下方1 cm缝合荷包。距荷包1 cm开放状态下环周切开直肠黏膜、肌层、外膜，后显露直肠耻骨肌，勿切剖其表面筋膜。置入port（图4-2~图4-4）。

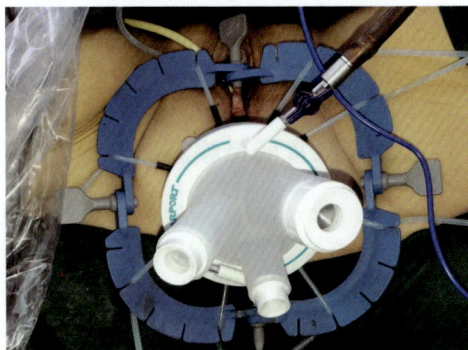

图4-2　Longstar拉钩牵开肛门

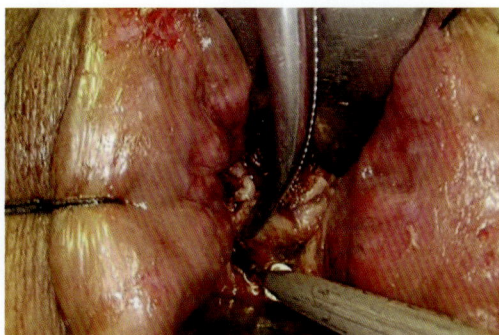

图4-3 距肿瘤下缘1 cm，用滑线缝合荷包10~12针，并于开放下切开肠壁全层

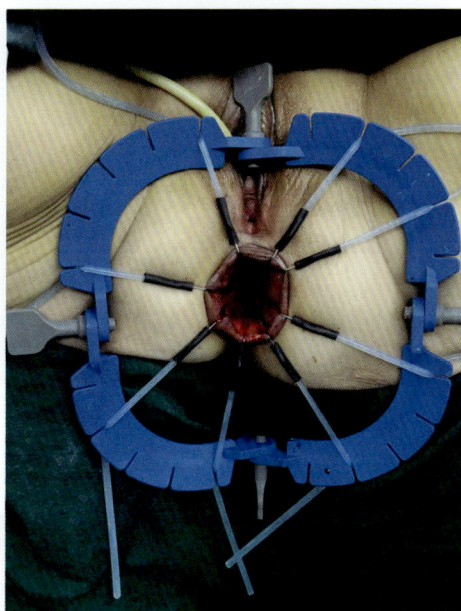

图4-4 置入port

2. 直肠后方游离：沿直肠耻骨肌表面分离，进入肛提肌上间隙，沿直肠固有筋膜表面进行游离，勿靠近骶前，避免骶前出血，于骶4水平切开直肠骶骨筋膜，进入直肠后间隙，向上分离到骶骨胛（图4-5~图4-8）。

3. 直肠前方游离：切开直肠前壁后进入肛直肠环，切开联合纵肌及直肠尿道肌，显露尿道膜部（男）或阴道后壁中下部（女），进入直肠固有筋膜与邓氏筋膜前叶之间的直肠前间隙，切开腹膜返折部（图4-9~图4-11）。

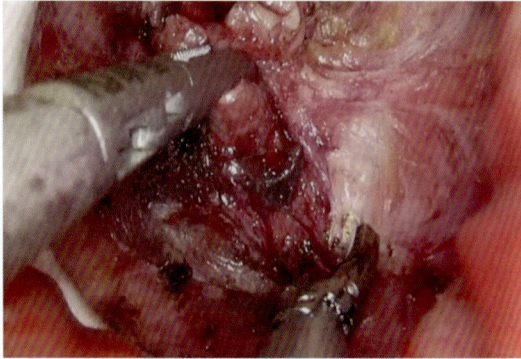

图4-5　沿直肠耻骨肌表面分

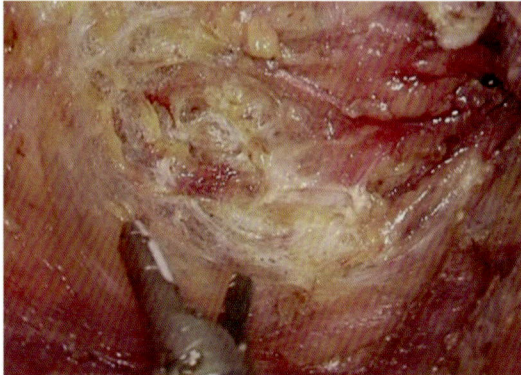

图4-6　紧贴直肠固有筋膜分离

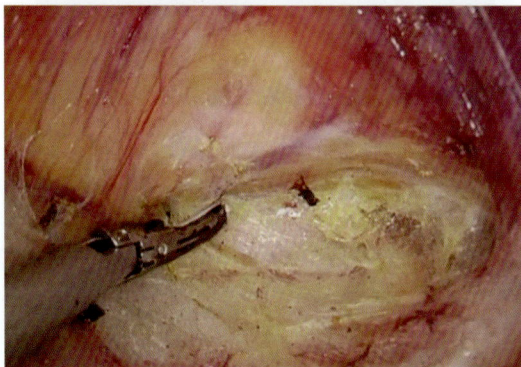

图4-7　切开直肠骶骨筋膜

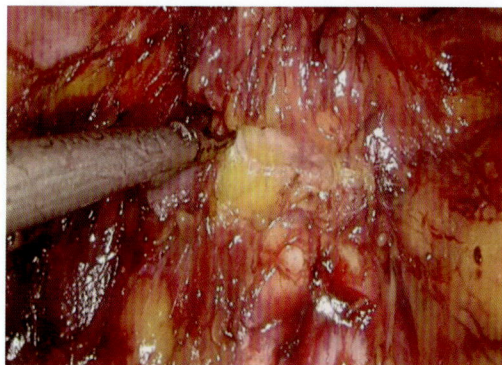

图4-8　分离至骶骨胛水平

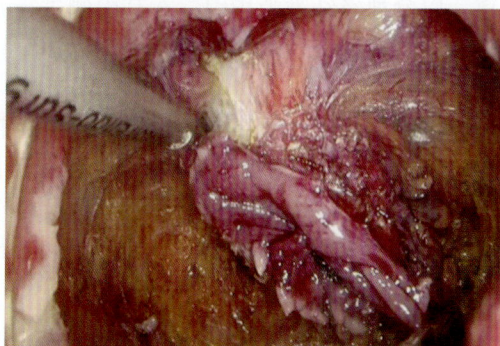

图4-9　切开直肠前壁纵行肌

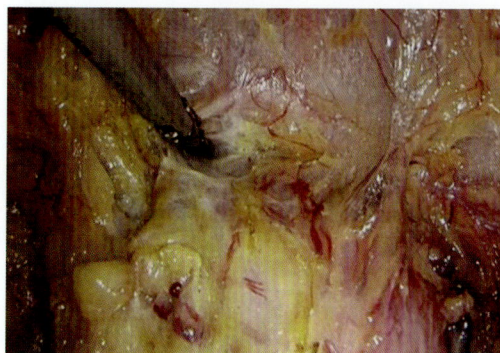

图4-10　在直肠固有筋膜与邓氏筋膜之间向上分离

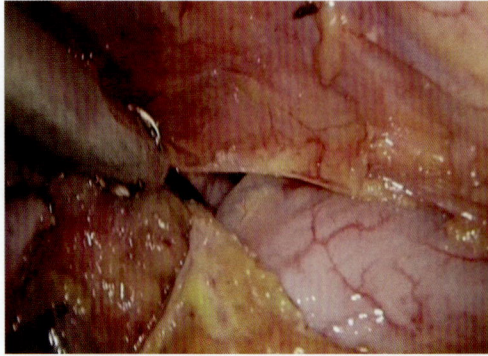

图4-11　切开腹膜返折部

4. 直肠侧方游离：以盆神经纤维为指引，在其内侧进行游离，注意保护两侧腹下神经，勿损伤输尿管及盆壁髂内血管分支。达到前壁切开腹膜返折部水平（图4-12~图4-16）。

5. 将直肠向上翻，推入腹腔，盆腔空间扩大，继续进行直肠后方游离，越过骶骨胛，进入乙状结肠系膜后方的Toldt's间隙，同时切开中间部的乙状结肠系膜和小肠系膜交界部及左结肠旁沟系膜。达肠系膜下动静脉[IMA/肠系膜下静脉（inferior mesenteric vein，IMV）]根部，注意保护上腹下神经丛及肠系膜下神经丛。离断IMA及IMV（图4-17~图4-19）。

6. 裁剪乙状结肠系膜，至乙状结肠动脉第1分支。

7. 经肛拖出直肠，切除肿瘤，近端结肠置入钉砧，钉砧杆套入16F导尿管，以备拉出钉砧杆，将直肠及钉砧回纳盆腔（图4-20~图4-23）。

8. 远端直肠断端用手指钝性分离0.5 cm，用滑线缝合荷包10~12针，将钉

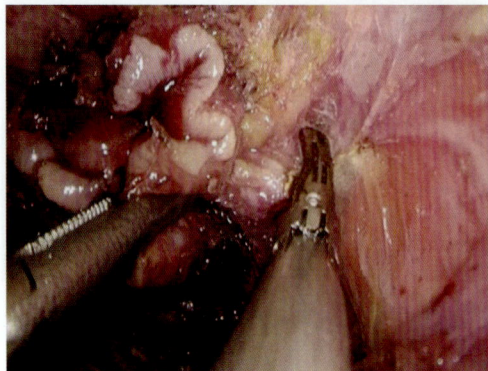

图4-12　沿两侧侧方间隙向上分离

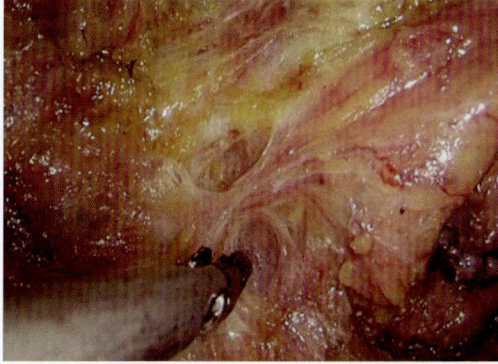

图4-13 沿盆神经丛内侧游离

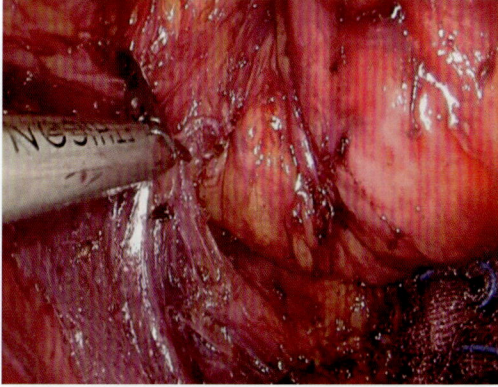

图4-14 保护两侧腹下神经

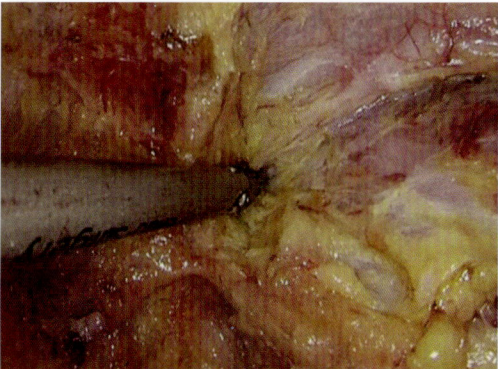

图4-15 在神经血管束内侧分离

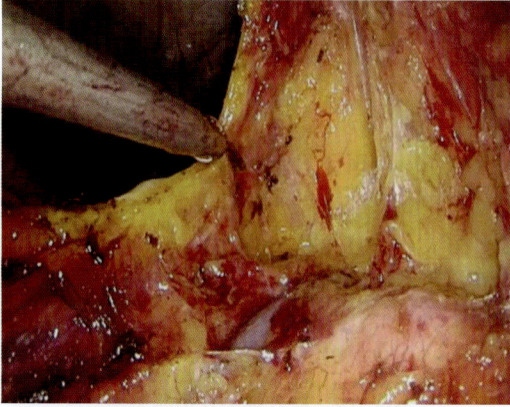

图4-16　切开乙状结肠内侧系膜

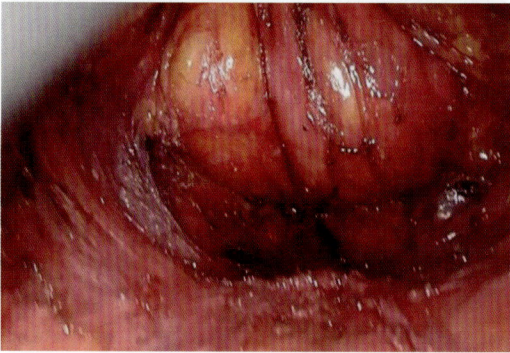

图4-17　将直肠向腹腔内翻入

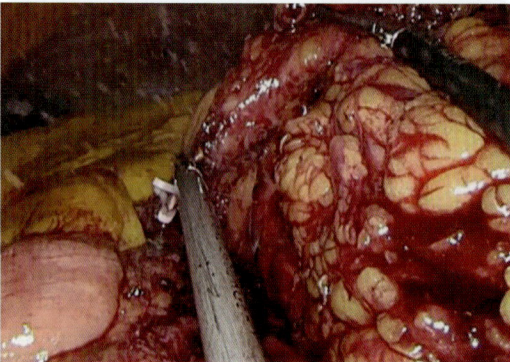

图4-18　离断肠系膜下动脉

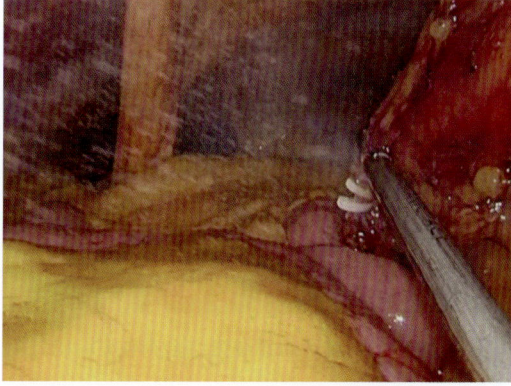

图4-19　离断肠系膜下静脉

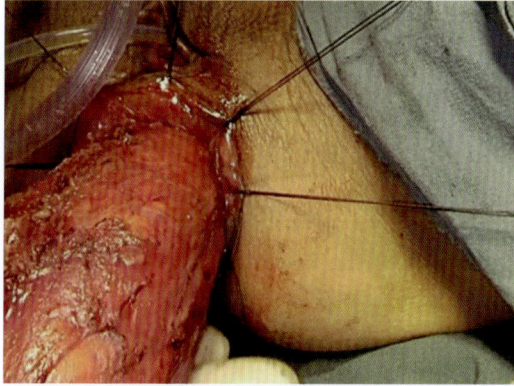

图4-20　经肛拖出直肠

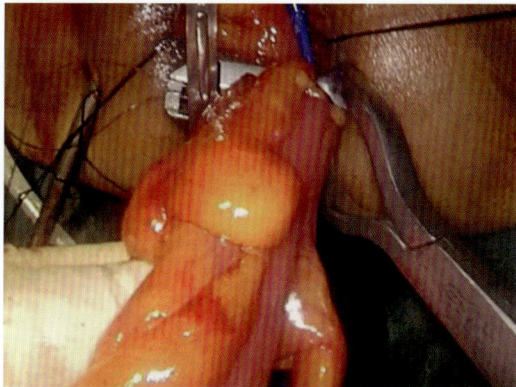

图4-21　切除肿瘤，置入钉砧

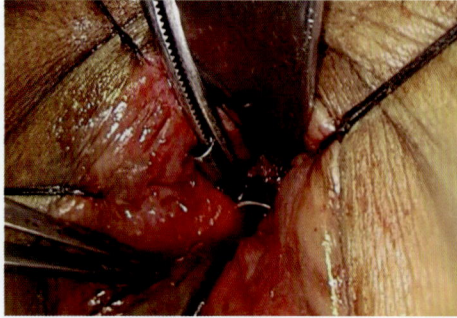

图4-22　远端直肠断端绞索缝合荷包10~12针

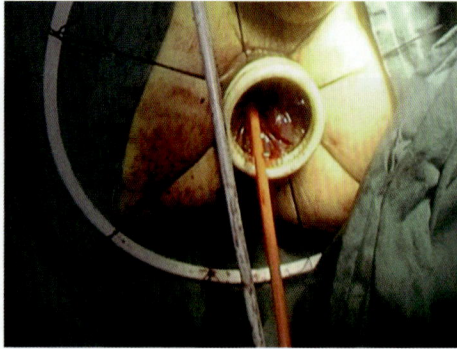

图4-23　钉砧套入导尿管，收紧荷包线

砧杆拉出，远端荷包收紧绑固于钉砧杆上，对合收紧吻合器进行吻合。引流管于肛周会阴部置入于骶前（图4-24~图4-25）。术后腹壁及标本（图4-26~图4-28）。

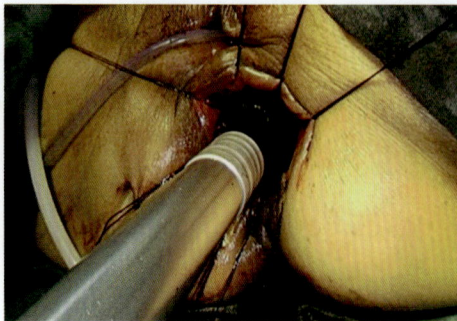

图4-24　29#吻合器端端吻合

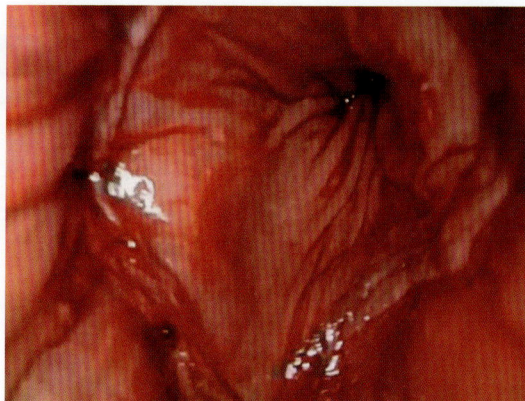

图4-25　吻合口情况

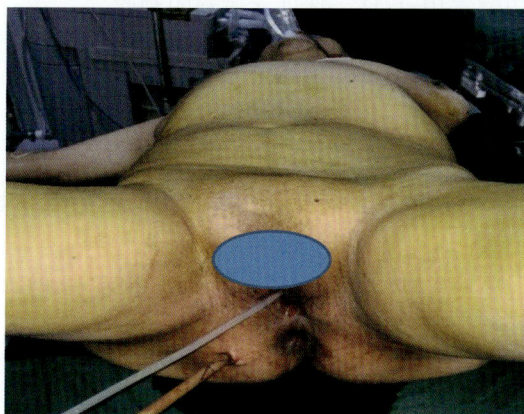

图4-26　术后引流及切口情况

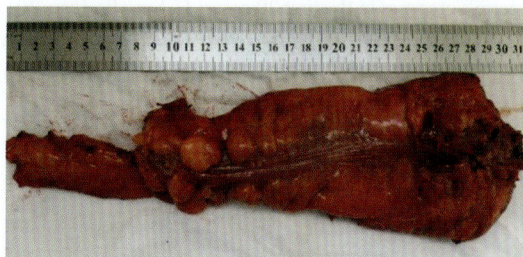

图4-27　标本前面观

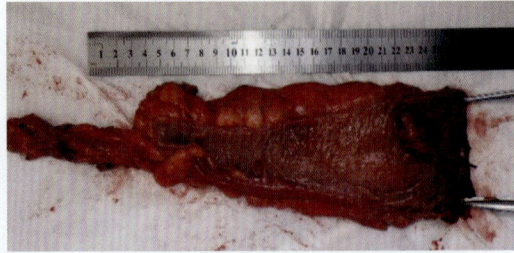

图4-28　标本内面观

五、经验总结

1. 手术全程要注意无菌和无瘤操作，术前行导泻剂肠道准备。术中用碘伏液进行肛门消毒。

2. 开始时荷包缝合10~12针，保证完全封闭肠腔。

4. 术中游离，尽量靠近直肠固有筋膜，勿远离，避免损伤血管、神经、尿道、输尿管。

4. 由于操作空间狭小，术中烟雾较大，最好应用airseal气腹机，或气腹管另接缓冲气袋，可以稳定压力，防止空间扑动。

5. 吻合时荷包10~12针，全层缝合，不锁边，起始点在截石位3点或9点。如吻合环不全，可经肛在相应位置加缝固定。

参考文献

[1]　Sylla P，Rattner DW，Delgado S，et al. NOTES transanal rectal cancer resection using transanal endoscopic microsurgery and laparoscopic assistance[J]. Surg Endosc，2010，24(5)：1205-1210.

[2]　de Lacy AM，Rattner DW，Adelsdorfer C，et al. Transanal natural orifice transluminal endoscopic surgery (NOTES) rectal resection："down-to-up" total mesorectal excision (TME)--short-term outcomes in the first 20 cases[J]. Surg Endosc，2013，27(9)：3165-3172.

[3]　Leroy J，Barry BD，Melani A，et al. No-scar transanal total mesorectal excision：the last step to pure NOTES for colorectal surgery[J]. JAMA Surg，2013，148(3)：226-230；discussion 231.

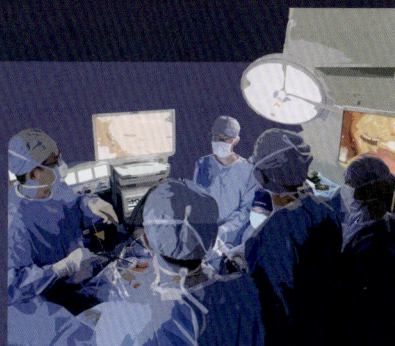

第四讲　直肠癌完全TaTME手术

张庆彤（中国医科大学肿瘤医院/辽宁省肿瘤医院）

扫码观看视频

《腹腔镜胃肠手术笔记（第二版）》

AME
Publishing Company

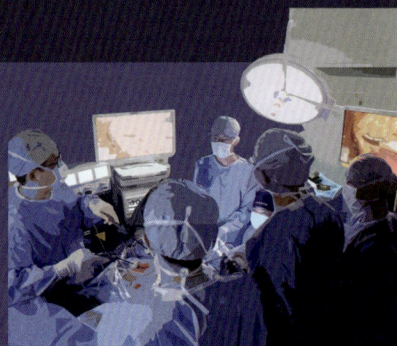

第五讲　TaTME手术
窦若虚，康亮（中山大学附属第六医院）

扫码观看视频
《腹腔镜胃肠手术笔记（第二版）》

AME
Publishing Company

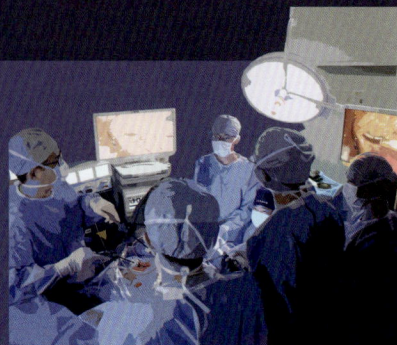

第六讲　TaTME手术
谢忠士（吉林大学中日联谊医院）

扫码观看视频
《腹腔镜胃肠手术笔记（第二版）》

AME
Publishing Company

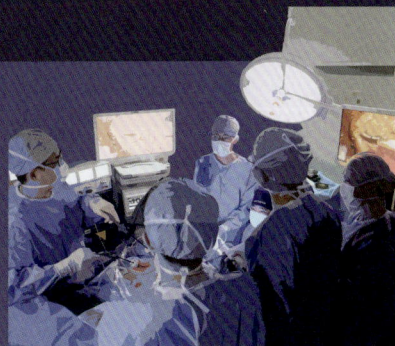

第七讲　直肠癌的TaTME手术

姚宏伟（首都医科大学附属北京友谊医院）

扫码观看视频

《腹腔镜胃肠手术笔记（第二版）》

AME

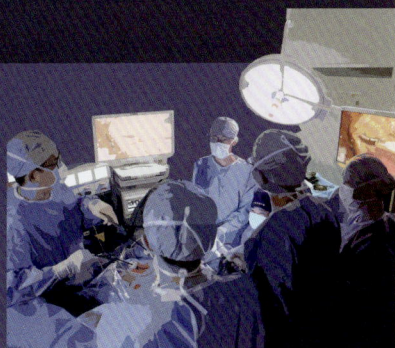

第八讲　免充气经自然孔道完全TaTME手术

张浩（东莞康华医院）

扫码观看视频

《腹腔镜胃肠手术笔记（第二版）》

AME

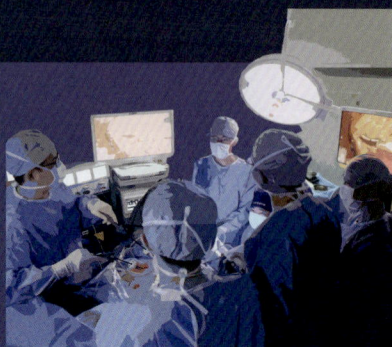

第九讲　TaTME手术

朱安龙（哈尔滨医科大学附属第一医院）

扫码观看视频

《腹腔镜胃肠手术笔记（第二版）》

AME
Publishing Company

第五部分　复杂疑难的腹腔镜胃肠手术

技术背景

　　腹腔镜技术一个迷人的地方在于其具有挑战性。不少腹腔镜技术专家不仅将其应用于常规的术式，更在一些复杂、高难度的手术里面将之运用得炉火纯青，将腹腔镜的技术优点发挥得淋漓尽致。何为复杂、高难度的腹腔镜手术？编者认为，T4期肿瘤根治术、扩大的淋巴结清扫术、联合器官切除术、胰十二指肠切除术等均为具有挑战的腹腔镜手术。腹腔镜技术能在这些手术里面发挥创伤小、效果佳的优势是术者追捧的一大原因。"书中自有黄金屋，书中自有颜如玉"，让我们透过这个专题欣赏腹腔镜美轮美奂的技术。

经验分享

第一讲　动脉导向保留自主神经腹腔镜右半结肠癌根治术
刁德昌 ·· 282

第二讲　全腹腔镜食管空肠手工缝合
黄华 ·· 289

第三讲　适形切除术——极低位直肠癌功能性保肛的优选术式
楼征，张卫 ·· 293

第四讲　全腹腔镜下右半结肠癌根治术之消化道重建
马君俊 ·· 298

第五讲　腹腔镜中间＋尾侧入路右半结肠癌扩大根治术
毛盛勋 ·· 303

第六讲　腹腔镜下扩大左半结肠切除术（Deloyers术式）
欧阳满照 ·· 310

第七讲　腹腔镜全盆腔脏器切除术
汤坚强 ·· 319

第八讲　腹腔镜全结直肠切除加回肠储袋肛管吻合术
吴斌 ·· 329

第九讲　腹腔镜胰十二指肠切除术
徐晓武 ·· 336

第十讲　腹腔镜下右半结肠根治术（尾侧翻页式）
薛芳沁 ·· 340

第十一讲　减孔（完全）腹腔镜胃癌手术路在何方？
燕速 ·· 346

第十二讲　腹腔镜下全胃切除电凝吸引器辅助脾门淋巴结清扫
杨力，张殿彩，汪未知 ···································· 365

第十三讲　单孔加一孔完全腹腔镜下根治性远端胃大部切除术
臧卫东，刘胜，滕文浩，肖军 ······························ 374

第十四讲　单孔加一孔完全腹腔镜下根治性远端右半结肠切除术
臧卫东，魏丞，滕文浩，刘文居 ···························· 377

第十五讲　腹腔镜根治性全胃切除术中网膜囊完整切除联合D2式淋巴清扫
　　　　　技术
　　邹瞭南，何耀彬 ·· 385

专家点评

　　熊文俊　广东省中医院胃肠外科 ··· 393

手术精讲

　　第十六讲　TaTME辅助的腹腔镜直肠癌根治术
　　林国乐 ··· 394

　　第十七讲　腹腔镜胰十二指肠切除术
　　闵军 ·· 394

　　第十八讲　胃癌手术的淋巴结立体清扫
　　宋武 ·· 395

　　第十九讲　近端残胃癌全腔镜根治术
　　汪勇 ·· 395

　　第二十讲　腹腔镜超低位直肠癌经肛门拖出根治术
　　王国强 ··· 396

　　第二十一讲　胃癌腹主动脉旁淋巴结清扫术
　　王伟 ·· 396

　　第二十二讲　标记远端切缘法在低位直肠癌根治术的应用
　　杨雪菲 ··· 397

　　第二十三讲　极限保肛ISR
　　叶凯 ·· 397

　　第二十四讲　自然腔道取标本手术（NOSES）
　　臧卫东 ··· 398

　　第二十五讲　系膜旋转术及反穿刺法在全腹腔镜下乙状结肠移植阴道成形术
　　　　　　　中的应用
　　张文斌，李春兴 ·· 398

文章顺序按作者姓氏拼音首字母为序

第一讲 动脉导向保留自主神经腹腔镜右半结肠癌根治术

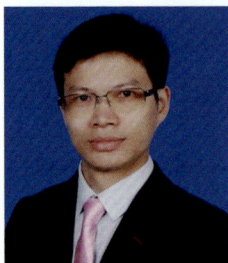

刁德昌

广东省中医院结直肠外科主任、副主任医师、副教授，医学博士、博士后。全国青年岗位能手，广东省"千百十人才工程"培养对象，贵州省肿瘤医院客座教授，阳江市中医院、阳春市中医院挂职副院长，龙川县中医院普外科名誉科主任。（简历更新时间：2019-03-27）

一、引言

结肠癌D3根治术以及完整系膜切除（complete mesocolic excision，CME）手术的应用有效改善了患者的预后，从而成为目前广为接受的术式。对于右半结肠癌来说，尽管其淋巴结清扫的确切范围仍无定论，但是按照肠系膜淋巴结引流规律以及右半结肠CME的解剖定义，淋巴清扫的内侧界应该在肠系膜上动脉（superior mesenteric artery，SMA）中线较为合理。肠系膜上动脉旁淋巴结的清扫在技术层面上要求较高，过度的清扫可能会损伤肠系膜上神经丛，从而导致术后严重的腹泻、腹痛等胃肠功能紊乱相关症状（图1-1）。因此，迄今为止，大部分专家仍然把右半结肠癌D3根治术的清扫

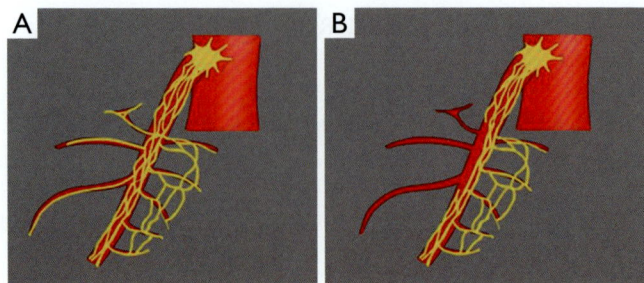

图1-1 肠系膜上神经丛示意图
（A）肠系膜上神经丛完全保留；（B）肠系膜上神经丛部分切除。

范围限定在肠系膜上静脉（superior mesenteric vein，SMV）。如何既做到淋巴结的彻底清扫，又尽最大可能地保护肠系膜上神经丛的功能，成为目前右半结肠癌D3根治术的难点。广东省中医院从2016年1月开始实施动脉导向保留自主神经的腹腔镜右半结肠癌根治术（图1-2~图1-3），获得了良好的效果。

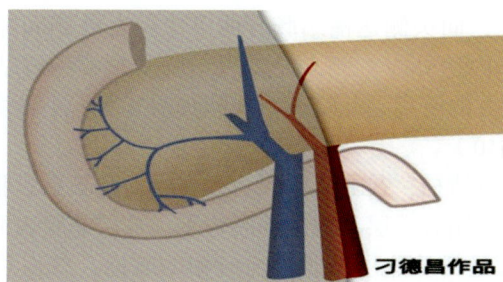

图1-2　手术清扫范围

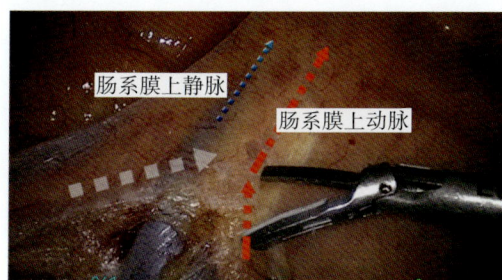

图1-3　肠系膜内侧界清扫路线

　　适应证：适用于阑尾、盲肠、升结肠以及结肠肝区恶性肿瘤，临床分期T2或T2以上，临床评估可达到R0切除。

　　体位及套管位置：患者仰卧分腿位，双上肢可外展，呈"大"字形。术者位于患者左侧，扶镜手位于患者两腿之间，助手位于患者右侧，器械护士位于患者左侧紧邻术者。套管放置采用五孔法。

二、手术步骤

　　1. 尾侧入路法游离系膜：患者取头低脚高位，将小肠移至上腹部，助手右手提起阑尾或盲肠，左手提起小肠系膜，充分暴露并张紧右结肠系膜尾侧及后腹膜，显露右结肠系膜与后腹膜之间的"黄白交界线"，即膜桥

（Tri-junction）。继续切开膜桥，向外侧达侧腹膜（如肿瘤位于回盲部，切到盲肠内侧附近即可，遵循肿瘤非接触原则），向内达十二指肠升部左侧。应用锐性、钝性分离相结合的方法，拓展右结肠系膜后间隙（右侧Toldt's间隙）。沿肾前筋膜向内侧、头侧拓展，进入胰十二指肠前间隙，可显露胰腺及SMV远心端。注意勿损伤从SMV进入胰腺的细小分支，包括胰十二指肠下前静脉。然后向外侧继续Toldt's间隙，达升结肠内侧（肿瘤位于升结肠）或侧腹膜处（肿瘤不位于升结肠），向头侧达横结肠肝曲下缘。由外侧间隙向内上方扩展胰十二指肠前间隙，内达SMV右侧，显露胃结肠干，解剖胃结肠干及其主要属支。右结肠系膜后方的游离到此结束，在胰头前方置入小纱块作为标识及隔离作用（图1-4~图1-10）。

2.动脉导向淋巴清扫：在SMA中线前方分层切开肠系膜脂肪淋巴组织，显露SMA血管鞘。血管鞘有一层菲薄的筋膜包裹，这层筋膜表面散布着微细的营养血管，这些血管是辨认这层筋膜和血管鞘的航标。在血管鞘与周围淋巴脂肪组织之间存在一个潜在的间隙，为血管鞘外间隙。在血管鞘外间隙内用锐性

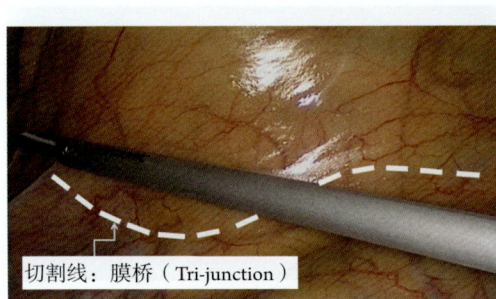

图1-4　手术第一刀切开线

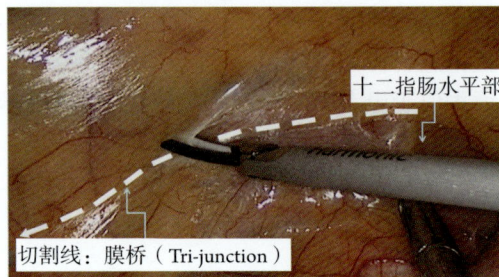

图1-5　切开右结肠系膜和后腹膜之间的膜桥

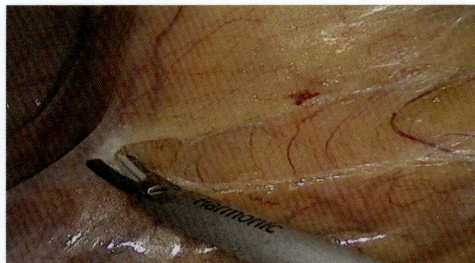

图1-6　切开膜桥，进入右结肠后间隙

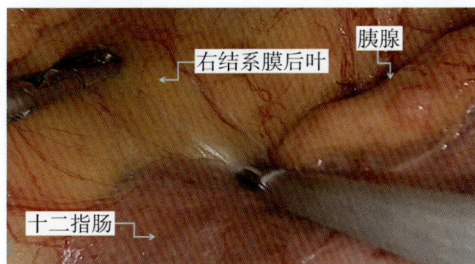

图1-7　进入并拓展横结肠后间隙

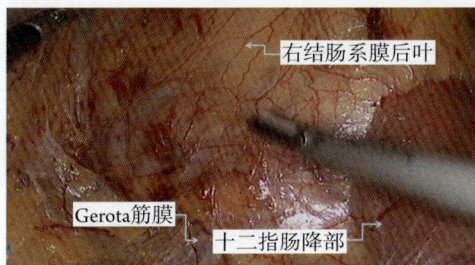

图1-8　拓展右结肠后间隙

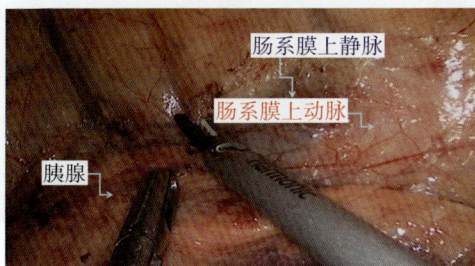

图1-9　打开血管鞘，显露SMV

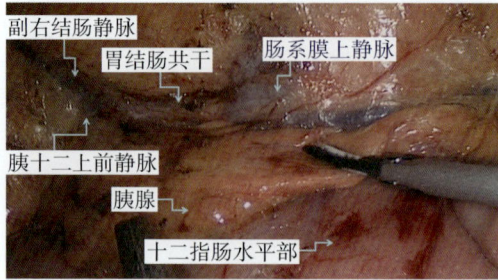

图1-10　显露SMV、胃结肠干及其属支

和钝性相结合的方法清扫SMA中线右侧的淋巴脂肪组织。在SMA动脉鞘与SMV交界处进入SMV血管鞘，在鞘内裸化SMV，完成第三站淋巴结的整块清扫。（图1-11~图1-15）

　　3.右半结肠游离同完全中间入路法。

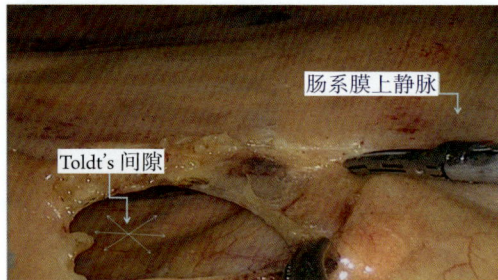

图1-11　在右结肠系膜与小肠系膜交界处切开

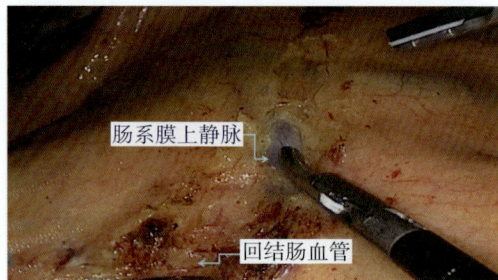

图1-12　沿SMA轴线中间切开肠系膜

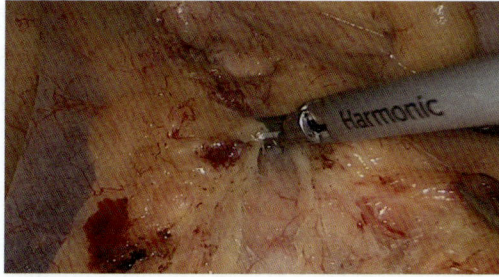

图1-13　逐层切开SMA前方淋巴脂肪组织，显露血管鞘外膜

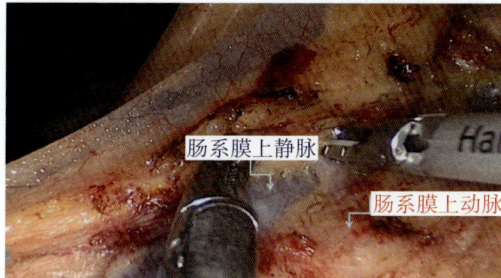

图1-14　裸化SMA及SMV

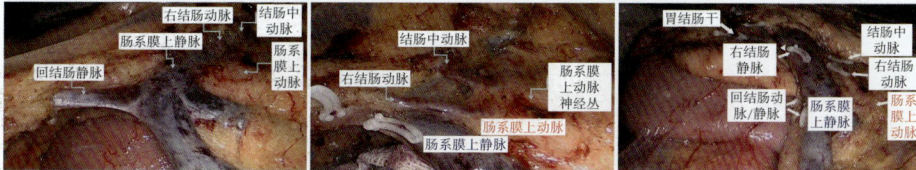

图1-15　完全保留肠系膜上神经丛D3淋巴清扫

四、经验总结

　　术中出血的风险并没有较经典的SMV导向手术增加。SMA导向淋巴清扫的明显优点是，裸化血管时，由于SMA前方多数没有血管跨越，因此很少会像SMV入路那样容易损伤前方跨越的血管导致出血。很多学者担心打开SMA血管鞘清扫容易损伤自主神经导致术后严重的腹泻。早期的手术的确进行了血管鞘内的清扫，有部分发生术后胃肠功能紊乱，经治疗后得以缓解，对比经典的SMV入路没有统计学差异。该手术的另一个常见并发症是术后淋巴漏的问题，从笔者团队早期进行鞘内清扫的数据来看，术中淋巴漏的发生率达到40%左

右；而鞘外清扫淋巴漏的发生率在15%左右，术中应用生物胶水封堵淋巴管是预防淋巴漏的可靠办法。所以，笔者现在的做法是，不打开SMA动脉鞘，进行鞘外淋巴结清扫，这样既能降低手术难度，提高手术安全性，又能减少术后胃肠功能紊乱的发生。

参考文献

[1] 郑民华，马君俊. 腹腔镜右半结肠完整结肠系膜切除术[J]. 中华腔镜外科杂志（电子版），2015，8（1）：1-4.

[2] Hohenberger W，Weber K，Matzel K，et al. Standardized surgery for colonic cancer：complete mesocolic excision and central ligation--technical notes and outcome[J]. Colorectal Dis，2009，11（4）：354-364；discussion 364-365.

[3] Japanese Society for Cancer of the Colon and Rectum. Japanese Classification of Colorectal Carcinoma[S]. 2nd Edition. Tokyo：Kanehara & Co.，Ltd.，2009.

[4] 康向朋，刘忠臣. 浅谈中德右半结肠癌CME手术的统一和差异[J]. 中华结直肠疾病电子杂志，2014，（4）：248-252.

第一讲　动脉导向保留自主神经腹腔镜右半结肠癌根治术

刁德昌（广东省中医院）

扫码观看视频

《腹腔镜胃肠手术笔记（第二版）》

AME

第二讲　全腹腔镜食管空肠手工缝合

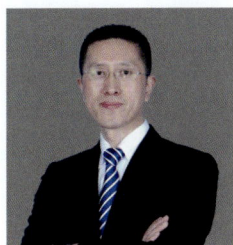

黄华

外科学博士，复旦大学附属肿瘤医院胃外科主任医师、教授，复旦大学附属肿瘤医院苏州科技城肿瘤中心主任。中国抗癌协会胃癌专业委员会青年委员会副主任委员等学术兼职。（简历更新时间：2019-03-27）

一、手术名称

全腹腔镜食管空肠手工缝合。

二、术前准备

肿瘤位于胃体小弯中部，直径2 cm，黏膜浅表糜烂，活检病理：印戒细胞癌。常规术前准备。

三、手术步骤

1. 离断食管，保留腹段食管约5 cm。
2. 剪裁好近端空肠，将近段空肠远侧断端和食管断端左右两侧各缝合一针固定（图2-1）。
3. 超声刀剪除食管下端闭合缘（图2-2）。
4. 倒刺线连续缝合完成吻合口后壁吻合（图2-3）。
5. 倒刺线连续缝合完成吻合口前壁吻合（图2-4）。

四、经验总结

1. 严格把握适应证，早期Siewert Ⅲ型贲门癌，胃体癌。
2. 最后切除食管建议用能量器械，避免食管断端出血影响缝合操作。
3. 肠管开口大小与食管横径匹配。
4. 注意缝合时的针距和边距适当。

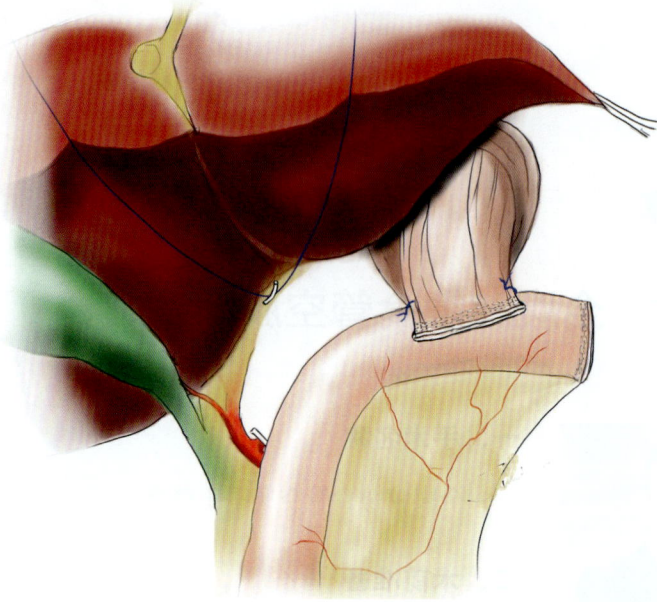

图2-1　食管左右两侧与空肠缝合固定

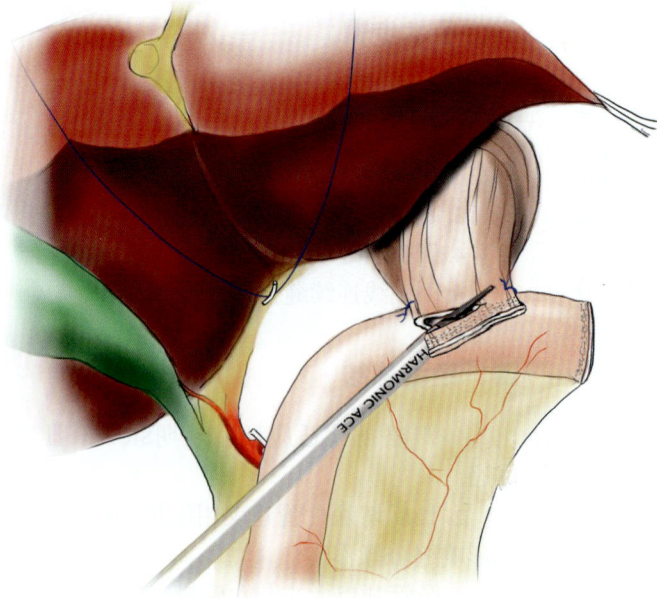

图2-2　超声刀剪除食管下端闭合缘

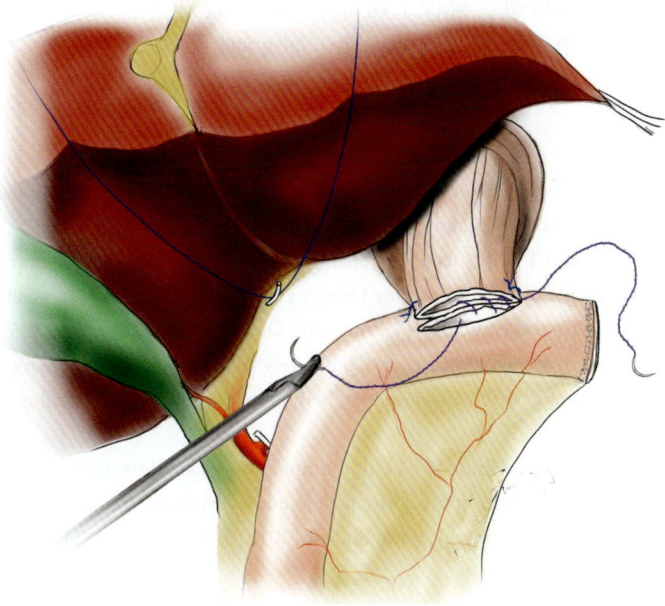

图2-3　倒刺线缝合食管后壁

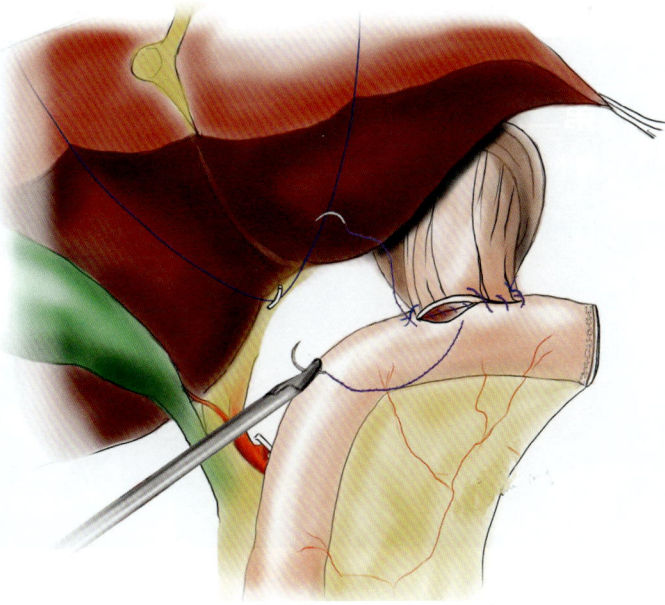

图2-4　倒刺线缝合食管前壁

5.充分有效悬吊肝脏，确保上腹部空间的有效显露。

6.缝合时站在患者右侧，缝合操作更加方便。

参考文献

[1]   Inaba K，Satoh S，Ishida Y，et al. Overlap method: novel intracorporeal esophagojejunostomy after laparoscopic total gastrectomy[J]. J Am Coll Surg，2010，211(6)：e25-e29.

[2]   Matsuda T，Iwasaki T，Mitsutsuji M，et al. A Simple and Reliable Method for Intracorporeal Circular-Stapled Esophagojejunostomy Using a Hand-Sewn Over-and-Over Suture Technique in Laparoscopic Total Gastrectomy[J]. Ann Surg Oncol，2015，22 Suppl 3：S355.

[3]   Moisan F，Norero E，Slako M，et al. Completely laparoscopic versus open gastrectomy for early and advanced gastric cancer: a matched cohort study[J]. Surg Endosc，2012，26(3)：661-672.

[4]   Amisaki M，Kihara K，Endo K，et al. Comparison of single-stapling and hemi-double-stapling methods for intracorporeal esophagojejunostomy using a circular stapler after totally laparoscopic total gastrectomy[J]. Surg Endosc，2016，30(7)：2994-3000.

第二讲　全腹腔镜食管空肠手工缝合

黄华（复旦大学附属肿瘤医院）

扫码观看视频

《腹腔镜胃肠手术笔记（第二版）》

AME
Publishing Company

第三讲　适形切除术——极低位直肠癌功能性保肛的优选术式

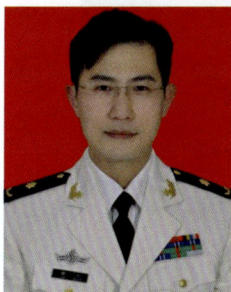

楼征

海军军医大学第一附属医院肛肠外科副主任，副主任医师，副教授，医学博士，硕士生导师。（简历更新时间：2019-03-27）

一、引言

目前，在保证肿瘤根治性的前提下兼顾肛门括约肌功能已成为当前低位或超低位直肠癌治疗的理念。虽然由于理论研究的深入和手术技术的提高，低位直肠癌的保肛率有所提高，但患者术后肛门功能尚未达到让人满意的程度。

有鉴于此，笔者在前期研究基础上，结合多种手术技术（如TME直肠游离技术、结肠肛门吻合术、外翻拖出式切除术、肛管解剖剥离技术）的优势后，提出了拖出式直肠适形切除术（Pull-through Conformal Resection，PTCR）这一极限位保肛技术。

二、术前准备

拟施行适形切除术的极低位直肠癌患者应进行充分的术前评估，选择适合的病例，具体包括：术前病理提示高、中分化腺癌，MRI/CT检查或新辅助治疗后复查未见肛提肌浸润，肿瘤小于肠腔1/3周径，直肠指诊肿瘤可推动，肿瘤距离肛缘<3 cm。对于术前病理提示低分化、未分化及黏液腺癌，MRI/CT检查或新辅助治疗后复查提示肛提肌浸润，肿瘤超过肠腔1/3周径，直肠指诊肿瘤固定，肛门括约肌功能不良患者不适合行适形切除术。同时可以采用盆腔三维重建技术，进行手术方式和难易程度的术前判断。

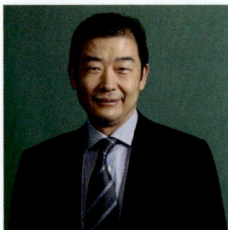

三、腹腔操作

全身麻醉成功后患者取膀胱截石位，采用腹腔镜五孔法、中央入路。按照全直肠系膜切除术（total mesorectal excision，TME）和无瘤操作原则，骨骼化并高位结扎肠系膜下动、静脉，清扫周围淋巴结。在直视下沿着脏层和壁层两层之间的疏松结缔组织间隙锐性分离，保持直肠系膜的完整性，并保留自主神经丛。当游离到盆底时，切断Hiatal韧带（图3-1），但不进入内外括约肌间沟内分离，以避免括约肌间隙内神经的损伤。

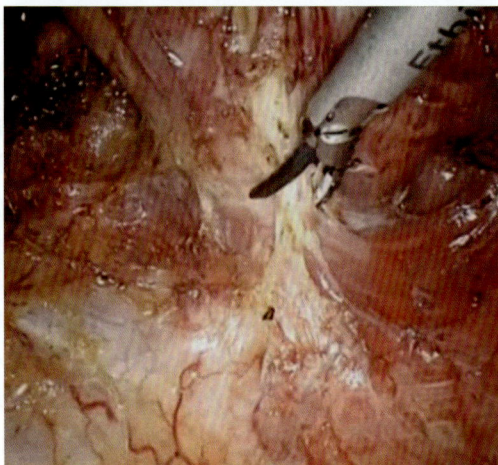

图3-1 切断Hiatal韧带

四、会阴部操作

（一）经肛将远端直肠拖出

用碘伏冲洗直肠肛管，扩肛至3~4指，使肛门括约肌充分松弛。用卵圆钳夹住直肠残端顶部，将肠管连同系膜一起插入直肠腔内，逐渐深入，并经肛门拖出。如果患者较肥胖或系膜肥厚，可先剔除多余的近端直肠系膜。经肛门钳夹经腹部推出的直肠，并向肛门外牵拉，将直肠完全翻转，拖出至肛门外，温水充分冲洗远端直肠，避免肿瘤与周围组织接触，操作手减少触摸肿瘤。

张卫

医学博士，教授、主任医师，博士研究生导师。现任海军军医大学第一附属医院肛肠外科主任。国家临床重点专科学科带头人，上海市领军人才，中华医学会外科学分会结直肠学组委员，全军医学科学技术委员会结直肠病学专业委员会副主委，中国医师协会肛肠医师分会副会长，中国医师协会肛肠医师分会造口专业委员会主任委员，CSCO结直肠癌专家委员会委员，上海市医学会普外科专科分会结直肠肛门外科学组组长。（简历更新时间：2021-05-25）

（二）远端直肠适形切除吻合

观察肿瘤后根据肿瘤的位置设计切口，肿瘤侧切口更低，对侧正常肠壁切口的位置高一些，这样就可以保留更多肠管和黏膜。肿瘤下缘距齿线2 cm以上者，在距肿瘤最远端2 cm处直肠远端做切口，在保证肿瘤侧距切缘2 cm的情况下肿瘤对侧切缘向直肠近端弧形上提；肿瘤下缘距齿线1~2 cm者，肿瘤侧在齿线下缘做切口，保证肿瘤侧远端切缘至少1 cm，肿瘤对侧切口弧形上提，保留半圈齿线；肿瘤下缘距齿线<1 cm者，肿瘤侧在齿线以下做切口，保证肿瘤远端切缘1 cm左右，肿瘤对侧切口弧形上提，保留半圈齿线。必要时行术中冰冻切片以保证下切缘阴性（图3-2）。

为减少出血，可在直肠黏膜下层注射含肾上腺素(1:200 000)的生理盐水，然后切开直肠或肛管黏膜，并逐层深入直至全层切开，边切开边以组织钳牵拉，防止组织回缩，切开的同时以3-0可吸收线间断缝合，封闭远端直肠。对于侧方生长型直肠息肉也可以采用黏膜下注射含肾上腺素的生理盐水，然后采用黏膜下剥离法以保留更多肛门内括约肌。

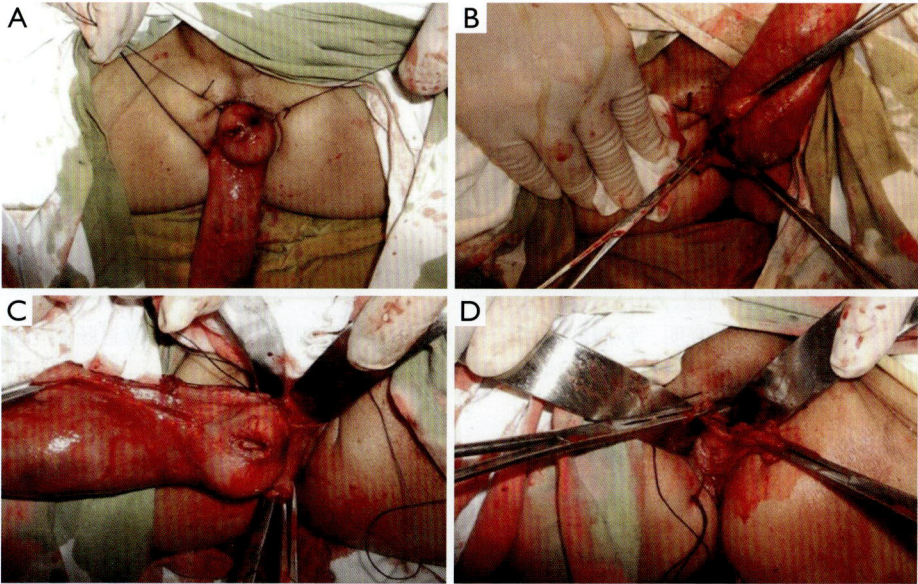

图3-2　拖出式适形切除术治疗超低位直肠肿瘤

（A）将肿瘤自肛门拖出；（B）在直视下切除；（C）保证安全切缘；（D）对侧可多保留直肠壁。

五、吻合方式

切除肿瘤移除标本后反复用温水冲洗封闭的直肠残端，将直肠残端顺直肠腔推回盆腔，选用直径为25 mm的圆形吻合器，行肛管-乙状结肠端端吻合。吻合时将肛门皮肤向外牵拉，并且吻合器尽量抵向盆腔，避免切除过多的肛门内括约肌及直肠肛管皮肤。吻合结束后检查近、远端吻合圈是否完整。并经肛门检查吻合口是否完整，对于吻合口不确切处以3-0可吸收线间断加固缝合。

所有患者均行预防性末端回肠袢式造口术。

六、经验总结

拖出式适形切除术保留的更多的远端肛管直肠组织，同时无须分离内外括约肌间隙，从而避免了间隙内神经的切断，这要求术中不仅要掌握传统开腹及腹腔镜手术，更需要术中掌握经肛门手术技巧。

此外，拖出式适形切除术是一种技术不仅仅用于直肠癌的手术中，对于其他良恶性疾病等需要极低位直肠切除的病例同样适用。

声明

本文作者宣称无任何利益冲突。

参考文献

[1] 楼征,何建,朱晓明,等. 经肛门拖出式适形切除术治疗极低位直肠癌的临床研究[J].中华胃肠外科杂志,2015,18(1):69-71.

[2] 左志贵,张卫,龚海峰,等.拖出式直肠适形切除在低位直肠肿瘤保肛手术中的应用[J].中华外科杂志,2013,51(6):570-571.

[3] 楼征,何建,朱晓明,等. 腹腔镜联合经肛门拖出适形切除术治疗极低位直肠癌初步报道[J].外科理论与实践,2014,19(6):493-496.

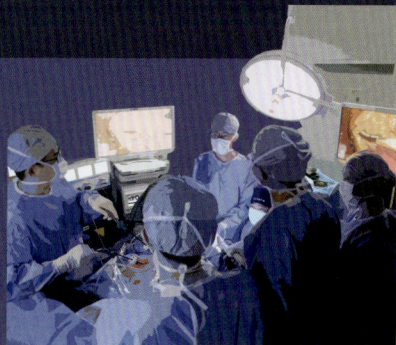

第三讲　适形切除术——极低位直肠癌功能性保肛的优选术式

楼征，张卫（海军军医大学第一附属医院）

扫码观看视频

《腹腔镜胃肠手术笔记（第二版）》

AME
Publishing Company

经验分享

第四讲　全腹腔镜下右半结肠癌根治术之消化道重建

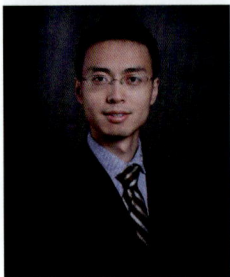

马君俊

外科学博士，上海交通大学医学院附属瑞金医院普外科、胃肠外科副主任医师，上海市微创外科临床医学中心副主任医师。胃肠外科二病区主任。2010—2011年赴美国纽约威尔康奈尔医学院，纽约长老会医院进行为期一年的访学。（简历更新时间：2019-03-27）

一、手术名称

全腹腔镜下右半结肠癌根治术之消化道重建。

二、术前准备

术前准备同常规腹腔镜结肠癌根治术，需要特别注意的是需要充分的肠道准备。

三、术前讨论

病例特点：该病例为横结肠肝曲肿瘤，术前分期考虑为T3N1M0，因患者身体质量指数（body mass index，BMI）较高，体型较为肥胖，肠管系膜及大网膜均肥厚，此类病例如行小切口辅助下消化道重建，由于肠管离断是在腹腔外进行，此时病灶近端及远端的肠管须同时经切口拖出。因此，切口往往需要更大，方可使肥厚的肠管系膜免受挤压，较为顺利地拖出腹腔。此外，该病例肿块位于横结肠肝曲，肿瘤远端横结肠肠管保证充分切缘的情况下，远端结肠在体外的游离部分可能较为有限，对体外使用器械进行回肠结肠侧侧吻合带来不便。对于此类病例，在全腹腔镜下作消化道重建，可使吻合时肠管游离度更大，切口更小，视野也更为宽阔。但应注意肠道准备须更为清洁彻底，以免腹腔内打开肠腔时对腹腔造成污染。

四、术中解剖

术中发现肿瘤位于横结肠近肝曲处，肠系膜内见肿大淋巴结，系膜、大网膜肥厚，符合术前评估。因此，决定按术前计划，行完全腹腔镜右半结肠癌根治术，在腹腔镜下完成标本的切除和肠道的重建。

五、手术步骤：消化道重建过程

1. 完成淋巴清扫和肠管及系膜的游离以后，根据肿瘤位置，在拟离断的肠管处，裁剪结肠系膜、大网膜和末端回肠系膜，直至肠管（图4-1~图4-3）。

2. 以腔镜下直线切割吻合器离断横结肠，末端回肠先不离断。在距断端约6 cm（即60 mm切割缝合器的距离）横结肠肠管的对系膜缘，以及末端回肠拟离断处近端回肠肠管约6 cm处的对系膜缘以一根缝线牵引，使两者相靠。此时再离断末端回肠。这样，既可确定侧侧吻合时直线切割吻合器进入的点，又可确定两根肠管纵轴的方向，避免在扭转状态下吻合（图4-4~图4-5）。

3. 在牵引标记处，以电钩在末端回肠对系膜缘及横结肠对系膜缘各打开

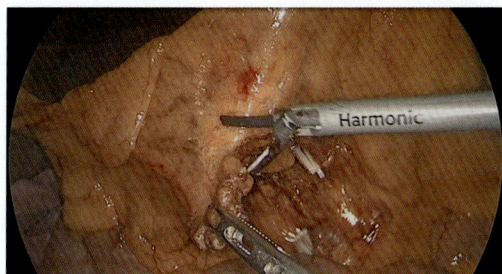

图4-1 裁剪横结肠系膜

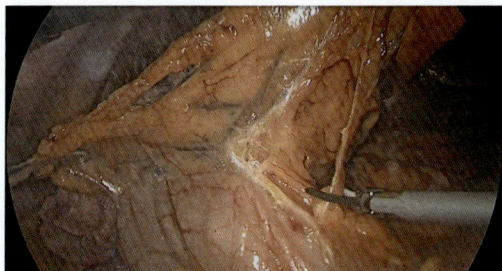

图4-2 裁剪大网膜

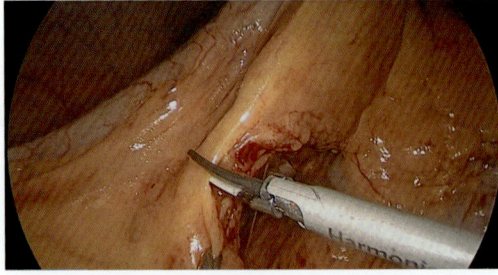

图4-3　裁剪末端回肠系膜

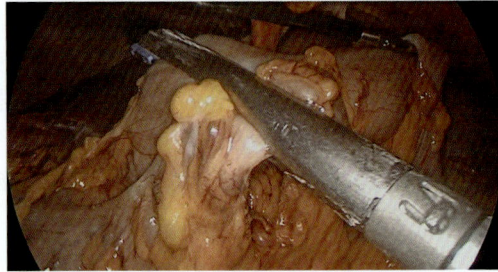

图4-4　离断横结肠

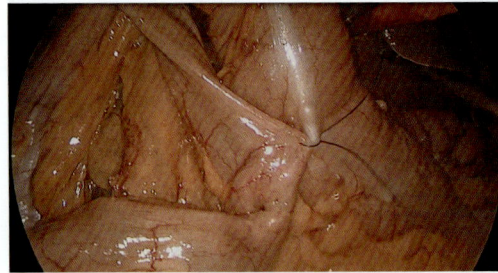

图4-5　牵引对合末端回肠与横结肠

1个小口，置入60 mm直线切割吻合器，完成功能性端端吻合（functional end to end anastomoses，FETE）（图4-6）。

  4. 通过共同开口，窥视切割线是否有出血，如有出血，可在腔镜下对出血点进行精确的缝扎止血。

  5. 使用倒刺线在腹腔镜下连续缝合关闭共同开口。也可使用可吸收线，在腹腔镜下间断缝合关闭共同开口（图4-7）。

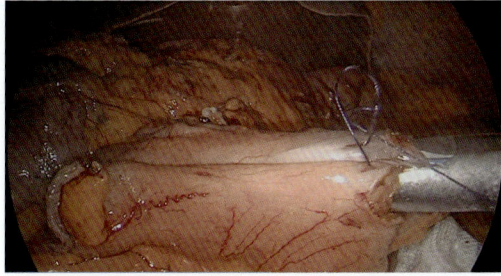

图4-6 直线切割吻合器完成FETE吻合

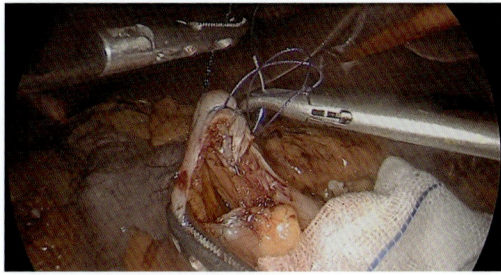

图4-7 倒刺线关闭共同开口

6.经脐孔小切口，逐层进腹，保护切口，取出标本。

7.重新建立气腹，冲洗检查手术野，理顺肠管。右结肠旁沟留置单腔引流管一根，关闭切口。

六、经验总结

腹腔镜下右半结肠手术完成淋巴清扫后，再行腹腔镜下的消化道重建，不论是裁剪结肠、回肠系膜，还是吻合时辨别肠管有无扭转，均具有更为宽阔可靠的视野。对于标本切除后，横结肠剩余较短，牵出腹腔外再行吻合时张力较高者，可降低吻合难度。对于肿瘤较大且系膜和肠管肥厚的高BMI患者，则具有切口更小的优势。

在操作过程中，有几个注意点。

1.小肠游离度较大，如果离断末端回肠肠管后，再对合肠管吻合的方向，有潜在的吻合口扭转的风险。因此，我们建议离断横结肠肠管后，即将拟行吻合的横结肠对系膜缘与末端回肠对系膜缘通过缝针进行牵引对合，使肠管纵轴方向先确定下来，再离断末端回肠，可确切地避免吻合口肠管的扭转。

2. 对合横结肠与末端回肠的标记牵引线先不要剪去，可在作侧侧吻合时起到牵引肠管的作用，便于直线切割吻合器更顺利地进入肠管。

3. 由于在腹腔内进行吻合，肠道准备须充分进行，避免粪水肠液污染腹腔。

第五讲　腹腔镜中间+尾侧入路右半结肠癌扩大根治术

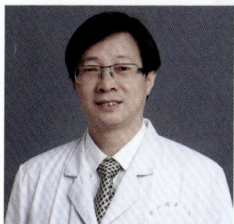

毛盛勋

教授，南昌大学第二附属医院胃肠外科病区副主任，副主任医师，硕士生导师。中国医师协会结直肠肿瘤专业委员会亚微外科专业委员会委员、中国结直肠外科医师青年联盟成员。（简历更新时间：2019-03-27）

一、手术名称

腹腔镜辅助右半结肠癌扩大根治术。

二、术前准备

1. 肠镜及病理确诊。
2. 影像CT或MRI术前分期。
3. 主要功能脏器评估。
4. 营养状态评估，纠正贫血、营养不良及水电解质紊乱。
5. 术前1 d行肠道准备。

三、手术步骤

1. 探查。
（1）按由远及近原则探查肿瘤，判断是否有腹膜转移（图5-1）。
（2）肿瘤与周围脏器组织是否有浸润（图5-2）。
（3）淋巴结是否肿大转移。
2. 经典中间入路手术方式。
（1）从回结肠血管与肠系膜上静脉夹角切开结肠系膜，由上向下沿肠系膜上静脉左侧切开，此为右半结肠系膜清扫标志线（图5-3）。

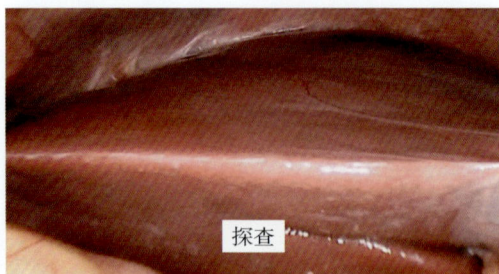

图5-1　探查腹膜

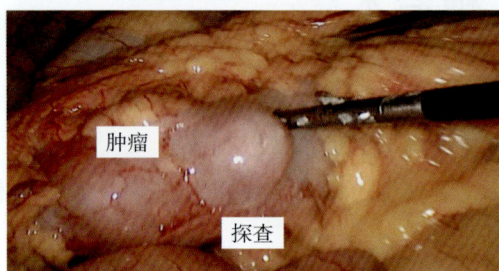

图5-2　探查周围脏器组织

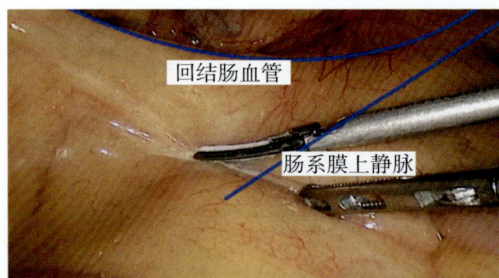

图5-3　右半结肠系膜清扫标志线

（2）回结肠动静脉根部离断及淋巴结清扫（勿伤及十二指肠）（图5-4）。

（3）解剖横结肠中动静脉根部离断及清扫淋巴结（解剖标志：胰腺下缘）（图5-5）。

（4）沿胰腺上缘进入胰胃间隙（图5-6）。

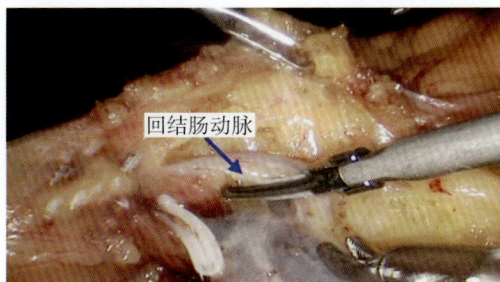

图5-4　回结肠动静脉根部离断及淋巴结清扫

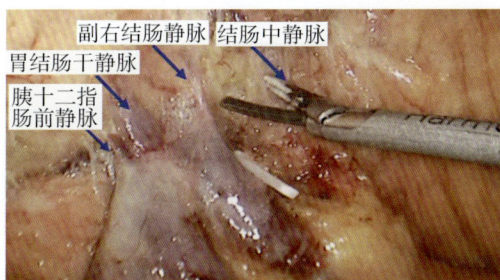

图5-5　解剖横结肠中动静脉根部离断及清扫淋巴结

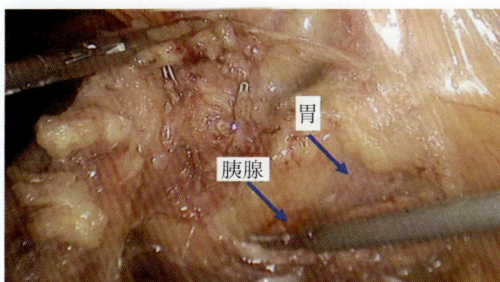

图5-6　沿胰腺上缘进入胰胃间隙

（5）解剖胃结肠干及各支，保留胰十二指肠前上静脉（图5-7）。

3.尾侧入路游离右半结肠后间隙：

（1）小肠系膜根部切开进入右半结肠后间隙（图5-8）。

（2）右半结肠系膜与肾前筋膜、胰十二指肠筋膜之间层面游离，完成右半结肠完整结肠系膜切除（complete mesocolic excision，CME）（图5-9~

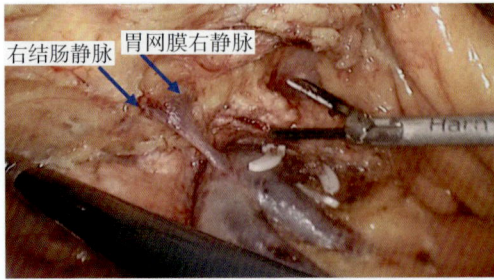

图5-7　解剖胃结肠干及各支，保留胰十二指肠前上静脉

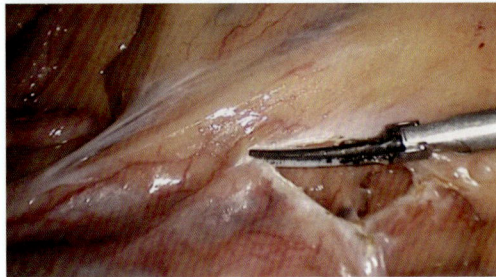

图5-8　从小肠系膜根部切开进入右半结肠后间隙

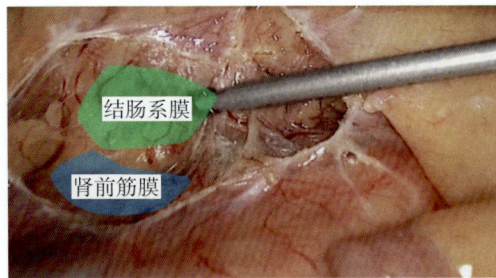

图5-9　CME完整切除（一）

图5-11）。

4．胃与横结肠之间游离，沿胃网膜右面血管弓内紧靠胃壁游离（图5-12）。

5.清扫后的手术层面（图5-13~图5-14）。

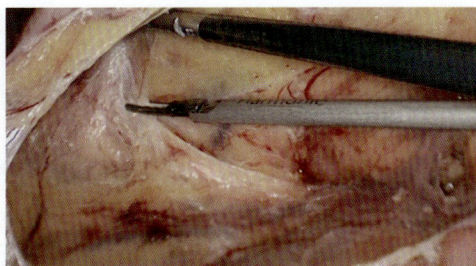

图5-10 CME完整切除（二）

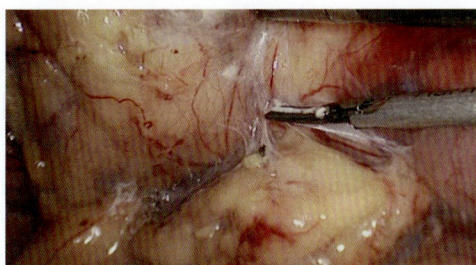

图5-11 CME完整切除（三）

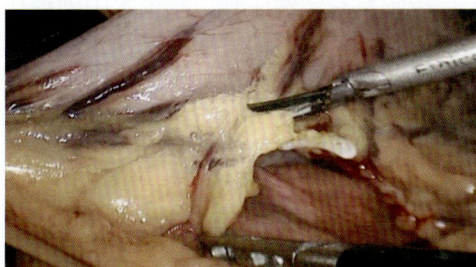

图5-12 沿胃网膜右面血管弓内紧靠胃壁游离

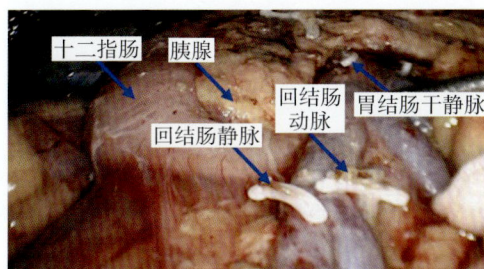

图5-13 清扫后的手术层面（一）

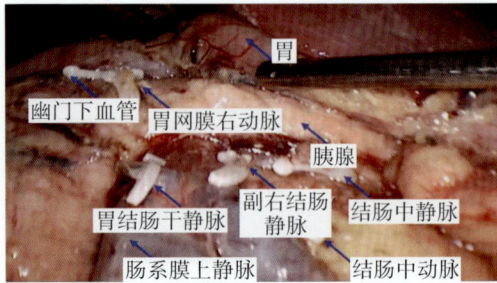

图5-14　清扫后的手术层面（二）

四、经验总结

1. 中间入路：以肠系膜静脉左侧为主线，逐步解剖各属分支（回结肠及横结肠中血管位置较恒定）。

2. 解剖胃结肠干是本手术难点，易出血，先考虑横结肠中血管，爬坡进入胰腺上缘。打开胃胰空间再解剖胃结肠干，若出血易控制。

3. 尾侧入路：在右半结肠系膜与肾前筋膜、胰十二指肠筋膜之间层面游离，做到右半结肠全结肠系膜切除。术中辨认方法：观察结肠系膜光整性；两层膜结构间微小血管间隙。

4. 术中保护好十二指肠及右侧输尿管，减少术中副损伤。

5. 把控肿瘤根治性与正确手术层面，才能做到手术有效与安全。

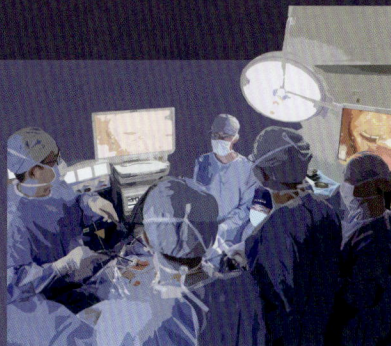

第五讲　腹腔镜中间+尾侧入路右半结肠癌扩大根治术

毛盛勋（南昌大学第二附属医院）

扫码观看视频

《腹腔镜胃肠手术笔记（第二版）》

第六讲　腹腔镜下扩大左半结肠切除术
（Deloyers术式）

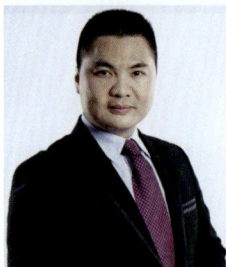

欧阳满照

南方医科大学顺德医院胃肠外科主任医师，硕士研究生导师，在读博士，佛山市杰出青年医学人才，英国St Mark医学委员会委员。省医学会消化道肿瘤学分会青年委员等。（简历更新时间：2019-03-27）

腹腔镜下扩大左半结肠切除术（Deloyers术式），包括围绕回肠结肠血管轴的右结肠倒置，用于扩大左半结肠切除术后实现良好血管化和无张力的结肠直肠吻合。

一、术前影像资料

术前影像如图6-1所示。

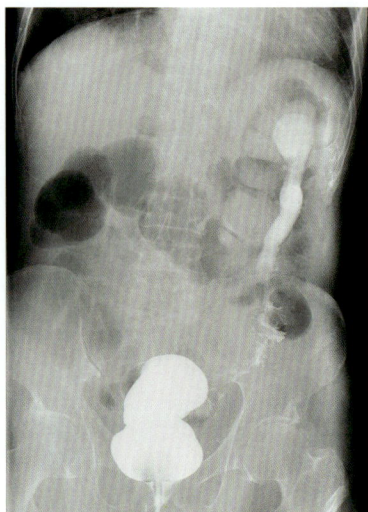

图6-1　直肠上段中分化腺癌并脾曲及降结肠全程狭窄

二、术式选择

术前肠镜及病理明确直肠上段中分化腺癌并狭窄，肠镜不能通过。结合影像学表现，选择行腹腔镜下扩大左半结肠切除术（Deloyers术式）。

三、体位

截石位。

四、手术步骤

1.探查腹腔。肿瘤位于直肠上段，降结肠及横结肠脾曲僵硬，血管异常增生（图6-2）。

2.打开黄白交界线，寻找并分离Toldt's间隙。先从左结肠系膜根部黄白交界处打开后腹膜，寻找并沿着Toldt's间隙分离，保护位于Toldt's筋膜后方的腹腔自主神经丛（图6-3）。

3.于肠系膜下动脉头侧沿着平面一直分离到十二指肠水平段下缘，清扫No.253组淋巴结。（图6-4）

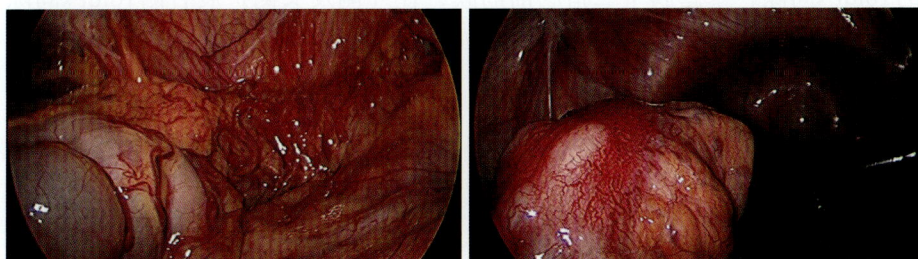

图6-2　探查腹腔，直肠上段肿瘤并降结肠及横结肠脾曲僵硬

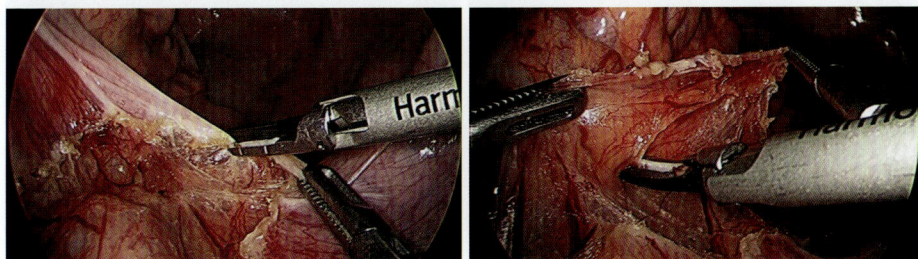

图6-3　打开黄白交界线，分离Toldt's间隙

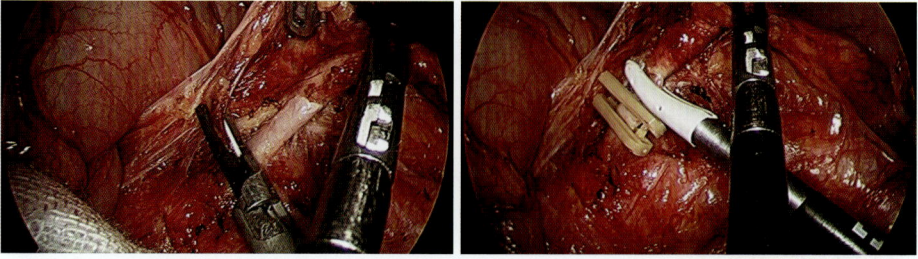

图6-4　清扫No.253组淋巴结，并于根部离断肠系膜下动脉

4. 离断肠系膜下动脉根部后，扩展左侧Toldt's间隙平面，并沿该平面往尾侧延伸，分离骶前间隙（图6-5）。

5. 切开乙状结肠及降结肠侧腹膜后，进一步从内侧往头侧分离左侧Toldt's间隙，找到胰腺，并在胰腺前分离结肠脾曲系膜后叶间隙（图6-6）。

6. 病变位于脾曲降结肠至直肠上段，为了保护胃功能，从大网膜血管弓外切开胃结肠韧带。打开网膜囊后，显露胰腺，进一步沿着胰腺下缘切开筋膜直到把结肠脾曲游离（图6-7）。

7. 游离完脾曲后，在胰腺下缘把肠系膜下静脉结扎离断（图6-8）。

8. 把横结肠往上翻起，从结肠中动脉下缘分离后腹膜，并往右分离右侧的Toldt's间隙，暴露胰十二指肠前筋膜，往外侧及头侧扩展右侧Toldt's间隙（图6-9）。

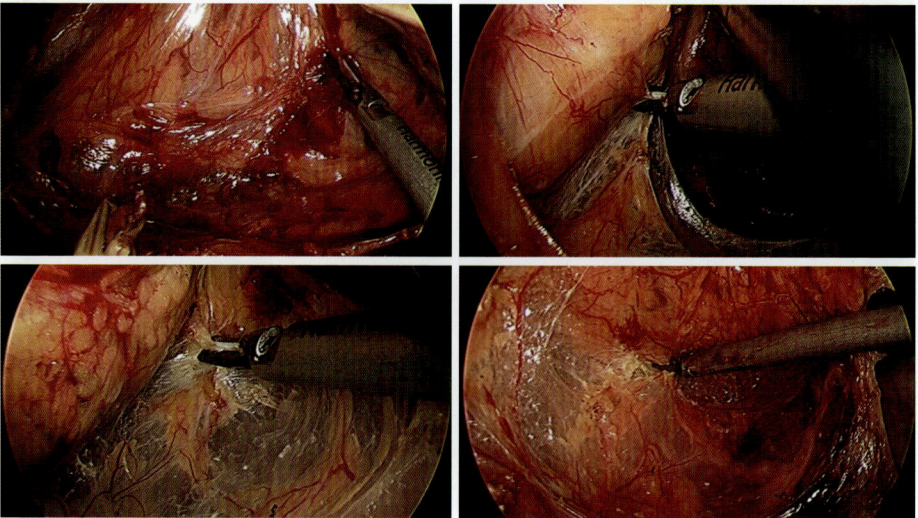

图6-5　分离Toldt's间隙及骶前间隙

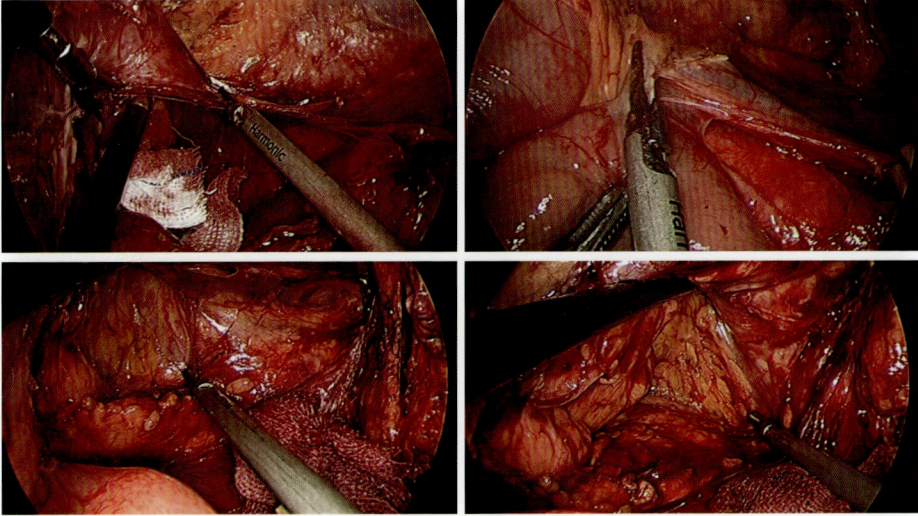

图6-6　游离乙状结肠，并从内侧和胰腺前方分离结肠脾曲

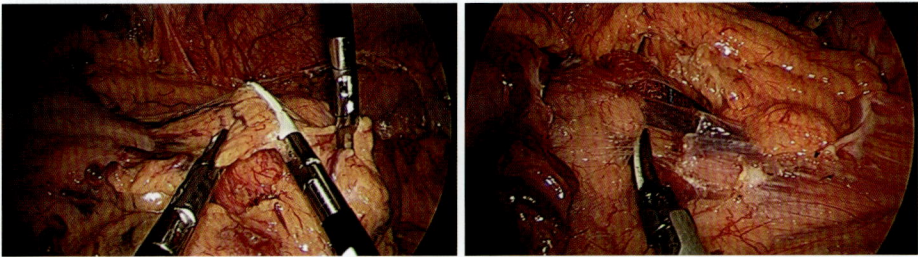

图6-7　离断大网膜及胰腺下缘系膜

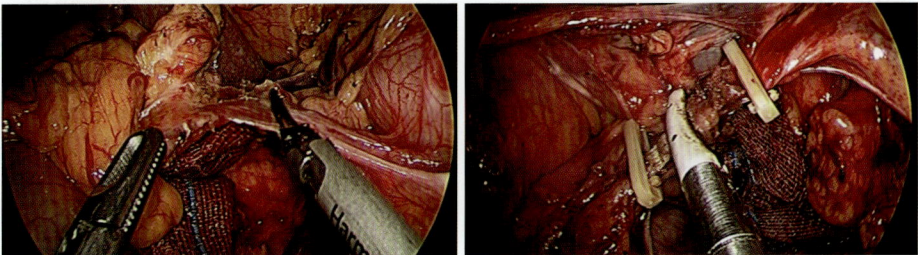

图6-8　结扎并离断肠系膜下静脉

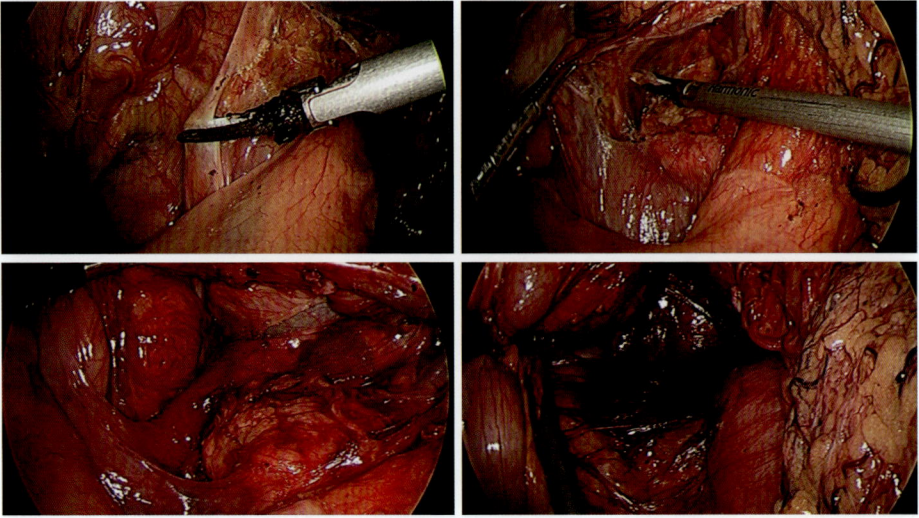

图6-9　沿着胰十二指肠前筋膜分离右侧Toldt's间隙

9.再往右分离胃背系膜与横结肠系膜前叶之间的间隙，并切开肝结肠韧带及升结肠侧腹膜（图6-10）。

10.分离并离断结肠中动静脉根部（图6-11）。

11.切开回结肠及升结肠侧腹膜并往内侧分离，与内侧分离的Toldt's间隙会师。注意要充分地游离回结肠韧带（图6-12）。

12.于直肠肿瘤远端5 cm切断直肠及其系膜。然后在从下腹部正中切口，把横结肠左侧切断，标本离体（图6-13）。

13.将小肠转到右侧，右半结肠转到左侧。回盲部转到左上腹。空肠第一段转到右侧（图6-14）。

14.右半结肠与直肠中段无张力吻合，测漏试验阴性后放置肛管（图6-15）。

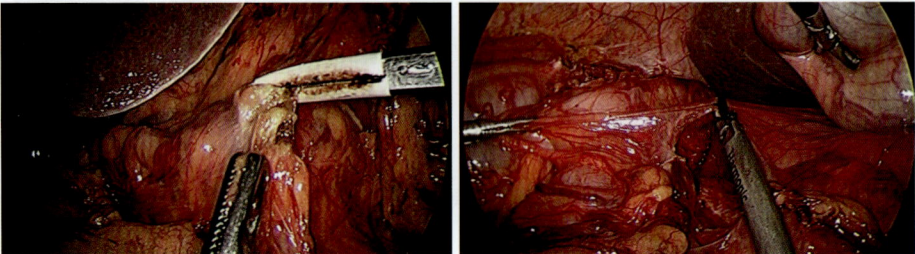

图6-10　切开肝结肠韧带

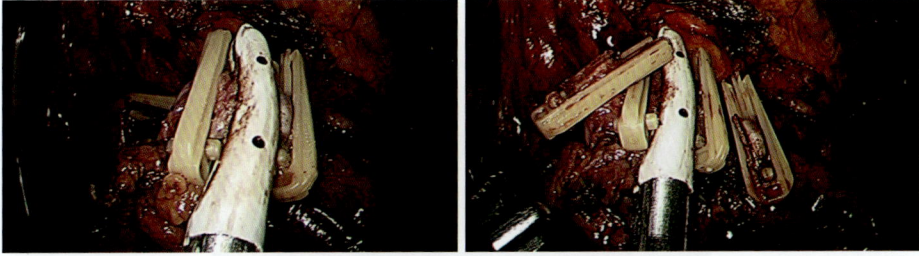

图6-11　于根部离断结肠中动静脉

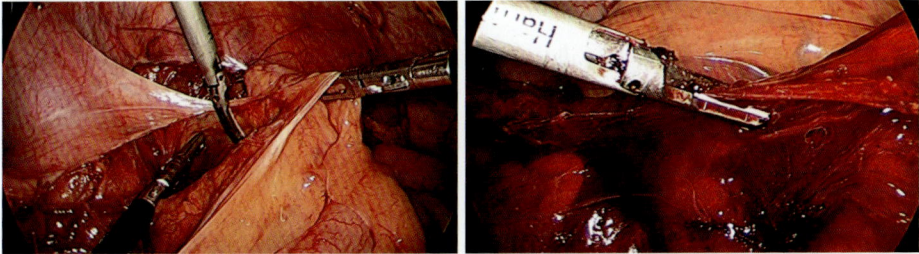

图6-12　游离回结肠系膜

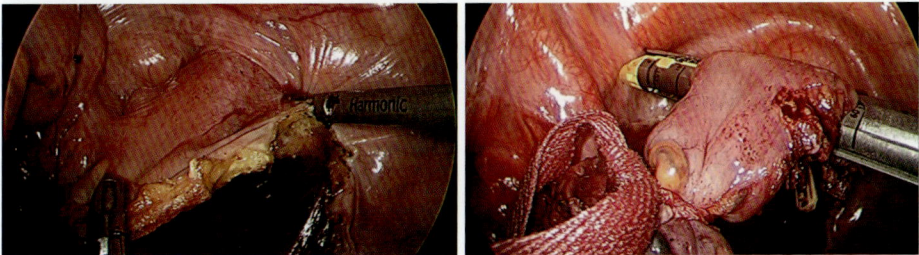

图6-13　于肿瘤远端5 cm离断直肠

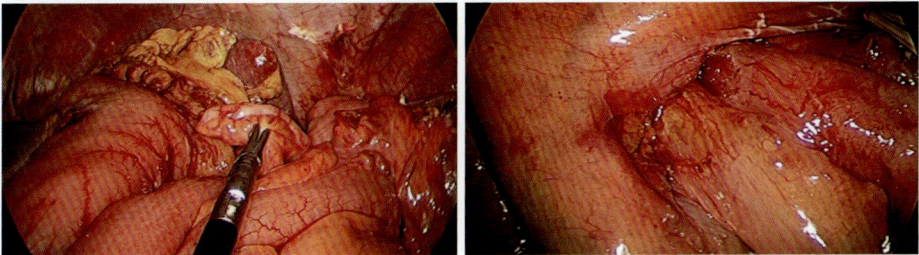

图6-14　将右半结肠旋转到左侧

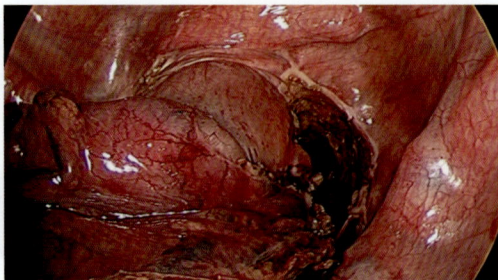

图6-15　右半结肠与直肠吻合

15.缝合关闭右侧腹膜。进一步缝合固定右半结肠系膜及空场第一段。注意系膜的张力，避免卡压空肠。放置引流管（图6-16）。

术毕。

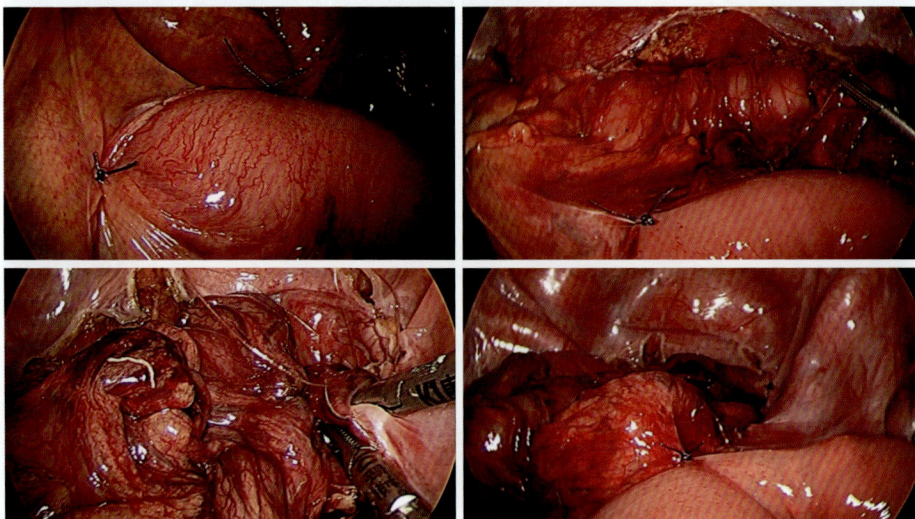

图6-16　缝合关闭右侧腹膜

五、术后情况

术后两周复查碘水造影情况，右半结肠功能状态良好，无吻合口瘘（图6-17）。

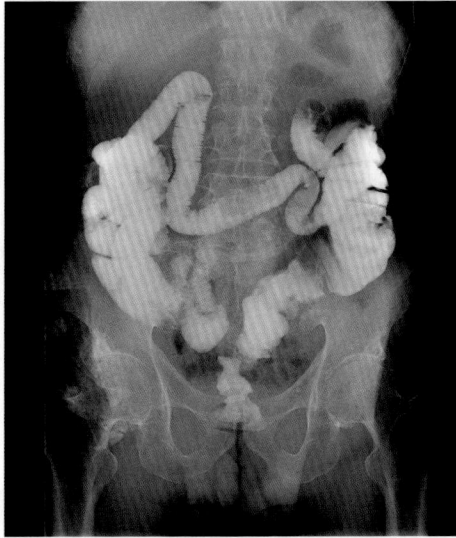

图6-17　术后两周碘水造影情况

六、经验总结

1. 尽量在结肠中血管根部离断，保护好残端横结肠的侧支循环。

2. 右半结肠转到左侧，也可以右侧上下旋转。无论采用哪种方法，都应注意避免回结肠血管卡压。

3. 注意要缝合关闭右侧腹膜，避免内疝形成。

4. 本手术适用于扩大左半结肠切除病例（右半结肠与直肠无张力吻合），如左半结肠至直肠多元肿瘤，左半结肠至直肠肿瘤术后复发需再次切除。

5. 是否需行保护性回肠末端造口问题，根据术中吻合口的情况而定。

6. 国际上的研究情况。

（1）Sciuto于2016年12月报道的10例腹腔镜Deloyers术式中有1例因腹腔广泛粘连而转开放Deloyers术；10例中有1例发生吻合口瘘；术后2.5个月肛门即常规每天排成型大便；在术后1年的内窥镜随访中未发现吻合口狭窄或肠缺血。

（2）Manceau G于2012年报道48例开放Deloyers术式，其中有31例做了预防性回肠末端造口，全组患者未发生吻合口瘘；2例患者需要再次手术治疗腹腔内出血；术后每天排便次数的中位数为3（范围1~7），但67%的患者少于3次。

参考文献

[1] Sciuto A，Grifasi C，Pirozzi F，et al. Laparoscopic Deloyers procedure for tension-free anastomosis after extended left colectomy：technique and results[J]. Tech Coloproctol，2016，20(12)：865-869.

[2] Manceau G，Karoui M，Breton S，et al. Right colon to rectal anastomosis (Deloyers procedure) as a salvage technique for low colorectal or coloanal anastomosis：postoperative and long-term outcomes[J]. Dis Colon Rectum，2012，55(3)：363-368.

第六讲　腹腔镜下扩大左半结肠切除术（Deloyers术式）
欧阳满照（南方医科大学顺德医院）

扫码观看视频
《腹腔镜胃肠手术笔记（第二版）》

第七讲　腹腔镜全盆腔脏器切除术

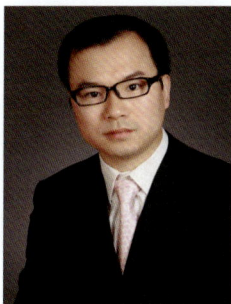

汤坚强

北京大学第一医院普通外科副主任医师，副教授，医学博士，硕士研究生导师，国际外科学院（ICS）会员，国家自然科学基金、教育部、北京市自然科学基金项目评审专家，2015年9月在韩国大邱举办的第十二届亚太腹腔镜年会（ELSA）中首次在国际会议上分享腹腔镜全盆腔脏器切除术的手术经验，保持该项手术在国际的纪录。（简历更新时间：2019-03-27）

一、手术名称

腹腔镜全盆腔脏器切除术。

二、术前准备

患者，男，34岁，因大便习惯改变伴便血就诊，肠镜提示距肛2 cm直肠腺癌，腹盆腔CT提示直肠癌cT4bN+Mx（侵犯前列腺），予新辅助放化疗（长程放疗+Folfoxiri）后复查腹盆腔CT提示肿瘤退缩部分缓解（PR），但仍与前列腺分界不清，为实现R0切除，故行腹腔镜全盆腔脏器切除术。Trocar位置分布如图7-1。

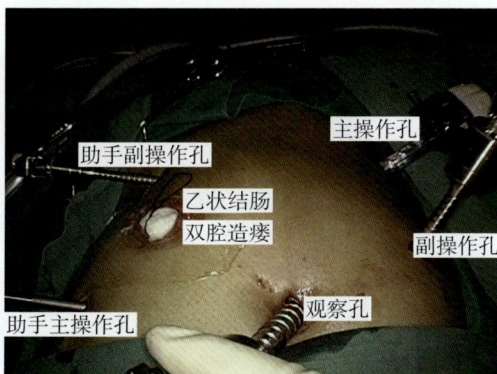

图7-1　Trocar位置

三、手术步骤

（一）根部血管处理

将乙状结肠直肠系膜提起，形成张力，电钩于黄白交界处切开侧腹膜后，牵拉腹膜2 s，待CO_2气进入Toldt's间隙后再进行操作，有利于寻找正确层面。该患者已于外院行乙状结肠双腔造瘘，为避免造口结肠血运障碍重做造口，故在清扫No.253组淋巴结前提下保留右侧胰腺上区。一般情况下根部结扎肠系膜下动脉可降低No.253组淋巴结清扫难度，亦可在清扫No.253组淋巴结的前提下保留左结肠动脉。若拟行保肛全盆脏切除，必要时可游离足够的降结肠及脾区有利于减少吻合口的张力（图7-2~图7-4）。

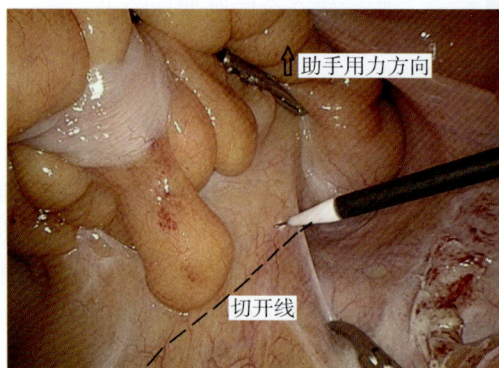

图7-2　入路

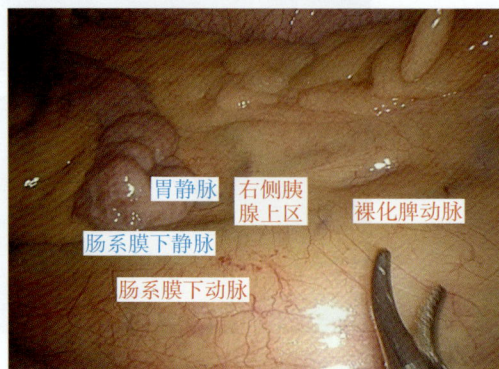

图7-3　根部血管

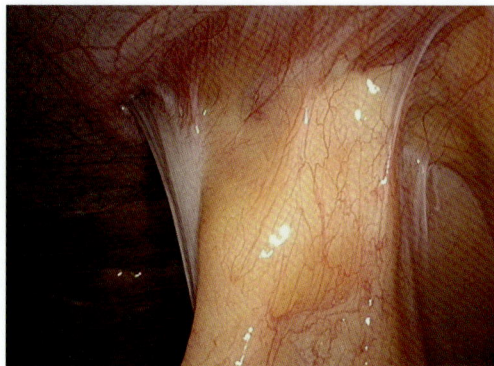

图7-4　双腔造瘘

（二）后方间隙游离

处理完肠系膜下动脉和肠系膜下静脉后，提起血管断端，自上而下，自中线向两侧扩展直肠后间隙，尽可能向下游离，至少离断直肠尾骨韧带至显露肛提肌水平。本例患者新辅助放化疗后，直肠后间隙水肿，主刀左手可夹持腔镜用小纱布卷将直肠后间隙呈平面展开，同时可以吸收部分渗出液，利于间隙的显露和游离。尽可能采用直视下锐性分离，先易后难，避免超声刀大块钳夹组织损伤骶前静脉，造成难以控制的大出血。虽然全盆腔脏器切除术后盆腔自主神经支配的靶器官已被切除，故其保留意义不大，但不失为游离的向导，以避免游离平面过深损伤骶前静脉。直肠后间隙的游离尽可能向外扩展，理想状态希望达到截石位的9~3点，便于切开直肠乙状结肠左侧侧腹膜后间隙会师及直肠侧韧带的处理（图7-5~图7-6）。

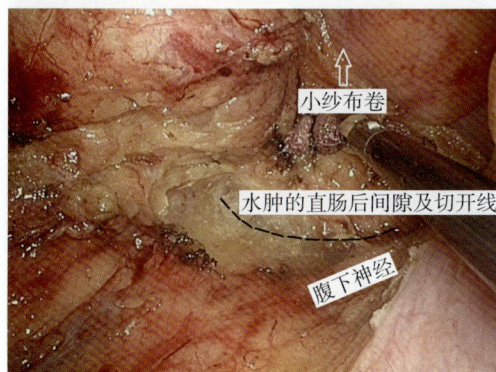

图7-5　纱布卷的使用

321

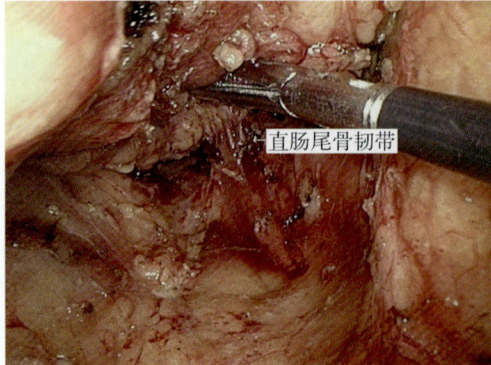

图7-6　直肠尾骨韧带

（三）前方间隙游离

　　于内环口与脐内侧皱襞间切开腹膜，进入膀胱前疏松的结缔组织间隙（Retzius间隙）。脐正中襞可牵拉悬吊膀胱，可待处理完膀胱血管及膀胱侧韧带后再予离断。Retzius间隙向尾侧游离至耻骨联合水平以下即可，不必强求一次性显露至耻骨前列腺韧带、阴茎背深静脉丛复合体（dorsalveincom-plex，DVC）及前列腺侧方的盆底肌，避免因空间显露不充分时难以控制的DVC出血（图7-7~图7-9）。

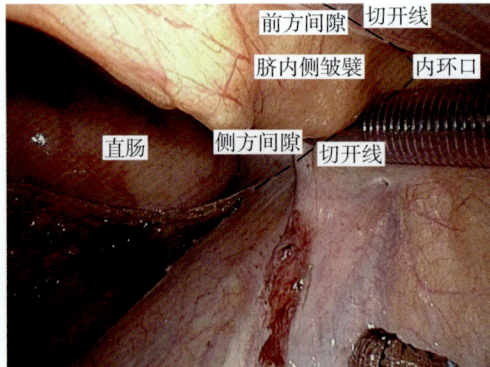

图7-7　前方间隙切开线

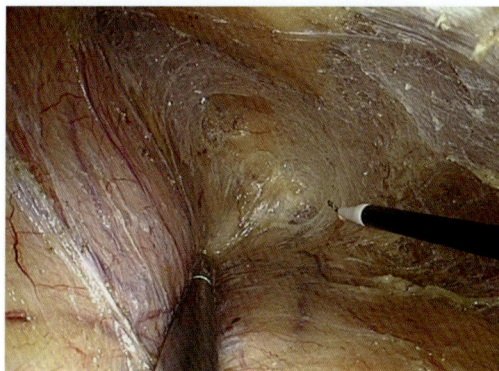

图7-8 Retzius间隙

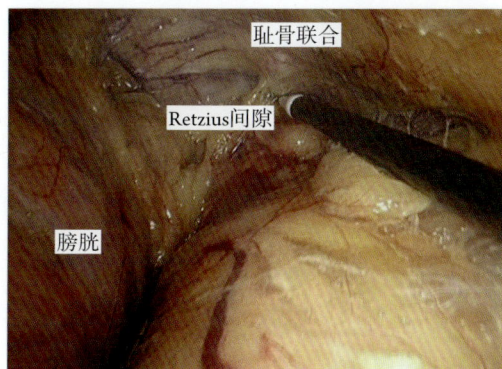

图7-9 前方间隙

（四）侧方间隙游离

先处理右侧侧方。切开直肠后间隙与Retzius间隙腹膜桥，结扎切断横跨髂外动脉的右侧输精管。游离输尿管，可选输尿管横跨髂血管处开始游离，此位置输尿管位置相对固定且表浅，易于寻找，游离输尿管有利于显露髂内动脉。将直肠及膀胱向对侧及腹壁侧推拉，沿髂内动脉向下游离，第一支向内分支即膀胱上动脉，予结扎切断。可继续沿髂内动脉向下游离，有时可见膀胱中动脉。离断膀胱上动脉后沿盆侧壁处理膀胱侧韧带，膀胱侧韧带中有2~4支动静脉穿行，可使用超声刀/Ligasure进行离断（图7-10~图7-13）。

同法处理左侧。

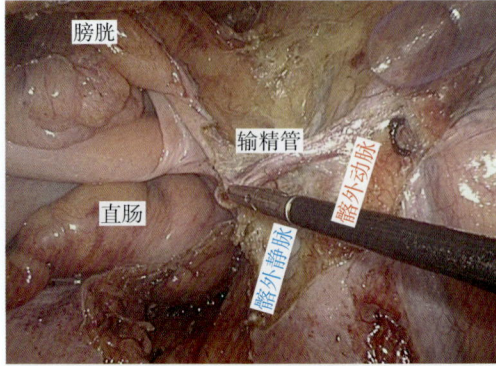

图7-10　输精管

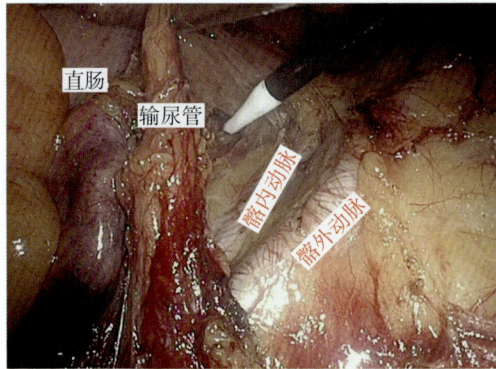

图7-11　输尿管

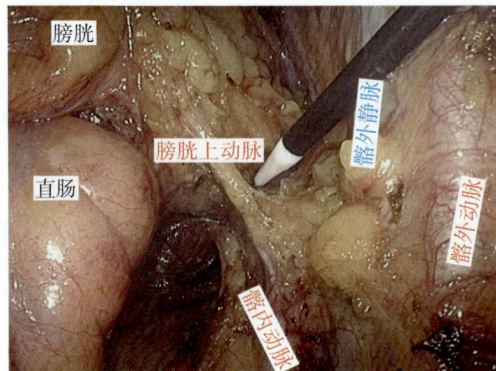

图7-12　膀胱上动脉

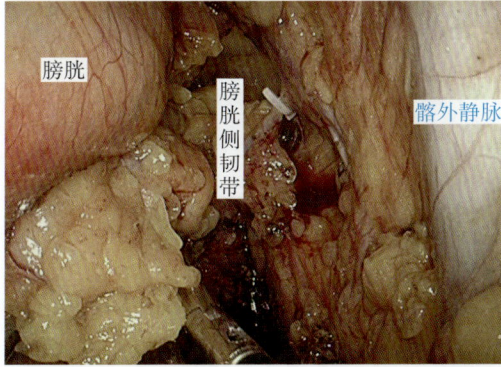

图7-13　膀胱侧韧带

（五）盆底前方处理

于肛提肌腱弓处切开盆底筋膜，离断肛提肌。切开盆筋膜及盆底肌后耻骨前列腺韧带及DVC显露更充分，有利于缝扎操作。切开盆筋膜前先不处理耻骨前列腺韧带，避免前方DVC缺少相应支持结构而在牵拉时撕裂出血。缝扎DVC时可使用倒刺线以减少腹腔镜下打结，缝扎2~3圈收紧倒刺线即可。缝扎DVC调针技巧：将针放在膀胱表面，直接用针持夹起即为适合角度（图7-14~图7-15）。

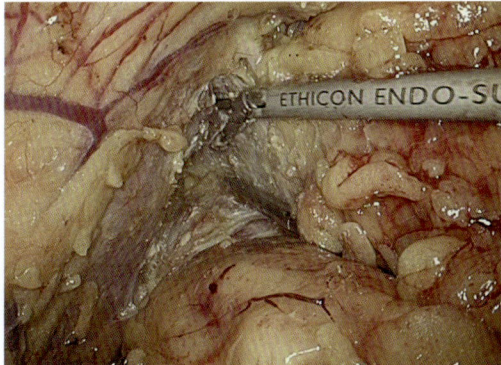

图7-14　切开盆底筋膜及肛提肌

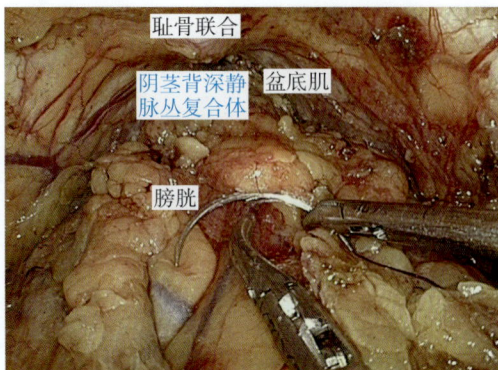

图7-15 DVC

（六）离断乙状结肠

于标记近端肠管处裸化结肠肠管，EndoGIA离断乙状结肠。

（七）会阴部操作

同直肠癌经腹会阴联合切除术操作。可在腹腔镜操作时直视下切开肛提肌全周，直至坐骨直肠窝间隙，有利于缩短会阴区操作手术时间（图7-16~图7-18）。

（八）消化道及泌尿道重建

本例患者已行乙状结肠造口，取下腹正中小切口行回肠膀胱术（图7-19）。

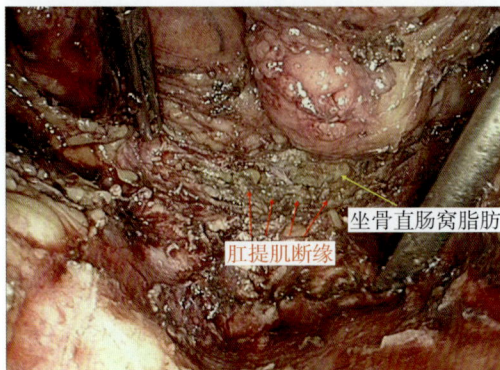

图7-16 坐骨直肠窝间隙

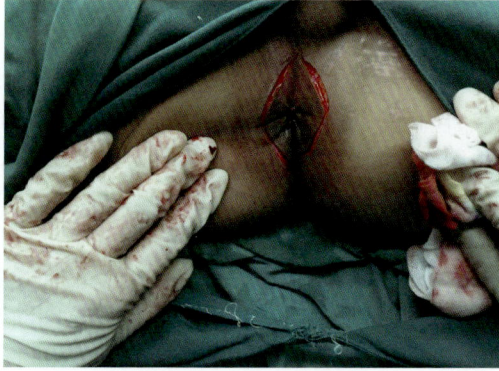

图7-17 会阴切口

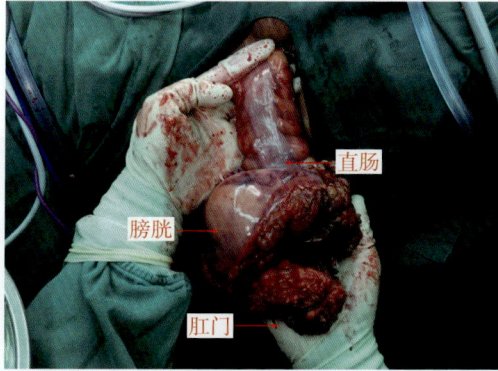

图7-18 经会阴取标本

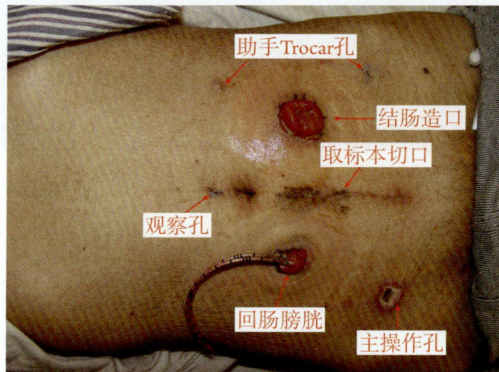

图7-19 腹部切口及造口

四、经验教训

本例患者术后第7天恢复半流食，术后第10天出院，但于术后第14天出现高热、寒战，引流管引出粪性引流液，再次急诊行腹腔镜探查，考虑为小肠吻合口瘘，行近端小肠单枪造口及保守治疗后好转。分析原因，考虑为术前放疗导致小肠炎症及愈合能力下降所致的小肠吻合口迟发瘘。接受盆腔脏器联合切除的直肠癌患者，根据现行指南要求，均需术前行新辅助放化疗。放化疗带来的组织肿胀、愈合能力下降及机体免疫力下降难免会增加术后恢复难度及术后并发症发生率。对于行回肠膀胱后的小肠吻合口，建议间断浆肌层缝合加固吻合口；而对于保肛全盆腔切除术，可适当根据结肠直肠吻合口情况行保护性造口。

第七讲　腹腔镜全盆腔脏器切除术

汤坚强（北京大学第一医院）

扫码观看视频
《腹腔镜胃肠手术笔记（第二版）》

AME
Publishing Company

第八讲　腹腔镜全结直肠切除加回肠储袋肛管吻合术

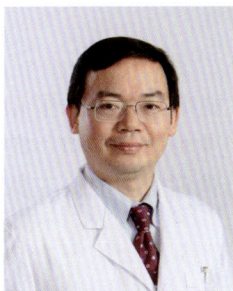

吴斌

北京协和医院，主任医师，教授，博士生导师。中华医学会消化病学分会内外科对话协作组副组长、中华医学会消化分会IBD协作组成员、中国医师协会结直肠肿瘤专业委员会委员、中国临床肿瘤学会（CSCO）结直肠癌专家委员会委员等学术兼职。（简历更新时间：2019-03-27）

一、背景

全结直肠切除、回肠储袋肛管吻合术（ileal pouch-anal anastomosis，IPAA）是治疗溃疡性结肠炎（ulcerative colitis，UC）和家族性腺瘤性息肉病（familial adenomatous polyposis，FAP）的标准术式，术后患者生活质量可有明显提高。

随着腹腔镜技术的飞速发展，自1991年Jacobs等报道第1例腹腔镜结肠切除术后，微创技术越来越普遍的应用到结直肠手术。许多外科医生也致力于把腹腔镜技术应用到UC和FAP的外科治疗当中，早在2000年，腹腔镜IPAA手术就已经开展起来。目前在世界范围的许多炎性肠病（inflammatory bowel disease，IBD）诊治中心，腹腔镜全结直肠切除+IPAA已经成为治疗UC的标准手术方式之一。

与传统开腹手术相比，腹腔镜全结直肠切除+IPAA不仅具有切口小、出血减少、术后住院时间缩短等优点，还降低术后腹腔粘连的风险，减少术后肠粘连等并发症的发生。但由于其手术难度大、学习曲线长，目前仅在少数较大的医学中心开展。

在笔者的实践中，倾向于分两期完成全结直肠切除、回肠储袋肛管吻合术。一期行腹腔镜全结直肠切除+IPAA和预防性回肠造口转流，术后8~12周行二期回肠造口还纳术。对于术前应用大剂量激素、生物制剂英夫利西单抗或重度营养不良的重症UC患者，可分三期完成手术以降低手术风险：即一期行结肠次全切除回肠造口，二期切除直肠并做IPAA及预防性回肠造口，三期关闭回肠造口，恢复肠道连续性。

二、适应证和禁忌证

腹腔镜全结直肠切除、回肠储袋肛管吻合术的主要适应证是FAP、FAP合并癌变，以及有手术指征的UC患者，此外包括少数结肠直肠多原发肿瘤患者。

禁忌证主要包括：①肿瘤周围组织广泛浸润；②腹腔粘连严重；③全身情况差，伴发其他疾病，不能耐受气腹手术者；④急诊手术（肠梗阻、穿孔）；⑤术前检查提示肛门控便功能较差者。

三、体位、Trocar位置以及手术站位

（一）体位

患者取截石位，两髋关节外展，膝关节屈30°，双侧大腿应与腹部水平相平，以免行上腹部操作时影响手术。术中根据手术进程调整头低脚高体位，游离左半结肠、脾曲时，取左高右低体位；游离右半结肠、肝曲时，取右高左低体位。

（二）Trocar位置

采用5孔法，在脐上缘放置10 mm Trocar作为观察孔，左1、右2进Trocar，主操作孔为12 mm Trocar位于右麦氏点（并作为临时造口的位置）（图8-1）。

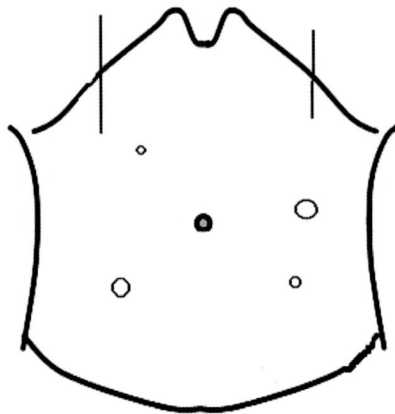

图8-1 五孔法Trocar位置

（三）手术站位

本术式需3次手术站位改变：①起始术者位于患者右侧，助手位于患者左侧，扶镜手站于助手同侧头侧；②游离左半结肠时，扶镜手改换位置，立于患者两腿中间；③游离右半结肠时，术者位于患者左侧，助手位于患者右侧，扶镜手位于两腿中间。

四、手术步骤

1. 游离乙状结肠及直肠，在盆底肌水平切割离断闭合直肠。
2. 游离降结肠、结肠脾曲及横结肠左半。
3. 游离右半结肠及横结肠，与左侧会师。
4. 取出标本，建立回肠储袋，行储袋–肛管吻合。
5. 预防性回肠造口术。

五、手术技巧

（一）游离乙状结肠及直肠，在盆底肌水平切割离断闭合直肠

患者取头低脚高位，将小肠及网膜移到上腹部，显露手术区域，女性患者可将子宫悬吊于腹壁以增加盆腔操作空间。助手用无损伤钳向上外侧牵拉直乙结肠系膜，术者抓住乙状结肠右侧的后腹膜，保持良好的张力。先于骶骨岬水平在直肠系膜右侧与后腹膜交角偏向结肠侧切开，可轻松进入骶前疏松间隙；再从尾侧向头侧延伸切开，进入左侧Toldt's间隙，沿间隙向外侧及外上拓展，输尿管及生殖血管位于间隙下方。

游离间隙后在骶骨岬上方，可见上腹下神经丛，沿Toldt's间隙分离时注意保护腹下神经丛。上腹下神经丛紧邻肠系膜下动脉根部，考虑到UC及FAP均为良性疾病，可以适当远离肠系膜下动脉根部分离，避免损伤腹下神经丛。在直肠上血管起始部水平依次分离、夹闭切断直肠上动脉、乙状结肠动脉及肠系膜下静脉。

在处理完肠系膜下血管各分支后，向右牵引乙状结肠系膜，沿黄白交界线（Toldt's线）切开乙状结肠及降结肠外侧腹膜。将乙状结肠向右侧翻转，在其系膜后方向右侧游离，使乙状结肠外侧与中线侧平面完全贯通。

助手将直肠向前上方提起，可以进入直肠固有筋膜和骶前筋膜之间的间隙——直肠后间隙。在显露直肠后间隙时，助手持肠钳抓住直肠上端系膜向头侧牵拉，另一只手持钳辅助暴露直肠后间隙，主刀右手用超声刀或电刀向下分离，后方分离至尾骨水平，再向两侧进行分离，注意保护腹下神经分向两侧的分支。

继续向尾侧沿直肠两侧腹膜切口至腹膜返折，切开腹膜返折，可见邓氏筋膜，沿邓氏筋膜向下分离。沿直肠系膜两侧继续向下分离至显露盆底肌。向前方分离与直肠前分离平面会师，确认精囊腺（女性为阴道后壁）及其后方与盆神经相连的神经血管束（neurovascular bundle，NVB），在NVB内侧缘与直肠系膜之间的正确层面进行游离。

技巧：首先游离NVB的背侧，显露肛提肌的基础上向尾侧游离更容易辨认NVB的立体轮廓，以后方间隙为指引，由背侧向腹侧切割，分离达精囊腺尾部（男性）时，需弧形内拐适当靠近直肠，避免损伤精囊腺及神经。

沿两侧盆底肌继续向内侧分离，至直肠系膜消失达肛提肌裂孔。在肛提肌水平使用切割吻合器将直肠闭合，肛诊以确定远端残余直肠不超过2 cm，再击发切断闭合直肠。

（二）游离降结肠、结肠脾曲及横结肠左半

在游离完乙状结肠及直肠后，扶镜手改变位置，立于患者两腿之间。患者左侧高，头侧稍低，将小肠拨至右侧，将左侧结肠系膜展示在术野。在肠系膜下静脉与结肠边缘血管弓之间合适的位置切开，进入Toldt's间隙，向上方及外侧分离。注意保持左肾前筋膜的完整性，以避免肠系膜下神经丛、左侧输尿管与左生殖血管的损伤。分离显露左结肠动脉后，上血管夹离断左结肠动脉。

游离结肠脾曲：沿左侧肾前筋膜向上分离至胰腺时，注意不要进入胰腺下方，沿胰腺上缘离段横结肠系膜，即可自尾侧进入网膜囊。进一步切开降结肠外侧腹膜向脾曲延伸，向内分离快速与内侧分离平面会师，小心离断脾结肠韧带。提起胃网膜弓，在弓下方进入网膜囊，向左侧进一步离断胃结肠韧带，与脾下方游离的脾结肠韧带会师，完全游离结肠脾曲。

技巧：①左侧抬高后将小肠移至右侧腹充分显露降结肠及横结肠左半系膜区域，在视野清晰下离断系膜及血管，避免损伤屈氏韧带处十二指肠；②有时网膜囊内有粘连，同样可以采取头侧（切断大网膜）入路。

（三）游离右半结肠及横结肠，与左侧会师

术者移至患者左侧操作，助手位于右侧，持镜者站于患者两腿之间。患者改为右侧高及头侧稍低体位，将小肠拨至左侧，充分暴露术野。助手持抓钳提起回盲部，切开盲肠及升结肠外侧腹膜，沿右侧Toldt's间隙向内上分离，注意显露十二指肠降部及水平部后切开一层薄薄的融合筋膜，进入十二指肠及胰头前间隙。继续向上可部分游离肝结肠韧带。

将回盲部复位后，向外下方提拉回结肠血管表面结肠系膜，在回结肠血管投影和肠系膜上静脉之间的三角处打开右结肠系膜，与后方会师。解剖回结肠

血管，在回结肠血管近根部使用Hem-o-lock夹闭血管后切断。

以肠系膜上静脉为解剖标志，沿肠系膜上静脉右侧向头侧分离处理右结肠动静脉及胃结肠静脉干。助手将横结肠系膜两侧垂直方向提起，左侧横结肠系膜切开处向右侧离断，至结肠中血管根部。由于结肠右血管、结肠中血管及胃结肠静脉干等分支变异较多，分离时应注意仔细操作，依托胰腺颈体部为标志，分别显露后以Hem-o-lock夹闭血管后切断。

进一步游离肝结肠韧带，将结肠肝曲完全游离。在胃网膜血管弓下方切断胃结肠韧带，与左侧会师，至此全结直肠完全游离。

技巧：胃结肠静脉干汇入肠系膜上静脉处是容易撕裂的地方，并且损伤后止血难度大，分离时助手牵拉右结肠和横结肠系膜要保持适当张力并展平，分离时适当远离根部。

（四）取出标本，建立回肠储袋，行储袋–肛管吻合

IPAA手术的储袋设计通常有J、S或W型，其中J型储袋是最常用的方式。通常我们选用距末端回肠20~30 cm处，小肠折叠后距离盆底最低的位置构建J型储袋。在储袋的顶端，切开长约1 cm的切口，使用100 mm蓝钉切割吻合器，行两次切割闭合作"J"型储袋，回肠远端富余部分予切割吻合器闭合切除，外加浆肌层缝合。向储袋内注射生理盐水，检查有无出血或渗漏的部位。在储袋末端作荷包后置入钉座，结扎荷包线。

关闭切口重新打开气腹，从肛门插入吻合器，闭合旋出Trocar，将回肠储袋的钉座接上，注意将小肠系膜侧贴近骶前，旋紧吻合器，击发吻合扳机，吻合成功后退出吻合器。储袋吻合前应充分游离回肠系膜，以减少吻合口处张力。冲洗腹腔，检查术野无活动性出血。与吻合口左右两侧各放置引流管1根。

技巧：①在选取制作储袋的肠管位置时，可先将肠管向下牵拉，选取肠襻折叠的最低点，如能到达耻骨联合下方4~5 cm，则认为能够满足储袋肛管吻合。②在制作储袋时，小肠间侧侧切割闭合位置尽量靠近对系膜侧，选用合适的钉仓（蓝色钉仓），减少肠管闭合处出血概率。③"J"型储袋构建完成，将远端肠管夹闭，向储袋注射生理盐水，检查有无出血或渗漏情况，若有出血征象，需将储袋外翻，严格止血。④充分游离肠系膜上血管根部，回肠储袋相应系膜做多处小横行切口（注意不要损伤血管），可以减少吻合口张力；选择"S"型储袋可以增加2 cm左右长度。

（五）预防性回肠造口术

在吻合口近端40~50 cm处选取肠管，行回肠襻氏造口，造口位置选在右下

腹的主操作孔Trocar孔处。

技巧：回肠造口应选择合适部位小肠，以免回肠造口张力，亦便于二期回纳手术。

六、术后注意事项

鼓励患者术后第1天下地活动，在术后2~3 d肠功能恢复时，从清流质饮食开始进行饮食过度；术后3~4 d开始训练尿管，术后1~2 d后拔除导尿管。住院期间密切注意患者造口的排气排便情况。

术后请造口治疗师进行造口护理指导。回肠造口由于肠液量较大、具有腐蚀性，需要加强护理，减少造口周围皮肤炎等造口并发症。

在术后12周左右，行储袋镜评估储袋情况，肛门测压评估肛门控便功能后，可行回肠造口还纳术。

七、术后并发症

择期IPAA手术死亡率很低（0~1%），但术后并发症发生率高达33.5%。常见的IPAA术后并发症包括出血、盆腔感染、肠梗阻、吻合口瘘及贮袋炎等。术后吻合口瘘及盆腔感染是储袋失败的主要原因之一，IPAA手术同期行预防性回肠造口转流可以降低术后吻合口瘘的发生率。

储袋炎是IPAA术后最常见的远期并发症，其术后10年发生率高达50%。IPAA患者术后随访应着重针对储袋炎相关临床表现，一旦出现便频、便急、便血、盆腔不适疼痛等症状，应行储袋镜检查并取组织活检以明确诊断，并与其他相关疾病，如储袋易激综合征、巨细胞病毒感染、储袋CD等相鉴别。储袋炎的治疗主要依靠抗生素，如甲硝唑和环丙沙星。约10%~15%的急性储袋炎可以发展为慢性储袋炎，慢性难治性储袋炎可能最终导致储袋失败。

IPAA术后10年的储袋失败率约为10%，其原因分为机械性和感染性两大类。机械性原因主要包括吻合口狭窄、储袋扭转或容积过小、S型储袋输出段肠管过长等。感染性原因包括慢性难治性储袋炎及储袋CD。储袋重建手术指通过手术将原先的回肠储袋从盆腔分离出来，重新构建储袋后再与肛管吻合。由于该手术难度较大，建议在IBD诊治中心由经验丰富的外科医生进行。

参考文献

[1]   Delaney CP, Fazio VW, Remzi FH, et al. Prospective, age-related analysis of surgical results, functional outcome, and quality of life after ileal pouch-anal anastomosis[J]. Ann Surg, 2003, 238(2): 221-228.

[2]   Jacobs M, Verdeja JC, Goldstein HS. Minimally invasive colon resection (laparoscopic

colectomy)[J]. Surg Laparosc Endosc, 1991, 1(3): 144-150.

[3]　Madnani MA, Mistry JH, Soni HN, et al. Laparoscopic restorative proctocolectomy ileal pouch anal anastomosis: How I do it?[J]. J Minim Access Surg, 2015, 11(3): 218-222.

[4]　Delaney CP, Chang E, Senagore AJ, et al. Clinical outcomes and resource utilization associated with laparoscopic and open colectomy using a large national database[J]. Ann Surg, 2008, 247(5): 819-824.

[5]　Baek SJ, Dozois EJ, Mathis KL, et al. Safety, feasibility, and short-term outcomes in 588 patients undergoing minimally invasive ileal pouch-anal anastomosis: a single-institution experience[J]. Tech Coloproctol, 2016, 20(6): 369-374.

[6]　Jani K, Shah A. Laparoscopic total proctocolectomy with ileal pouch-anal anastomosis for ulcerative colitis[J]. J Minim Access Surg, 2015, 11(3): 177-183.

[7]　Wu B, Zhong ME. Technique of laparoscopic-assisted total proctocolectomy and ileal pouch anal anastomosis[J]. Ann Laparosc Endosc Surg, 2016, 1: 13.

[8]　Gu J, Stocchi L, Remzi F, et al. Factors associated with postoperative morbidity, reoperation and readmission rates after laparoscopic total abdominal colectomy for ulcerative colitis[J]. Colorectal Dis, 2013, 15(9): 1123-1129.

[9]　Weston-Petrides GK, Lovegrove RE, Tilney HS, et al. Comparison of outcomes after restorative proctocolectomy with or without defunctioning ileostomy[J]. Arch Surg, 2008, 143(4): 406-412.

[10]　Remzi FH, Fazio VW, Kirat HT, et al. Repeat pouch surgery by the abdominal approach safely salvages failed ileal pelvic pouch[J]. Dis Colon Rectum, 2009, 52(2): 198-204.

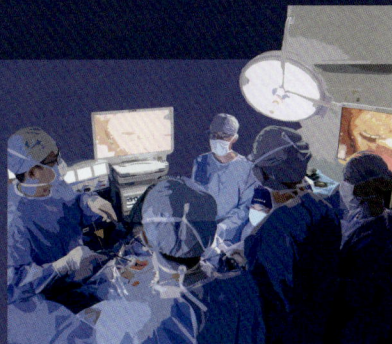

第八讲　腹腔镜全结直肠切除加回肠储袋肛管吻合术

吴斌（北京协和医院）

扫码观看视频

《腹腔镜胃肠手术笔记（第二版）》

AME

第九讲　腹腔镜胰十二指肠切除术

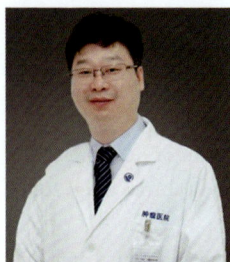

徐晓武

复旦大学附属肿瘤医院胰腺微创手术中心主任。曾获浙江省微创外科年会手术视频比赛特等奖（2012年）、中国医师协会微创外科委员会腹腔镜胃癌手术视频大赛第一名（2015年）。腹腔镜胰十二指肠切除术（LPD）视频入围第一、二届金手指大赛胰腺手术组总决赛（2016、2017年）。LPD手术水平处于国内领先水平，相关成果获2017年浙江省科技进步二等奖（个人排名第二）。（简历更新时间：2019-03-27）

一、引言

腹腔镜胰十二指肠切除术（laparoscopic pancreaticoduodenectomy，LPD）是应用腹腔镜技术完成或辅助完成的胰十二指肠切除手术。经历20余年的发展，LPD的可行性、安全性和近期及远期治疗效果已得到了人们的认可。然而术后出血仍是严重威胁患者生命的并发症之一，尤其是胃十二指肠动脉（gastroduodenal artery，GDA）残端的出血。在此介绍一下笔者处理GDA残端的经验，希望能给学者带来一些启发。

本例手术为常规手术，主要强调解剖层次清楚，吻合可靠，与助手配合默契。

二、手术患者的选择

手术前常规行多学科协作讨论明确患者手术指征。充分评估肿瘤大小、位置和与周围血管关系，以及是否存在肝动脉等重要血管的变异。

三、术前准备

术前常规准备。

四、手术步骤

1. 患者常规分腿位，建立气腹。
2. 切开Kocher切口。

3. 离断胃。

4. 解剖肝十二指肠韧带：在胰颈上缘解剖、悬吊肝总动脉，清扫肝总动脉、肝固有动脉周围淋巴结。在排除变异肝动脉后，先离断胃右动脉。然后于距离GDA根部0.5 cm左右予以7号丝线结扎，并Hemolock近心端双重夹闭，离断胃十二指肠动脉（图9-1）。

5. 离断胰腺。

6. 离断空肠。

7. 解剖肠系膜上静脉-门静脉系统。

8. 解剖肠系膜上动脉-腹腔干系统。

9. 淋巴结清扫。

10. 消化道重建：胰肠吻合、胆肠吻合、胃肠吻合。

11. 分离肝圆韧带，并用其包裹胃十二指肠动脉残端及肝总动脉（图9-2）。

12. 放置腹腔引流管。

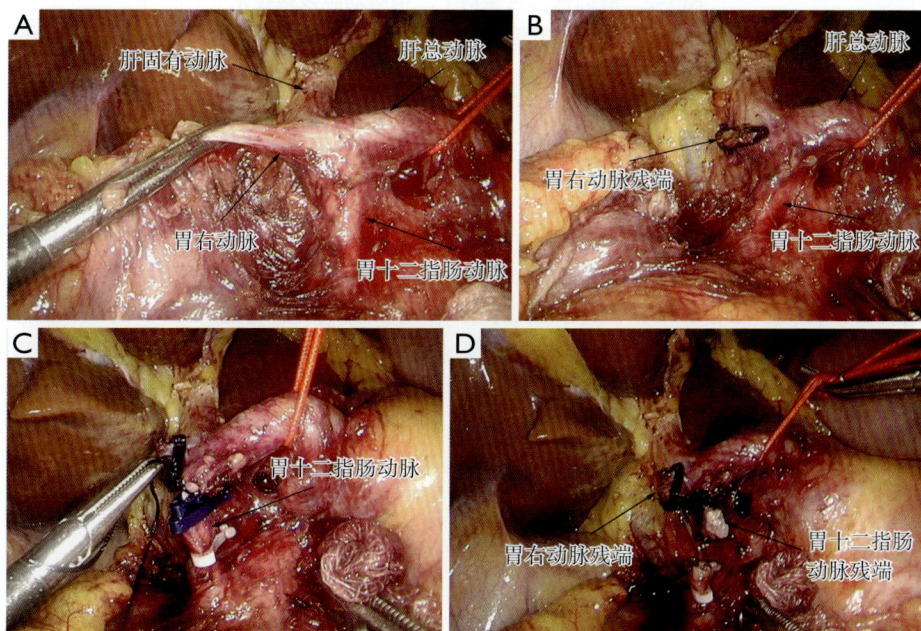

图9-1　肝十二指肠韧带的解剖

（A）解剖、悬吊肝总动脉，清扫肝总动脉、肝固有动脉周围淋巴结；（B）在排除变异肝动脉后，先离断胃右动脉；（C）于距离GDA根部0.5 cm左右予以7号丝线结扎，并Hemolock近心端双重夹闭；（D）离断胃十二指肠动脉。

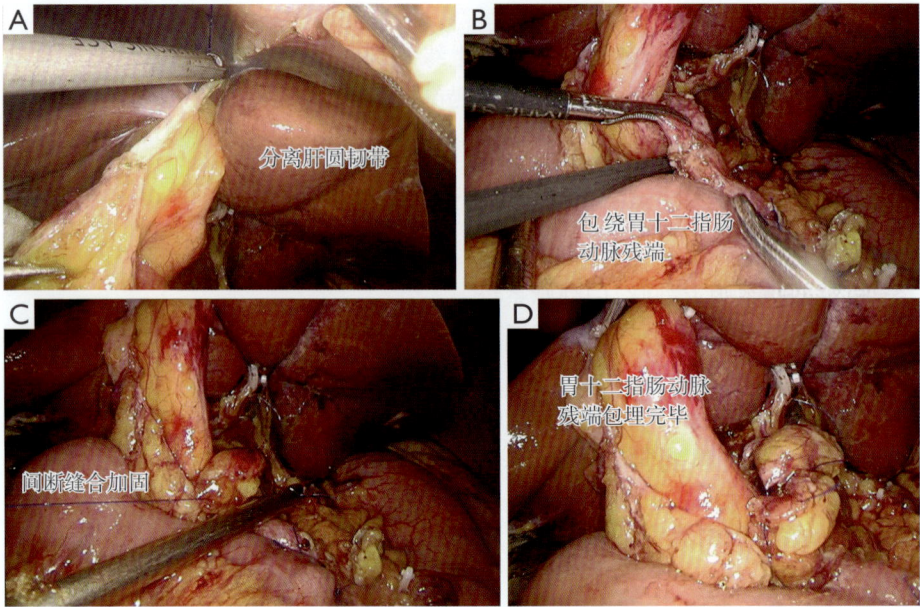

图9-2　肝圆韧带包裹胃十二指肠动脉残端技术

（A）分离肝圆韧带；（B）用肝圆韧带包裹胃十二指肠动脉残端及肝总动脉；（C）间断缝合加固；（D）包埋完毕后效果。

五、经验总结

胰十二指肠切除术术后出血（postpancreaticoduodenectomy hemorrhage，PPH）是胰十二指肠切除术术后主要的并发症之一。PPH虽然不及术后胰瘘、感染及胃排空延迟常见，但致死率占胰十二指肠切除术后总死亡率的30%，严重威胁患者生命，其中GDA残端出血是最主要的原因。笔者在吻合重建完成后，将肝圆韧带分离，然后用其对胃十二指肠动脉残端及肝总动脉进行包裹。此法可在一定程度上隔离GDA残端与周围可能渗出的胆汁和胰液的接触，减少GDA残端假性动脉瘤的形成或出血的概率，以提高手术安全性。

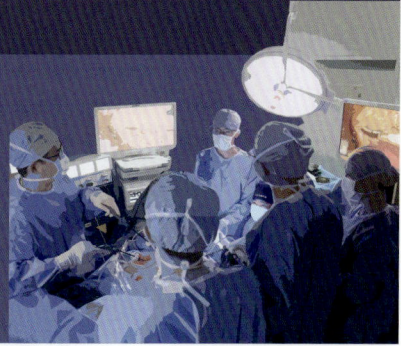

第九讲　腹腔镜胰十二指肠切除术

徐晓武（复旦大学附属肿瘤医院）

扫码观看视频

《腹腔镜胃肠手术笔记（第二版）》

第十讲　腹腔镜下右半结肠根治术（尾侧翻页式）

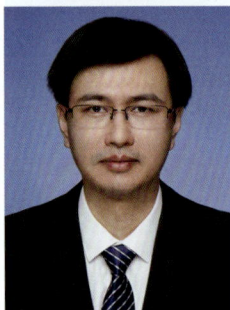

薛芳沁

教授，福建省立医院胃肠外科科副主任，医学博士，主任医师，副教授，硕士生导师。福建省抗癌协会大肠癌专业委员会副主任委员，福建省医学会肿瘤学分会青年委员会副主任委员，福建省肿瘤防治联盟大肠癌专业副主任委员，福建省海医会减重代谢外科分会副会长，中国医师协会TaTME专业委员会委员。（简历更新时间：2019-03-27）

一、引言

对于腹腔镜下右半结肠根治术，学者们以膜解剖为基础，尝试多种手术入路。①外侧入路。②中间入路：头侧中间入路；翻页式中间入路；尾侧腹侧入路；尾侧背侧入路。上述入路各有优劣，笔者认为理想的手术方式应该符合以下几点。①肿瘤治疗学原则：从右半结肠标本的系膜封口分离，优先离断血管，不触碰肿瘤区域，即No-touch原则。②完整结肠系膜切除（complete mesocolic excision，CME）概念：直视下锐性分离，将脏层筋膜层从壁层分离，获得被筋膜层完全包被的整个结肠系膜，保证肿瘤与结肠系膜组织的完整性，保证安全的暴露并结扎供血动脉起始部。③D3淋巴结清扫：《日本大肠癌诊疗规范》对于"T2-T4，N0-2，M0结肠癌"，首选的手术方式是相应结肠切除加D3淋巴结清扫。④降低手术难度，易于寻找层面，操作方便，学习曲线短，易于推广。故笔者提出一种新的手术入路：尾侧翻页式中间入路右半结肠根治术。

二、手术步骤

气管插管、全身麻醉，气腹压12~15 mmHg，剪刀卧位。术者立于患者左侧，扶镜手立于患者两腿之间，一助立于患者右侧。采用五孔法（图10-1），观

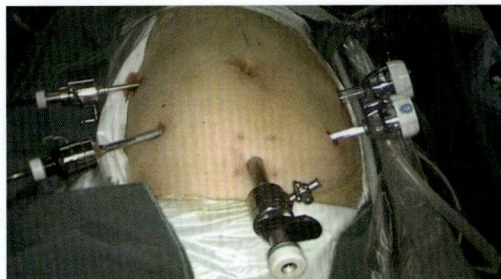

图10-1　Trocar分布示意图

察孔位于髂前上棘连线与腹正中交点。左右锁骨中线与脐下2 cm交点为2个5 mm Trocar，左上腹为1个12 mm Trocar，右上腹为1个5 mm Trocar。30°腹腔镜经观察孔进入腹腔，探查腹腔及各脏器是否存在种植及远处转移。

1. 患者体位为头高左侧卧位，助手左手牵拉横结肠系膜，右手牵拉距回盲部10~15 cm小肠，观察肠系膜上血管及其延长线的投影线，并用超声刀标记切割线（图10-2~图10-3）。

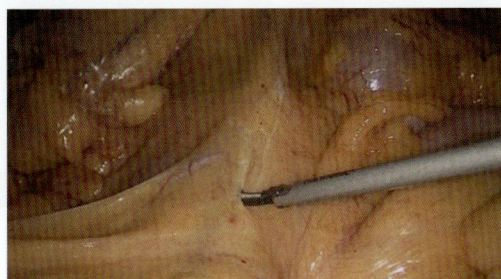

图10-2　肠系膜上血管投影线

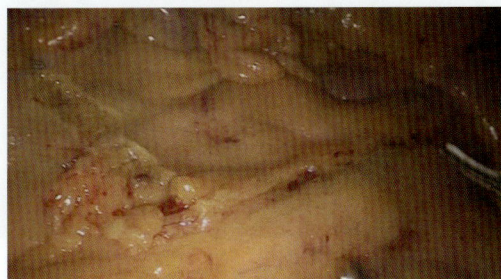

图10-3　超声刀标记切割线

2. 适当切开小肠系膜，用切割吻合器，闭合切断距回盲部10~15 cm小肠。助手右手牵拉离断的远端回肠向右上牵拉，主刀左手进行对抗牵引，向肠系膜上血管的终末支方向剪裁小肠系膜，暴露肠系膜上血管（图10-4）。助手牵拉小肠系膜，主刀沿肠系膜上静脉左侧缘向头侧切开肠系膜前叶，沿肠系膜上静脉右下侧切开系膜后叶至背侧膜桥（图10-5）。

3. 于背侧膜桥切开后腹膜，进入但稍拓展Toldt's间隙，高位断扎回结肠动静脉，清扫回结肠血管根部淋巴结（图10-6）。

4. 继续沿肠系膜静脉左侧缘向头侧切开肠系膜前叶清扫外科干前方淋巴结，高位结扎右结肠血管及结肠中血管右支或根部（据肿瘤部位）。解剖胃结肠干，并剪裁横结肠系膜，清扫幽门下淋巴结（据肿瘤部位）（图10-7）。

5. 根据肿瘤所在部位，切除相应的大网膜。助手牵拉远端回肠系膜及阑尾，主刀从左下至右上，翻页式扩展Toldt's间隙，游离盲肠、升结肠、结肠肝曲（图10-8）。

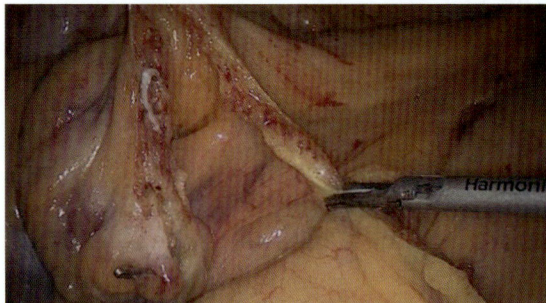

图10-4　剪裁小肠系膜

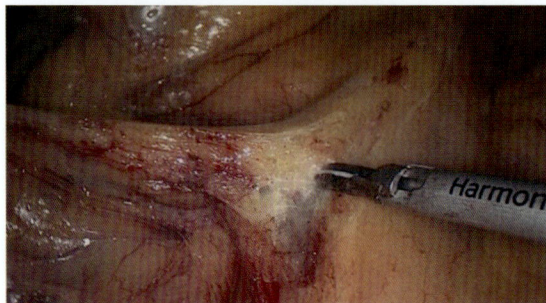

图10-5　到达背侧膜桥

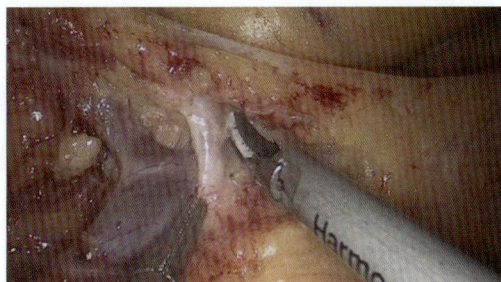

图10-6 清扫回结肠动脉根部淋巴结

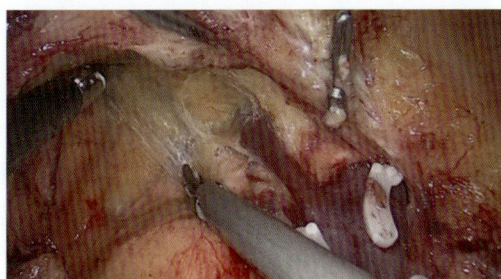

图10-7 解剖胃结肠干

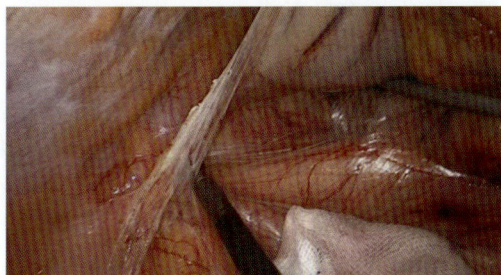

图10-8 翻页式切开侧腹膜

三、经验总结

（一）如何寻找正确的系膜间隙

腹腔镜下右半结肠根治术，经典入路为尾侧腹侧入路，根据龚建平及池畔对膜解剖的理解（图10-9），其进入正确间隙的路径为：切开结肠系膜腹侧，进入结肠系膜内，再切开结肠系膜后叶（P面），最后进入Toldt's间隙。该入

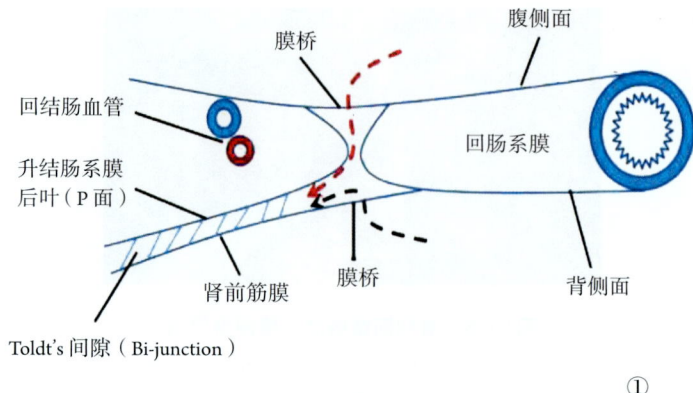

图10-9　膜解剖的理解

路的难点在于进入正确平面需跨越结肠系膜，容易在跨越的过程中迷失平面。尾侧背侧入路直接打开小肠系膜根，进入结肠系膜和肾前筋膜的两两交汇的膜桥，克服了经典中央入路进入Toldt's间隙需跨越结肠系膜的缺点，但对回盲部的肿瘤，其暴露牵拉可能会导致离肿瘤及其系膜的触碰，不符合无瘤原则。理想的方式应该是经三三交汇处膜桥直接切开，即右半结肠系膜的信封封口切开，既容易进入Toldt's间隙，又符合无瘤原则。尾侧翻页式中间入路，先离断小肠，顺着肠系膜下静脉的延长线打开小肠系膜根，可直接进入三三交汇处膜桥。对于回盲部肿瘤，优先推荐该术式。

（二）尾侧翻页式中间入路的注意事项

离断小肠及肠系膜，寻找肠系膜下静脉须格外小心，只有紧贴肠系膜下静脉，并以血管的投影线和三三交汇的膜桥作为参照，才能进入正确的间隙，而且不容易造成出血。

（三）尾侧翻页式中间入路的优点

1. 符合No-touch原则。
2. 符合D3淋巴结清扫。
3. 符合CME概念。
4. 易于寻找层面，便于清扫肠系膜上静脉侧方及后方淋巴结及组织，相较于中间入路，可获得更多的系膜组织及淋巴结，尤其对回盲部肿瘤更有意义。
5. 降低手术难度，助手易于牵拉暴露，可用于减孔手术及全腔镜手术。

（四）尾侧翻页式中间入路的缺点

手术费用高，因要离断小肠，需多用一个吻合钉。

参考文献

[1]　池畔.选择尾侧入路[J].中华胃肠外科杂志,2016,19(8)：875-877.

[2]　龚建平.外科膜解剖——新的外科学基础?[J].中华实验外科杂志,2015,32(2)：
225-226.

第十讲　腹腔镜下右半结肠根治术（尾侧翻页式）

薛芳沁（福建省立医院）

扫码观看视频

《腹腔镜胃肠手术笔记（第二版）》

AME
Publishing Company

第十一讲 减孔（完全）腹腔镜胃癌手术路在何方？

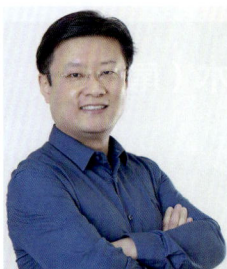

一、历史演变

从五孔到三孔，再到单孔加一孔腹腔镜胃癌手术的演变

减孔腹腔镜外科（Reduced Port Laparoscopic Surgery，RPS）的发展是近些年的热点，相较于传统腹腔镜手术，省去了助手的两个穿刺孔，手术操作仅由主刀医生和扶镜手即可完成，其腹部美容效果更佳。单孔腹腔镜外科（Single Incision Laparoscopic Surgery，SILS）最初采用针式穿刺器和迷你腹腔镜器械，用于阑尾切除术、胆囊切除术或者减重手术中的胃袖状切除术等。无论是减孔腹腔镜外科还是单孔腹腔镜外科，其最终目标是将创伤降到最低，以期达到最佳微创效果和美容效果。2011年，日本的Omori等最早报道了7例早期胃癌行单孔腹腔镜胃癌根治术，结果显示早期胃癌行单孔腹腔镜胃癌根治术是安全可行的。然而，最初减孔腹腔镜外科主要适用人群为胃的良性病变和早期胃癌，对于进展期胃癌仍然持谨慎态度，需在具有丰富腹腔镜外科经验的中心探索性开展（图11-1）。

此处，每当提及减孔腹腔镜胃癌手术的探索之路，不得不让我回忆起一次韩国参访之旅。2018年6月，正值盛夏，有幸参访了韩国全南国立大学华善医院（Chonnam National University Hwasun Hospital），身临其境地学习了减孔腹腔镜胃癌手术。大清早，驱车来到参访医院，华善医院坐落在一处幽静的山脚下，环境优

燕速

主任医师，硕士研究生导师，青海大学附属医院胃肠肿瘤外科主任。中华医学会肿瘤学分会结直肠肿瘤学组委员、中国抗癌协会胃癌专业委员会腹腔镜学组委员、中国抗癌协会大肠癌专业委员会委员、CSCO结直肠癌专家委员会委员，青海省自然科学与工程技术学科带头人、大肠癌MDT首席专家等。曾赴德国Universität zu Köln、美国、日本、韩国等知名院校进修学习。（简历更新时间：2021-07-26）

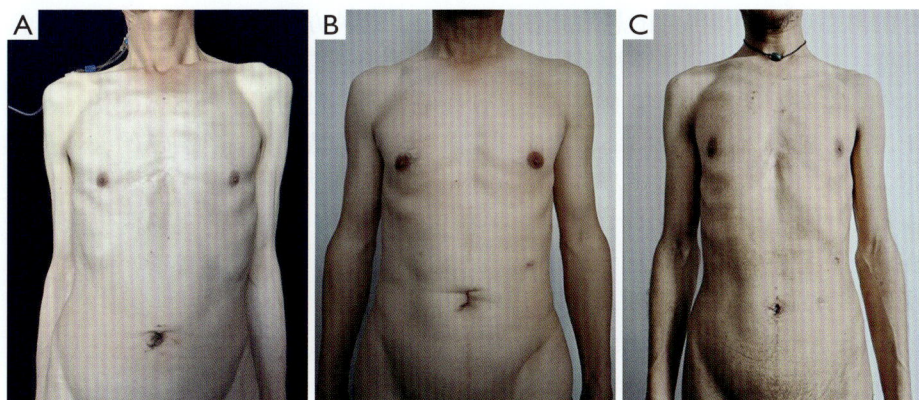

图11-1 手术切口展示

（A）单纯SILS胃切除术；（B）SILS+1单孔腹腔镜胃切除术；（C）三孔腹腔镜胃切除术。

美，绿荫环绕，是非常适合患者康复和疗养的境地。在本次交流的韩方外科医生Oh Jeong（中文名叫正午）的引导下，来到科室的小会议室，住院医师首先回顾了最近一周的手术患者资料，然后简明扼要地介绍了今天的手术病例，整个过程青年医生全部用英文介绍，给我留下深刻印象的是该院的实习医生的英语口语水平，相较于国内医科年轻一代的实习医生要好很多，也是我们值得学习的地方，国际化的学术氛围，需要良好的语言交流能力。简短的交流之后，我们3位中国医生在正午医生的陪同下一起参观了病区，科室从入院、术前、术中及术后有一套完整的加速康复流程，全程都有多学科医护的参与和管理，吸引我的是患者围手术期加速康复知识宣传彩页，不像国内的有些宣传彩页过于专业化和术语化，相反用一些图片和漫画让患者和家属了然于心，很容易理解和配合。在一楼大厅休息区，享受了一份三明治外加一杯拿铁（早餐是自费的）之后，我们径直来到三楼的手术室，正式开始了今天的手术观摩。今天手术演示的主刀医生正是正午医生，患者是一名早期胃角癌，主刀医生采用右侧站位，采用三孔法，即减去了一助的两个穿刺孔。整个手术操作过程均由正午一人完成的，从胃周淋巴结D1+清扫到完全腔镜下的胃空肠Billroth Ⅱ吻合完成不到2 h，堪称完美。其中不乏有一些小技巧，值得学习和借鉴。三孔法既省去了助手两孔，又避免了单孔腹腔镜手术因空间受限造成的筷子效应，让操作更加简便，视野不存在"追尾"现象。手术第一步是悬吊肝脏，Oh Jeong医生用两根等长（对折剪断）的荷包针一端捆绑一根长5 cm的导尿管，另一端自肝脏的脏面穿过肝脏左叶，径直引出腹壁，然后用小弯钳固定于腹壁，悬吊肝脏左叶效果非常好。经思考，这种悬吊肝脏的方法，虽说有损伤到肝脏的风险，但是在肝左叶的外侧缘损伤肝血管而造成的出血风险还是很低，不会出现不可控的出血现象。与国内的悬吊肝脏方法比较，这种方法避免了因打开小网膜囊前壁，造成胃小弯侧迷走神经肝支的损伤（尤其是需要保留迷走神经肝支的手术）和潜在副肝左动脉出血的风险，曾经笔者遇到过为悬吊肝脏做准备时，由于游离小弯侧太靠近肝门部，造成肝左血管出血的情况，好在自己的缝合技术过关，术中没有出现进一步意外的发生。在游离胃大弯侧时，Oh Jeong医生用一枚小的血管夹（尾部同样捆绑一根荷包针），将血管夹的尾端荷包针自腹腔引出腹壁后用小弯钳固定，然后用该血管夹钳夹住大弯侧胃壁，向腹侧及头侧牵引胃壁，主刀左手对抗牵开大网膜，保持一定张力，用美敦力公司的Ligasure进行游离。手术操作非常流畅、娴熟，避免了因缺少助手而造成的组织张力不理想无法游离的情况发生。小血管夹的使用，既不增加穿刺孔，也不增加创伤，又可替代助手的抓钳牵引效果。当游离到小弯侧时，利用小血管夹钳夹起小弯侧胃壁（或者胃左血管蒂，或称之为胃左系膜），牵引向腹侧及头侧，主刀左手钳轻轻按压胰腺，保持一定张力，Ligasure轻松游走于无血间隙之中，宛如庖丁解牛，轻松自如。淋巴结清扫完成后，切除原发癌灶，接下来是消化道重建。胃空肠Billroth Ⅱ式吻合在镜下完成，整个重建过程与传统五孔法似乎没有什么区别，一气呵成。手术完成，术野干净漂亮，无渗出，于是没有常规留置胃管及腹腔引流管，真正实现了无管化，充分体现了微创技术与加速康复外科的完美结合（图11-2~图11-3）。

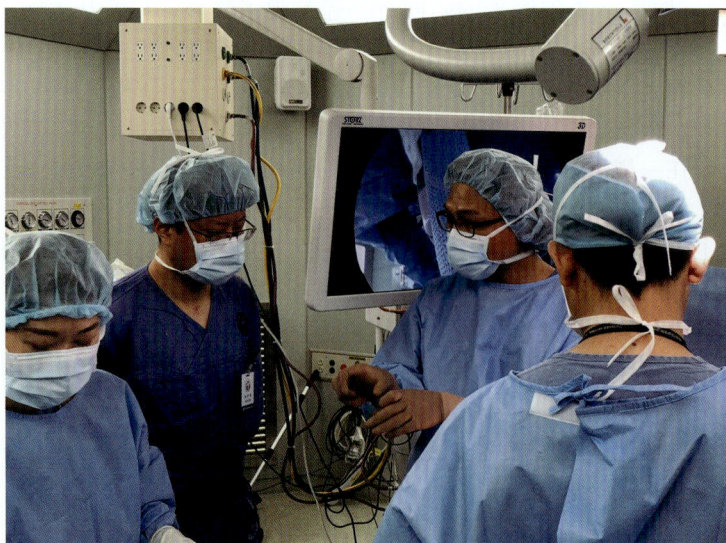

图11-2　手术室内景

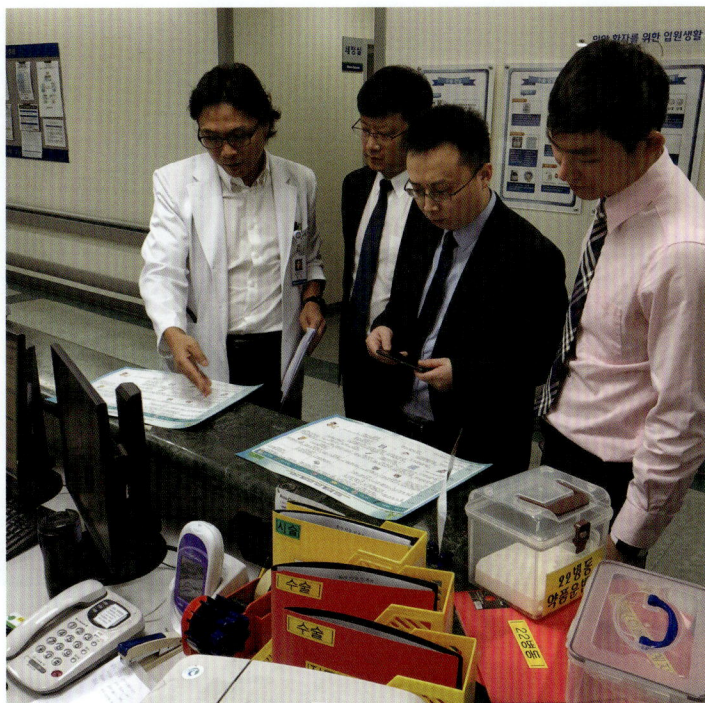

图11-3　与外来学者参观学习

　　总结手术参访印象，有几个亮点值得笔者今后去学习和借鉴。首先，外科医生要具备语言交流的能力；尤其是青年外科医生的英语交流能力的培养，要在日常工作和生活中进一步强化，尤其是英语口语交流的能力，中国医生阅读能力都很强，但是open your mouth就有些困难了，否则很难参与到越来越国际化的学术氛围当中。其次，做一名善于"奇思妙想"的外科医生，韩国正午医生就是很好的典范，一反常规的悬吊肝脏的方法和血管夹的妙用，都是在实践中思考得出的，相信外科医生不是简单用手去做手术的，而是用心去手术，开动脑筋，发散思维，利用好现有的主客观条件，努力革新和改进外科技术（或理论）不是没有可能。最后，做一名勤于思考和善于总结的外科医生，患者的诉求和手术中的难题是驱使外科医生思考的动力，没有总结就没有进步，总是忙于手术的外科医生而不去留点时间查文献写点文章的外科医生只能称得上是手术匠人，勤于思考善于总结是我们外科医生应该具备的基本素质（图11-4）。

　　言归正传，减孔腹腔镜胃癌手术——三孔法，很好地解决了单孔腹腔镜手术的两大难题：筷子效应和追尾现象。所谓的筷子效应（chopsticks effect）是

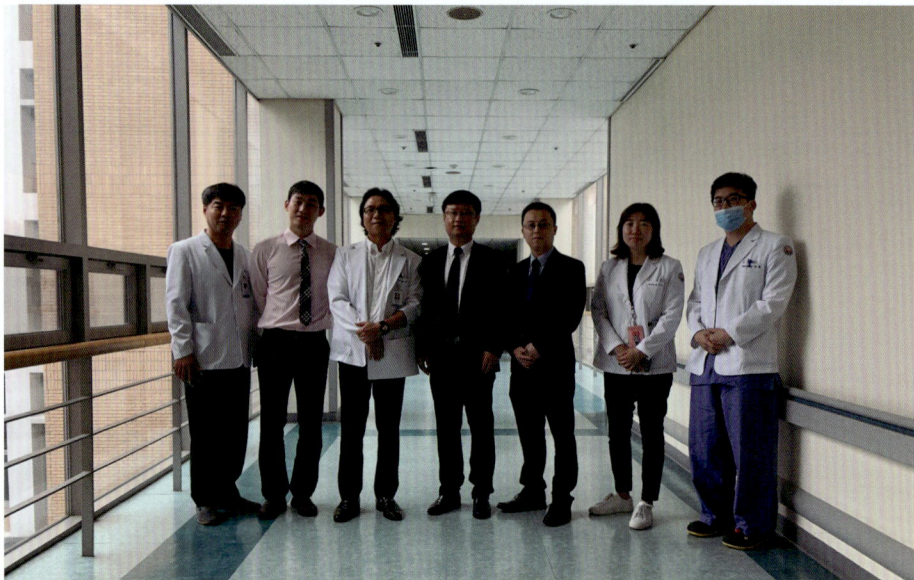

图11-4　外来学者合影留念

指在腹腔镜操作过程中，器械之间由于距离较近，缺乏足够的操作空间，造成两把器械像两根筷子一样相互"纠缠"打架。追尾现象（rear-end collision）指单孔腹腔镜手术操作过程中，镜头和抓钳或者超声刀过于靠近，镜头的观察点落在了抓钳或者超声刀的后方，以至于很难观察到操作的焦点，即由于镜头与器械过于平行，视野始终落在器械的尾部，给操作带来困难。

　　单孔腹腔镜胃切除术，一般取绕脐小切口（一般长2.5~4.0 cm，视患者体型胖瘦及肿瘤大小决定采取多大的切口），镜头、抓钳及超声刀通过多通道穿刺器进入腹腔，由于缺乏特殊的器械，如单孔专用镜头和可弯曲或者加长的抓钳。因此，抓钳和超声刀之间很容易产生筷子效应，而镜头与超声刀亦容易发生追尾现象，即镜头很难观察到超声刀头与组织的接触点，在分离组织时非常危险。三孔法采用普通穿刺器，不需要多通道的穿刺器和特殊腹腔镜器械，只是减少了助手的两个穿刺孔，既减少了穿刺孔，增加美容效果的同时减轻了术后疼痛，又避免了筷子效应和追尾现象的发生，让减孔腔镜胃手术变得安全可行。单孔加一孔腹腔镜胃癌手术，也正是为了解决上述困难出现的。通过脐部的多通道穿刺器伸入镜头及抓钳，利用另外一个辅助穿刺孔进行与左手配合操作，很容易完成淋巴结清扫及消化道的重建。换言之，三孔法减孔腹腔镜胃切除术是向单孔加一孔胃切除术很好的过渡，初学者可以先尝试采用三孔法完成减孔腔镜胃手术，完成一定数量的三孔法减孔腔镜胃手术（一般主刀20例左右即可渡过学习曲线）后，再进一步开展单孔或单孔加一孔腹腔镜胃手术。

2014年，韩国的Kim等报道了仅由主刀医生和扶镜手完成的102例三孔法减孔腔镜胃切除术（Duet-LDG），并与100例传统腹腔镜远端胃切除术进行了比较研究，结果显示三孔法减孔腔镜胃手术时间要明显短于常规腔镜胃手术时间，在出血量、术后并发症发生率、淋巴结清扫质量、住院时间以及术后疼痛评分两组间无差异。但是，减孔腔镜胃手术在美容效果上更佳，而且从经济学角度考虑，节省了人力资源。

2015年，韩国的Oh Jeong医生回顾性分析了49例行三孔法减孔腹腔镜胃手术的病例资料，结果显示平均手术时间为147 min，术中平均出血量为49 mL，术后并发症发生率为12.2%，没有死亡病例的发生，平均住院天数为8.6 d，得出减孔腹腔镜远端胃切除术（Duet LDG）。对于早期胃癌是一个除传统腹腔镜胃切除术之外的另外一个可选术式，更轻的术后疼痛和更少的腹部瘢痕，节省了医疗支出，不仅对患者有益还对外科医生有益（这里指节省了人力资源）。

2016年，日本学者Kunisaki等回顾性分析了减孔腹腔镜远端胃癌根治术（RPLDG）与减孔腹腔镜全胃切除术（RPLTG）手术安全性和疗效，结果显示在淋巴结清扫过程中出血量两组间无差异，术后并发症发生率两组分别为14.8%和14.3%。减孔远端胃癌根治术超过50例然后进入平台期，随着主刀医生技术的提高手术时间会降低，减孔腹腔镜全胃切除术当淋巴结清扫病例数超过40例之后进入平台期，手术时间会缩短，而消化道重建为30例后进入平台期。5年的总生存率分别为95.6%和98.0%。作者认为减孔腔镜胃手术时安全的，可以接受的，但该术式需要由具有传统腹腔镜胃切除术经验丰富的外科医生开展。

随着腔镜设备的更新换代，手术器械的改进以及外科技术的提高，相信在不远的未来，单孔甚至经自然孔道的胃切除术（此处指除外内镜下黏膜切除术或者内镜下黏膜剥离术的术式）一定会有所发展。

二、临床实战

三孔法减孔腹腔镜胃癌手术相较于单孔或者单孔加一孔腔镜胃癌手术较容易，此处重点讲解单孔+1孔（SILS+1 & Duet-TLTG）手术操作流程。

（一）患者体位、术者站位及穿刺点布局

患者取仰卧分腿位（人字位），幽门下区域淋巴结清扫时可以左倾20°~30°，脾门淋巴结清扫时可以右倾20°~30°，胰腺上区域淋巴结清扫时可以头高20°~30°。扶镜手站位于患者两腿之间，主刀站位有右侧站位和左侧站位，日本韩国医生常采用右侧站位，作者习惯于左侧站位，当清扫到脾门时术

者可以转换到两腿之间。无论左侧站位还是右侧站位各有利弊，取决于术者习惯（图11-5~图11-7）。

　　三孔法穿刺孔布局：观察孔一般取绕脐10 mm穿刺孔，左侧站位时，左手辅助孔取左锁骨中线脐上3 cm处的10 mm穿刺孔，主操作孔取左侧腋前线肋缘下2 cm处12 mm穿刺孔。左侧站位单孔+1辅助孔穿刺孔布局：单孔一般选择绕脐2.5~4.0 cm切口，便于安装多通道穿刺器，主操作孔选择左腋前线与左锁骨中线之间连线中点肋缘下3~4 cm处12 mm穿刺孔，主操作孔的设计要考虑到便于能量器械越过胰腺的阻挡，便于胰腺上区域和幽门上下区域淋巴结的清扫。简言之，辅助穿刺孔和主操作孔布局要保持两者间四横指以上的距离，尽可能

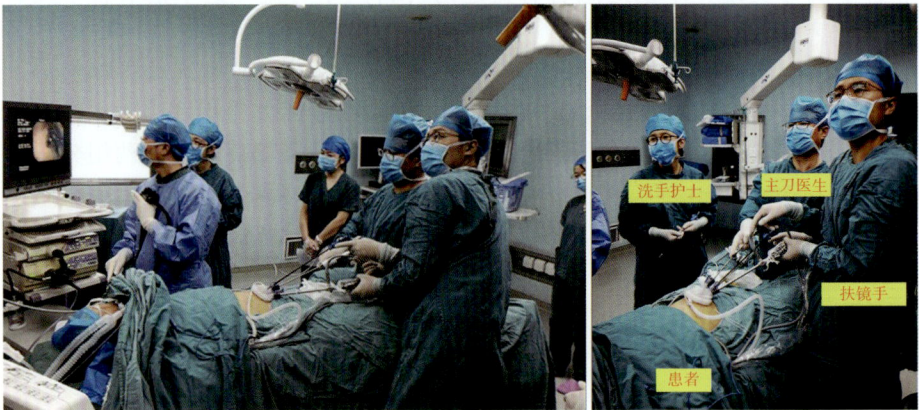

图11-5　单孔腹腔镜下胃切除术

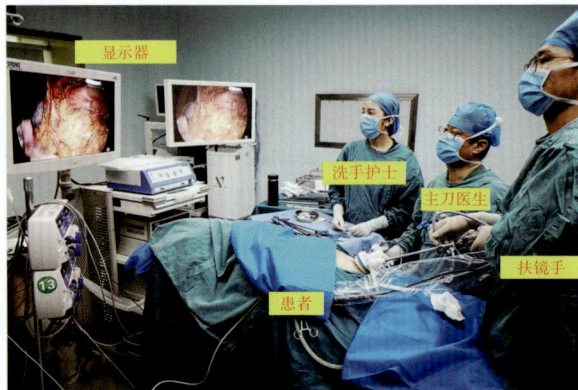

图11-6　两孔腹腔镜胃切除术

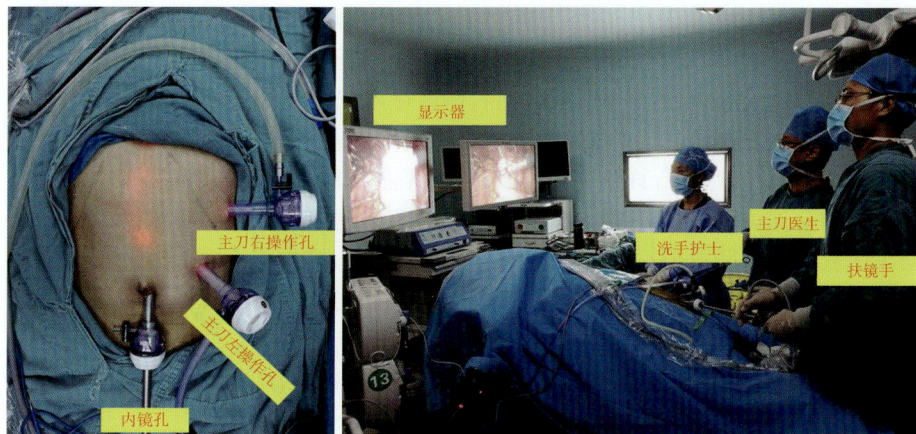

图11-7 三孔腹腔镜胃切除术

避免与观察孔在一直线上，以防出现追尾现象（rear-end collision）和筷子效应（chopsticks effect）（图11-8）。

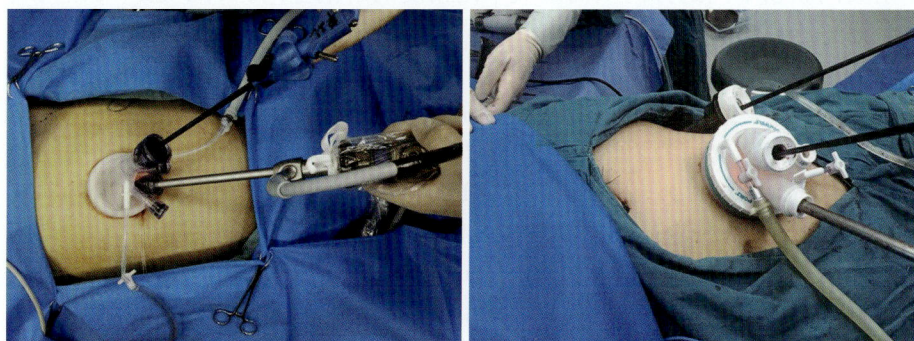

单孔腹腔镜胃切除术　　　　　　　　双孔腹腔镜胃切除术

图11-8 减孔腹腔镜对比

（二）淋巴结清扫流程与技巧

流程一：大网膜及横结肠系膜前叶的剥离→幽门下区域淋巴结清扫→幽门上无血管区开窗→横断十二指肠→肝十二指肠韧带内淋巴结清扫→胰腺上区域淋巴结清扫→贲门右侧区域淋巴结清扫及或小弯侧裸化→4sb组淋巴结清扫→贲门左侧区域淋巴结清扫→11d组淋巴结清扫→中央入路脾门淋巴结清扫。

流程二：大网膜及横结肠系膜前叶的剥离→4sb淋巴结清扫→幽门下区域淋巴结清扫→幽门上无血管区开窗→横断十二指肠→肝十二指肠韧带内淋巴结清扫→胰腺上区域淋巴结清扫→贲门右侧区域淋巴结清扫及或小弯侧裸化→贲门左侧区域淋巴结清扫→11d组淋巴结清扫→中央入路脾门淋巴结清扫。

以流程一为例进行详解：建立气腹后（主刀医生要和麻醉医师建立良好而默契的合作关系，要在腹肌非常松弛的状态下建立气腹），将大网膜帘（裙摆）摆放到横结肠头侧区域，一般大网膜在肝曲和脾曲有不同程度的粘连带，多数为生理性粘连带。仔细观察大网膜走行，粘连带外侧用胃抓钳轻轻对抗牵引大网膜并保持一定张力，超声刀沿无血管区域进行游离，彻底将粘连带松解后，左手抓钳轻挑起网膜并向腹侧及头侧牵引，沿横结肠缘无血管区切开大网膜前3层，将一块纱条置于网膜囊内作为引导，并可防止超声刀的热效应损伤到后方的横结肠系膜。向右侧游离大网膜直至十二指肠球部和降部大网膜附着处，然后杀个回马枪继续沿横结肠缘向左侧游离大网膜至脾脏下极。整个过程避免过于靠近横结肠造成横结肠的热损伤，尤其在游离至结肠肝曲和脾曲时，肝曲结肠常常非常靠近十二指肠和胃窦部，脾曲结肠常常非常靠近脾脏下极和胃大弯侧。因此，此处游离一定要非常谨慎，超声刀小步快走，巧妙地运用超声刀头的钝性和锐性分离技术，注意左右手器械的配合，左手抓钳可以牵引大网膜朝不同的方向从而形成不同角度的解剖空间，右手超声刀钳夹组织后不急于离断，而是先左顾右盼，辨识清楚超声刀头可能接触到的周围组织，然后再离断。充分游离好大网膜后，将大网膜掀向头侧及左侧，左手抓钳轻轻抓起胃网膜右系膜（或胃网膜右血管蒂），向头侧及腹侧牵引并保持适度张力，超声刀沿着胃网膜右系膜蒂根部切开，进入到胃结肠融合筋膜间隙（Gastrocolic Fusional Fascia Space，GCFFS），沿此间隙向头侧可看到胃网膜右静脉（right gastroepiploic vein，RGEV）根部，绕向右侧可以解剖出胰十二指肠前上静脉（anterior superior pancreaticoduodenal vein，ASPDV）或者胰十二指肠下前静脉（AIPDV），向下可以显露出副右结肠静脉（ARCV），或观察到右结肠静脉（RCV），三者向下构成胃结肠干（GCT或胃结肠干），当No.6组淋巴结可疑肿大时，需要探查No.14v淋巴结。将RGEV于根部结扎，廓清No.6v淋巴结，沿着胰头向头侧爬坡，爬坡过程中注意避免损伤进入胰腺头部的胰十二指肠上前动脉（ASPDA），可追溯到胃网膜右动脉根部，转向左内侧可观察到GDA，转向右上方可解剖到幽门下动脉（Infra-pyloric artery，IPA）及数支细小的幽门下静脉（infrapyloric vein，IPV），分别于根部结扎RGEA和IPA，注意结扎过程要仔细、轻柔，尽量避免损伤伴随静脉导致局部红染。左手将离断的血管蒂向左侧牵引，裸化胃窦部大弯侧后，钝性与锐性相结合分离胰十二指肠间沟，并填入一块纱条作为指引，进而转移到胃窦部前上方，仔细辨识胃右动静脉（RGA/RGV）及幽门前静脉（APV），沿着胃窦与胃右血管之间的无血管区，左手提起胃右系膜（或胃右血管蒂），超声刀切开无血管区，完成"开窗"（open the window）。此时，可以用直线切割吻合器于APV下方横断十二指肠（图11-9~图11-11）。

　　首先，裸化RGA/RGV，并于根部结扎切断，廓清No.5组淋巴结。左手

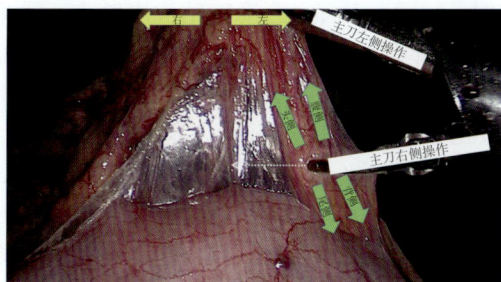

图11-9　腹腔定位

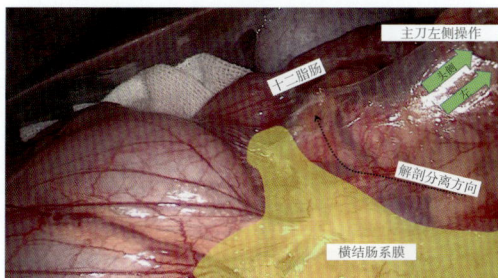

图11-10　术中解剖（一）

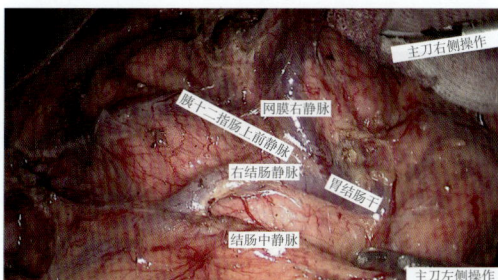

图11-11　术中解剖（二）

提起肝总动脉（common hepatic artery，CHA）前方淋巴结，右手超声刀沿着CHA表面向肝门部解剖，一并廓清No.8a组淋巴结，显露肝固有动脉（PHA）前方神经束及动脉鞘，一并廓清No.12a组淋巴结。PHA内侧有时很难显露门静脉（portal vein，PV）时，不予勉强解剖，可以在胰腺上缘与CHA之间进行解剖，此处很容易显露PV，并可以看到冠状静脉[CV或胃左静脉（left gastric vein，LGV）]，进而向肝门部解剖显露PV较安全，且很容易达到No.12a组淋巴结的彻底廓清。有时，No.12a和No.12p淋巴结成串肿大，一般不易扩大清扫范围，尽可能根部上一血管夹，避免术后淋巴漏的发生。也可在CHA前上方离断LGV，注意LGV与CHA的关系，尤其是LGV位于CHA前方时，沿胰腺被膜向头侧游离时，格外小心LGV的损伤（图11-12~图11-13）。

　　沿着CHA向左清扫腹腔干（celiac trunk，CT）右侧区域，下方区域和左侧区域No.9组淋巴结，并显露胃左动脉（LGA）根部，先绕过LGA清扫其根部周围的No.7组淋巴结，然后根部结扎切断LGA。左手牵起胃后系膜，沿着肾前筋膜继续向头侧锐性解剖，直至两侧膈肌脚，若行全胃切除术，需进入到食管裂孔，进行后纵隔的清扫。Gerota筋膜后方隐约可以看到左膈下动脉。注意胃后

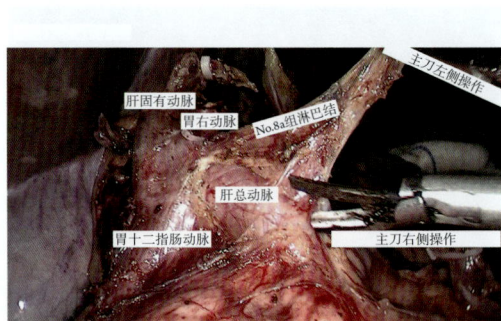

图11-12　术中解剖（三）

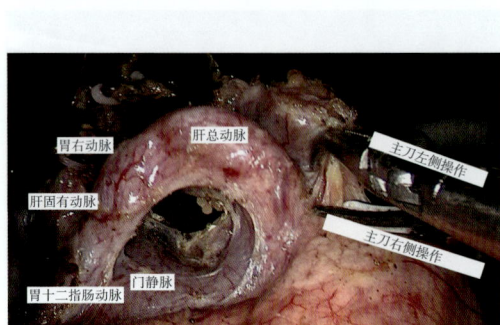

图11-13　术中解剖（四）

血管（PGA/PGV），沿着近端脾动脉可以彻底廓清No.11p组淋巴结，最好根部结扎切断PGA（图11-14~图11-17）。

　　转向前方，沿着肝的脏面离断肝胃韧带，直至右侧膈肌脚内侧缘，廓清No.2组淋巴结，切开食管前腹膜，同时廓清No.19组淋巴结，向尾侧裸化食管并切断迷走神经干，沿胃小弯侧清扫No.3组淋巴结。裸化小弯侧可以采取后入路与前入路相结合的方法，注意避免损伤胃左血管入胃壁的分支出血导致术野

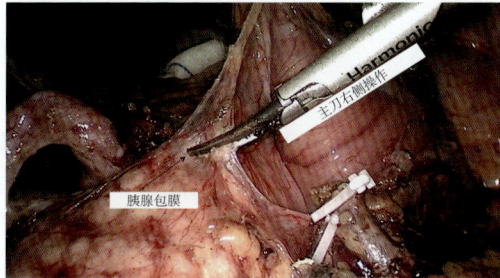

图11-14　胰腺分离

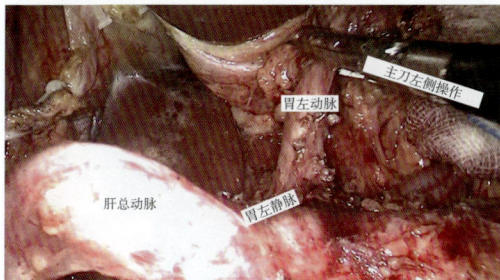

图11-15　离断LGA

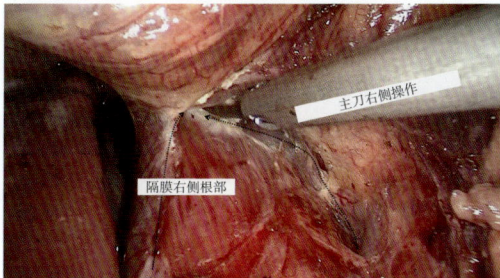

图11-16　分离隔膜

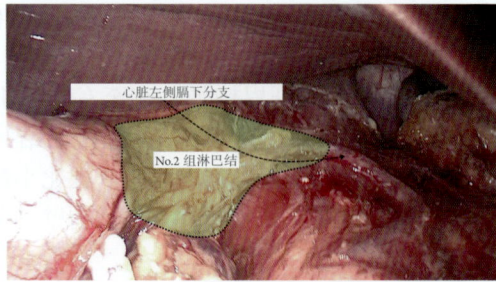

图11-17　心脏周围解剖

红染（图11-18）。

　　到达脾下极，左手抓钳向腹侧及右侧牵起胃网膜左系膜蒂，显露脾下极血管，可寻找到发自脾下极血管的胃网膜左血管（LGEV/LGEA），于根部结扎切断LGEV/LGEA，一并廓清No.4sb淋巴结。继而切断脾胃韧带，同时廓清No.4a组淋巴结。到达贲门左侧，显露并结扎左膈下动脉的贲门左支，同时廓清No.1组淋巴结（图11-19）。

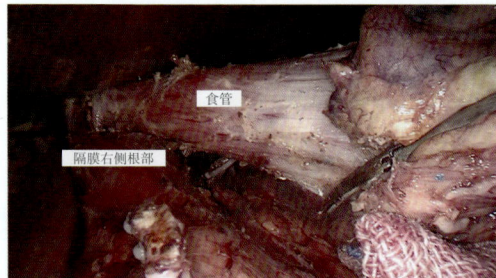

图11-18　食管周围解剖

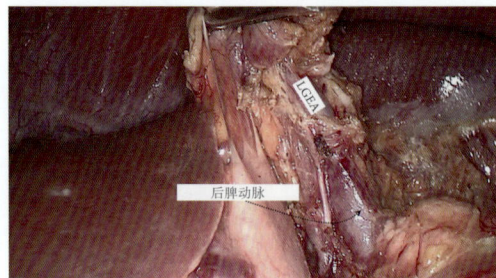

图11-19　后脾动脉周围解剖

此刻，将完全游离好的胃及大网膜移向肝脏下方及腹腔右侧，在无任何遮挡的情况下，清扫脾门部淋巴结。采取中央入路，沿着脾动脉干由近及远向脾门区域解剖，以发自脾动脉的胃后动脉为界，胃后动脉至脾门的脾极血管分叉处之间的淋巴结为No.11d组淋巴结，清扫完No.11d组淋巴结后，继续沿着脾动脉主干追寻到脾上极血管清扫脾上极区域淋巴结，注意脾血管伴行的脾静脉及脾极静脉，避免误伤导致出血。然后沿着脾动脉主干向脾中央区域解剖并廓清脾中央区域淋巴结，此处的淋巴脂肪组织较多，清扫有一定难度。脾下极淋巴脂肪组织的清扫，可以左手轻轻提起LGEV/LGEA血管结扎夹，沿着脾下极血管表面一并清除。一般不做360°脾门区域淋巴结清扫，因为脾门后方淋巴结转移率较低。若要尝试清扫脾门后方淋巴结，左手抓钳轻轻提起脾下极血管，沿着胰尾的胰前筋膜进入到脾下极血管后方清扫脾门后方淋巴结，直至脾门中央区域，脾下极血管后方可以垫一块纱布条，脾门上极后方淋巴脂肪组织的清扫，亦是同法轻轻牵起脾上极血管，超声刀廓清脾上极血管后方淋巴脂肪组织。最终，完成脾门区域动静脉的骨骼化（图11-20~图11-22）。

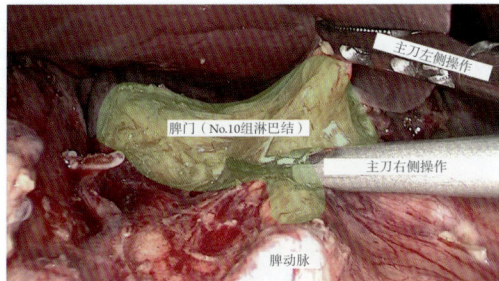

图11-20　No.10组淋巴清扫

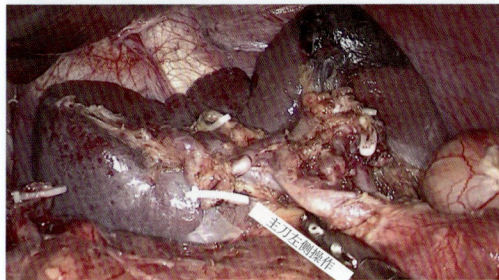

图11-21　组织分离

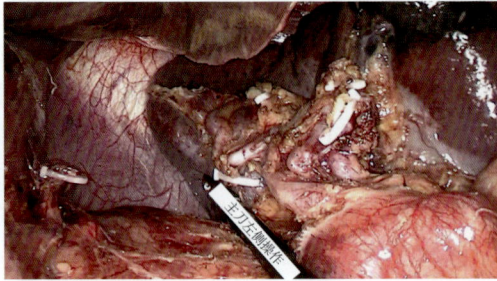

图11-22　分离后创面

　　总结如下，单孔或减孔腹腔镜胃癌D2淋巴结清扫术，要选择合理的肝脏悬吊方法；要充分利用纱条的阻隔作用，保护周围组织避免发生副损伤，用纱条作为引导完成游离的作用；左手抓钳向腹侧牵引胃周组织，形成与背侧系膜间的天然张力，便于进入正确的解剖层面，左手抓钳可以调整不同的牵引方向（腹侧、头侧、左侧、右侧、尾侧），从而呈现出不同的解剖层面。胰腺上区域淋巴结清扫，要将胃左系膜蒂向腹侧和头侧牵引，沿着胰腺前被膜并紧贴胰腺表面解剖进入到胰上后间隙，沿着胰腺上后方的肾前筋膜表面逐渐向头侧解离，注意保持肾前筋膜的完整性和胃系膜的完整性。脾门淋巴结清扫需要预先将胃牵向右侧腹部或肝脏下方，让脾门区域血管充分暴露（图11-23）。

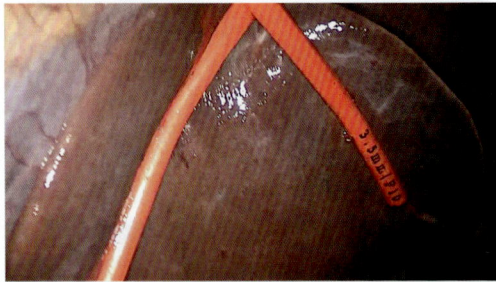

图11-23　肝脏牵引

（三）消化道重建技巧

　　远端胃切除术后，胃空肠Billroth Ⅱ吻合因其简单、安全、可靠被广泛应用。空肠间Braun吻合可以利用脐孔将空肠提出腹腔外吻合完成后再回纳入腹腔。那么，在无助手帮助下，如何顺利完成胃空肠吻合，有一些小的技巧需要掌握。

首先，利用脐孔完成空肠间Braun吻合，将吻合口还纳入腹腔，距Braun吻合口20~25 cm处空肠系膜对侧打孔，并预置全层缝合一根可吸收胃肠缝线（3-0）作为牵引线从主操作孔引出体外。然后在镜下沿着胃大弯侧近胃残端3 cm处用超声刀戳孔，同法在胃打孔处预置全层缝合一根可吸收胃肠缝线（3-0）作为牵引线从主操作孔引出体外。将60 mm直线切割吻合器分别插入空肠输出袢和胃残端，将预置牵引线向吻合器头相反方向对抗牵引，然后击发吻合器完成胃空肠吻合，检查吻合口处无活动性出血，用V-LocTM 180倒刺线连续全层缝合关闭共同开口。在缝合关闭共同开口时要注意胃壁和肠壁之间对合整齐，并且黏膜层要内翻，倒刺线不易收得过紧，胃壁和肠壁浆膜层对合整齐即可。

简而言之，在没有助手帮忙的情况下，如何将直线切割吻合器置入肠腔、胃腔或者食管腔内，以及击发吻合器时如何防止组织回缩，两端预置全层牵引线非常重要。

三、难点解析

（一）如何解决筷子效应

首先，单孔腹腔镜多通道穿刺器在脐孔处，本身通道之间距离较近，如果采用前端弯曲的腹腔镜器械，在腹腔镜操作可能会避免筷子效应（chopsticks effect），但是由于器械弧度本身也会带来操作上的不便，如旋转器械时对周围组织器官的接触及损伤可能。因此，在单孔腹腔镜下进行胃良性疾病的切除相对较容易。单孔加一孔（左侧站位为例）胃癌根治术中，单孔和一孔间的距离要>8 cm以上，另外，增加的这个主操作孔要考虑到清扫胰腺上区域淋巴结和脾门区域淋巴结的便利，即尽可能避开胰腺的阻挡，又不能过于靠近头侧，一般选择左侧锁骨中线与腋前线的连线之间肋缘下3 cm处为宜。

（二）如何避免追尾现象

追尾现象（rear-end collision）主要发生于镜头与器械之间，最常发生于单孔腹腔镜胃手术过程中，由于镜头与器械之间距离较近，显示器里的景象常常看到的是器械的尾部，无法观察到操作的中心焦点，尤其无法看到能量器械的尖端时，很容易发生危险。因此，术中要尽量避免镜头与器械距离过近。单孔加一孔法：左侧站位时，因主操作孔的增加且与镜头之间距离较远，避免了能量器械与镜头之间的追尾现象，此外，从多通道穿刺器伸入腹腔的镜头要尽可能通过旋转光纤和调整镜头底座来保持与主刀左手抓钳之间的距离，从而避免发生追尾现象。如果是奥林巴斯LTF腹腔镜的可旋转镜头，就很好地解决了上述问题。

　　总之，避免发生筷子效应及追尾现象，需要设计合理的穿刺孔布局，扶镜手要充分理解主刀的意图，扶镜手与主刀之间保持默契的配合。此外，器械和设备的改进，如可弯曲镜头及可追踪定位的机械臂扶镜手的出现，迷你腹腔镜器械、可弯曲的腹腔镜器械以及加长器械的使用，未来可能会解决上述弊端的发生。

（三）镜下消化道重建难点

　　如何在没有助手的帮助下将直线吻合器顺利插入拟吻合的空肠、食管或者残胃？可以在空肠、食管或者残胃开孔处预置全层缝合一根牵引线，自腹腔内引出体外，在牵引线的帮助下，顺着肠管纵轴置入吻合器，击发吻合器时，同时适度牵拉预置的牵引线，吻合口处肠管和胃壁或者食管壁对合整齐后，再击发吻合器完成吻合。空肠间系膜裂孔建议用倒刺线连续缝合关闭（图11-24~图11-25）。

　　食管空肠Overlap吻合时，需将空肠残端置入到后纵隔当中，尽可能将食

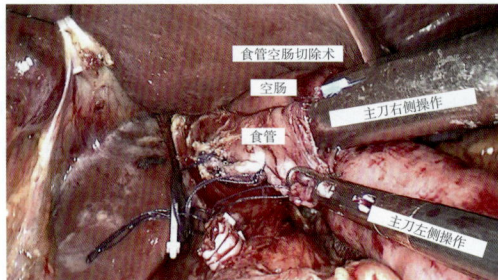

图11-24　食管空肠吻合（一）

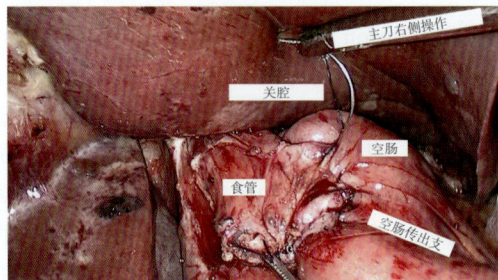

图11-25　食管空肠吻合（二）

管残端与空肠襻对齐，否则很容易造成空肠侧肠管开口过大，关闭共同开口时很容易造成空肠输出襻狭窄。倘若空肠侧开口过大，可以间断横向缝合成型后再关闭共同开口。此外，为了避免食管空肠吻合口由于重力的影响将肠管粘连至左上腹造成食管空肠吻合口的扭转，可以在完成吻合后，将空肠输出襻后壁缝合固定于十二指肠残端前壁（缝合两针即可）。另外，Petersen孔建议常规用倒刺线连续缝合关闭，预防发生内疝。食管空肠吻合完成，食管裂孔的重建也很必要，一般建议用3-0胃肠缝线将空肠输出襻与左膈肌脚、右膈肌脚各缝合固定一针，引流管自吻合口后方伸入后纵隔进行引流（图11-26~图11-27）。

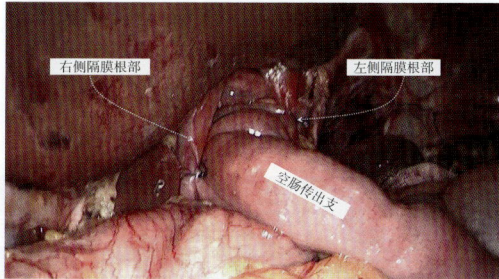

图11-26　食管空肠吻合（三）

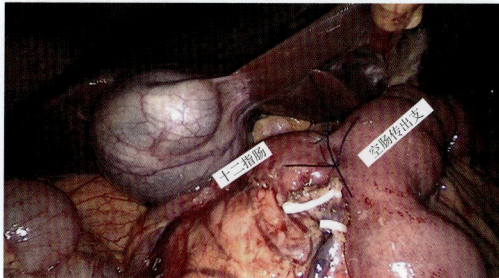

图11-27　食管空肠吻合（四）

四、经验总结

　　山雨欲来风满楼，减孔腹腔镜胃癌手术路在何方？减孔腹腔镜胃癌手术是不是自讨苦吃？不言而喻，通过反复实践回答了上述怀疑，减孔（或单孔）腹腔镜胃癌手术是安全可行的，并没有增加手术难度，相反会减少副损伤、缩短手术时间，在围手术期加速康复方面具有一定的优势，同时因穿刺孔的减少以及瘢痕的隐蔽性，带给患者感官上和美容方面更佳的效果。

谁也无法准确预言未来会是什么样，但是，有一点可以明确，技术的发展和创新，永远都是以患者的诉求为动力，能用一孔解决问题的不会用两孔，用两孔能解决问题的不会用三孔。减孔腹腔镜手术不仅仅是简单的减去两个或者三个孔那么简单，而更多的是考虑以最小的创伤换取更佳的康复效果。外科技术的发展永无止境，外科医生追求新技术、新理念的渴望也是无止境的。青年医生要有所为、有所不为，抓住机遇，迎接挑战，用批判的眼光去审视现实，用积极、乐观的心态去思考未来。相信我们一定会克服"中年危机"，不忘初心，继续砥砺前行。

第十一讲　减孔（完全）腹腔镜胃癌手术路在何方？

燕速（青海大学附属医院）

扫码观看视频
《腹腔镜胃肠手术笔记（第二版）》

AME
Publishing Company

第十二讲　腹腔镜下全胃切除电凝吸引器辅助脾门淋巴结清扫

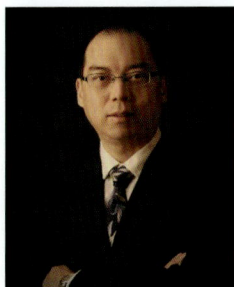

杨力

主任医师，教授，博士研究生导师，现任职于南京医科大学第一附属医院（江苏省人民医院）普外科。兼任江苏省医学会外科学分会胃肠外科学组副组长，中国抗癌协会胃癌专业委员会微创外科学组委员，中国医师协会微无创专业委员会外科单孔学组副主任委员；《中华胃肠外科杂志》通讯编委。（简历更新时间：2021-05-25）

一、引言

2014年第4版《日本胃癌治疗指南》将No.1~No.7、No.8a、No.9、No.10、No.11和No.12a列为全胃切除D2淋巴结清扫范围。相关文献报道，T3期胃上部癌脾门淋巴结（No.10）转移发生率为13.4%，T4期达34.4%。另外一项研究发现，脾门淋巴结转移者5年存活率明显低于阴性者（11.4% *vs* 51.6%，*P*<0.001），其转移是影响患者预后的独立危险因素。第14版日本《胃癌处理规约》指出，对于进展期胃上部癌患者，尤其是侵犯胃大弯者，应清扫脾门淋巴结。而目前，随着保留器官功能、微创等外科理念被越来越多的临床医生所认可，腹腔镜保脾脾门淋巴结清扫术逐渐受到重视。但是，由于脾门位置深在、血管解剖复杂、脾脏质地脆，且常暴露困难，行腹腔镜保脾脾门淋巴结清扫术是外科医生需要面对的挑战，需要一定的清扫策略和手术技巧。在清扫过程中超声刀等能量器械工作时通常会产生较多的渗液和烟雾，尤其对于病期相对较晚脂肪组织相对较多的患者，渗液和烟雾对术野的影响更大，有时再合并有渗血，造成视野不清，勉强操作势必增加了误损伤和出血的风险。本文结合术者自身的经验体会，介绍贯穿于程序化D2淋巴结清扫过程中的脾门淋巴结清扫策略，以及术者左手持电凝吸引器辅助清扫的手术技巧，供大家参考。

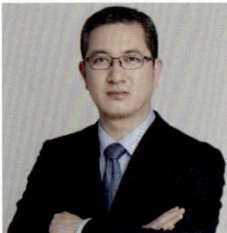

张殿彩

主任医师，副教授，医学博士，硕士研究生导师。现任职于南京医科大学第一附属医院（江苏省人民医院）普外科。兼任中国医师协会内镜医师分会腹腔镜青年委员会委员，中国抗癌协会胃癌专业委员会加速康复外科学组委员，中国抗癌协会肿瘤营养专业委员会青年委员会委员，江苏省医学会外科学分会营养外科学组委员。
（简历更新时间：2021-05-25）

二、贯穿于程序化D2清扫过程中的脾门淋巴结清扫

1. 常规探查后，打开肝胃韧带及膈肌脚，裸化食管，清扫No.1组淋巴结，并完成肝脏悬吊（图12-1~图12-3）。

体会：悬吊充分包括增大膈肌脚空间，为清扫和重建降低难度、如需进一步悬吊方便调整。

2. 沿横结肠上缘自中部向左侧切除大网膜，术者于胰尾末端、脾下极附近利用左手电凝吸引器采用推、压、挑等手法可显露胃网膜左血管根部，同时适时根据视野中渗血、渗液、烟雾等情况低流量吸引，始终保持术野的清晰状态，而不需更换器械减慢手术进程，分出脾下级血管后根部离断，以此离断点为脾门淋巴结清扫的起始点，向脾门方向离断1~2支胃短血管，清扫No.4组淋巴结（图12-4~图12-5），这也是脾门清扫的第1步。

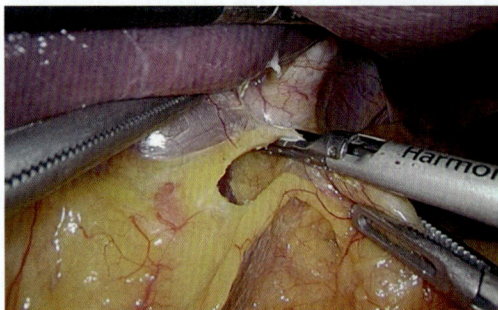

图12-1 打开肝胃韧带

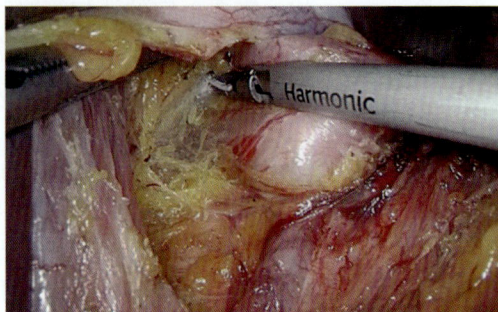

图12-2 裸化食管打开膈肌脚

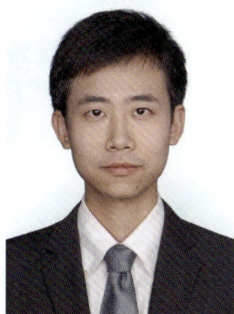

汪未知

主治医师，讲师。现
任职于南京医科大学
第一附属医院（江苏
省人民医院）普外科
。中国抗癌协会胃肠
间质瘤专业委员会青
年委员。（简历更新
时间：2021-05-25）

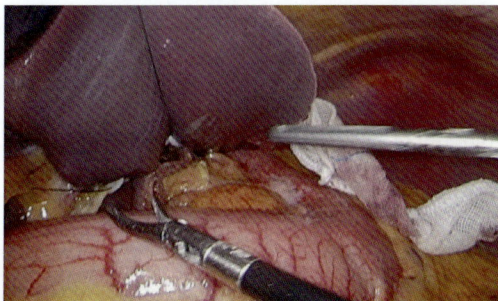

图12-3　悬吊肝脏

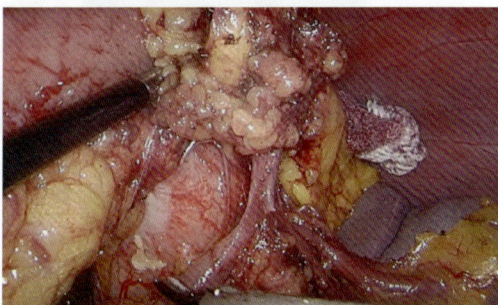

图12-4　离断胃网膜左血管

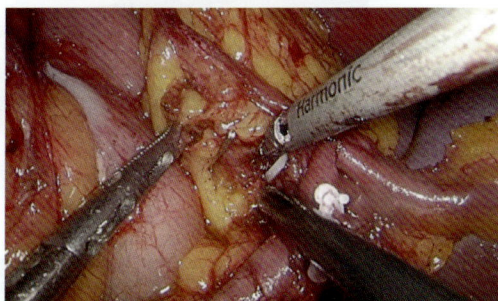

图12-5　离断胃短血管

　　3. 再沿横结肠上缘，自中部向右侧离断大网膜及部
分横结肠系膜前叶，向右前上方显露十二指肠外侧壁并
向上方裸化至幽门下方，沿层面显露胃网膜右动静脉至
胰头上缘表面，于根部切断胃网膜右动静脉，沿胰腺下
缘向上向内分离，显露胃十二指肠动脉，进一步显露并

离断幽门下动脉，清扫No.6组淋巴结（图12-6~图12-7）。

4.提起十二指肠，以胃十二指肠动脉为引导，在其后内侧进一步分离至胰腺上缘，显露肝总动脉远侧段及胃右血管，转至前方解剖显露肝固有动脉，于根部解剖离断胃右血管，清扫No.5、No.12a组淋巴结（图12-8）。

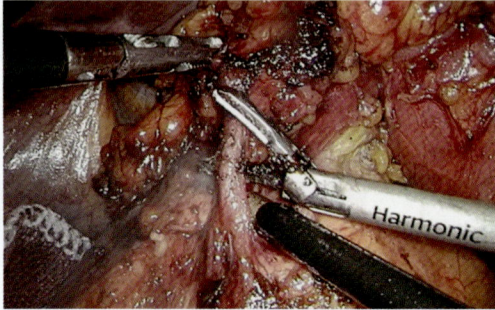

图12-6　离断胃网膜右动静脉

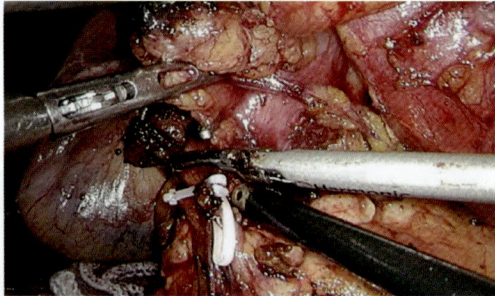

图12-7　离断幽门下动脉

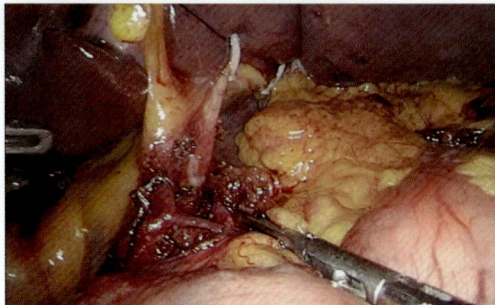

图12-8　离断胃右动脉

5. 于幽门下2 cm处离断十二指肠，残端大荷包包埋（图12-9~图12-10）。

6. 沿胰腺上缘分离解剖胃左静脉，于根部离断后，分离显露胃左动脉、肝总动脉和脾动脉至交汇处，于根部离断胃左动脉，清扫No.7、No.8a和No.9组淋巴结（图12-11~图12-12）。

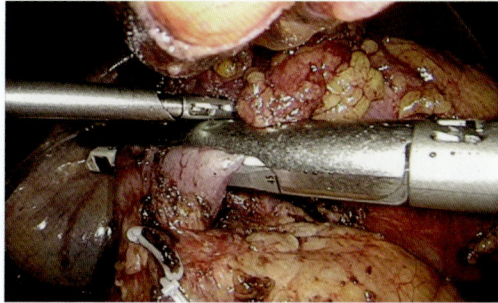

图12-9　离断十二指肠

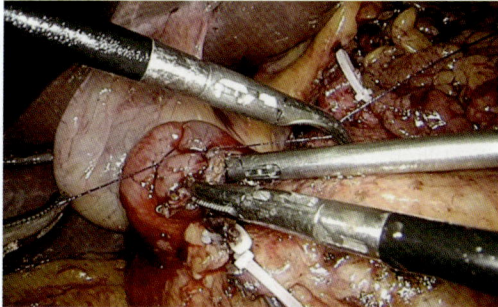

图12-10　十二指肠残端包埋

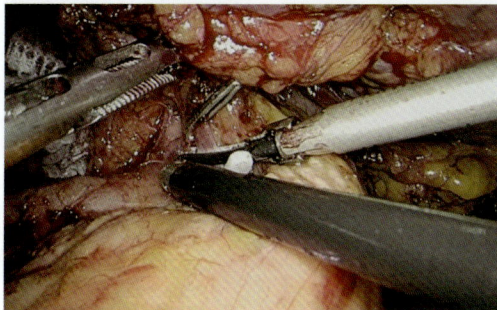

图12-11　离断胃左静脉

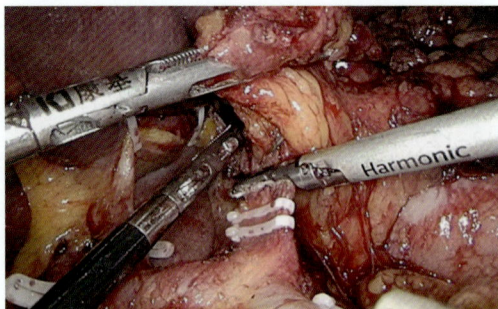

图12-12　离断胃左动脉

7. 从中部沿脾动脉表面的解剖间隙，向脾门方向裸化脾动脉干，至脾叶动脉分支处，清扫No.11组淋巴结（图12-13），这也是脾门淋巴结清扫的第2步。

8. 以胃网膜左血管断端为起点，紧贴脾动脉终末支及脾静脉属支表面的解剖间隙，将脾上极区域各血管分支完全裸化，清扫No.10组淋巴结（图12-14），这也是脾门淋巴结清扫的第3步。

9. 最后充分游离食道周围，清扫No.2组淋巴结（图12-15）。

经验体会：每个中心的淋巴结清扫都有自己合理的顺序和程序，这是笔者中心全胃切除包含了黄氏3步法脾门淋巴结清扫贯穿于D2清扫过程中的清扫策略。我们的体会是，这样的程序化操作有利于淋巴结的清扫，减少组织来回翻动次数，缩短助手学习曲线，有助于提高手术效率，并减轻助手压力。

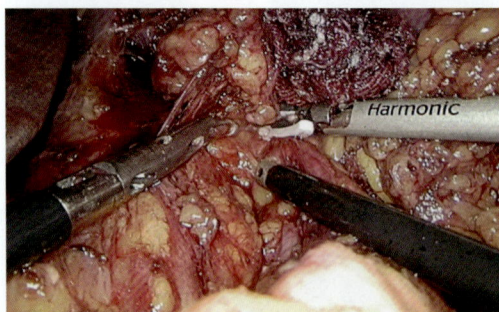

图12-13　清扫No.11组淋巴结

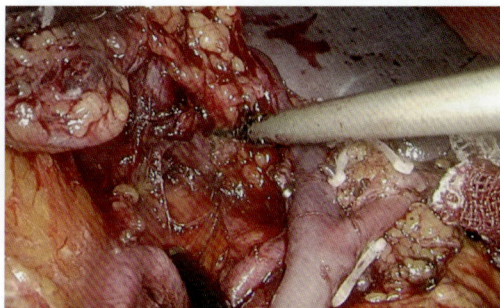

图12-14　清扫No.10组淋巴结

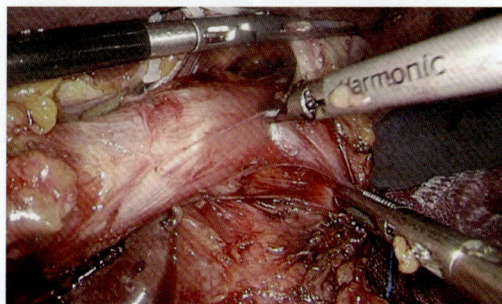

图12-15　游离食道周围

三、电凝吸引器在D2清扫中的应用与效果

在清扫过程中，超声刀等能量器械工作时通常会产生较多的渗液和烟雾，尤其对于病期相对较晚脂肪组织相对较多的患者，渗液和烟雾对术野的影响更大，有时再合并有渗血，易造成视野不清，勉强操作势必增加了误损伤和出血的风险，有时为了安全起见主刀右手更换为吸引器，但这只能解决一时的困境，超声刀再次工作时又产生了类似的情况。如此反复更换严重干扰了手术进程。术中如果主刀自己左手持电凝吸引器采用推、压、挑等手法适时根据需要提供适当的张力显露正确的层面，提高了能量器械的工作效率，这样就替代了术者左手原来常用的无损伤钳或分离钳，可帮助显露解剖血管和淋巴结清扫，对于术中牵拉或摩擦等导致的小出血，及时在有吸引的情况下电凝止血，提高止血效能，同时适时根据视野中渗血、渗液、烟雾等情况低流量吸引，始终保持术野的清晰状态（图12-16）。必要时还可以局部冲洗吸引，以保持术野清

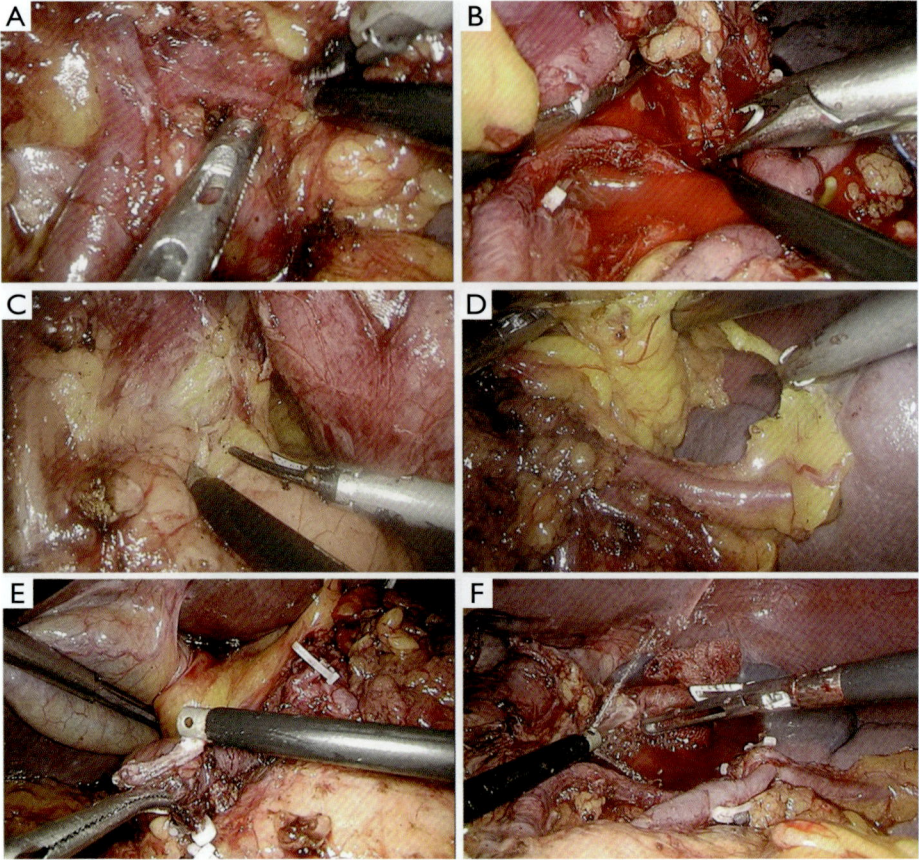

图12-16　电凝吸引器的应用
（A）推；（B）吸；（C）压；（D）挑；（E）凝；（F）冲。

晰，而不需要更换器械减慢手术进程，不但解放了助手一只手使助手压力减轻，也使主刀对助手的依赖减少，并始终保持视野的无血、无积液、无烟雾的清晰状态，还有利于意外出血的及时有效处理。

声明

本文作者宣称无任何利益冲突。

参考文献

[1]　Japanese Gastric Cancer Association. Japanese gastric cancer treatment guidelines 2014 (ver. 4)
[J]. Gastric Cancer，2017，20（1）：1-19.

[2]　Sakaguchi T，Sawada H，Yamada Y，et al. Indication of splenectomy for gastric carcinoma involving the proximal part of the stomach[J]. Hepatogastroenterology，2001，48(38)：603-605.

[3]　Shin SH，Jung H，Choi SH，et al. Clinical significance of splenic hilar lymph node metastasis in proximal gastric cancer[J]. Ann Surg Oncol，2009，16(5)：1304-1309.

[4]　黄昌明，陈起跃. 进展期胃上部癌脾门淋巴结清扫的必要性及可行性[J]. 中华胃肠外科杂志，2016，19(2)：170-172.

第十二讲　腹腔镜下全胃切除电凝吸引器辅助脾门淋巴结清扫

杨力，张殿彩，汪未知（南京医科大学第一附属医院）

扫码观看视频
《腹腔镜胃肠手术笔记（第二版）》

AME
Publishing Company

第十三讲 单孔加一孔完全腹腔镜下根治性远端胃大部切除术

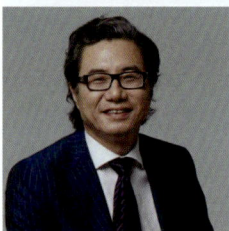

臧卫东

福建医科大学副教授，福建省肿瘤医院胃肠肿瘤外科主任医师。国家远程医疗与互联网医学中心胃肠肿瘤专家委员会主任委员、中国医师协会微无创医学专业委员会外科单孔学组组长、福建省抗癌协会微创专业委员会副主任委员、福建省抗癌协会肿瘤营养与支持专业委员会副主任委员、福建省抗癌协会胃癌专业委员会常务委员、福建省医学会外科学专业委员会常务委员等。（简历更新时间：2021-07-26）

一、术前准备

术前纠正低蛋白血症及贫血；术前2天半流质饮食，术前1天流质饮食；术前1天口服泻药，行肠道准备；术前1天放置胃管；如患者合并幽门梗阻，于术前调整电解质紊乱，同时行胃肠减压，以减轻胃壁水肿；术前备皮，注意清洁脐垢。

二、术中解剖及手术步骤

患者，男，67岁。胃镜检查：胃窦部见巨大溃疡；病理报告：腺癌。彩超报告：胃窦部实性占位，uT3。CT报告：胃窦部胃壁不规则增厚，约1.7 cm，增强后见明显强化，局部胃壁外侧缘稍毛糙。胃周见数枚直径<1 cm小淋巴结。术前诊断：胃窦腺癌cT3N0-1M0 ⅡA~ⅡB期。采用气管插管静脉和吸入复合全身麻醉，仰卧位，双腿分开。术者站于患者左侧，助手站于患者右侧，扶镜者立于患者两腿之间。于患者脐上戳孔建立气腹，调节气腹压力至12 mmHg左右。经观察孔置入摄像头，探查腹腔。于左腋前线肋下2 cm置12 mm Trocar为主操作孔。于脐周戳孔旁自然皱褶处取3~4 cm切口，逐层切开皮肤、皮下组织、腹白线及腹膜进入腹腔，放置国产康基XV型套管穿刺器，置入摄像头、分离钳及肠钳，经主操作孔置入超声刀。用荷包线经腹壁穿刺悬

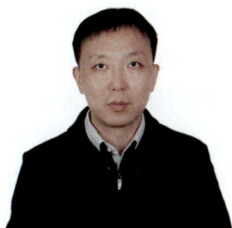

刘胜

福建省肿瘤医院胃肠外科副主任医师。担任福建省肿瘤防治联盟胃癌及结直肠癌专委会委员、海峡两岸医药卫生交流协会肿瘤防治专家委员会胃肠肿瘤专业学组委员。（简历更新时间：2019-03-27）

滕文浩

博士，主治医师，福建省肿瘤医院胃肠肿瘤外科，担任福建省抗癌协会肿瘤微创治疗专业委员会青年委员会委员、国家远程医疗与互联网医学中心胃肠肿瘤专家委员会委员等。（简历更新时间：2019-03-27）

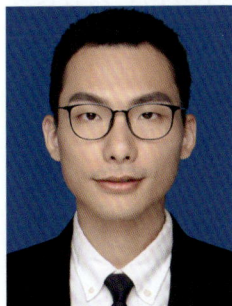

吊肝脏。助手以肠钳辅助暴露术野，向上牵拉大网膜，使横结肠自然下垂，术者用超声刀沿横结肠大网膜附着缘切除大网膜、横结肠前叶及其淋巴脂肪组织，向右侧切除大网膜至结肠肝曲，游离切断胃网膜右动脉、右静脉，清扫No.6组淋巴结。向左侧至结肠脾曲，于根部离断胃网膜左动静脉，清扫No.4sb组淋巴结。切开小网膜，显露并离断胃右血管。距幽门环2 cm用腹腔镜直线切割吻合器离断十二指肠。助手以肠钳向左侧腹提起胃，保持张力，于胰腺上缘显露肝总动脉，清扫No.8组、No.12组淋巴结，顺藤摸瓜继续向左侧游离，先离断冠状静脉，继而显露胃左动脉、脾动脉近侧段。于根部离断胃左动脉，清扫No.7、No.9、No.11P组淋巴结。靠肝脏离断肝胃韧带，自贲门右缘向下清扫No.1、No.3组淋巴结。离断远端胃，在距十二指肠悬韧带15 cm空肠对系膜缘处切一小口，在结肠前上提空肠，使空肠近端对胃大弯、远端对胃小弯将抵钉座插入腹腔镜直线切割吻合器，闭合离断。再用腹腔镜直线切割吻合器闭合共同开口。经脐周切口取出标本，距吻合处30 cm将输入及输出襻空肠行侧侧吻合。重建气腹，冲洗腹腔，查无活动出血，经左上腹Trocar孔处于胃肠吻合口附近放置引流管。术中引导经鼻放置空肠营养管。患者术后恢复良好，术后第2天排气，进流质饮食，术后第5天拔除引流管，进半流质饮食。术后病理报告：胃窦溃疡型低分化腺癌，侵犯浅肌层，脉管内见癌栓，神经见癌累及，上切端、下切端未见癌。淋巴结2/26见转移癌。病理分期：pT2N1M0 ⅡA期。

三、经验总结

传统远端胃癌腹腔镜手术操作需要5个Trocar孔和1个长5 cm的辅助切口，单孔加一孔腹腔镜创伤更小、疼痛更轻、恢复更快、美观性更好。至2018年9月笔者所在中心已经成功开展单孔加一孔腹腔镜远端胃癌手术30例，患者临床分期T1-3N0-2M0，平均手术耗时150 min，平均出血量50 mL，术后未发生明显并发症，获得了很好的近期疗效。

单纯单孔腹腔镜存在同轴效应明显、操作三角丢

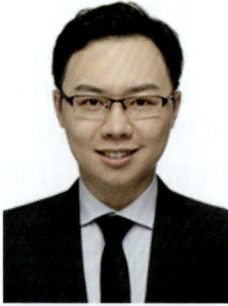

肖军

博士，主治医师，福建省肿瘤医院胃肠肿瘤外科。担任国家远程医疗与互联网医学中心胃肠肿瘤专家委员会委员、福建省预防医学会肛肠疾病预防与控制专业委员会委员、中国老年学与老年医学学会肿瘤康复分会食管癌专家委员会委员、福建省海峡医药卫生交流协会胃癌外科分会理事。（简历更新时间：2019-03-27）

失、视野阻挡、显露困难、器械"打架"等诸多问题，较难在临床实践中推广。通过在左上腹增加1个主操作孔，可明显改善筷子效应。术中充分利用康基套管穿刺器的4个孔，在游离、淋巴清扫阶段，经主操作孔置入超声刀，摄像头经穿刺器头侧孔，助手使用加长的肠钳从尾偏右侧孔进入，主刀则由左侧方两个孔依据术中情况选择其一，置入分离钳，利用腹壁的弹力和支撑作用，可以最大程度地减少相互干扰。在消化道重建阶段，先在镜下完成残胃与空肠吻合，再利用脐周切口完成Braun吻合，减轻了操作难度。术毕再经由左上腹操作孔放置引流管。

单孔加一孔腹腔镜手术在保证肿瘤根治性的前提下，在手术时间、出血量等方面与传统腹腔镜手术无明显差异，而在减少术后患者疼痛及切口美观性方面有明显的优势，更加符合当代快速康复外科发展的趋势。笔者认为，单孔加一孔腹腔镜远端胃癌手术并不存在不可逾越的技术障碍，是对传统腹腔镜技术的继承、提高和创新，代表了精准微创外科发展的未来方向，具有良好的社会效益和应用前景。但这一手术的难度较大，需由具备娴熟腹腔镜技术的外科医生操作完成，远期疗效也有待于多中心大样本前瞻性临床试验进一步证实。

第十四讲 单孔加一孔完全腹腔镜下根治性远端右半结肠切除术

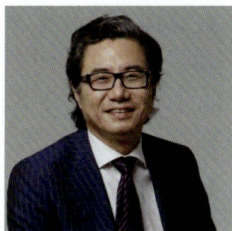

臧卫东

福建医科大学副教授、福建省肿瘤医院胃肠肿瘤外科主任医师。国家远程医疗与互联网医学中心胃肠肿瘤专家委员会主任委员、中国医师协会微无创医学专业委员会外科单孔学组组长、福建省抗癌协会微创专业委员会副主任委员、福建省抗癌协会肿瘤营养与支持专业委员会副主任委员、福建省抗癌协会胃癌专业委员会常务委员、福建省医学会外科学专业委员会常务委员等。（简历更新时间：2021-07-26）

一、病例特点和术前准备

此患者为结肠肝曲癌者，身体质量指数（BMI）：27.2 kg/m²，拟行单孔加一腹腔镜右半结肠癌完整结肠系膜切除根治术。常规术前准备，口服聚乙二醇电解质溶液肠道准备。患者体位、术者站位及Trocar布局：我们中心采取平卧位分腿位，左上肢收拢，右上肢外展，方便护士术中输液操作。术者及扶镜手站位患者左边，助手站位患者两腿中间，Trocar布局我们中心采取单孔加一孔法，不同于常见的五孔法及四孔法。绕脐下缘置入单孔器械，为观察孔、术者辅助操作孔、助手操作孔（图14-1），左锁骨中线脐上12 mm Trocar为术者主操作孔。术者站在患者左侧居中，扶镜手位于患者左侧术者下方，第一助手位于患者分腿中间，术者不变换站位完成手术。

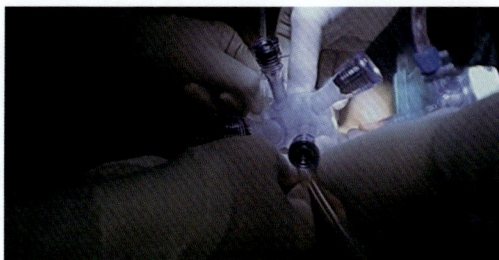

图14-1 经脐置入单孔设备

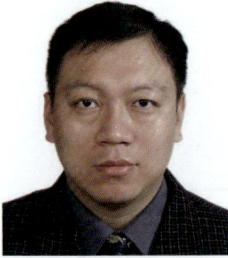

魏丞

副主任医师，福建省肿瘤医院腹部外科。中国抗癌协会肿瘤支持治疗专业委员会癌性肠梗阻学组委员、福建抗癌协会肿瘤微创治疗专业委员会委员兼秘书、福建省抗癌协会营养与支持治疗专业委员会委员兼秘书。（简历更新时间：2019-03-27）

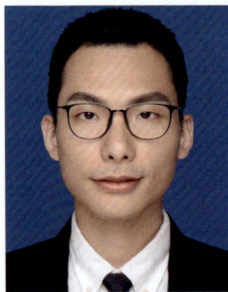

滕文浩

博士，福建省肿瘤医院胃肠肿瘤外科，主治医师。担任福建省抗癌协会肿瘤微创治疗专业委员会青年委员会委员、国家远程医疗与互联网医学中心胃肠肿瘤专家委员会委员等。（简历更新时间：2019-03-27）

二、手术步骤、助手配合

笔者所在中心采取比较经典的尾侧中间入路法，手术取绕脐孔（约4 cm）置入单孔器械，手术过程完全在腹腔镜下完成血管离断，淋巴结清扫及肠管吻合，标本从绕起脐孔取出。首先尾侧背侧入路进入Toldt's间隙并拓展，右侧至升结肠旁沟系膜，左侧至肠系膜上静脉右侧，上至胰头及十二指肠降部上段，放下右结肠及小肠系膜。再由中间入路，以肠系膜上静脉作为位置参考标志，进入刚拓展Toldt's间隙与之会师，依次游离、结扎并根部离断回结肠血管。进一步解剖外科干，沿着肠系膜上静脉左侧向头侧解剖，离断结扎手术范围相应血管。最后由头侧入路于胃大弯侧血管弓外切断胃结肠韧带，进入小网膜囊，解剖离断胃网膜右血管。切开胰颈部横结肠系膜前叶，与第一步胰颈分离点相通，解剖Henle干，进一步清扫结肠中动脉根部及胃结肠干淋巴结，理清血管再从上向下、从里到外完整切除右半结肠系膜。

（一）整个系膜游离及淋巴结清扫过程分为3个步骤

1. 先以结肠回盲部背侧入路进入Toldt's间隙并拓展，手术开始前，患者采取头低脚高并右高左低体位，利用体位的变化，便于助手操作和术野的显露。术者将小肠牵拉至左上腹，将大网膜及横结肠推向上腹部，同时助手用肠钳抓持回盲系膜向患者腹壁侧及头侧方向牵拉保持张力在右髂总动脉上方约1 cm处可见所谓黄白交界线（即为肠系膜根背侧投影线），可透视到右生殖血管及其横跨的右输尿管。在其内侧横弧形切开该线，即背侧膜桥（tri-junction），可轻易进入右腹膜后间隙（图14-2）。沿3个无血管的潜在外科间隙，肾前筋膜（PRF）为游离右侧结肠系膜，右结肠后间隙（PRCS）进入右腹膜后间隙，沿横结肠后间隙（transverse retrocolic space，TRCS）向上锐性分离至胰头。本例癌肿侵犯肾前筋膜（Gerota筋膜），将其局部肾前筋膜一并切除（图14-3）。术中可见内侧肠系膜上静脉（superior mesenteric vein，SMV）右侧即可，将回盲部放回原位。

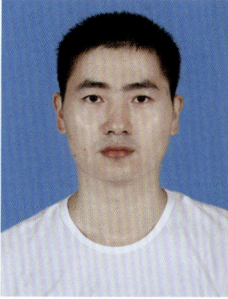

图14-2 背侧入路分离Toldt's间隙

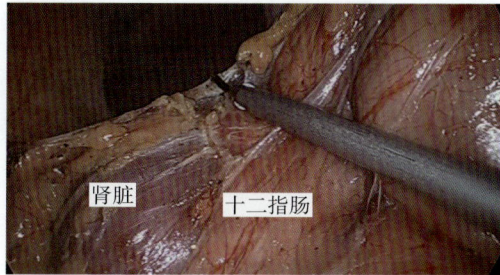

图14-3 切除局部肾前筋膜

刘文居

福建省肿瘤医院胃肠外科副主任医师,南方医科大学在读博士。福建省抗癌协会肿瘤微创专业委员会青年委员会副主任委员、福建省抗癌协会肿瘤营养与支持治疗委员会委员、福建省肿瘤防治联盟结直肠癌专业委员会委员、海峡两岸医药卫生交流协会台海医学发展委员会委员。(简历更新时间:2019-03-27)

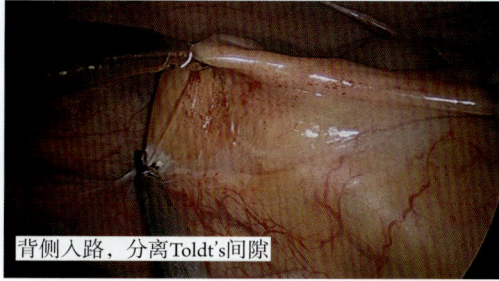

2. 改腹侧中间入路在腹侧回结肠血管下方横弧形自然皱褶处切开,即与右腹膜后间隙相通(图14-4)。由SMV左侧切开壁层腹膜,依次游离、结扎并根部离断回结肠血管(图14-5)。沿着SMV左侧向头侧解剖外科干,解剖及其属支,并分别结扎手术范围相应血管(图14-6)。向上至胰颈与横结肠系膜背侧叶相延续,

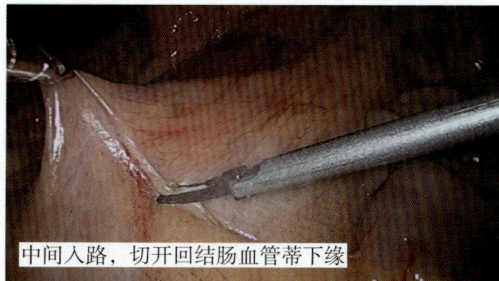

图14-4 中间入路切开回结肠血管蒂下缘

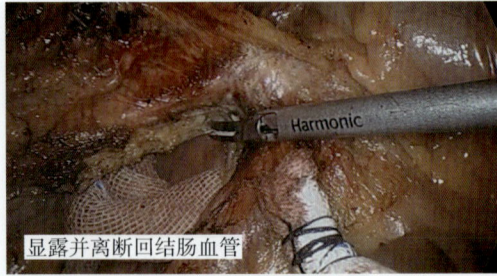

图14-5　显露并离断回结肠血管

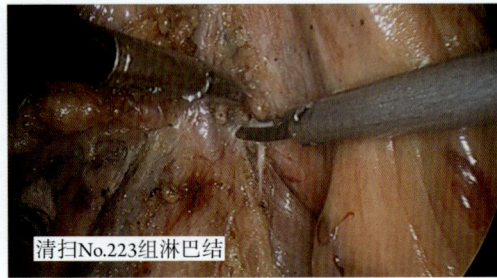

图14-6　清扫No.223组淋巴结

在距胰颈约2 cm处可见结肠中动脉，此时进入横结肠系膜后间隙，予以淋巴结清扫高位结扎，继续沿SMV与肠系膜上动脉（superior mesenteric artery，SMA）表面清扫软组织至胰颈，爬坡向上至胰颈表面，切开横结肠系膜背侧叶，向上可透视到横结肠系膜腹侧叶上方的胃大弯。解剖SMV、SMA及其分支解剖，完成外科干清扫，中央血管结扎。助手用抓钳抓持横结肠系膜向患者腹壁侧及头侧方向牵拉，如此可以显露回结肠血管、肠系膜上血管、十二指肠降部及水平部交界处等解剖标志。术者左手钳夹持回结肠血管表面系膜及结肠系膜，向上方、外侧拓展层面，分离过程中注意锐性和钝性分离相结合，既可以方便显露解剖层面，也可以加快手术速度。

3.改头高脚低位，由头侧入路沿胃大弯中点前下横行切开大网膜前叶进入网膜囊，沿弓内向右横断大网膜前叶（图14-7）。距幽门10 cm处横断胃网膜动静脉，清扫No.6组淋巴结（图14-8）。沿弓内向幽门侧清扫淋巴组织达胃网膜血管弓根部，于其根部夹闭切断该血管。于大网膜与横结肠系膜之间的系膜间间隙（inter membrane space，IMS），切开胰颈部横结肠系膜前叶，掀起胰头十二指肠前筋膜，与第一步胰颈分离点相通。沿IMS将横结肠翻向下方，显露十二指肠降部TRCS相通。沿胰颈前方的TRCS由内向外向上，从右腹膜后间隙

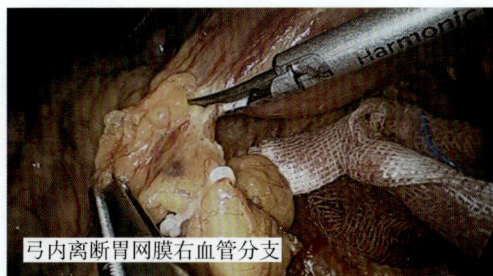

图14-7　弓内离断胃网膜右血管分支

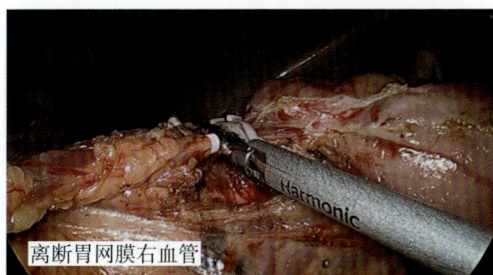

图14-8　离断胃网膜右血管

则进入胰十二指肠前方的横结肠肝曲系膜后间隙解剖胃结肠干，将其所属分支全部走行分离显露后，切断胃结肠干的右结肠静脉及胃网膜右静脉，保留胰十二指肠上前静脉，避免在胃结肠干的主干离断。顺胃结肠干分支找到SMV，继续向左寻找结肠中动脉，切断结肠中动脉右支，彻底清扫胰颈至结肠中动脉根部间的淋巴脂肪组织（图14-9）。再从上向下、从里到外完整切除右半结肠系膜，清扫结束后如图（图14-10）。

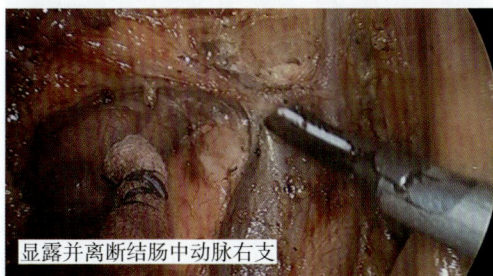

图14-9　显露并离断结肠中动脉右支

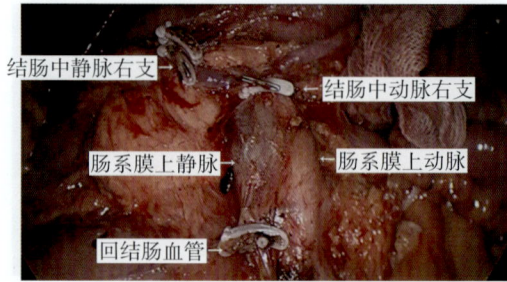

图14-10　清扫结束后的术区情况

（二）消化道重建

预定范围内切除肠管肿瘤，用直线切割吻合器切除回肠末端10~15 cm、盲肠、升结肠、横结肠右半部分和部分大网膜。再用直线切割吻合器行回肠与横结肠侧侧吻合，闭合共同开口，完全在腹腔镜下完成肠道重建。关闭肠系膜裂孔，标本从绕脐切口取出，冲洗腹腔，右侧肝肾隐窝放置引流管主操作孔引出并固定在腹壁外，术毕。术后两周切口情况如图14-11所示。

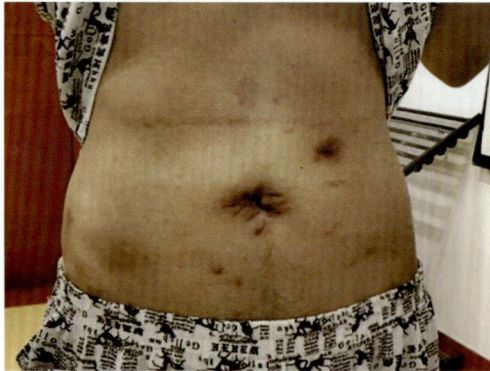

图14-11　术后切口情况

三、手术特点及体会

严格遵守不接触无瘤技术及完整结肠系膜切除原则，整块切除肿瘤及周围组织，保证足够的切缘，彻底的淋巴结清扫。术者主操作孔为常规打法，右手操作方便，不增加手术难度。单孔手术对腹壁的完整性破坏更小，对患者的疼痛更轻，生理心理创伤更小，恢复得更快，切口更美观，相关并发症更少，切口疝的发生率降到最低，从而达到更加微创的目的。单孔加一手术适合肿瘤浸润深度T3，无腹部手术史，非肥胖体型患者；而肿瘤病灶大，肿瘤最大径>6 cm，局部晚期，身体质量指数（BMI）>30 kg/m²患者，术中暴露难度加大，标本取出困难。术中利用体位变化，巧妙使用腔镜小纱布推挡肠管，可以减少对助手的依赖。置入单孔器械时可用小纱布吸水防滑，通常使用直径9 cm器械，取5 cm切口，器械不容易脱出。由于单孔加一孔腹腔镜的同轴效应明显、操作精准难度增加、视野阻挡暴露困难、器械"打架"等问题。术中我们充分利用套管穿刺器的4个孔在游离、淋巴清扫阶段。摄像头经头侧孔，助手使用加长的肠钳从左侧或尾侧孔进入，主刀则由右侧或尾侧两个孔依据术中情况选择其一置入分离钳，利用器械弹性和腹壁支撑达到方便操作的作用。手术采用尾侧入路（回盲部背侧入路）先行背侧分离至胰头，再行腹侧D3清扫淋巴结，更容易找对手术层面。如果癌肿侵犯肾前筋膜（Gerota筋膜），其入路容易在无血管区将其局部肾前筋膜一并切除，获取R0切除。但背侧入路也容易造成相对固定的回结肠血管移位，会误入小肠系膜，应及时判断纠正。手术吻合必须是完全腹腔镜下肠肠纵轴吻合，以减小绕脐切口长度。

　　笔者中心认为，与多孔腹腔镜手术相比，单孔加一孔腹腔镜手术在减轻术后疼痛及切口美观性方面具有重要的提升，而其在淋巴结清扫数、手术出血量等方面与传统腹腔镜手术无明显差异。单孔加一孔腹腔镜右半结肠癌手术在技术上不存在障碍，是传统腹腔镜技术的继承、发展和创新，代表了精准微创外科的发展方向，具有良好的社会效益和应用前景。但这一手术具有一定难度，需由具备娴熟腹腔镜技术的外科医生操作及熟练的团队配合来完成，其远期疗效也有待于多中心大样本前瞻性临床研究进一步证实。

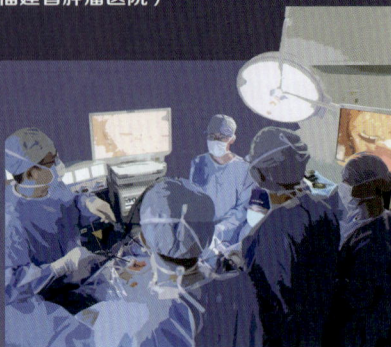

第十四讲　单孔加一孔完全腹腔镜下根治性远端胃大部切除术

臧卫东，魏丞，滕文浩，刘文居（福建省肿瘤医院）

扫码观看视频
《腹腔镜胃肠手术笔记（第二版）》

第十五讲　腹腔镜根治性全胃切除术中网膜囊完整切除联合D2式淋巴清扫技术

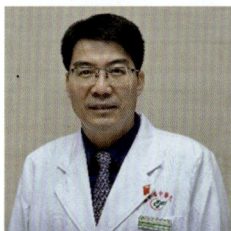

邹瞭南

广东省中医院珠海医院普外二科科主任，硕士生导师。英国St.Marks Hospital、美国Minnesota University Hospital和Cleveland Clinic的访问学者。《中华结直肠疾病电子杂志》等杂志编委，DCR、AJTM论文审稿专家，也是国内外多个著名外科协会的常委或委员。曾荣获5次全国不同级别的腹腔镜微创手术比赛的冠军。发表中文核心期刊论文30余篇，SCI论文7篇。（简历更新时间：2019-03-27）

一、引言

对于进展期胃癌，术中网膜囊是否要切除虽尚存争议，但第14版日本《胃癌处理规约》亦指出对于进展期胃后壁浆膜侵犯阳性的胃癌手术，除要求行D2式淋巴结清扫外，建议联合网膜囊的切除。在传统东亚中日韩三国开腹手术中，网膜囊切除联合淋巴结清扫技术被视为进展期胃癌手术的标准。网膜囊的完整切除可防止癌细胞散落及清除腹膜的微小转移灶，但腹腔镜胃癌根治性手术中，网膜囊的切除难度极大。目前，国际上仅有日本、韩国、中国极少数医疗中心开展仅限于胰腺被膜及横结肠系膜前叶的网膜囊切除技术，广东省中医院胃肠外科率先开展网膜囊完整切除联合D2淋巴结清扫的全胃根治性切除术。

二、术前准备

完整网膜囊切除与胃周淋巴结清扫同时进行，不可分割，清扫过程中要确保网膜囊的不破裂，保持它的完整性，网膜囊外的淋巴结底部保持组与组之间的连续性和完整性，而并非目前分组分割式进行淋巴清扫。在腹腔镜下全胃根治性全切除术中，为了更好完成网膜囊完整切除联合淋巴清扫技术，除熟悉网膜囊解剖结构

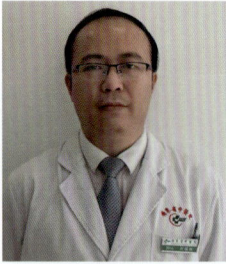

何耀彬

硕士，中山大学七年制外科学，广东省中医院珠海医院主治医师。广东医学会胃肠外科分会委员、广东省基层医学会肝胆胰外科分会委员、珠海市抗癌协会生物免疫治疗专业委员会委员、中华慈善总会格列卫援助项目注册医生。（简历更新时间：2019-03-27）

之外，要求术者必须具有娴熟的开腹网膜囊切除手术经验以及扎实的腹腔镜基本功能，还必须重视手术团队的建设，对助手牵拉分离平面的角度、力度、宽度的技巧要求较高。传统开腹网膜囊的切除术者及其助手们"四点"翻书式等多点暴露方式可轻易展开诸如横结肠系膜前叶中部、胰腺被膜等致密的解剖筋膜间隙，而腹腔镜手术团队只有2~3人组成，只有术者和1位助手两人默契的"三点式"牵拉才能使术野充分暴露。

本手术中患者取水平分腿位，Trocar的位置采用五孔法（同一般腹腔镜胃癌根治术）（图15-1），主刀站在患者右侧或两腿之间。手术探查后常规使用"荷包线"行左肝悬吊，方便暴露（图15-2）。

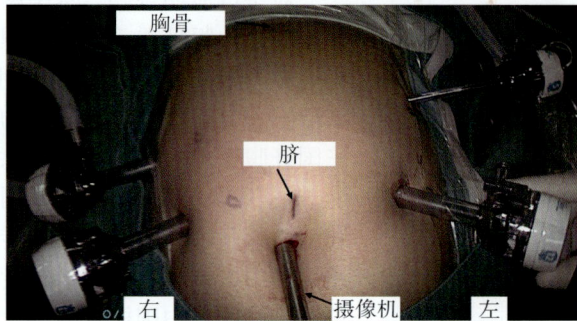

图15-1　Trocar位置

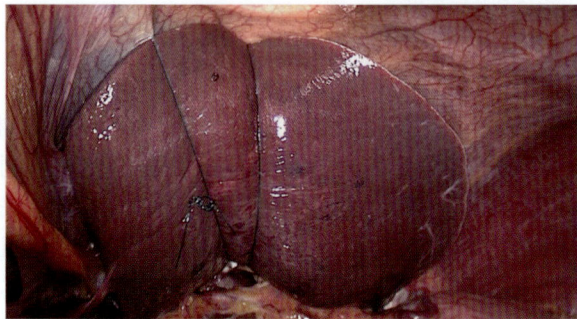

图15-2　肝脏悬吊

三、手术步骤

1. 提起横结肠右侧大网膜，沿胰头表面用超声刀分离横结肠系膜与远端胃系膜之间融合筋膜的间隙，清扫No.6组淋巴结，网膜囊外分离十二指肠后间隙、由右向左剥离胰头被膜至胰尾部，并以胰腺为中心向上剥离至肝总、脾动脉，向下剥离横结肠系膜前叶右侧部（图15-3）。

2. 沿脾下极切开腹膜，网膜囊显露胰尾，左外侧自左向右剥离胰腺被膜及左侧横结肠系膜前叶，与右侧剥离平面相汇合，至此可完成胰腺被膜及横结肠系膜前叶的完整剥离（图15-4）。

3. 以横结肠系膜与胰腺尾部被膜融合筋膜为起点，显露脾动脉，网膜囊外

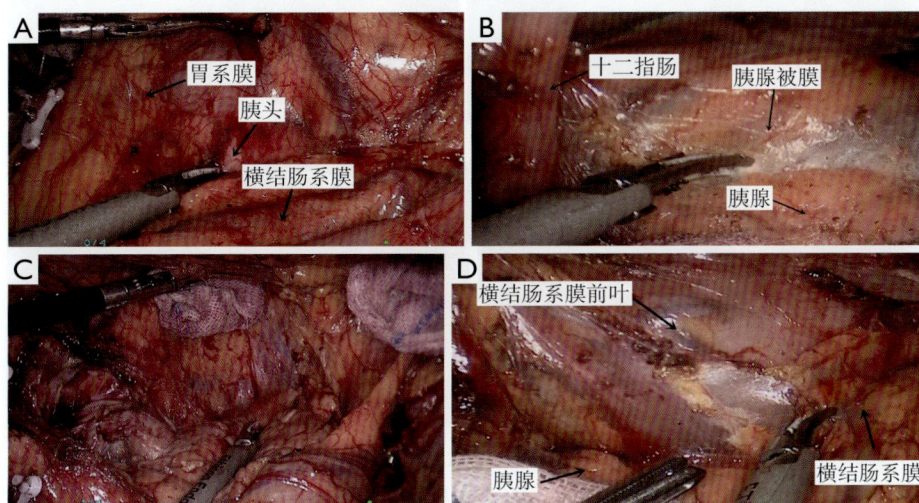

图15-3　手术第1步图解

（A）分离横结肠系膜与胃系膜间隙；（B）分离十二指肠后间隙、剥离胰腺被膜；（C）游离肝总、脾动脉；（D）剥离横结肠系膜前叶。

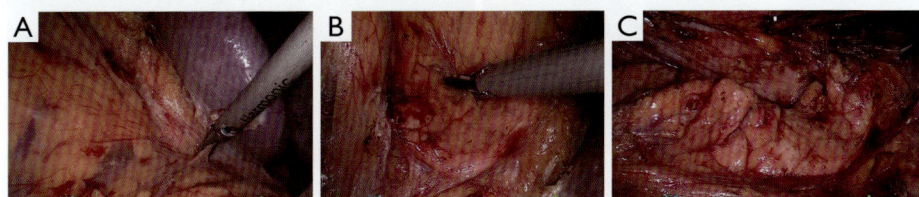

图15-4　手术第2步图解

（A）显露胰尾；（B）剥离胰腺左侧被膜及左侧横结肠系膜前叶；（C）完整剥离胰腺被膜及横结肠系膜前叶。

清扫No.4组淋巴结、No.11组淋巴结、No.10组淋巴结（脾门淋巴结）及No.2组淋巴结，游离左侧腹段食管。至此网膜囊下壁、后壁及左侧壁基本剥离，胃大弯侧完全游离（图15-5）。

4. 清扫No.12及No.5组淋巴结，并与十二指肠后间隙贯通，横断十二指肠，完整显露网膜囊外右侧壁及后壁（图15-6）。

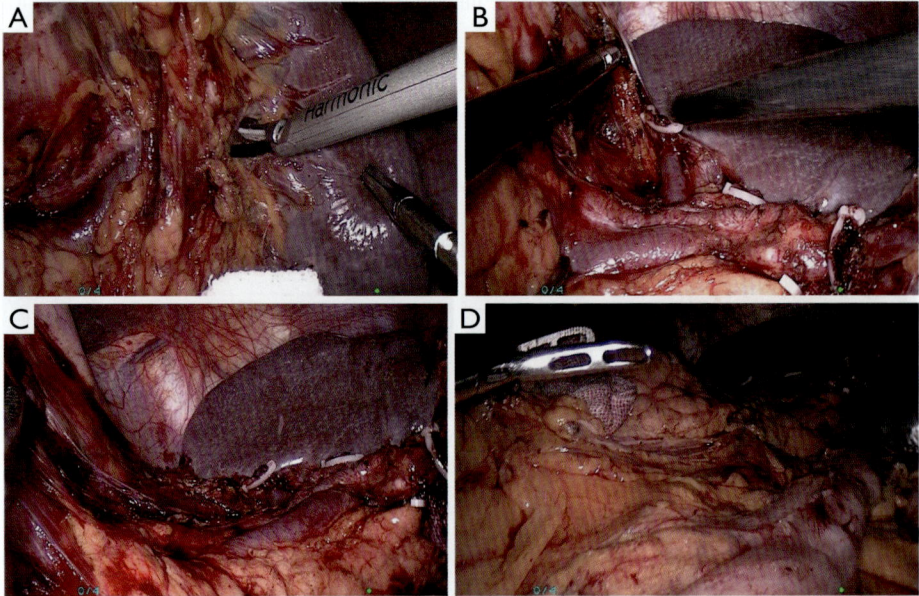

图15-5　手术第3步图解

（A）显露脾动脉；（B）、（C）清扫No.4、No.11、No.10组淋巴结；（D）网膜囊左侧壁、后壁清扫后图像。

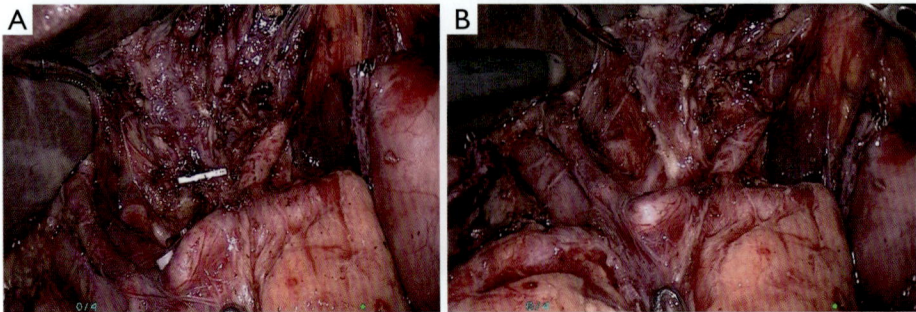

图15-6　手术第4步图解

（A）No.12及No.5组淋巴结清扫后图像；（B）显露网膜囊右侧壁及后壁。

5. 清扫No.8、No.9、No.7、No.11组淋巴结及No.1组淋巴结，网膜囊外显露左右膈肌脚，并与大弯侧相贯通，游离腹段食管。至此完成网膜囊的完整切除及全胃的淋巴清扫（图15-7）。

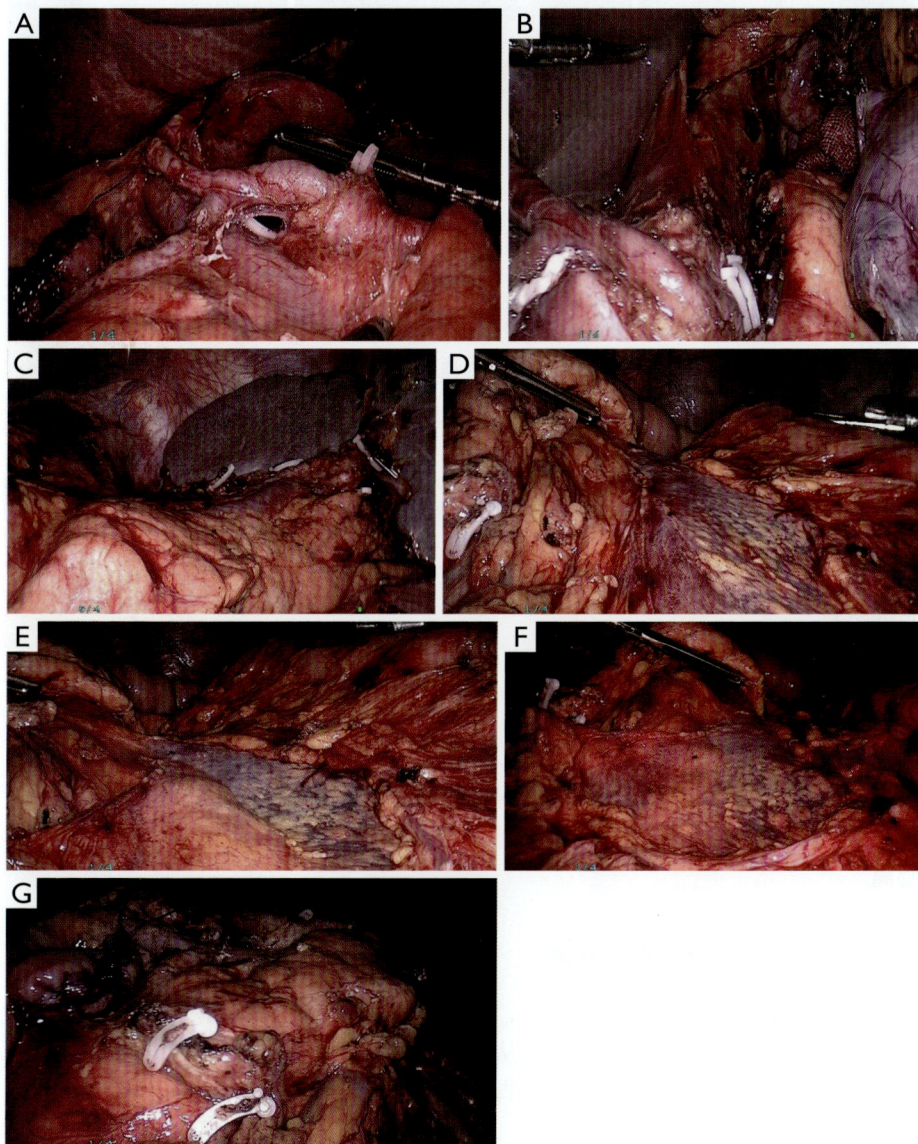

图15-7　手术第5步图解

（A）清扫No.8、No.9、No.7组淋巴结；（B）清扫No.1组淋巴结，显露膈肌脚；（C~G）完整切除网膜囊及全胃淋巴清扫。

6.腹腔镜下食管空肠Roux-en-Y式重建消化道（图15-8）。

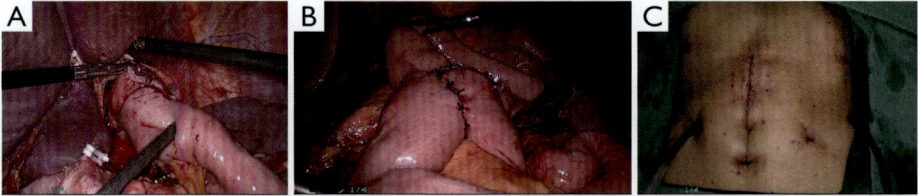

图15-8　手术第6步图解

（A）、（B）食管空肠Roux-en-Y吻合；（C）手术切口及引流管。

四、经验总结

在手术实践操作中，我们归纳网膜囊的各部分游离的体会。

（一）下壁和部分后壁的分离

横结肠系膜前叶两侧的筋膜间隙较疏松。术者站患者右侧位时，分离胃系膜、右结肠系膜及胰头间的间隙；术者站在左侧位时，分离胃系膜、左结肠系膜及胰体尾间的间隙。两面包抄的方法将胰腺被膜和横结肠系膜前叶完整剥离非常容易。

（二）左侧壁与部分后壁的分离

从胰腺包膜与横结肠系膜前叶，在胰尾的融合部向上网膜囊外清扫脾门淋巴结等淋巴结，分离脾肾韧带及胃食管肝韧带的腹膜，将胰腺被膜、脾门的浆膜与胃后壁浆膜形成融合筋膜完整切除。暴露食管腹段，将胃大弯侧完全游离。

（三）右侧壁及部分下壁的分离

转至胃小弯侧，横断十二指肠，助手将胃远端向近端绷紧，则很容易暴露整个网膜囊右侧面。"削苹果"式从右至左进行网膜囊的剥离至肝尾状叶缘的包膜并清扫相应淋巴结，直达膈肌脚，完全游离食管腹段。至此，网膜囊完整切除联合淋巴结清扫已完成，横断食管，切除标本，腹腔镜下完成食管下段空肠Roux-en-Y吻合。

笔者认为，网膜囊完整切除更能体现淋巴结廓清，在D2淋巴结清扫基础上，剥离过程中仔细寻找筋膜间隙及解剖平面，选择性进行脉络化廓清。虽然耗时较长，但只要操作精细，完全可以避免系膜血管、胰腺损伤、手术创面出血的风险，不增加出血量及并发症的发生率。

参考文献

[1] Japanese Gastric Cancer Association. Japanese gastric cancer treatment guidelines 2010 (ver. 3) [J]. Gastric Cancer, 2011, 14(2): 113-123.

[2] Yoshikawa T, Tsuburaya A, Kobayashi O, et al. Is bursectomy necessary for patients with gastric cancer invading the serosa?[J]. Hepatogastroenterology, 2004, 51(59): 1524-1526.

[3] Yamamura Y, Ito S, Mochizuki Y, et al. Distribution of free cancer cells in the abdominal cavity suggests limitations of bursectomy as an essential component of radical surgery for gastric carcinoma[J]. Gastric Cancer, 2007, 10(1): 24-28.

[4] Hundahl SA. The potential value of bursectomy in operations for trans-serosal gastric adenocarcinoma[J]. Gastric Cancer, 2012, 15(1): 3-4.

[5] Fujita J, Kurokawa Y, Sugimoto T, et al. Survival benefit of bursectomy in patients with resectable gastric cancer: interim analysis results of a randomized controlled trial[J]. Gastric Cancer, 2012, 15(1): 42-48.

[6] Imamura H, Kurokawa Y, Kawada J, et al. Influence of bursectomy on operative morbidity and mortality after radical gastrectomy for gastric cancer: results of a randomized controlled trial[J]. World J Surg, 2011, 35(3): 625-630.

[7] Yu J, Hu Y, Chen T, et al. Laparoscopic distal gastrectomy with D2 dissection for advanced gastric cancer[J]. Chin J Cancer Res, 2013, 25(4): 474-476.

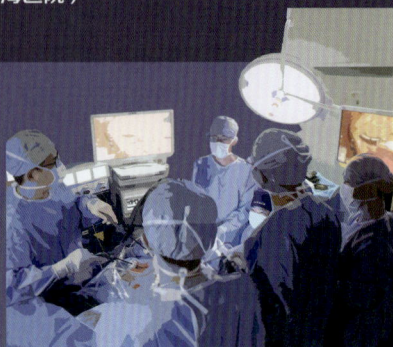

第十五讲　腹腔镜根治性全胃切除术中网膜囊完整切除联合D2式淋巴清扫技术

邹瞭南，何耀彬（广东省中医院珠海医院）

扫码观看视频
《腹腔镜胃肠手术笔记（第二版）》

专家点评

　　尤记得主编李勇主任《腹腔镜胃肠手术笔记（第一版）》时的口号"做一本小而精的手术笔记"，规范的手术操作，详细的手术步骤，实用的手术技巧和实战经验，让我们年轻医师受益匪浅。《腹腔镜胃肠手术笔记（第二版）》是第一版的升华，从规范、实用到复杂、创新，顺应腔镜发展潮流，与时俱进。有幸受邀试读本部分内容，其点睛之处在于聚焦复杂疑难的腹腔镜胃肠手术，包括胃肠肿瘤扩大根治术、联合脏器切除术、完全腹腔镜消化道重建、减孔腹腔镜胃肠手术等技术，解答了许多青年腔镜胃肠外科医生的困惑。写作方面，内容精美，主次分明，简述手术步骤的共性部分，重点介绍技术难点和要点，图文并茂，条理清晰，可读性强。

　　在肿瘤综合治疗日新月异的今天，是否胃肠肿瘤扩大根治术、联合脏器切除术等复杂疑难手术将渐渐退出历史舞台？事实并非如此，对于部分局部晚期胃肠肿瘤，综合治疗只能达到暂时控制的目的，只有根治性的手术才是唯一治愈的机会。因此，在胃肠肿瘤绝大多数为进展期的中国，本部分内容尤为适用。

　　腔镜时代的青年医生，犹如巨人手上的耀眼明珠。本人年资尚浅，主刀腹腔镜胃肠手术时间不长，目前主要是完成腹腔镜胃肠标准手术，跟大多数青年医生一样，对复杂疑难腹腔镜胃肠手术望而生畏。感谢前辈们毫不吝啬，倾囊相授，通过阅读本部分内容，发现前辈们将复杂手术简单化，为我们制订标准，建立规范，让我们有矩可循，能有效缩短学习曲线。

　　个人感觉稍有不足之处，文中图片以手术实战图为主，部分图片稍欠清晰，如能改善图片质量或配上示意图，将事半功倍。

——广东省中医院胃肠外科　熊文俊

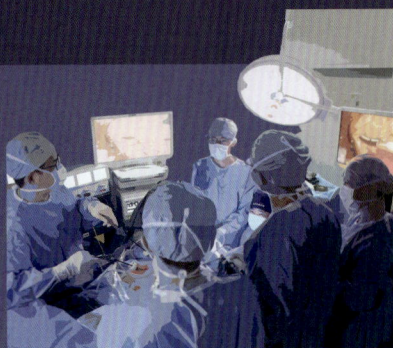

第十六讲　TaTME 辅助的腹腔镜直肠癌根治术

林国乐（北京协和医院）

扫码观看视频
《腹腔镜胃肠手术笔记（第二版）》

AME

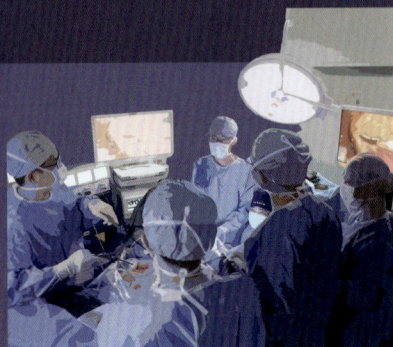

第十七讲　腹腔镜胰十二指肠切除术

闵军（中山大学孙逸仙纪念医院）

扫码观看视频
《腹腔镜胃肠手术笔记（第二版）》

AME

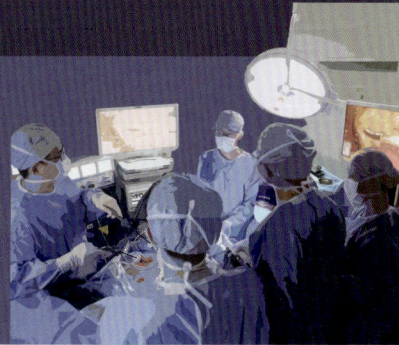

第十八讲　胃癌手术的淋巴结立体清扫

宋武（中山大学附属第一医院）

扫码观看视频

《腹腔镜胃肠手术笔记（第二版）》

AME

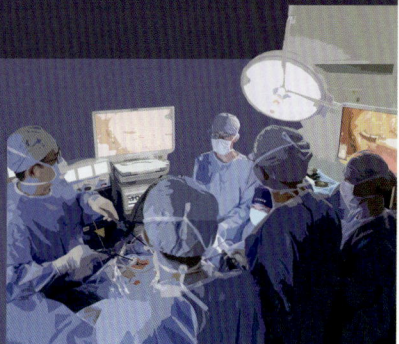

第十九讲　近端残胃癌全腔镜根治术

汪勇（浙江大学医学院附属邵逸夫医院）

扫码观看视频

《腹腔镜胃肠手术笔记（第二版）》

AME

395

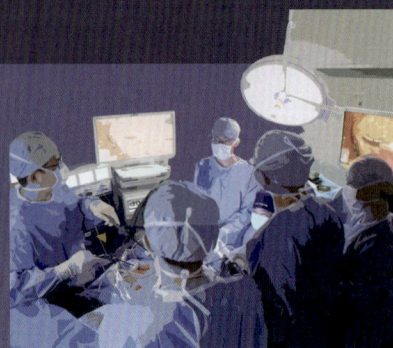

第二十讲　腹腔镜超低位直肠癌经肛门拖出根治术

王国强（广州医科大学附属第二医院）

扫码观看视频
《腹腔镜胃肠手术笔记（第二版）》

AME

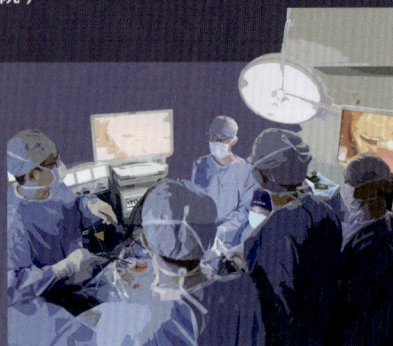

第二十一讲　胃癌腹主动脉旁淋巴结清扫术

王伟（广东省中医院）

扫码观看视频
《腹腔镜胃肠手术笔记（第二版）》

AME

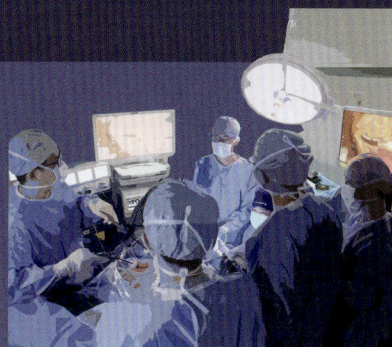

第二十二讲　标记远端切缘法在低位直肠癌根治术的应用

杨雪菲（香港大学深圳医院）

扫码观看视频
《腹腔镜胃肠手术笔记（第二版）》

AME

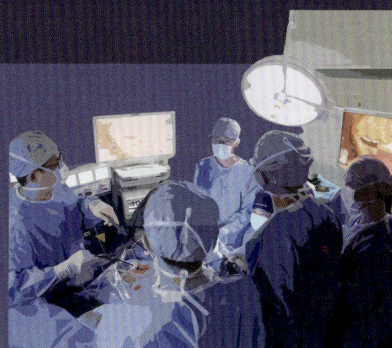

第二十三讲　极限保肛 ISR

叶凯（福建医科大学附属第二医院）

扫码观看视频
《腹腔镜胃肠手术笔记（第二版）》

AME

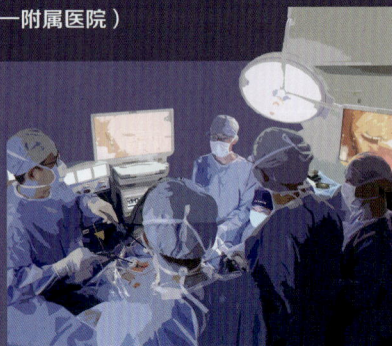

第二十四讲　自然腔道取标本手术（NOSES）

臧卫东（福建省肿瘤医院）

扫码观看视频
《腹腔镜胃肠手术笔记（第二版）》

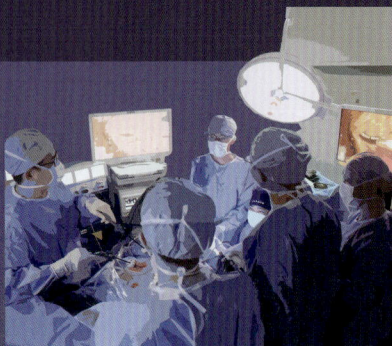

第二十五讲　系膜旋转术及反穿刺法在全腹腔镜下乙状结肠移植阴道成形术中的应用

张文斌，李春兴（新疆医科大学第一附属医院）

扫码观看视频
《腹腔镜胃肠手术笔记（第二版）》

第六部分　腹腔镜胃食管结合部手术

技术背景

　　胃食管结合部肿瘤已成为当前的研究热点，包括肿瘤的定义、分类、手术入路、手术切缘、淋巴结清扫方式及范围等均存在争议，但并不妨碍腹腔镜在胃食管结合部肿瘤的治疗上发挥确切的作用。由于胃食管结合部肿瘤位置高，特别是在肥胖的患者中，导致手术操作空间小，而腹腔镜由于360°全方位视野发挥了独特的优势。多个研究表明，腹腔镜技术在胃食管结合部肿瘤的淋巴结清扫、近端切缘、消化道重建等方面不劣于开腹手术，甚至存在优势。本部分将介绍腹腔镜技术在胃食管结合部肿瘤治疗方面的应用。

经验分享

第一讲　腹腔镜经腹经食管裂孔纵隔淋巴结清扫
冯兴宇 ·· 401

第二讲　胸腔单孔辅助下腹腔镜Siewert Ⅱ型进展期食管胃结合部腺癌根治术
王伟 ··· 408

第三讲　全腔镜下Siewert Ⅱ型食管胃结合部癌根治术（Overlap吻合）
尤俊、陈逸南 ·· 411

专家点评

陈起跃　福建医科大学附属协和医院胃外科 ································· 419

陈韬　南方医科大学南方医院普外科胃肠外亚专科 ····················· 420

手术精讲

第四讲　Siewert Ⅱ型食管胃连接部肿瘤近端胃切除加 GIRAFFE 重建
徐志远 ·· 421

第五讲　较高位温和Overlap+DTR重建
尤俊 ··· 421

文章顺序按作者姓氏拼音首字母为序

第一讲　腹腔镜经腹经食管裂孔纵隔淋巴结清扫

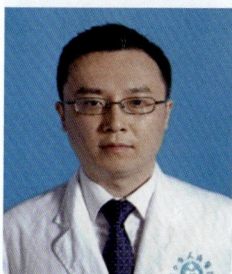

冯兴宇

博士，广东省人民医院普外科胃肠专业组主治医师。中国抗癌协会整合肿瘤分会青年委员、中国医师协会外科医师分会胃肠间质瘤诊疗专业委员会青年委员、广东省医学会消化道肿瘤学分会青年委员。（简历更新时间：2019-07-12）

一、术前准备

患者因"胃食管结合部肿瘤新辅助化疗4程后2个月"入院，患者初诊时，电子计算机断层扫描（computed tomography，CT）检查提示，胃食管结合部肿瘤，突破浆膜层，与周围淋巴结分界不清；食道下段贲门周围、胃小弯、胃左动脉旁、肝总动脉及腹腔镜干旁多发肿大淋巴结；未见远处转移（图1-1）。结合影像学检查及内镜检查诊断为胃食管结合部肿瘤Siewert Ⅱ型，临床分期：cT4N3M0。多学科讨论意见：患者为局部晚期肿瘤，临界可切除状态，建议接受术前治疗，以提高R0根治性切除率。患者接受4个FLOT化疗疗程。化疗后再次行CT检查评估：原发病灶较前明显缩小，病灶仍突破浆膜层，周围可见数个肿大淋巴结（图1-2）。影像学疗效评估：部分缓解（partial response，PR）。多学科讨论认为，患者经4程术前化疗后，疗效评估PR。结合阅片情况认为患者目前接受手术治疗R0切除机会较前明显增加，但CT检查显示食管下段旁可见淋巴结肿大。食道造影检查提示肿瘤侵犯食管下段33 mm。

根据以上情况综合考虑手术方案如下。

1. 建议行腹腔镜根治性全胃切除+经腹经食管裂孔纵隔淋巴结清扫。

2. 食管下段受侵犯，开胸手术。

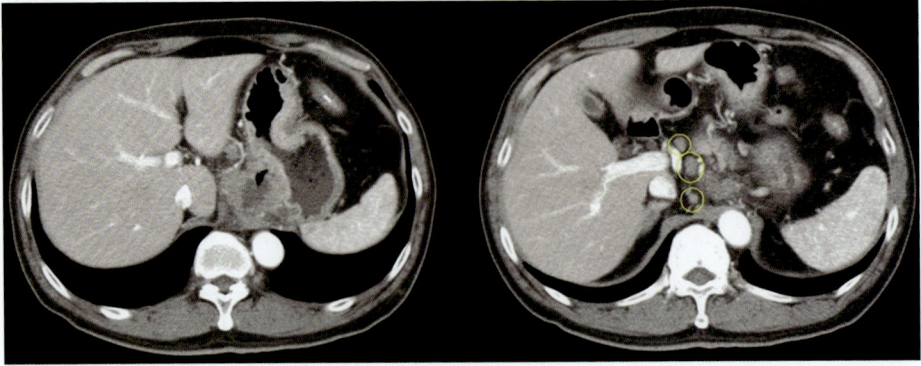

图1-1　化疗前影像学表现

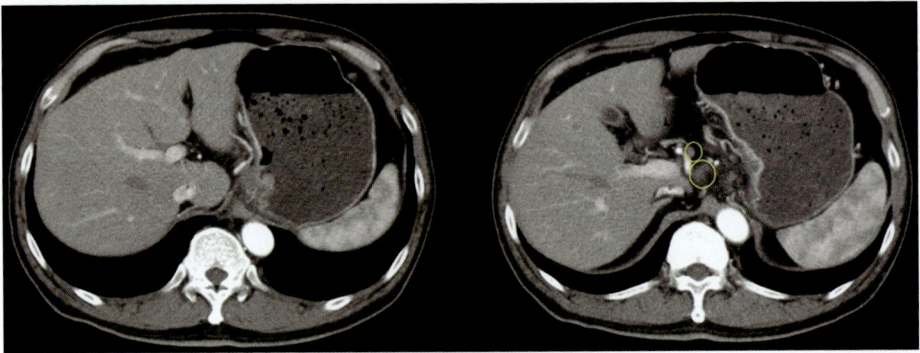

图1-2　化疗后影像学表现

3.重建方式预计行腹腔镜下Roux-en-Y吻合（Overlap法），备开胸重建。

二、术中解剖

　　术中探查发现肿瘤位于胃食管结合部，胃周多发肿大淋巴结，脾门部位未见明显肿大淋巴结；肝脏、腹膜、盆底未见明显转移病灶。结合术前患者影像学资料，决定按照术前制订的清扫方案行根治性全胃切除+经腹经食管裂孔纵隔淋巴结清扫。因术前影像学及术中探查发现肿瘤未侵犯胃体大弯侧，脾门区未见明显肿大淋巴结，遂不予行脾门淋巴结清扫。手术过程中，顺利在腹腔镜下完成了腹部淋巴结清扫，并通过食管裂孔于腹腔镜下完成了下纵隔的淋巴结清扫（具体包括No.19膈下淋巴结，No.20膈肌食管裂孔淋巴结，No.110胸下部食管旁淋巴结，No.111膈上淋巴结），结合术中探查及术前食管造影检查结果，评估食管安全切缘后认为腹腔镜经腹消化道重建可行，遂予以行腹腔镜下Roux-en-Y吻合（Overlap法）。

三、手术步骤

因本手术视频主要侧重于介绍腹腔镜经腹经食管裂孔纵隔淋巴结清扫及全腹腔镜重建，腹腔部分淋巴结清扫采用传统五孔法，根据D2清扫范围完成清扫（在此不详细介绍）。以下为腹腔镜经腹经食管裂孔纵隔淋巴结清扫重点内容。

1. 以左膈下血管作为解剖标志，从食管左侧区域开始展开清扫（选择该处作为清扫起点原因有两点：①有明确的解剖标志——左膈下血管；②左侧胸膜预计将进行切除，不担心胸膜切破）（图1-3）。

2. 从食管后方开始拓展纵隔间隙，采取钝性和锐性分离结合的方式进行，在显露后方解剖标志胸主动脉前持相对谨慎的方式分离，明确胸主动脉后，食管后方清扫紧贴胸主动脉向口侧进行清扫。在这一过程中，可借鉴直肠癌骶前间隙分离经验，适当向左右两侧拓展（根据情况切开左侧胸膜），利于之后后、左、右3个清扫范围的衔接（图1-4）。

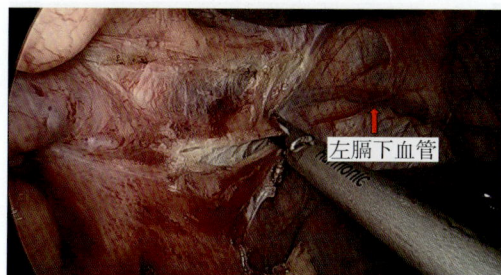

图1-3　清扫起点——左膈下血管

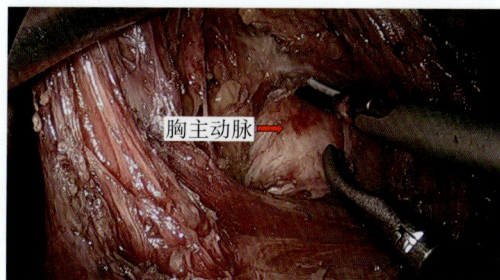

图1-4　清扫后界解剖标志——胸主动脉

3.待食管后方清扫到一定程度后（暴露困难时），转向进行食管右侧纵隔清扫，该过程紧贴右侧胸膜向口侧推进（注：胸膜与纵隔脂肪淋巴结缔组织往往关系紧密，缺乏解剖间隙，且胸膜较薄，较难辨认。因此，建议多采用钝性分离的方式）（图1-5）。

4.待食管右侧方清扫到一定程度后（暴露困难时），转向食管前方纵隔间隙的清扫。第一步是寻找纵隔清扫前界解剖标志：心包（图1-6）。寻找确定心包后，紧贴心包清除心包后方的脂肪结缔组织，并逐步向口侧清扫。在此部分清扫过程中也可参照直肠癌切除前界清扫经验，在食管前方清扫的同时，适当向食管左右侧拓展，利于之后前、左、右3个清扫范围的衔接。

5.待食管前方清扫到一定程度后（暴露困难时），将清扫范围转向食管左方，通过切开膈肌的方式扩大食管左侧清扫空间（图1-7），并主动切除左侧胸膜，在此过程中注意分辨左肺，切忌损伤左肺；在此过程中可适当借助缝线、hamlock等进行右侧膈肌悬吊，协助暴露（图1-8）。

6.此后，在食管前、后、左、右4个清扫范围轮替式向口侧清扫，直至达到清扫上界解剖标志：左下肺血管（图1-9）。清扫范围选择参考直肠癌切除经验：先清扫易于暴露的范围直至出现暴露困难，再转向下一个易于暴露的范

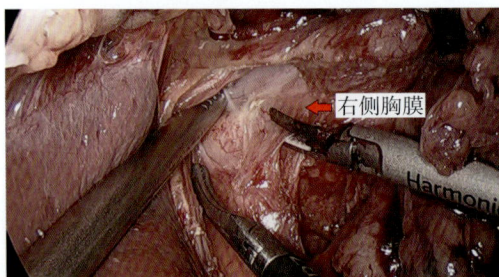

图1-5　清扫右侧界解剖标志——右侧胸膜

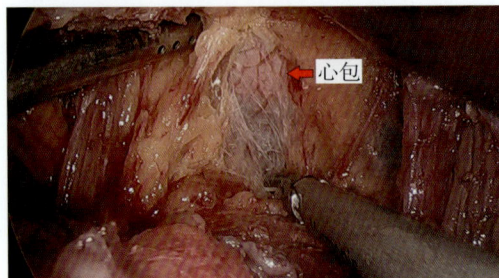

图1-6　清扫前界解剖标志——心包

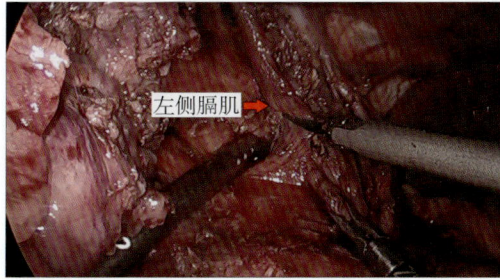

图1-7 切开左侧膈肌

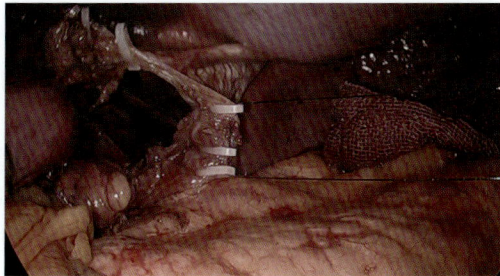

图1-8 悬吊协助暴露

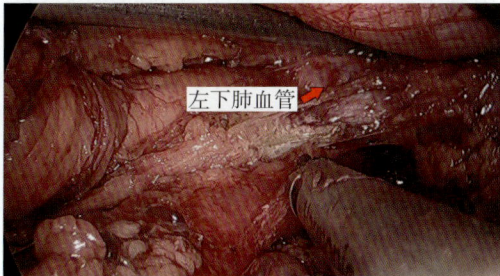

图1-9 清扫上界解剖标志——左下肺血管

围进行清扫。

7. 采用染料标记肿瘤上界及食管预切断线后采用切割吻合器离断食管（图1-10）。

8. 小切口取出标本检查切缘后，再次建立气腹，在腹腔镜下完成消化道Roux-en-Y重建（Overlap法）。

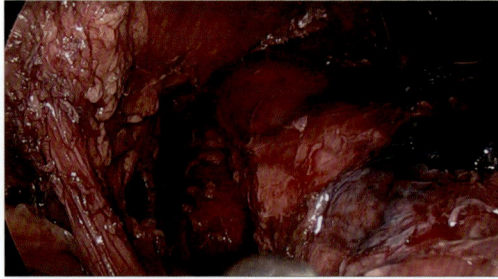

图1-10　标记食管切断线

四、经验总结

1. 纵隔清扫注意确定4个清扫解剖边界：左、右侧胸膜，心包，胸主动脉。

2. 纵隔清扫可类比为直肠癌手术，清扫范围定义为食管前、后、左、右4个范围，每个范围不可一蹴而就，可选择性从4个方位轮替向口侧清扫：先清扫易于暴露的范围，暴露困难时换另一个易于暴露的范围进行清扫，交替进行，逐步向口侧推进。

3. 主动切除左侧胸膜：便于清扫的彻底；便于清扫的暴露；为下一步消化道重建提供足够的可直视空间。

4. 借助缝线悬吊等手段，协助进行部分较为固定的术野暴露，解放助手的操作钳，并参与到清扫过程。

5. 小心保护右侧胸膜的完整性，有助于降低术中患者气道阻力。

6. 食管前方清扫时，助手挑拨心脏进行暴露尽量操作轻柔，尽量选择接触面较大的器械。

7. 助手适当采用吸引器进行暴露，纵隔空间狭小容易产生烟雾影响视野，吸引器既可以暴露又可以吸走烟雾。

8. 清扫过程中，与麻醉医生保持良好的沟通，注意患者呼吸情况。

9. 清扫结束后，建议经腹部放置管径较细的负压吸引管至纵隔，利于引流。

第一讲　腹腔镜经腹经食管裂孔纵隔淋巴结清扫

冯兴宇（广东省人民医院）

扫码观看视频
《腹腔镜胃肠手术笔记（第二版）》

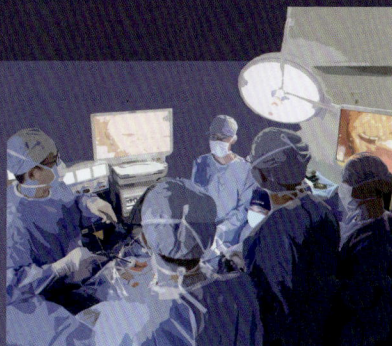

AME
Publishing Company

第二讲　胸腔单孔辅助下腹腔镜Siewert Ⅱ型
进展期食管胃结合部腺癌根治术

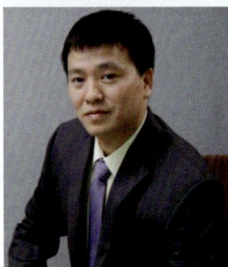

当今微创技术迅猛发展,腹腔镜手术治疗食管胃结合部腺癌(adenocarcinoma of esophagogastric junction,AEG),尤其Siewert Ⅱ型,在手术入路、切除范围、淋巴结清扫及消化道重新建等方面仍存在较多难点和争议。本文介绍广东省中医院胃肠外科尝试的胸腔单孔辅助腹腔镜Siewert Ⅱ型进展期AEG根治术。

一、手术步骤

腹腔清扫按传统"五孔法"完成后,斜行切开左侧膈肌约5~7 cm进入下纵隔及打开左侧胸腔(图2-1~图2-2)。利用腹腔主操作孔清扫食管裂孔旁及膈下淋

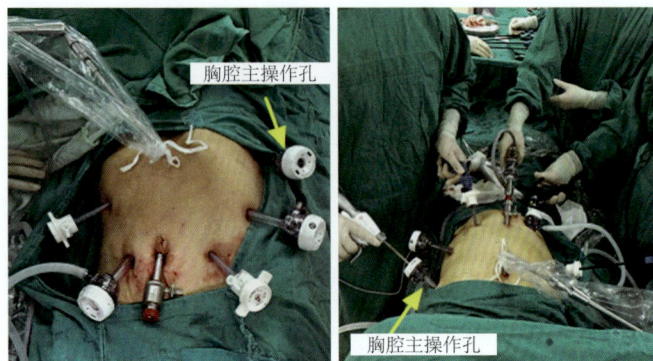

王伟

教授,广东省中医院主任医师,硕士研究生导师。美国外科学院院士、美国腔镜外科学会会员,美国临床肿瘤学会、中国抗癌协会康复会学术指导委员会副主任委员、中国医师协会外科医师分会肿瘤外科医师委员会中青年委员、广东省中西医结合学会胃肠外科专业委员会副主任委员、广东省医师协会肿瘤多学科诊疗模式委员会副主任委员等。

(简历更新时间:2019-07-12)

图2-1　Trocar位置

408

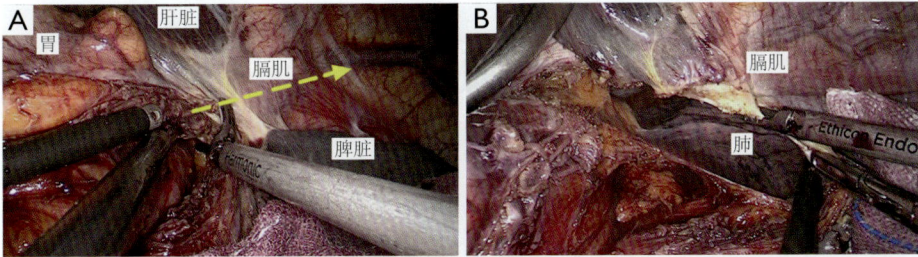

图2-2　切开膈肌

巴结。改变体位，手术台回归水平位，减少心脏对手术野影响。左侧腋前线第6、7肋间隙置入12 mm操作孔，作为胸腔主操作孔。利用胸腔主操作孔完成下纵隔淋巴结清扫，显露至左下肺静脉，充分游离食管下段至肿瘤近端至少5 cm，完成下纵隔淋巴结清扫（图2-3）和腔内消化道重建。

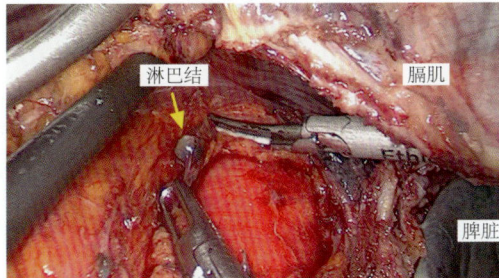

图2-3　经胸腔单孔辅助行下纵隔淋巴结清扫

二、经验总结

与传统的开刀手术相比，胸腔单孔辅助腹腔镜手术治疗Siewert Ⅱ型AEG大大减少创伤，且明显降低单纯经腹腔镜手术操作难度。总结胸腔单孔辅助腹腔镜Siewert Ⅱ型进展期AEG根治术的优势：①切开左侧膈肌，手术视野不受影响；②降低下纵隔淋巴结清扫难度，能够显露下肺静脉，达到彻底清扫；③利于充分裸化食管，确保足够接近切缘；④胸腹腔联合操作，改善单纯腹腔镜下操作的筷子效应，利于完成高位胸腔内消化道重建。

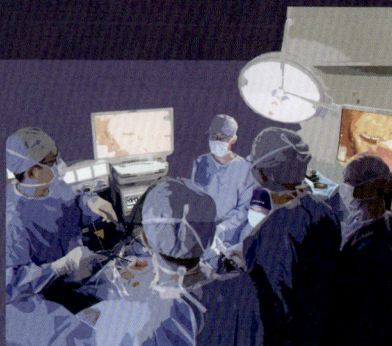

第二讲　胸腔单孔辅助下腹腔镜Siewert Ⅱ型进展期食管胃结合部腺癌根治术

王伟（广东省中医院）

扫码观看视频

《腹腔镜胃肠手术笔记（第二版）》

第三讲　全腔镜下Siewert Ⅱ型食管胃结合部癌根治术（Overlap吻合）

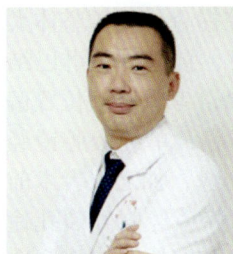

尤俊

主任医师，教授，硕士研究生导师。厦门大学附属第一医院胃肠肿瘤外科主任。兼任中国医师协会外科医师分会肿瘤外科医师委员会委员、中国医师协会外科医师分会微创外科委员会委员、中国抗癌协会胃癌专业委员会微创外科学组委员、中国抗癌协会大肠癌专业委员会腹腔镜学组委员、中国医师协会外科医师分会经肛全直肠系膜切除术专业委员会委员等。（简历更新时间：2021-05-25）

一、手术名称

全腔镜下Siewert Ⅱ型食管胃结合部癌根治术（Overlap吻合）。

二、术前准备

1. 术前检查明确有无腹腔、肝脏等远处转移；明确肿瘤分期、部位、范围、邻近组织侵犯情况。

2. 控制高血压、糖尿病、冠心病、呼吸功能障碍等影响手术的病变，改善患者营养状态。

3. 手术设备与器械：常规胸腔镜及腹腔镜系统、超声刀、直线切割吻合器等。

4. 患者体位及术者站位：腹部手术时，患者取平卧双下肢分开位，进行胃小弯、贲门、下纵隔、脾区手术时，术者位于患者右侧，助手位于左侧；处理胰腺上区时，术者位于患者左侧，助手则移位右侧；扶镜手站于患者两腿之间，腹腔镜监视器位于患者头侧。

胸部手术时，患者取左侧卧位，前倾30°，术者位于患者左侧，助手位于右侧，扶镜手站于术者同侧后方。

5. 建立腔镜操作孔：腹部手术时，建立人工气腹，气腹压13 mmHg，首先在脐下缘建立第1个戳孔作为腹腔镜观察孔，随后分别在左右锁骨中线平脐、左右腋前线肋缘下用Trocar穿刺建立4个器械操作孔。

411

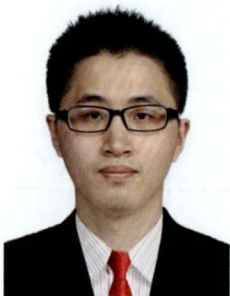

陈逸南

厦门大学附属第一医院医师，外科学博士。主要从事胃肠肿瘤的早期诊断及微创治疗研究，独立承担福建省自然科学基金1项，福建省卫生计生中青年骨干人才培养项目1项，以第一作者或并列第一作者发表SCI论文3篇。（简历更新时间：2019-06-19）

胸部手术时，于右侧第8肋间腋后线水平穿刺作为胸腔镜观察孔，随后分别于第5肋间腋后线水平（主操作孔）、第6肋间腋中线水平（主刀操作副孔）、第6肋间肩胛下角线（助手操作孔）、第9肋间肩胛下角线（助手操作孔）用Trocar穿刺建立4个器械操作孔，于主刀操作副孔向后沿第6肋间取5 cm辅助小切口。

三、术中解剖

术中腹部探查可及肿瘤位于贲门处累及腹段食管，延伸至胸腔，上缘未及，腹段肿瘤大小约3 cm×2 cm，腹腔少许粘连，贲门、胃左血管、腹腔干周围淋巴结稍肿大，肝脏、腹腔、盆腔未见明显种植转移结节。胸腔探查见肿瘤位于下段食管，结合腹腔探查，肿瘤整体大小约5 cm×2 cm，未见明显侵及外膜，食管周围淋巴结稍肿大。结合患者术前胃镜检查结果，考虑肿瘤位置偏高，属于Siewert Ⅱ型食管胃结合部癌，单纯腹腔镜经腹经裂孔途径切除难以保证足够上切缘，加之患者术前CT提示下纵隔肿大淋巴结，单纯腹腔镜经腹经裂孔途径行纵隔淋巴结清扫不够充分，故决定行胸腹腔镜联合Siewert Ⅱ食管胃结合部癌根治术。

四、手术步骤

（一）腹腔操作

悬吊肝脏（图3-1A），于肝脏下缘处打开小网膜囊，沿肝下向贲门右离断肝胃韧带，沿胃小弯贴近胃，向贲门右解离小网膜，清扫No.3、No.1组淋巴结，暴露贲门右，显露右膈肌脚，打开食管裂孔，游离腹段食管并清扫裂孔及部分下纵隔淋巴结（图3-1B）。于胃结肠韧带中段胃网膜血管弓外打开胃结肠韧带（图3-2A），沿胃网膜血管弓外离断胃结肠韧带，向右达幽门下，保留胃网膜右及大弯侧血管弓，向左达脾门，离断胃网膜左血管（图3-2B），继续向上游离，结扎胃短、胃后血管（图3-2C），达贲门左侧，清扫No.2组淋巴结及No.19组淋巴结（左膈下淋巴结）。沿脾动脉表面清扫No.11d组淋巴结（图3-2D）；暴露左侧膈肌

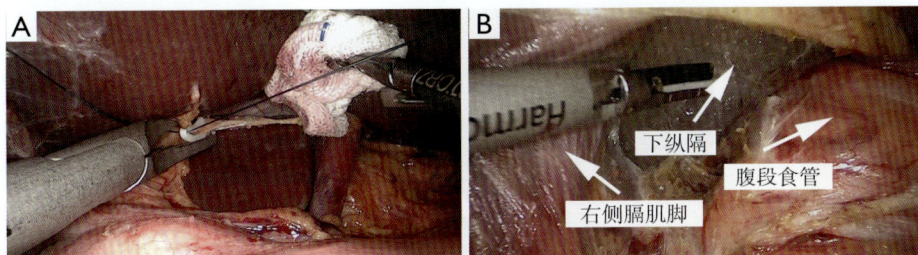

图3-1　腹腔镜手术部分

（A）悬吊肝脏；（B）暴露右侧膈肌脚，清扫裂孔淋巴结及部分下纵隔淋巴结。

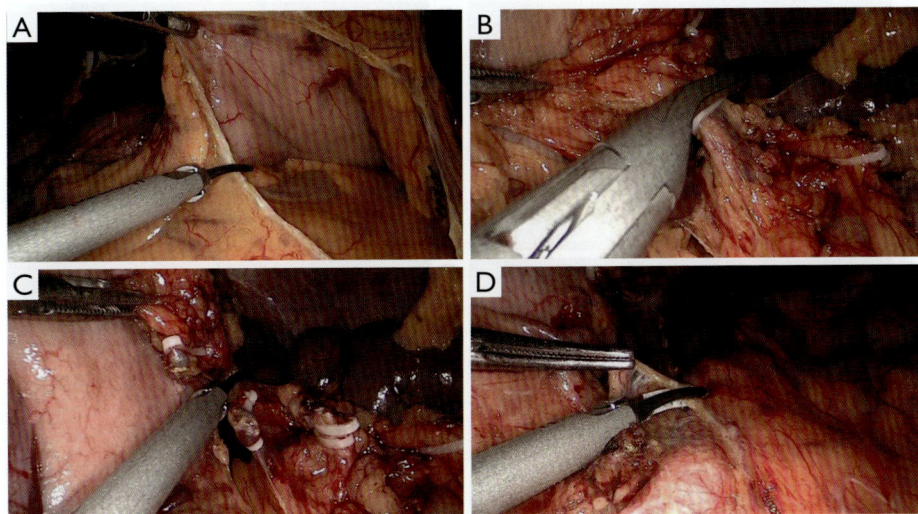

图3-2　腹腔镜手术部分

（A）打开胃结肠韧带；（B）结扎胃网膜左血管；（C）离断胃短血管、胃后血管；（D）沿脾动脉表面清扫No.11d组淋巴结。

脚，扩大食管裂孔，充分游离食管，清扫部分下纵隔淋巴结（图3-3）。

提起胃左血管蒂，自胰腺上缘于胃左血管根部清扫No.7、No.9组淋巴结，根部离断胃左动静脉（图3-4A~图3-4B）；沿脾动脉根部清扫No.11p组淋巴结（图3-4C）；沿肝总动脉表面清扫No.8a组淋巴结（图3-4D）。提起腹段食管，经食管裂孔行部分下纵隔淋巴结清扫（图3-5A~图3-5B）。腹腔创面彻底止血，留置一条引流胶管自右中腹引出固定。

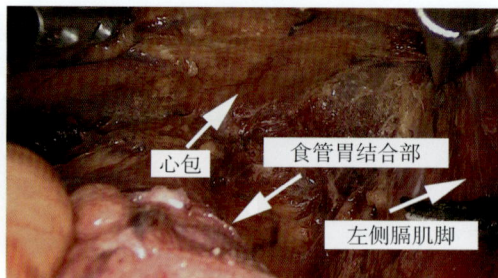

图3-3　暴露左侧膈肌脚，扩大食管裂孔，充分
游离食管，清扫部分下纵隔淋巴结

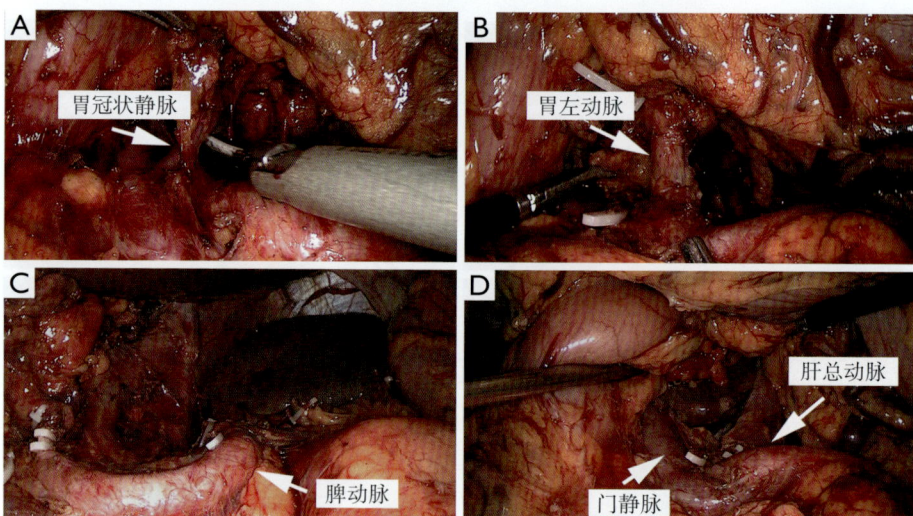

图3-4　No.7、No.8a、No.9、No.11p组淋巴结清扫及血管离断
（A）离断胃冠状静脉；（B）显露并离断胃左动脉；（C）脾动脉近端及远端淋巴结清扫；
（D）肝总动脉旁淋巴结清扫，可见门静脉跨至肝总动脉前方。

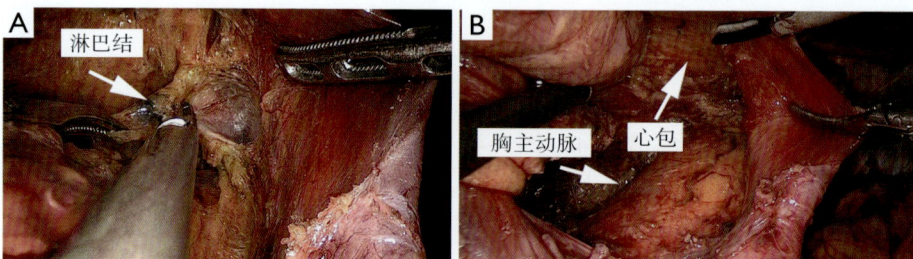

图3-5　提起腹段食管，经食管裂孔行部分下纵隔淋巴结清扫
（A）术中提起腹段食管，经食管裂孔清扫下纵隔淋巴结；（B）胸主动脉及心包可作为淋
巴结清扫的界线标记。

（二）胸腔操作

打开纵隔胸膜，离断结扎奇静脉弓（图3-6），充分游离食管中下段至奇静脉弓水平上2 cm（图3-7），清扫中胸段食管旁淋巴结（No.108）、下胸段食管旁淋巴结（No.110）、隆凸下淋巴结（No.107）、肺门淋巴结（No.109）、膈上淋巴结（No.111）、后纵隔淋巴结（No.112）。退胃管至距肿瘤上缘5 cm以上，于食管肿瘤上方约5 cm以直线切割吻合器离断食管（图3-8）。取经右胸第6肋间小切口约5 cm，将胃经食管裂孔上提至右胸腔，

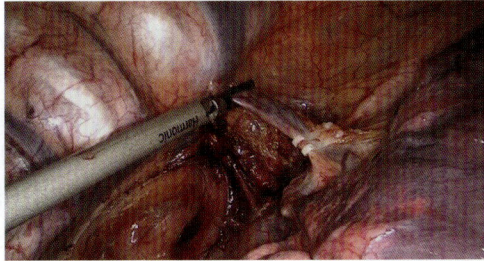

图3-6　胸腔镜下结扎奇静脉弓

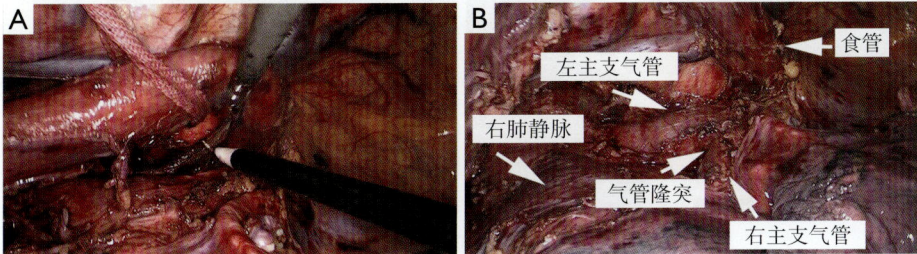

图3-7　充分游离食管，显露重要解剖

（A）充分游离食管中下段至奇静脉弓水平上2 cm；（B）提起食管，显露重要解剖。

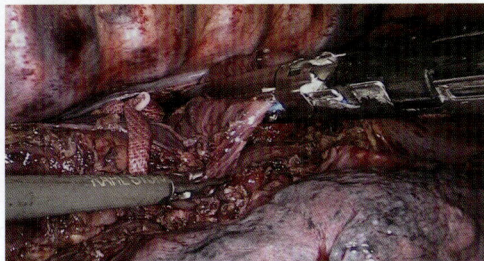

图3-8　直线切割吻合器离断食管

并拉出胸腔外（图3-9A），自胃底向幽门上方向以60 mm直线切割吻合器，沿小弯侧切割闭合胃壁，保证下切缘距肿瘤5 cm以上，制备管状胃，管状胃宽约4 cm（图3-9B），丝线加固缝合闭合残端，于残胃中上部前壁打一小孔，吸除胃内容物，重置入胸腔，于近端食管残端打一小孔，在胃管引导下，以60 mm直线切割吻合器，将残胃前壁与食管残端行侧侧吻合（Overlap吻合）（图3-10），V-Loc免打结线关闭共同开口（图3-11），浆肌层包埋加固。胸腔冲洗，创面彻底止血，放置2条胸腔引流管，逐层缝合右胸小切口。

五、经验总结

近年来，笔者所在中心开展了完全胸腹腔镜联合的Siewert Ⅱ型食管胃结合部癌根治术，该方法在腹腔镜下先行腹腔淋巴结及部分下纵隔淋巴结清扫及胃的游离，经胸腔镜完成中下纵隔淋巴结清扫及消化道重建，消化道重建采用食管管型胃侧侧吻合，腹部不取辅助切口，胸部仅取小切口取出肿瘤标本（图3-12A）。该方法在完全腔镜直视下行淋巴结的清扫及消化道重建，创伤小，患者恢复快（图3-12B），是真正意义上的微创手术。对于Siewert Ⅱ型食

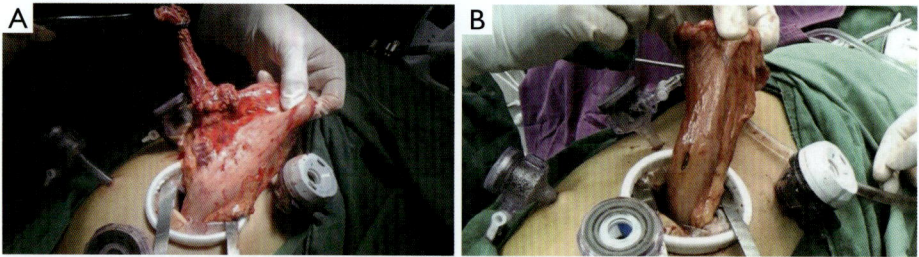

图3-9　制备管状胃

（A）将胃拉出胸腔外，确定肿瘤部位及切缘；（B）完整切除肿瘤，制备管状胃。

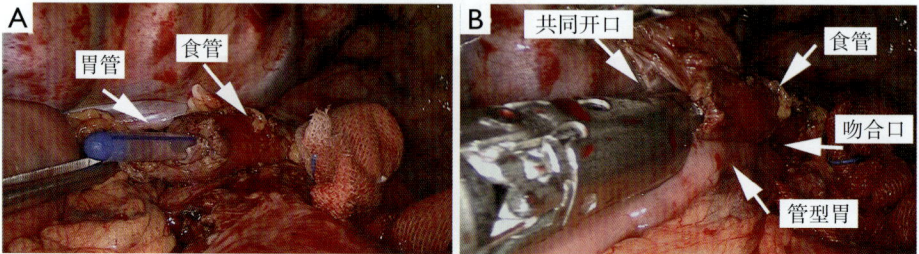

图3-10　胃管引导性下行食管管型胃侧侧吻合（Overlap吻合）

（A）经口腔置入胃管，经食管穿出；（B）胃管引导下行食管管型胃侧侧吻合（Overlap吻合）。

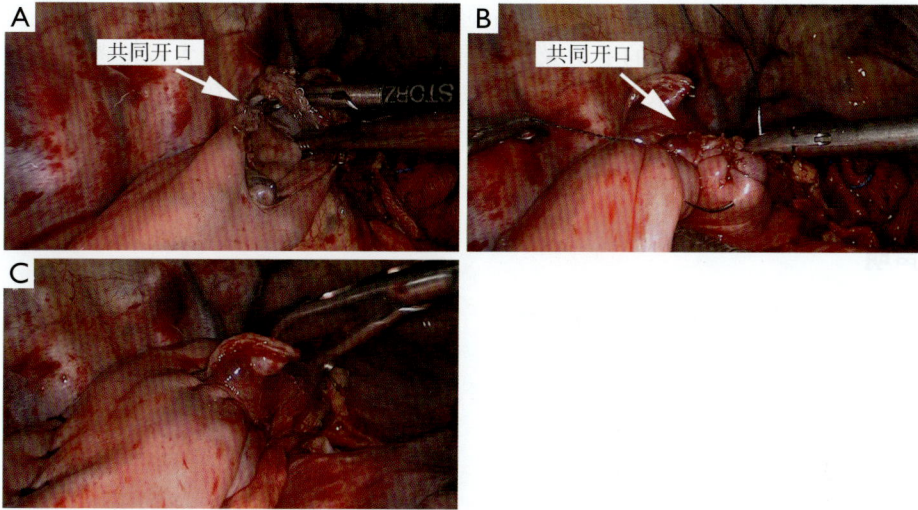

图3-11　胸腔镜直视下手工缝合共同开口

（A）经共同开口检查吻合口有无出血、狭窄；（B）V-Loc线连续缝合关闭共同开口；
（C）展示最终吻合口形态。

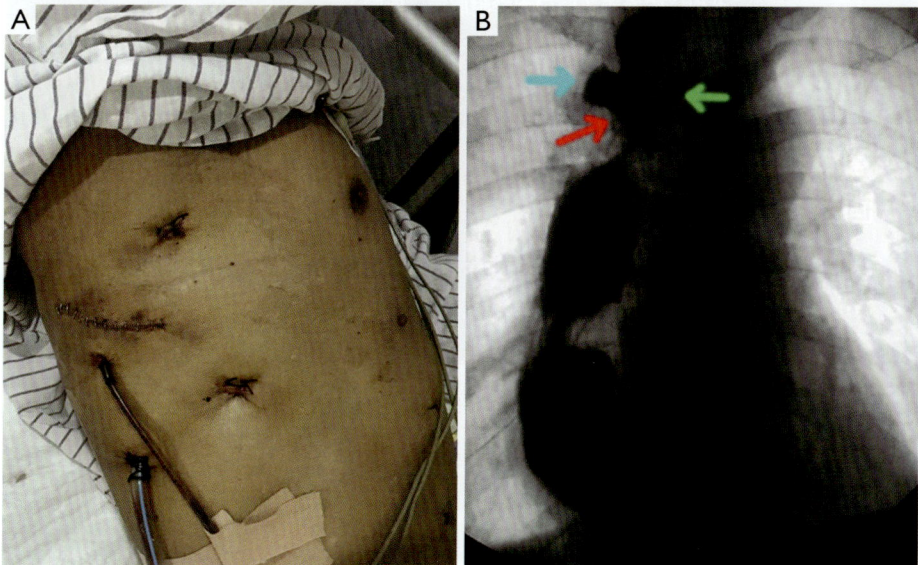

图3-12　术后评价

（A）腹部不取辅助切口，胸部仅取小切口；（B）术后2周消化道造影，消化道通畅，无造
影剂外漏。蓝色箭头：食管残端。绿色箭头：管型胃残端。红色箭头：吻合口。

管胃结合部癌肿瘤侵犯食管超过3 cm，经腹经裂孔途径难以完成清扫、吻合重建或无法保证足够距离的上切缘或术前CT提示纵隔淋巴结肿大者可考虑行该术式，其难点在于对术者要求较高，需要同时具备胸腔镜和腹腔镜手术的能力，手术时间相对延长。目前国内外尚无该术式相关报道，其手术安全性、长期疗效仍有待后续跟踪随访。

声明

本文作者宣称无任何利益冲突。

第三讲　全腔镜下Siewert Ⅱ型食管胃结合部癌根治术（Overlap吻合）

尤俊、陈逸南（厦门大学附属第一医院）

扫码观看视频

《腹腔镜胃肠手术笔记（第二版）》

AME
Publishing Company

专家点评

　　近年来虽然总体上胃癌发生率有所下降，但胃食管结合部肿瘤的发生率却呈现上升趋势，成为当下研究的热点。在腹腔镜下行Ⅲ型胃食管结合部肿瘤切除手术，在胸腔镜联合腹腔镜下行Ⅰ型胃食管结合部肿瘤切除手术已得到广大学者的认可，而对于Ⅱ型胃食管结合部肿瘤如何选择理想术式却百家争鸣。同时，对于胸腔解剖的相对不熟悉也令胃肠外科医生畏惧胃食管结合部肿瘤。本章节为读者呈现了3个非常典型的病例：冯兴宇博士展示1个进展期患者经新辅助后造影显示肿瘤侵犯食管下段33 mm，行腹腔镜根治性全胃切除+经腹经食管裂孔纵隔淋巴结清扫病例，其十分详尽地介绍从腹腔镜视野如何确定解剖边界、暴露技巧、清扫顺序；王伟教授为读者呈现1个胸腔单孔辅助腹腔镜手术治疗Siewert Ⅱ型食管胃结合部腺癌（AEG）病例，该术式在减少创伤的同时，减少了腹腔镜下手术操作难度，有效改善单纯腹腔镜下操作的筷子效应，利于完成高位胸腔内消化道重建；尤俊教授为读者介绍一例行完全胸腹腔镜联合并行Overlap吻合的Siewert Ⅱ食管胃结合部癌根治术，其在微创方面具有十分明显的优势，可作为具有熟练腹腔镜及胸腔镜手术经验的术者的一个重要选择。这3个病例基本涵盖了临床上最常见的Siewert Ⅱ食管胃结合部癌患者情况，同时通过图文及清晰的手术视频提供详尽手术步骤及注意事项。每个术式在暴露解剖、清扫淋巴结、创伤控制上各有千秋。因此，读者可以根据自身单位习惯及患者具体情况采取最优术式。

——福建医科大学附属协和医院胃外科　陈起跃

腹腔镜技术无论在早期还是进展期远端胃癌的手术应用上均已得到了较为有力的证据支持。

但对位于食管胃结合部这个特殊部位的胃癌，特别是需要对下纵隔淋巴结进行清扫时，现阶段对于近远期疗效最为理想的手术径路是腹腔镜的经腹腔入路，还是胸腔镜的经胸入路仍存在争议。在临床实践中，胃肠外科医生在利用腹腔镜进行下纵隔淋巴结清扫或食管空肠高位吻合时，难免存在一定困难。另一方面，胸腔镜经胸入路虽然在这两方面存在优势，但也有不少证据表明，其发生并发症的风险相对较高。腹腔镜和胸腔镜的联合虽然能结合两者优势，但手术步骤较为繁琐，且术中需要调整术者或助手的站位等。该笔者巧妙地利用胸腔镜单孔辅助腹腔镜对Siewert Ⅱ型食管胃结合部腺癌实施根治术，既能在腹腔镜操作的基础上联合经胸路径，又减化了操作步骤，并能在一定程度上减少或规避开胸或常规胸腔镜手术带来的潜在风险。期待笔者团队在未来能组织相关临床研究来进一步验证该术式的安全性和肿瘤学疗效。

——南方医科大学南方医院普外科胃肠外亚专科　陈韬

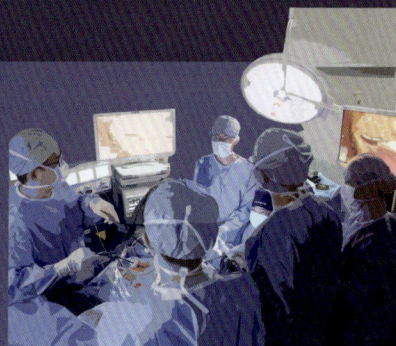

第四讲　Siewert II型食管胃连接部肿瘤近端胃切除加GIRAFFE重建

徐志远（浙江省中医院）

扫码观看视频
《腹腔镜胃肠手术笔记（第二版）》

AME

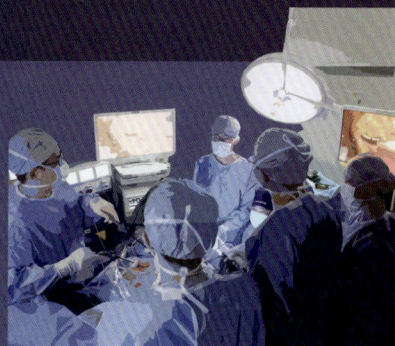

第五讲　较高位温和Overlap+DTR重建

尤俊（厦门大学附属第一医院）

扫码观看视频
《腹腔镜胃肠手术笔记（第二版）》

AME

第七部分　全腹腔镜胃肠吻合手术

技术背景

　　传统的腹腔镜手术为腹腔镜辅助手术，随着近年来腹腔镜技术的开展及普及，外科医生的腹腔镜技术越来越娴熟，推动着腹腔镜技术的发展，全腹腔镜技术应运而生。全腹腔镜胃肠手术在胃癌的治疗方面开展最多，包括腹腔镜远端胃癌根治术、腹腔镜全胃切除术等。优势在于对比腹腔镜辅助手术，其手术创伤更小，术中出血量更少，术后恢复更快。技术难点在于消化道的重建，特别是全胃切除术后食管空肠的吻合技术。目前已有多种全腹腔镜下消化道重建技术，本专题重点介绍全腹腔镜下的消化道重建，希望帮助读者了解并掌握各种术式。

经验分享

第一讲　自牵引后离断（SPLT）食管空肠腔内吻合要点解读
蒿汉坤 ·· 426

第二讲　全腹腔镜根治性全胃切除术（Overlap）
季刚 ·· 434

第三讲　全腹腔镜全胃切除Orerlap食管空肠吻合术
靖昌庆 ·· 449

第四讲　食管空肠吻合改良Overlap术式
刘晶晶，朱甲明 ··· 460

第五讲　全腹腔镜远端胃癌D2根治术
邱兴烽 ·· 464

第六讲　完全腹腔镜远端胃癌根治术（Uncut Roux-en-Y消化道重建）
曲建军，翟升永，钟晓东 ·· 467

第七讲　完全腹腔镜下直肠癌根治术+经自然腔道取标本手术（NOSES）
孙锋 ·· 483

第八讲　全腹腔镜下右半结肠切除术后消化道重建精要分析
王贵玉 ·· 503

第九讲　重叠式三角吻合法在完全腹腔镜右半结肠切除术中的应用
王鹏，周海涛 ··· 525

第十讲　全腹腔镜胃癌根治术后消化道重建之Overlap、FETE、
Billroth+Braun吻合
尤俊，李永文 ··· 530

第十一讲　全腹腔镜下全胃根治性切除+食管空肠Overlap吻合术
张健 ·· 548

第十二讲　腹腔镜全胃切除术后重建：半端端吻合
赵永亮，王晓松 ··· 553

第十三讲　全腹腔镜下胃空肠Billroth Ⅰ式吻合重建——Overlap法
朱玲华 ·· 562

手术精讲

第十四讲　全腔镜食管空肠吻合手术
臧潞 ·············· 566

第十五讲　完全腹腔镜的右半结肠癌根治术
马君俊 ·············· 566

第十六讲　全腹腔镜全胃根治性切除（手工缝合）
胡伟贤 ·············· 567

第十七讲　新辅助化疗后全腔镜下左半结肠 CME+D3 手术
燕速 ·············· 567

第十八讲　全腹腔镜右半结肠切除术
金钦文 ·············· 568

第十九讲　全腔镜下根治性全胃切除加消化道重建
李永翔 ·············· 568

第二十讲　完全腹腔镜胃癌 D2 根治术
胡彦锋 ·············· 569

第二十一讲　全腹腔镜远端胃癌根治术后胃空肠Uncut Roux-en-Y吻合术——
七步法
丁印鲁 ·············· 569

第二十二讲　全腹腔镜根治性全胃切除术（食管空肠手工吻合）
任双义 ·············· 570

第二十三讲　全腹腔镜远端胃Billroth Ⅱ式吻合术
宋武 ·············· 570

第二十四讲　中国医学科学院肿瘤医院——全腹腔镜远端胃癌根治术Roux-
en-Y吻合
田艳涛 ·············· 571

第二十五讲　全胃Uncut Roux-en-Y+双通道手术（吻合部分）
汪勇 ·············· 571

第二十六讲　全胃切除术后食管空肠Overlap吻合术
杨力 ·············· 572

第二十七讲　Billroth Ⅰ式远端胃十二指肠吻合术
朱玲华 ·············· 572

文章顺序按作者姓氏拼音首字母为序

经验分享

第一讲　自牵引后离断（SPLT）食管空肠腔
内吻合要点解读

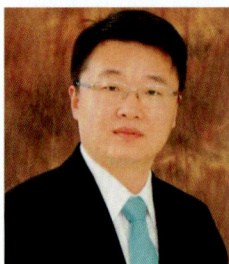

蒿汉坤

复旦大学附属华山医院胃肠外科副主任医师，副教授，外科学博士。中国抗癌协会胃癌专业委员会微创外科学组委员、中国医师协会微创外科专业委员会青年委员、中国抗癌协会大肠癌专业委员会青年委员、中国研究型医院学会微创外科专业委员会青年委员、上海市抗癌协会微创专业委员会腔镜学组委员、美国Cleveland Clinic结直肠中心访问学者。（简历更新时间：2019-06-19）

胃癌是东亚地区最常见的恶性肿瘤之一，手术仍然是目前唯一可能治愈胃癌的手段。全胃切除是局部进展期胃体癌和食管–胃结合部腺癌的主要手术方式。1999年来自日本的Uyama首先报道了腹腔镜全胃切除术（laparoscopic total gastrectomy，LTG），但是由于腹腔镜全胃切除术在脾门淋巴结清扫和消化道重建方面面临较高的技术要求，普及率明显低于腹腔镜远端胃切除术（laparoscopic distal gastrectomy，LDG）。腹腔镜全胃切除术根据吻合途径的不同可以分为腹腔镜辅助全胃切除术（laparoscopy-assisted total gastrectomy，LATG）和全腹腔镜全胃切除术（totally laparoscopic total gastrectomy，TLTG）两大类。全胃切除术后食管–空肠Roux-en-Y吻合是目前最主流的吻合重建方式。食管–空肠Roux-en-Y吻合根据吻合方法的不同又可以分为手工缝合、圆形吻合器吻合和线型吻合器吻合等。

一、腹腔镜辅助全胃切除术（LATG）

腹腔镜辅助全胃切除术是指在腹腔镜下完成淋巴结清扫后取剑突下辅助切口，在辅助切口内完成标本切除和消化道重建。LATG的优点在于整个吻合操作过程是所有高年资外科医生均熟悉的开放手术方式，比较容易掌握，并且在标本离断之前可以触摸肿瘤的位置并确定安全切缘。但是LATG的缺点是非常明显的，由于食管

426

的解剖位置较深，对于前后径较大的或身体质量指数（BMI）较高的患者在上腹部辅助小切口内完成食管–空肠吻合必然面临较大的术野暴露困难。在不能充分暴露的状态下完成吻合显然是不安全的，这也是制约腹腔镜全胃切除术广泛开展的主要因素。

二、全腹腔镜全胃切除术（TLTG）

全腹腔镜全胃切除术是指在腹腔镜下完成淋巴结清扫、标本切除和消化道重建，TLTG意味着更小的手术创伤、更充分的术野暴露、更美的外观等，是真正意义上的腹腔镜胃癌根治术。TLTG根据所使用吻合器种类不同可以分为圆形吻合器法及线型吻合器法。

（一）腹腔镜下食管–空肠圆形吻合

食管–空肠圆形吻合是传统开放全胃切除最常用的吻合方式，所以许多外科医生在开展TLTG的早期由于思维定势仍然首先选用圆形吻合器，包括经口置入钉砧座装置（OrVil）、反穿刺、镜下手工荷包缝合等。食管–空肠圆形吻合的缺点是：腹腔镜下完成荷包缝合和钉砧置入是非常困难的。另外所有的圆形吻合器均是为开放手术设计的，吻合器不能通过Trocar进入腹腔，需要另外的辅助切口，这也是制约圆形吻合器在TLTG中应用和推广的主要因素。

（二）腹腔镜下食管–空肠线型吻合

1989年来自瑞典的Walther首先报道了开放全胃切除术食管–空肠线型吻合方法，但是在开放手术为主导的时代，广大外科医生还是习惯于选择圆形吻合器作为食管–空肠的主要吻合方法。2009年来自日本的Okabe报道了腹腔镜下食管–空肠线型逆行吻合[亦称功能性端端吻合（functional end-to-end，FETE）]。2010年同样来自日本的Inaba报道了腹腔镜下食管–空肠线型顺行吻合（Overlap法）。食管–空肠线型吻合的优点是不需要繁琐的荷包缝合和困难的钉砧置入，细长的线型吻合器不受食管管腔大小的限制，吻合口内径>25 mm圆形吻合器，专门为腹腔镜手术设计的线型吻合器可以通过Trocar进入腹腔，有利于腹腔压力维持，吻合过程视野清晰无盲区，吻合安全。腹腔镜下食管–空肠线型吻合的安全性和有效性已经得到越来越多的文献支持。

笔者2013年10月开展TLTG术，起初主要吻合方法是Overlap及FETE，在50余例患者的临床实践过程中深刻体会到TLTG的艰辛。传统腹腔镜下食管–空肠线型吻合的主要困难在于食管离断后的高位回缩、关闭共同开口困难、临床费用高。过程的艰辛及高昂的费用是TLTG推广最大的障碍。在这样的背景下2016年来自韩国的Kwon和笔者团队先后报道了"π"吻合和自牵引后离断

（Self-Pulling Latter Transection，SPLT）吻合方法，简化了食管–空肠吻合过程。

三、SPLT食管–空肠吻合方法解读

常规腹腔镜下完成淋巴结清扫后，于食管胃结合部或肿瘤上缘结扎食管。助手牵引结扎线状态下术者完成食管裂孔及下纵隔淋巴结的清扫和食管下段的游离。食管结扎线头侧切开食管右后壁备做吻合的共同开口。取距离屈氏韧带20~25 cm空肠，系膜开孔（若系膜较短需要离断部分系膜血管），对系膜缘切开肠壁备做吻合的共同开口。用60 mm腹腔镜直线切割吻合器经左上腹12 mm Trocar于结肠前行食管右后壁–空肠侧侧吻合术。检查确认吻合线无活动性出血后经右侧腹部12 mm Trocar用60 mm腹腔镜直线切割吻合器关闭共同开口的同时离断食管和空肠。距离食管空肠吻合口下方约40 cm行空肠–空肠侧侧腔内吻合（图1–1）。

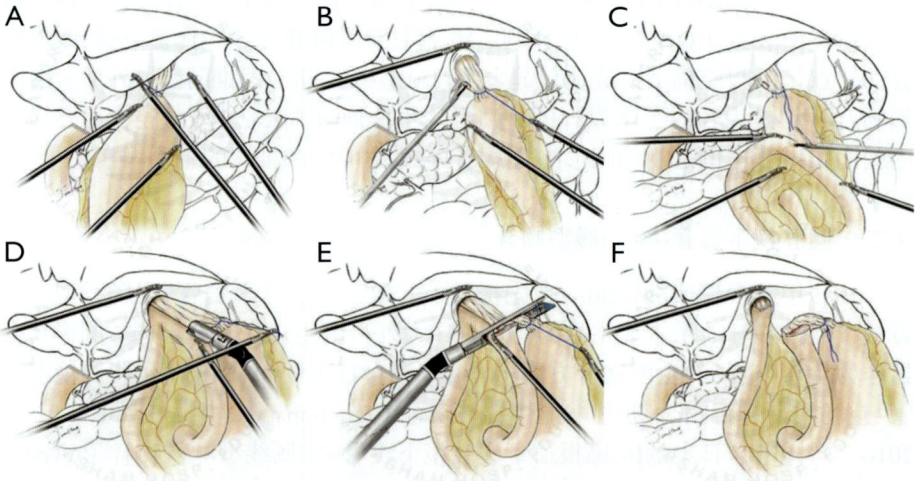

图1–1　SPLT吻合步骤

（A）结扎食管；（B）切开食管壁；（C）切开空肠对系膜缘；（D）食管–空肠吻合；（E）关闭共同开口同时离断食管和空肠；（F）食管–空肠吻合完成。

四、SPLT食管–空肠吻合的要点

（一）食管结扎位置的确定

对于肿瘤位于胃体的患者或Siewert Ⅲ型的食管胃结合部腺癌，笔者中心选择在食管胃结合部结扎食管，对于Siewert Ⅱ型的食管胃结合部腺癌，在肿

瘤上缘头侧结扎食管，对于病灶较小的患者需要术中胃镜确定肿瘤上缘位置（图1-2）。结扎并牵引食管不但可以避免食管上缩，同时也符合无瘤原则的要求。

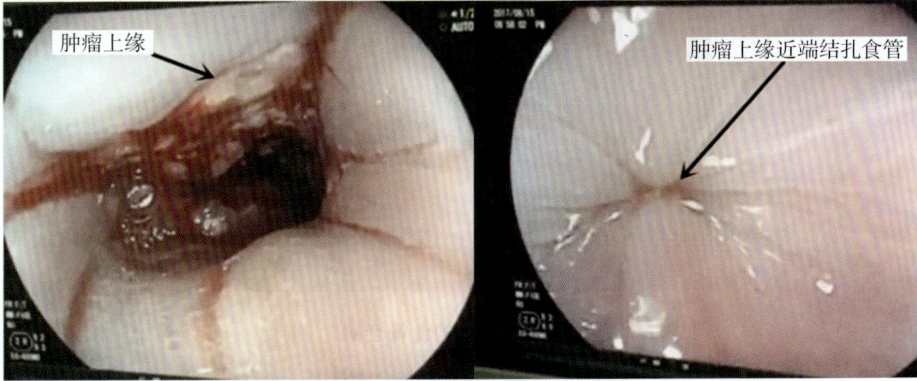

图1-2　术中胃镜确定肿瘤上缘位置及食管结扎位置

（二）食管切缘的确定

对于胃体肿瘤患者，由于病灶没有累及贲门，一般不需要较高位置的食管游离，在结扎线头侧切开食管并行食管-空肠吻合即可获得充分的上切缘。对于Siewert Ⅱ型食管胃结合部腺癌，需要下纵隔和食管裂孔的淋巴结清扫及食管的充分游离（8~10 cm），由于结扎线位于肿瘤上缘头侧，在结扎线头侧3 cm切开食管壁作为共同开口，由于关闭共同开口的位置在共同开口头侧，离断食管后即可获得>3 cm的上切缘（图1-3），笔者遵循该原则累计完成200余例SPLT手术，尚未发现切缘阳性者。

（三）吻合过程中的细节

在切开食管侧壁过程中，由于食管管壁较厚，需要确保食管壁的全层切开避免在黏膜下形成假道导致吻合失败，部分外科医生选择在胃管引导下切开食管。在食管-空肠吻合过程中，由于吻合器方向和食管走向一致，一般不会导致食管损伤，但是在空肠肠袢上提过程中，尤其是向纵隔内放置过程中，容易导致肠壁的损伤甚至戳穿，务必做到操作细致、动作轻柔，吻合器击发之前反复确认肠壁的完整性。笔者曾经遇到肠壁戳穿情况（图1-4），重新选择穿孔

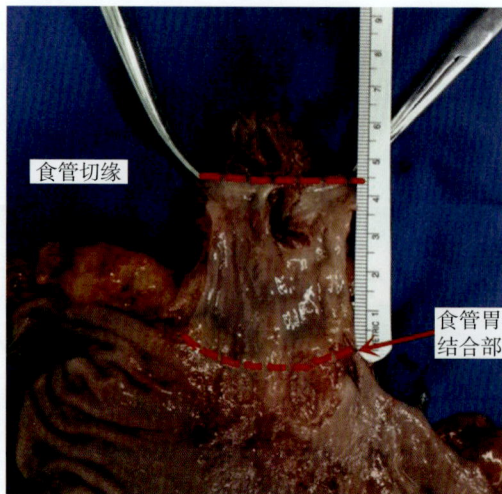

图1-3　充分的食管切缘

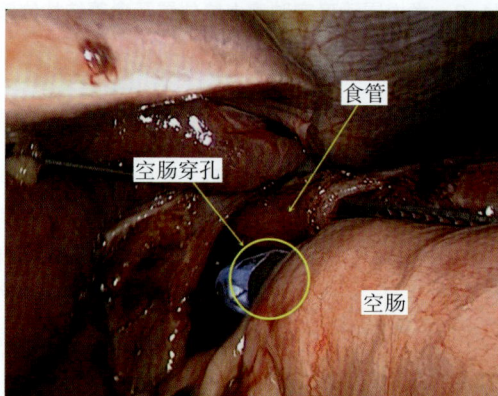

图1-4　吻合过程中空肠穿孔

处作为共同开口进行吻合，避免了吻合失败。由于食管及空肠血供均较丰富，关闭共同开口之前需要检查吻合口是否有需要缝合的活动性出血。在关闭共同开口过程中务必确保前后方的吻合线均包含在吻合器内，避免吻合口瘘。由助手经右下向左上的方向关闭共同开口，吻合器基本垂直于需要离断的食管，视野清晰、暴露充分，一个钉匣即可完成标本离断。吻合成功的关键因素：空肠系膜无张力、避免空肠戳穿、避免食管假道、确认吻合线完整及共同开口关闭确切（图1-5）。

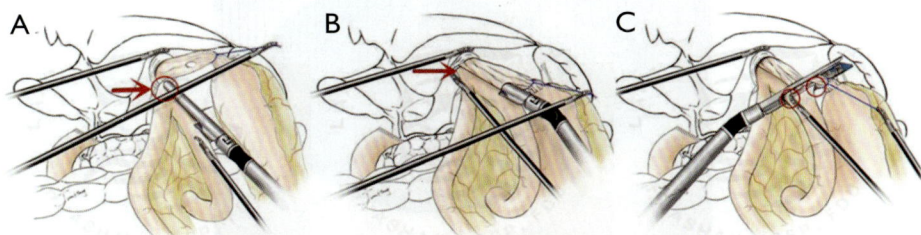

图1-5　吻合注意事项
（A）避免肠壁戳穿；　（B）确认肠壁完整；　（C）确认共同开口关闭确切。

（四）关于空肠袢系膜的处理

吻合口无张力是吻合成功的关键因素之一，在食管空肠吻合之前，需要进行空肠系膜张力的判断，首先将欲吻合的肠袢上提至食管裂孔，若确实没有张力，可以不进行空肠系膜的离断处理。若患者空肠系膜较短，则需要空肠系膜的预处理，切勿在有张力的状态下强行吻合。

五、经验总结

自2014年6月本团队首创SPLT吻合方式以来，已累计完成超过200例该术式，无因吻合失败而中转开腹或开胸的案例。平均吻合用时约20 min，发生食管-空肠吻合口瘘1例，经腹腔引流肠内营养支持治疗1月后痊愈出院。发生上消化道出血3例，经非手术治疗术后1周出院，无围手术期死亡事件发生。术后内镜随访没有发现吻合口狭窄，吻合口形态呈现为圆形或类圆形（图1-6）。SPLT食管-空肠腔内吻合方法的优势包括：操作简便、吻合安全、食管离断位置高、经济成本低。

笔者在长期的临床工作中，深刻认识到TLTG过程的艰辛，但是由于TLTG独特的微创优势能够惠及广大患者，才促使外科医生不懈追求技术的提高和方法的改进。作为SPLT的原创单位，经过4年的临床实践，可以认为该吻合方法是安全、简便、有效、经济的食管-空肠吻合技术。我们同时期待未来能够有多中心、大样本的数据为该方法的完善和推广提供更充分的依据支持。

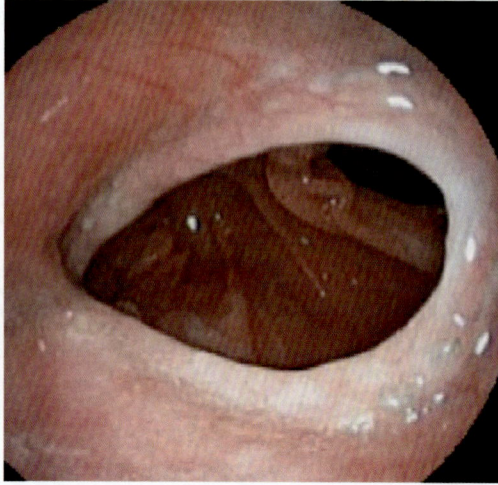

图1-6　术后食管-空肠吻合口内镜下形态

参考文献

[1]　Ferlay J，Soerjomataram I，Dikshit R，et al. Cancer incidence and mortality worldwide：sources，methods and major patterns in GLOBOCAN 2012[J]. Int J Cancer，2015，136(5)：E359-E386.

[2]　Uyama I，Sugioka A，Fujita J，et al. Laparoscopic total gastrectomy with distal pancreatosplenectomy and D2 lymphadenectomy for advanced gastric cancer[J]. Gastric Cancer，1999，2(4)：230-234.

[3]　Walther BS，Zilling T，Johnsson F，et al. Total gastrectomy and oesophagojejunostomy with linear stapling devices[J]. Br J Surg，1989，76(9)：909-912.

[4]　Okabe H，Obama K，Tanaka E，et al. Intracorporeal esophagojejunal anastomosis after laparoscopic total gastrectomy for patients with gastric cancer[J]. Surg Endosc，2009，23(9)：2167-2171.

[5]　Kwon IG，Son YG，Ryu SW. Novel Intracorporeal Esophagojejunostomy Using Linear Staplers During Laparoscopic Total Gastrectomy：π-Shaped Esophagojejunostomy，3-in-1 Technique[J]. J Am Coll Surg，2016，223(3)：e25-e29.

[6]　Hong J，Wang YP，Wang J，et al. A novel method of self-pulling and latter transected reconstruction in totally laparoscopic total gastrectomy：feasibility and short-term safety[J]. Surg Endosc，2017，31(7)：2968-2976.

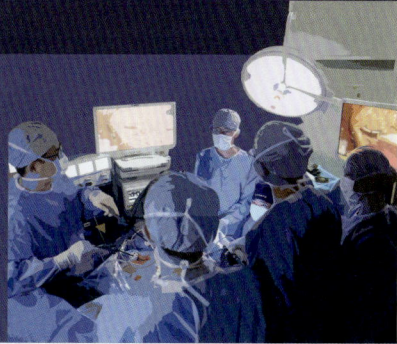

第一讲　自牵引后离断（SPLT）食管空肠腔内吻合要点解读

蒿汉坤（复旦大学附属华山医院）

扫码观看视频
《腹腔镜胃肠手术笔记（第二版）》

第二讲 全腹腔镜根治性全胃切除术（Overlap）

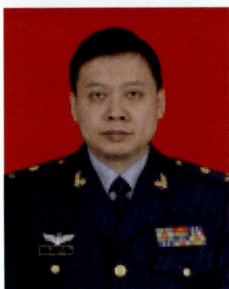

季刚

教授，副主任医师，医学博士，硕士生导师，空军军医大学西京消化病医院消化三科主任。兼任全军普通外科专业委员会腹腔镜与机器人外科学组委员等。（简历更新时间：2019-06-19）

一、病情介绍

患者，男，65岁。

主诉：上腹部饱胀不适2月余。

既往史：吸烟40年，肺功能提示肺中重度阻塞性通气功能障碍。

查体：生命体征平稳。营养中等。双侧锁骨上淋巴结未触及肿大；心肺查体未现明显异常；腹部查体无阳性体征；直肠指诊未触及异常。

腹部CT示：胃小弯侧胃壁增厚，强化。不排除胃癌。

胃镜示：胃体下段小弯侧近胃角处可见类圆形黏膜凹陷，周围黏膜皱襞集中，提示胃癌（图2-1）。

二、手术方案

1. 肿瘤位于胃体小弯侧，拟采用全腹腔镜根治性全胃切除术（Overlap）。

2. 术中定位肿瘤位置，决定行腹腔镜下（Overlap）吻合术。

3. D2淋巴结清扫：No.1、No.2、No.3、No.4、No.5、No.6、No.7 +No.8a、No.9、No.10、No.11、No.12a组淋巴结。

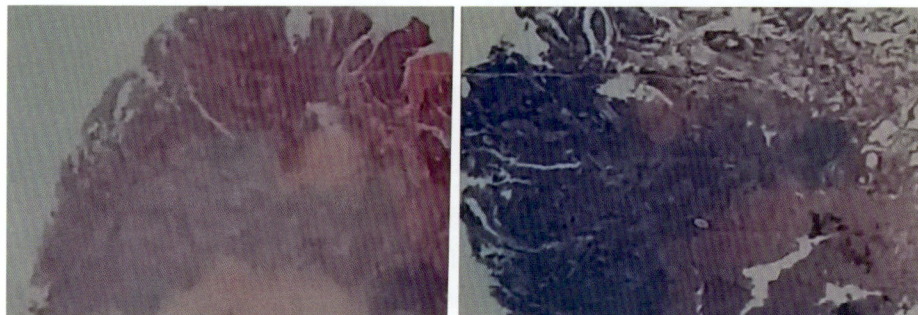

图2-1 病理结果

三、手术介绍

（一）Trocar位置及术者站位

主刀位于患者左侧，助手位于右侧，扶镜手位于患者两腿之间（图2-2）。

（二）进镜探查

进镜探查，确定肿瘤位置，拟定手术方案。

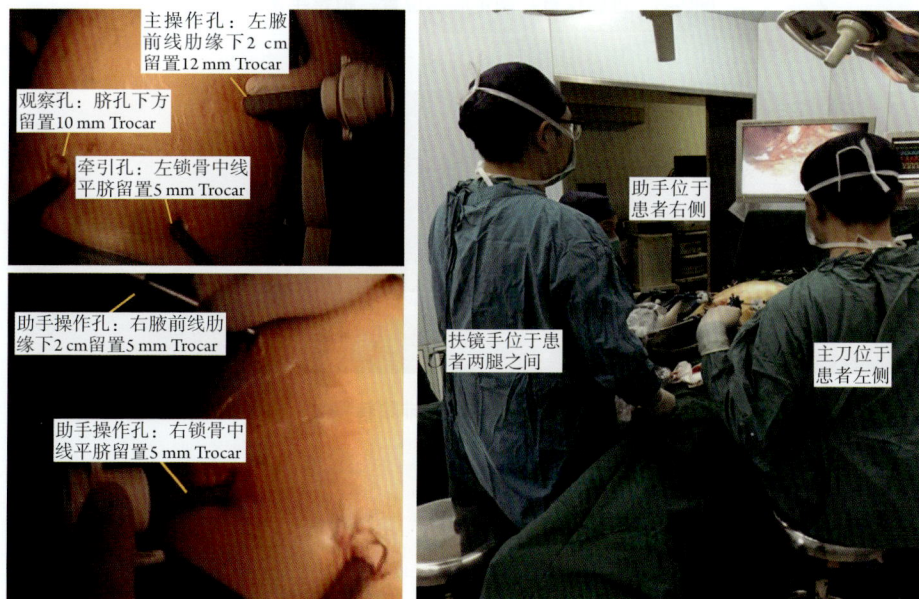

主操作孔：左腋前线肋缘下2 cm留置12 mm Trocar

观察孔：脐孔下方留置10 mm Trocar

牵引孔：左锁骨中线平脐留置5 mm Trocar

助手操作孔：右腋前线肋缘下2 cm留置5 mm Trocar

助手操作孔：右锁骨中线平脐留置5 mm Trocar

助手位于患者右侧

扶镜手位于患者两腿之间

主刀位于患者左侧

图2-2 Trocar位置及术者站位

经过进镜探查，明确肿瘤位于胃体小弯侧，近贲门处，拟行根治性全胃切除术（图2-3）。

然后探查腹腔，排除转移灶。探查肝脏，膈肌，肠系膜根部，盆腔，腹膜（图2-4）。

小结：腹腔镜视野放大，组织层次清晰，更容易间隙间解剖，避免副损伤，更容易游离深部组织。因此，腹腔镜胃癌根治术更容易达到规范化要求，目前对于Ⅱ期、Ⅲ期胃癌行腹腔镜手术能够达到比开腹手术更好的效果。规范化手术需要清晰地找到解剖学路径以及解剖层面，需要娴熟的镜下分离，止血操作技术，彻底清扫淋巴结，以及对腹腔镜器械、超声刀等的熟练应用。

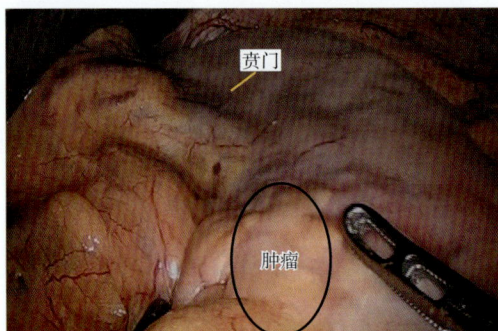

图2-3　进镜探查：确定肿瘤位置，拟定手术方案

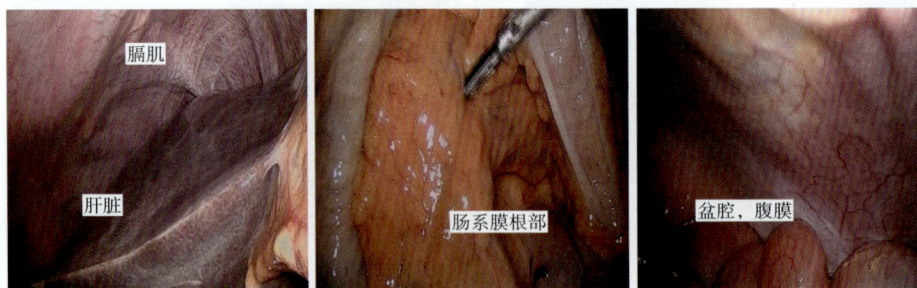

图2-4　探查腹腔，排除转移灶

（三）网膜游离

网膜游离（图2-5）。

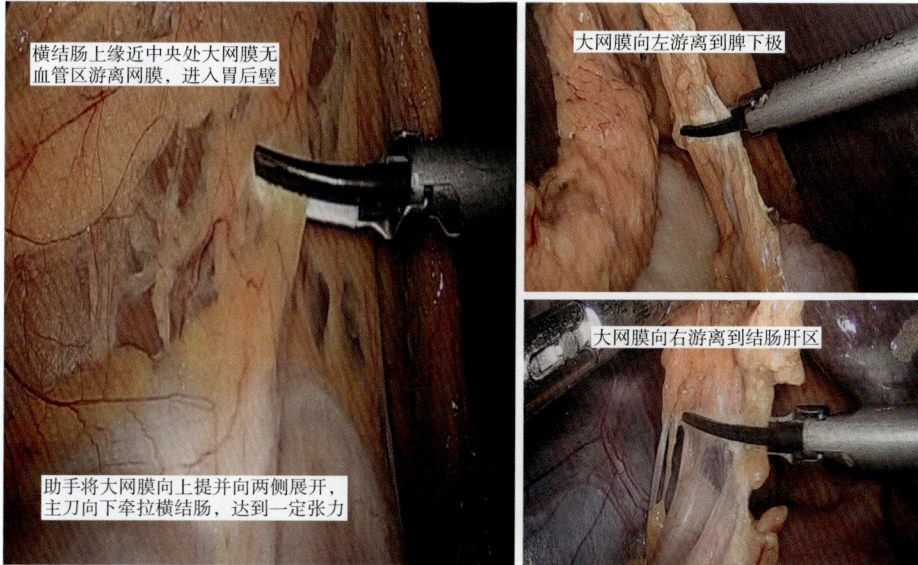

横结肠上缘近中央处大网膜无血管区游离网膜，进入胃后壁

大网膜向左游离到脾下极

大网膜向右游离到结肠肝区

助手将大网膜向上提并向两侧展开，主刀向下牵拉横结肠，达到一定张力

图2-5　网膜游离

（四）结肠系膜前叶及幽门下区游离

结肠系膜前叶及幽门下区游离见图2-6，No.6组淋巴结清扫见图2-7。

小结：右侧横结肠系膜前后叶之间融合间隙的组织疏松且无血管，容易剥离系膜前叶，可采用钝性+锐性游离，快捷且不出血，手术入路多选择右侧横结肠上缘入路。幽门下区域淋巴结包括No.6和No.14v组淋巴结。No.6组淋巴结发布于胃网膜右静脉与胰十二指肠上前静脉周围及汇合部的淋巴结，也包括沿幽门下动脉分布的幽门后和幽门下淋巴结，胃网膜右静脉的起点和胰头是清扫No.6组淋巴结的重要标志。No.14v组淋巴结位于肠系膜上静脉根部淋巴结，不做常规清扫。

（五）胰腺上缘区域淋巴结清扫

胰腺上缘区域淋巴结清扫的步骤见图2-8。

小结：胰腺上缘区域淋巴结包括胃左动脉周围的No.7、No.8a、No.9、No.11p组淋巴结和胃右血管周围的No.5、No.12a组淋巴结。对于胃右血管周围淋巴结，在离断十二指肠后更容易清扫。此处重要标志是肝总动脉，肝总动脉变异较小，沿胰上缘组织间隙游离，容易找到肝总动脉，沿肝总动脉向左可找到脾动脉和胃左动脉，清扫No.7，No.9，No.11p组淋巴结，向右为肝固有

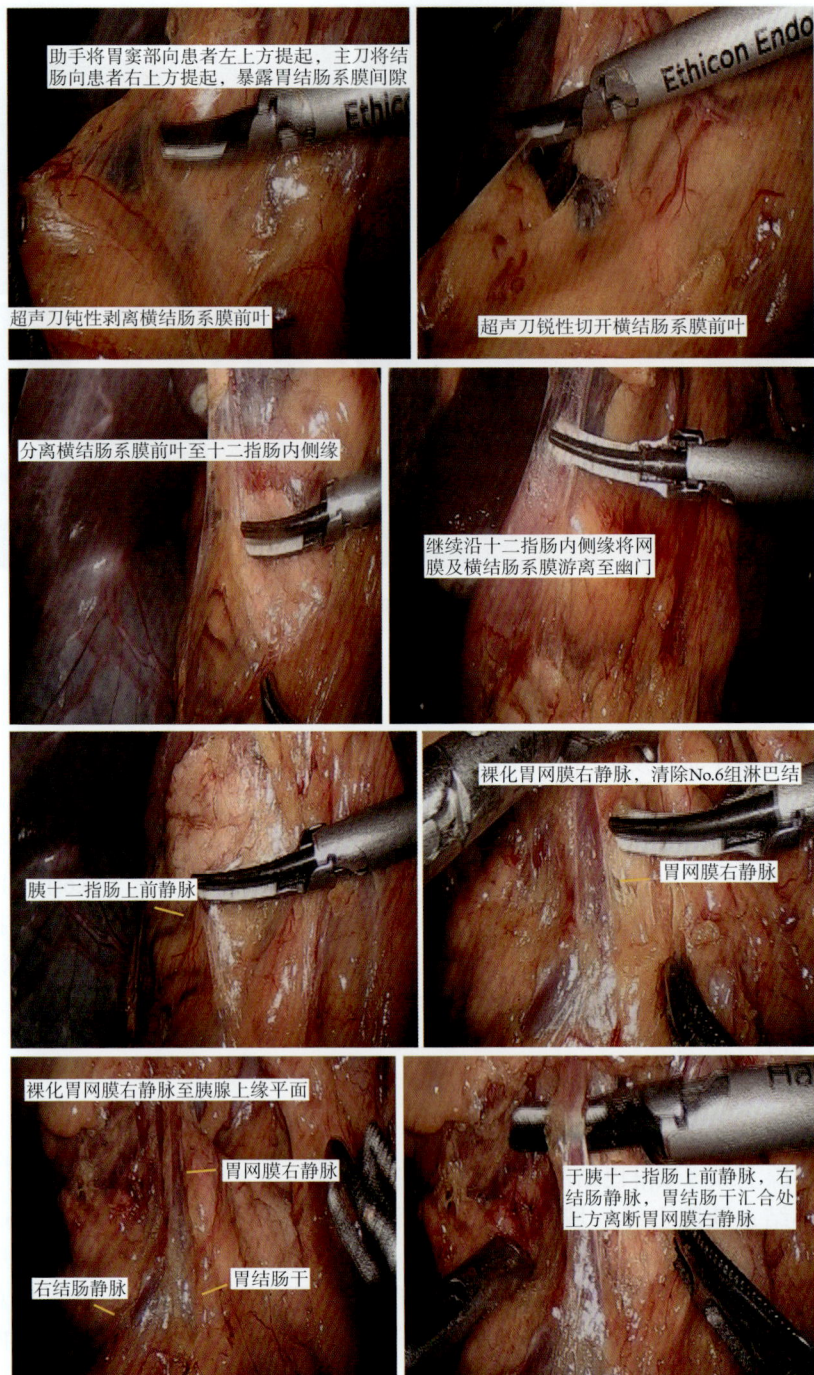

助手将胃窦部向患者左上方提起，主刀将结肠向患者右上方提起，暴露胃结肠系膜间隙

超声刀钝性剥离横结肠系膜前叶

超声刀锐性切开横结肠系膜前叶

分离横结肠系膜前叶至十二指肠内侧缘

继续沿十二指肠内侧缘将网膜及横结肠系膜游离至幽门

胰十二指肠上前静脉

裸化胃网膜右静脉，清除No.6组淋巴结

胃网膜右静脉

裸化胃网膜右静脉至胰腺上缘平面

胃网膜右静脉

右结肠静脉

胃结肠干

于胰十二指肠上前静脉，右结肠静脉，胃结肠干汇合处上方离断胃网膜右静脉

图2-6　结肠系膜前叶及幽门下区游离

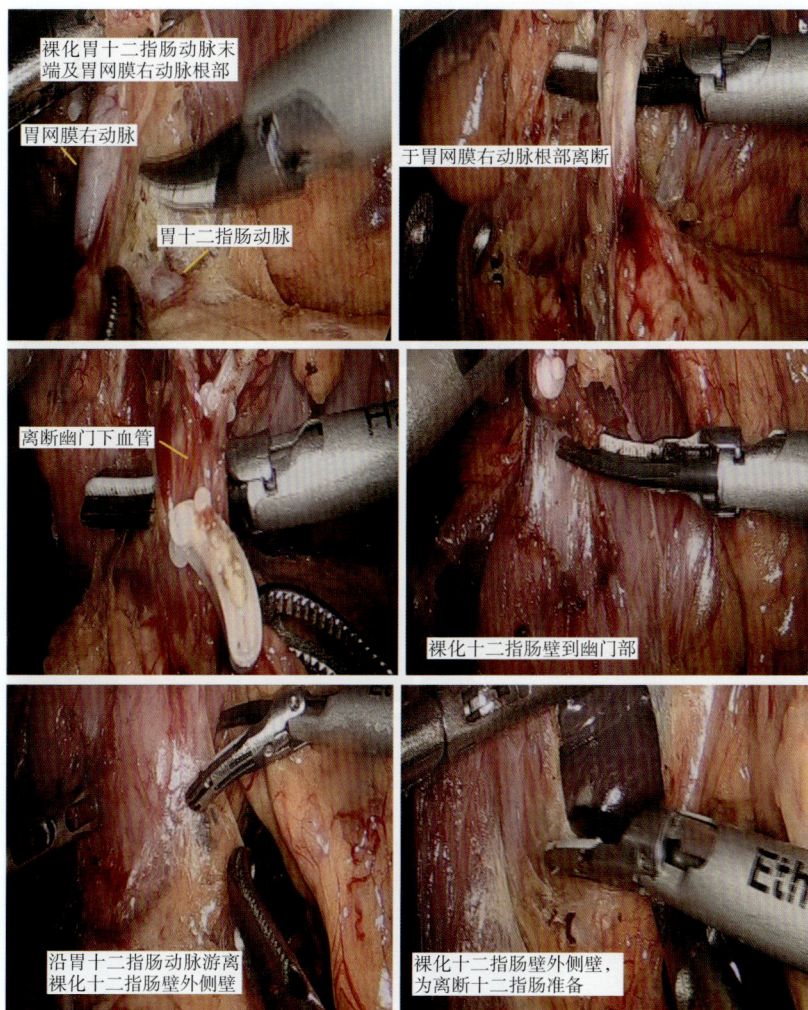

裸化胃十二指肠动脉末端及胃网膜右动脉根部

胃网膜右动脉

胃十二指肠动脉

于胃网膜右动脉根部离断

离断幽门下血管

裸化十二指肠壁到幽门部

沿胃十二指肠动脉游离裸化十二指肠壁外侧壁

裸化十二指肠壁外侧壁，为离断十二指肠准备

续图2-6

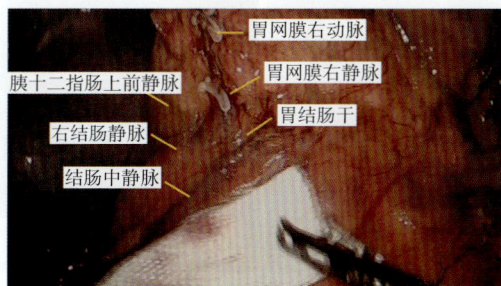

胃网膜右动脉

胰十二指肠上前静脉

胃网膜右静脉

右结肠静脉

胃结肠干

结肠中静脉

图2-7　No.6组淋巴结清扫后

439

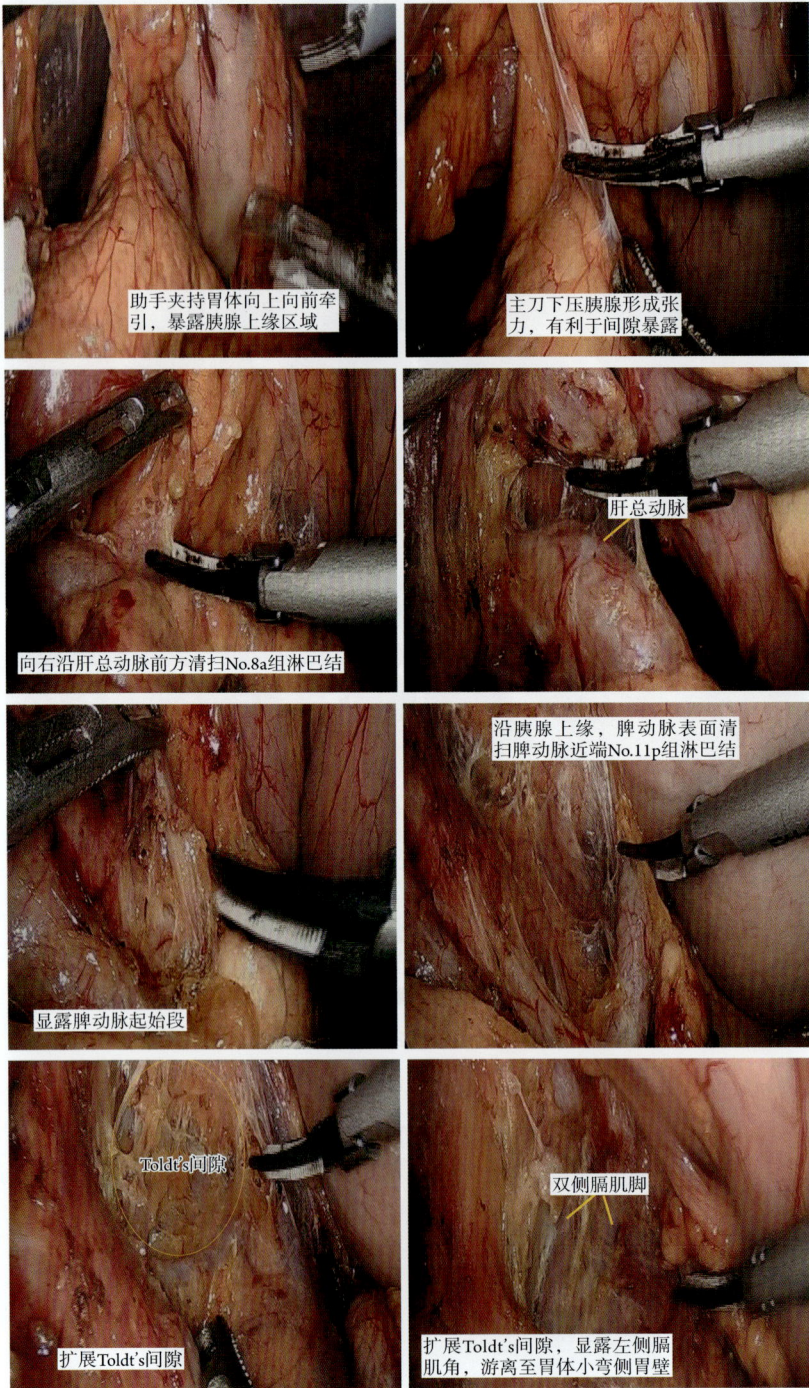

助手夹持胃体向上向前牵引，暴露胰腺上缘区域

主刀下压胰腺形成张力，有利于间隙暴露

肝总动脉

向右沿肝总动脉前方清扫No.8a组淋巴结

沿胰腺上缘，脾动脉表面清扫脾动脉近端No.11p组淋巴结

显露脾动脉起始段

Toldt's间隙

扩展Toldt's间隙

双侧膈肌脚

扩展Toldt's间隙，显露左侧膈肌角，游离至胃体小弯侧胃壁

图2-8　胰腺上缘区域淋巴结清扫

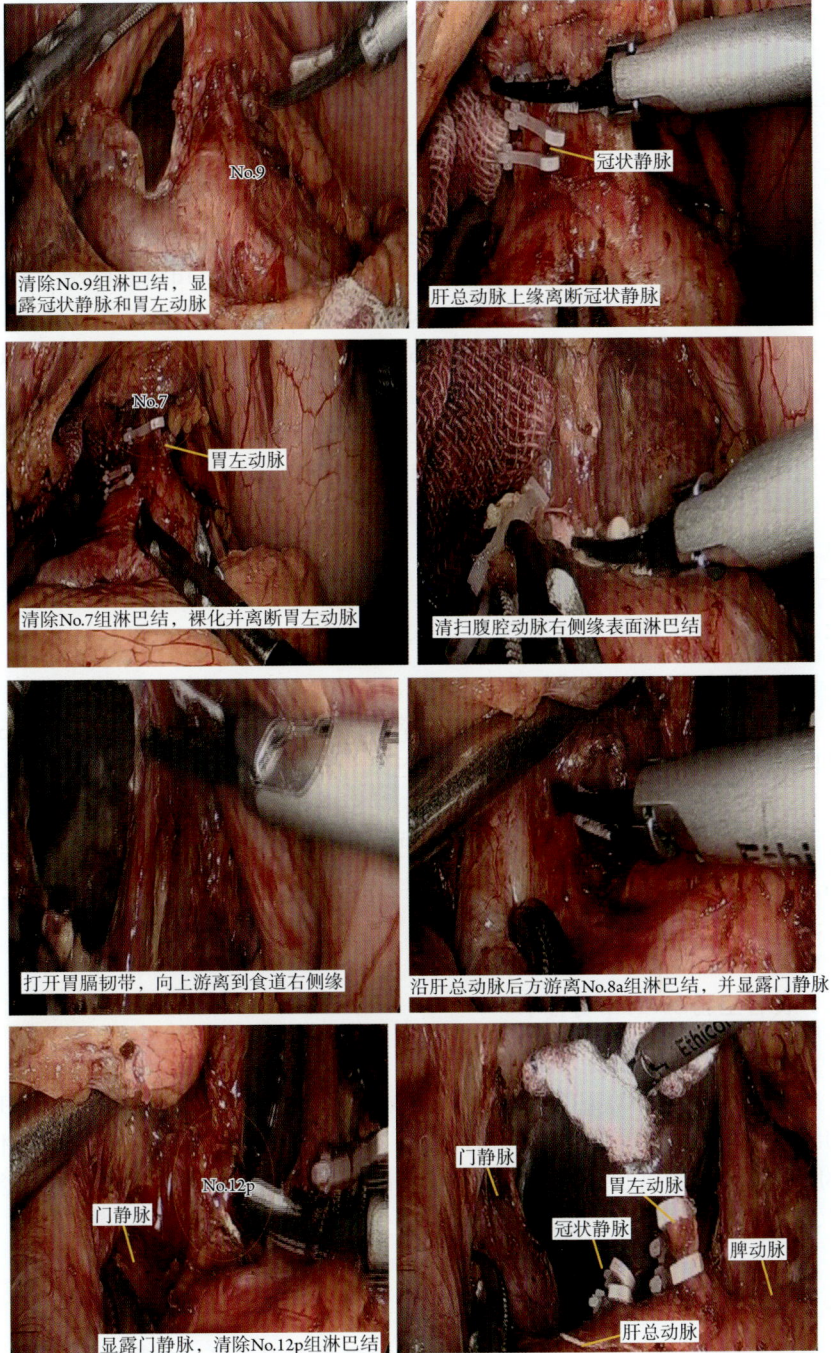

清除No.9组淋巴结，显露冠状静脉和胃左动脉

肝总动脉上缘离断冠状静脉

清除No.7组淋巴结，裸化并离断胃左动脉

清扫腹腔动脉右侧缘表面淋巴结

打开胃膈韧带，向上游离到食道右侧缘

沿肝总动脉后方游离No.8a组淋巴结，并显露门静脉

显露门静脉，清除No.12p组淋巴结

续图2-8

动脉和胃十二指肠动脉，清扫No.8a，No.12a组淋巴结。冠状静脉变异较多，容易损伤出血，超声刀要求小口钳夹，层层剥离，注意判断冠状静脉入口，避免损伤。

（六）胃网膜左血管和脾门区域淋巴结清扫

胃网膜左血管和脾门区域淋巴结清扫步骤见图2-9。

小结：脾门淋巴结包括No.4sa，No.4sb，No.10，No.11d组淋巴结，No.4sb组淋巴结分布于胃网膜左动脉周围。No.4sa组淋巴结分布于胃短动脉周围，胃短动脉起自脾动脉主干，有4~6条。No.10组淋巴结分布于脾门处，沿离开胰尾至进入脾的血管分布。No.11组淋巴结分布于脾动脉干周围，以脾动脉中点分为No.11p和No.11d组淋巴结。脾门淋巴结清扫的重要解剖标志是胰尾和脾动脉。沿胰尾及脾动脉向脾门方向钝性和锐性分离，要有耐心，沿解剖间隙小心、细致分离，避免出血。脾上极的胃短血管较短，胃底紧贴脾脏，容易牵拉出血，造成胃短血管或者脾脏损伤。

（七）胃右血管区域淋巴结清扫

胃右血管区域淋巴结清扫步骤见图2-10。

小结：十二指肠离断后更容易显露胃右血管及区域淋巴结的清扫，No12a组淋巴结分布于肝动脉旁，No.12p组淋巴结分布于门静脉旁。No.5组淋巴结分布于胃右动脉周围，沿肝总动脉向右侧游离即可清扫No.5组淋巴结。裸化肝固有动脉至肝门部完整清扫No12a组淋巴结。沿门静脉左侧缘清扫No.12p组淋巴结。注意保护门静脉，避免损伤。游离肝胃韧带，裸化食管，清扫No.1、No.3、No.2组淋巴结。

（八）食管空肠Overlap吻合术

食管空肠Overlap吻合术步骤见图2-11。

小结：食管空肠OverLap吻合术是成熟的腔镜下吻合技术。要点是：①肿瘤切缘确保干净；②食道游离相对要长，一般要6 cm；③娴熟的缝合技术；④小肠系膜要不要离断？通常在腔镜下离断系膜，对于肥胖和系膜组织较多的患者，离断系膜血管容易造成系膜血管损伤，也有单位不离断系膜血管。

（九）手术结束

最后，食道空肠吻合口下方沿肝下缘放置腹腔引流管，关腹，术毕。

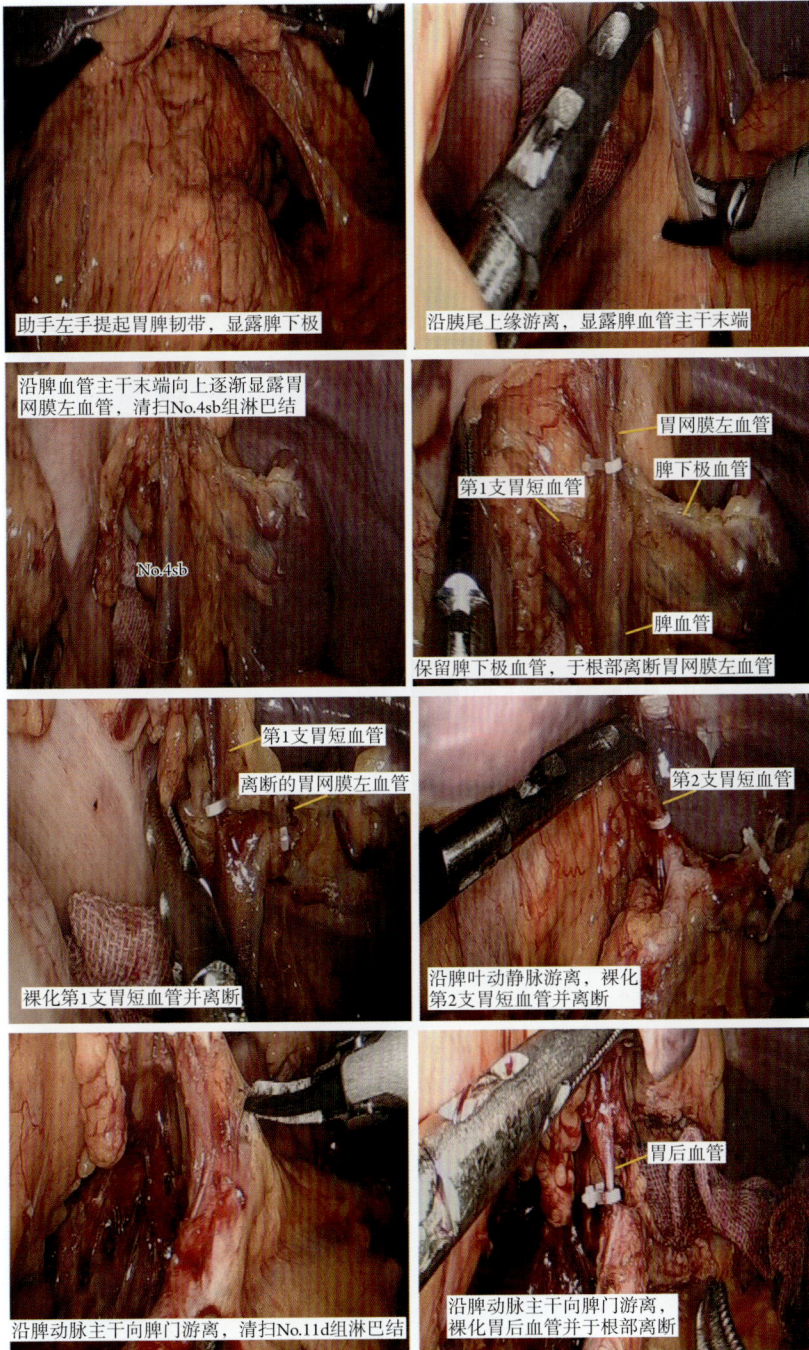

助手左手提起胃脾韧带，显露脾下极

沿胰尾上缘游离，显露脾血管主干末端

沿脾血管主干末端向上逐渐显露胃网膜左血管，清扫No.4sb组淋巴结

No.4sb

胃网膜左血管

第1支胃短血管

脾下极血管

脾血管

保留脾下极血管，于根部离断胃网膜左血管

第1支胃短血管

离断的胃网膜左血管

裸化第1支胃短血管并离断

第2支胃短血管

沿脾叶动静脉游离，裸化第2支胃短血管并离断

沿脾动脉主干向脾门游离，清扫No.11d组淋巴结

胃后血管

沿脾动脉主干向脾门游离，裸化胃后血管并于根部离断

图2-9　胃网膜左血管和脾门区域淋巴结扫

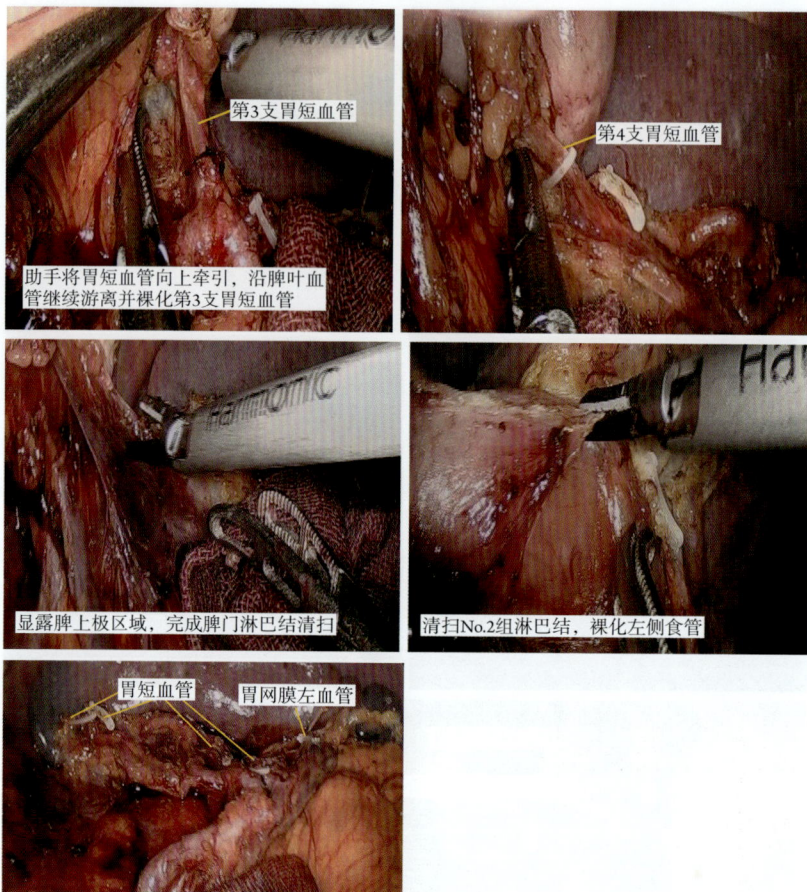

第3支胃短血管

助手将胃短血管向上牵引，沿脾叶血管继续游离并裸化第3支胃短血管

第4支胃短血管

显露脾上极区域，完成脾门淋巴结清扫

清扫No.2组淋巴结，裸化左侧食管

胃短血管　胃网膜左血管

续图2-9

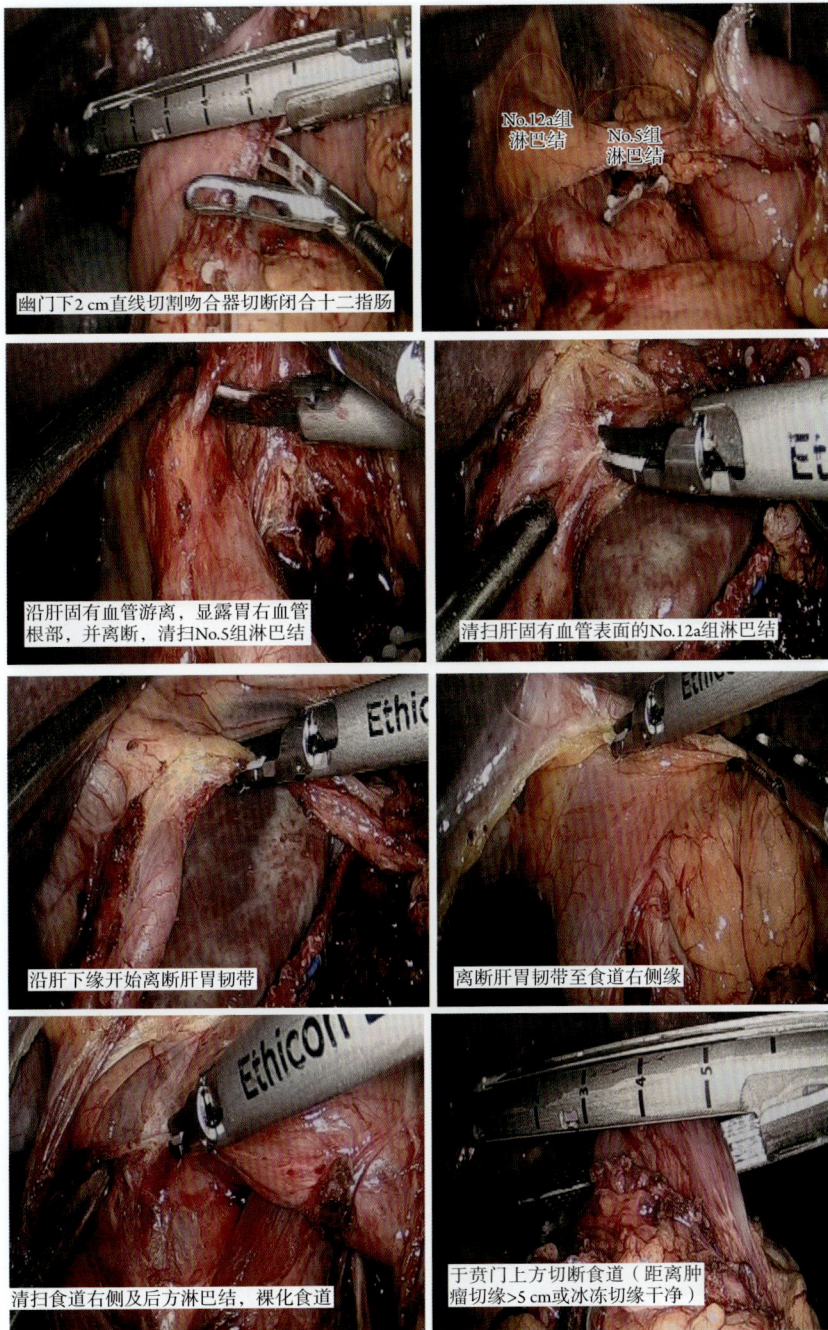

幽门下2 cm直线切割吻合器切断闭合十二指肠

No.12a组淋巴结　　No.5组淋巴结

沿肝固有血管游离，显露胃右血管根部，并离断，清扫No.5组淋巴结

清扫肝固有血管表面的No.12a组淋巴结

沿肝下缘开始离断肝胃韧带

离断肝胃韧带至食道右侧缘

清扫食道右侧及后方淋巴结，裸化食道

于贲门上方切断食道（距离肿瘤切缘>5 cm或冰冻切缘干净）

图2-10　胃右血管区域淋巴结清扫

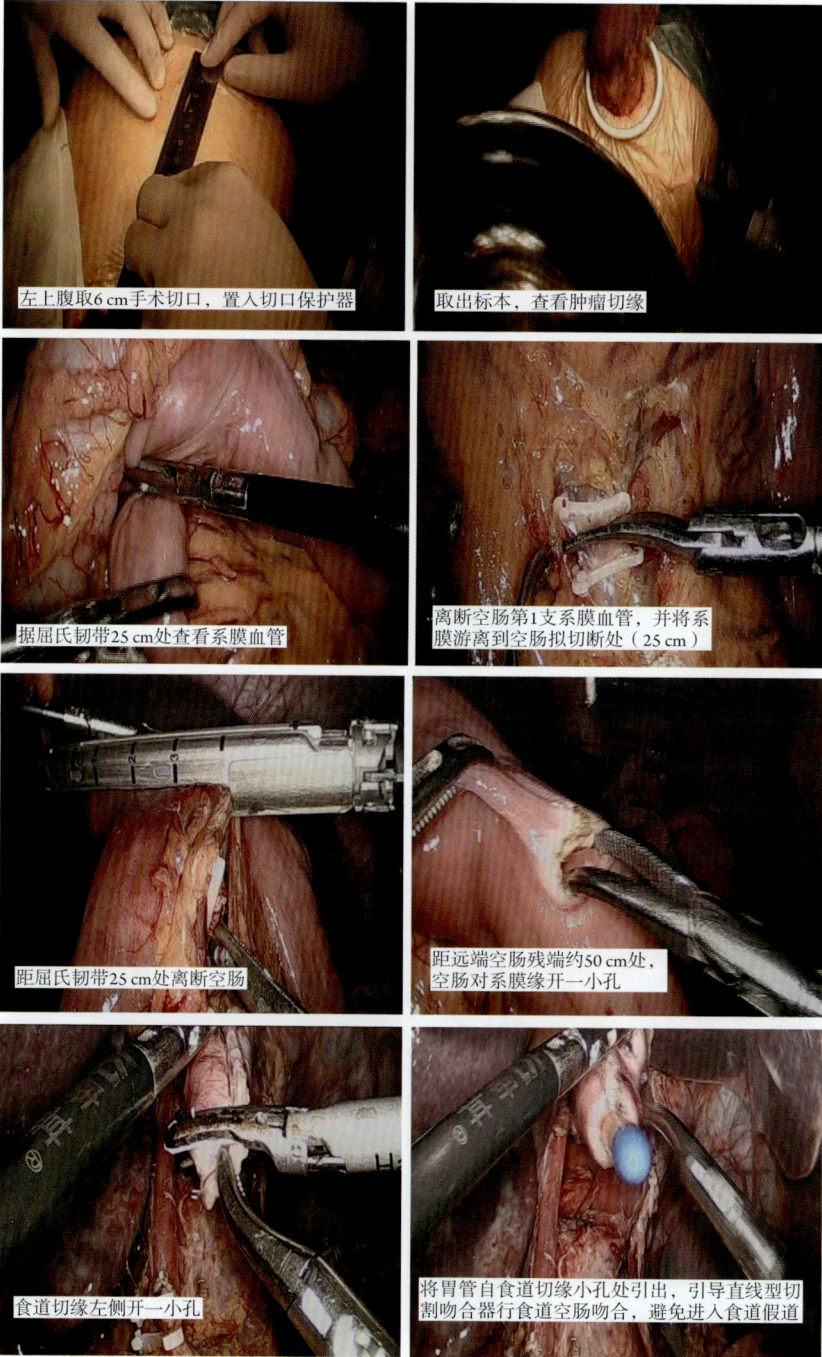

左上腹取6 cm手术切口，置入切口保护器

取出标本，查看肿瘤切缘

据屈氏韧带25 cm处查看系膜血管

离断空肠第1支系膜血管，并将系膜游离到空肠拟切断处（25 cm）

距屈氏韧带25 cm处离断空肠

距远端空肠残端约50 cm处，空肠对系膜缘开一小孔

食道切缘左侧开一小孔

将胃管自食道切缘小孔处引出，引导直线型切割吻合器行食道空肠吻合，避免进入食道假道

图2-11　食管空肠Overlap吻合术

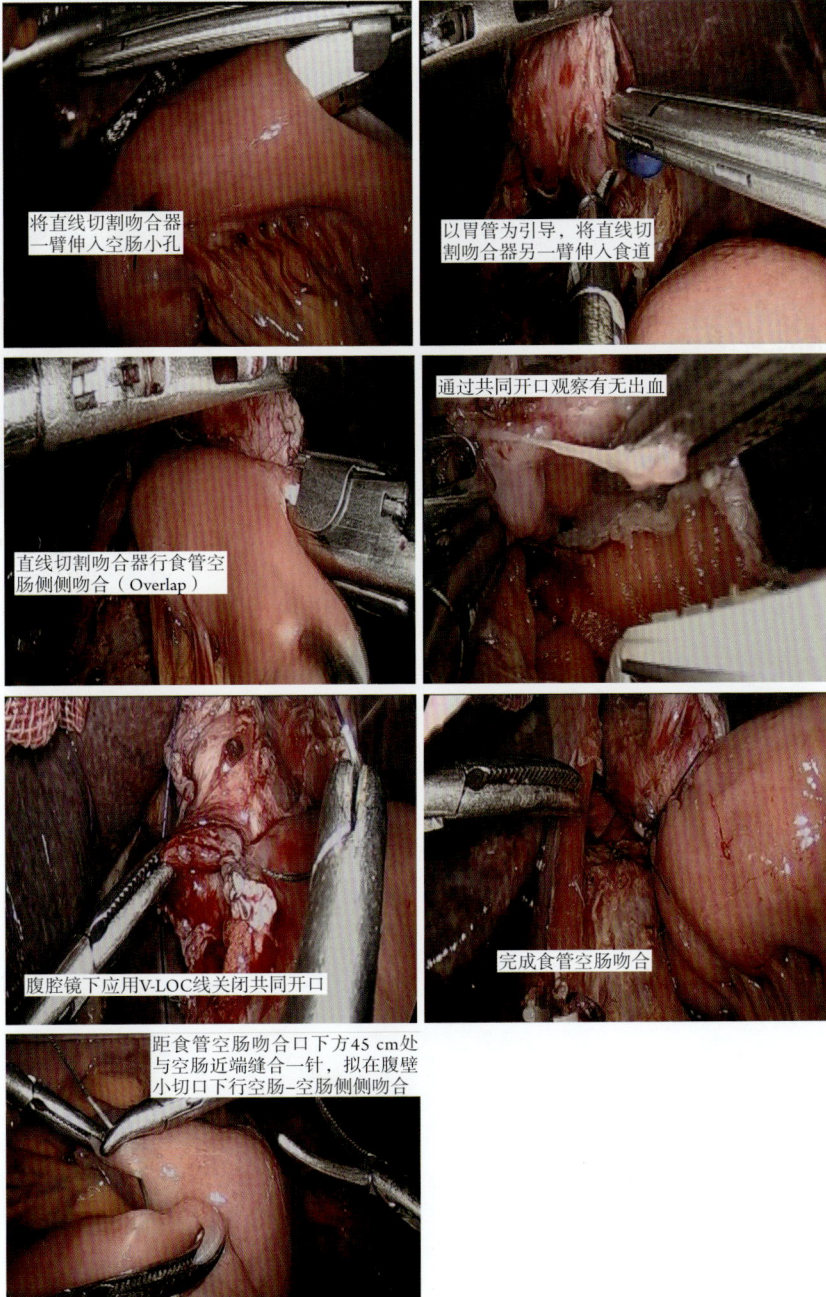

将直线切割吻合器一臂伸入空肠小孔

以胃管为引导，将直线切割吻合器另一臂伸入食道

直线切割吻合器行食管空肠侧侧吻合（Overlap）

通过共同开口观察有无出血

腹腔镜下应用V-LOC线关闭共同开口

完成食管空肠吻合

距食管空肠吻合口下方45 cm处与空肠近端缝合一针，拟在腹壁小切口下行空肠-空肠侧侧吻合

续图2-11

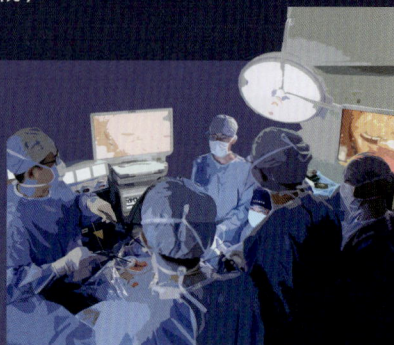

第二讲　全腹腔镜根治性全胃切除术
（Overlap）

季刚（空军军医大学西京消化病医院）

扫码观看视频

《腹腔镜胃肠手术笔记（第二版）》

AME
Publishing Company

第三讲 全腹腔镜全胃切除Overlap食管空肠吻合术

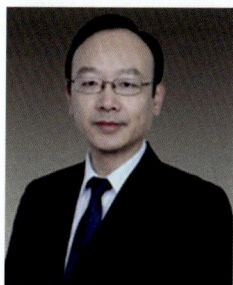

靖昌庆

山东省立医院东院胃肠外科副主任、主任医师。中华医学会肠外肠内营养学分会委员、中华医学会外科学分会青年委员、中华医学会肿瘤学分会结直肠肿瘤学组委员、中国医师协会胃肠间质瘤分会青委会副主委、中国研究型医院结直肠肛门外科分会副主任委员。

（简历更新时间：2019-06-19）

一、手术名称

全腹腔镜全胃切除Overlap食管空肠吻合术。经腹腔全胃切除手术适用于胃体肿瘤和胃食管交界部肿瘤的Siewert Ⅱ型和Ⅲ型，术前全面的检查和评估必不可少，根据术前临床分期制订淋巴结清扫策略和消化道重建方式。

二、术前准备

（一）患者体位

胃癌手术通常采用仰卧分腿位，呈"人"字形，头高脚底。行脾门区淋巴结清扫时，左侧抬高位，利于脾门区术野的暴露。

（二）术者站位

术者站位根据每个团队的手术习惯，分为术者左站位和右站位两种。常规五孔法置入Trocar，呈扇形分布（图3-1）。

三、术中解剖及手术步骤

1. 探查腹腔、肿瘤周围，可用纳米碳等示踪剂标记（图3-2），利于淋巴结的清扫和胃远近切线的确定。

患者体位与术者站位

Trocar 位置

体位：患者取仰卧位，两腿分
开，呈"人"字形。

站位：术者（S）站于患者左
侧，助手（A）于患者右侧，扶
镜手（C）站于患者两腿之间。

A
助手

5 mm

12 mm

S
主刀

12 mm

5 mm

10 mm

C 扶镜手

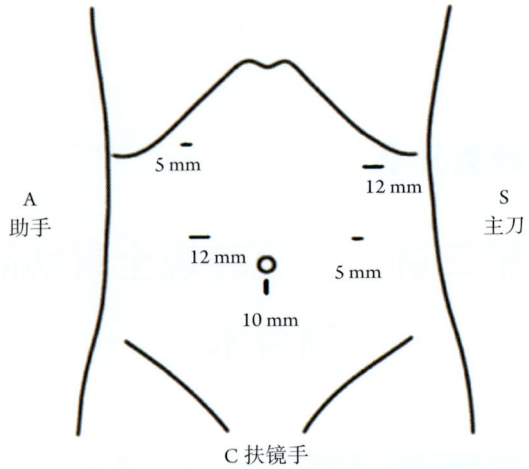

图3-1　术前准备

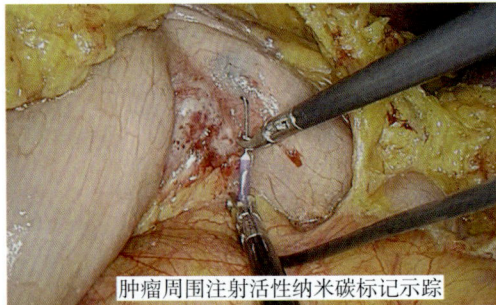

肿瘤周围注射活性纳米碳标记示踪

图3-2　术中标记

　　进展期胃癌须切除大网膜，在大网膜与横结肠连接处切断大网膜。游离和清扫淋巴结根据习惯可采用后入路、前入路或联合入路。

　　2. 幽门下区淋巴结的清扫：幽门下区淋巴结分为No.6a、No.6v、No.6i组，分别附于胃网膜右动脉、胃网膜右静脉和幽门下血管周围。寻找胃网膜右静脉应暴露结肠中静脉和胰十二指肠上前静脉，在胃网膜右静脉和胰十二指肠上前静脉汇合处离断静脉，即胰头下水平处离断胃网膜右静脉，清扫No.6v组（图3-3）。随后沿胰头表面向上至胰头上水平处，离断胃网膜右动脉，清扫No.6a组（图3-4）。靠近十二指肠壁还有数支幽门下血管，离断后清扫No.6i组。

　　3. 胰腺上区淋巴结的清扫：No.6组淋巴结清扫完毕后，沿胃十二指肠动脉

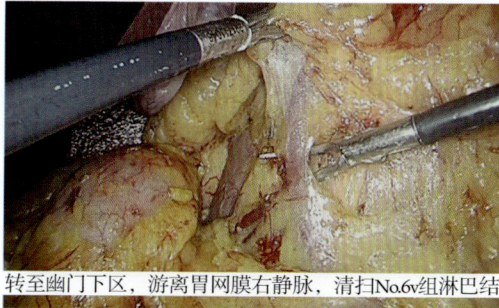

转至幽门下区，游离胃网膜右静脉，清扫No.6v组淋巴结

图3-3 游离胃网膜右静脉

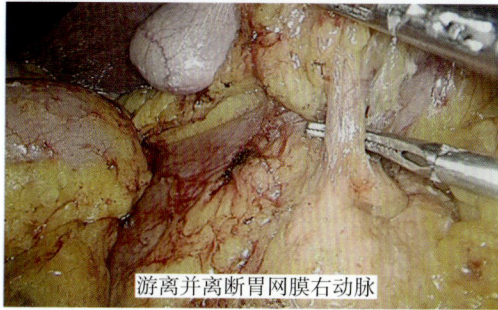

游离并离断胃网膜右动脉

图3-4 游离胃网膜右动脉

向头侧游离显露至幽门上区（图3-5），显露肝总动脉、肝固有动脉、胃右动静脉、门静脉，离断胃右动静脉，清扫No.5组和No.12a组淋巴结（图3-6）。然后沿肝总动脉向左沿胃胰襞进入胰后间隙（图3-7），在Gerota筋膜和Toldt's筋膜间游离（图3-8），离断胃左静脉和胃左动脉（图3-9），清扫No.8a组、

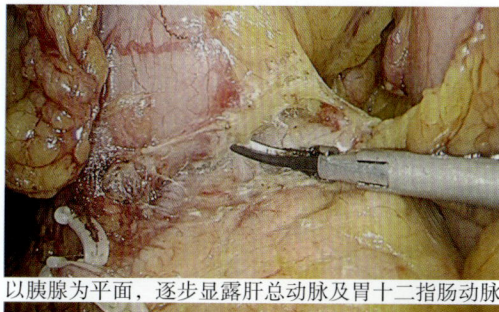

以胰腺为平面，逐步显露肝总动脉及胃十二指肠动脉

图3-5 显露肝总动脉及胃十二脂肠动脉

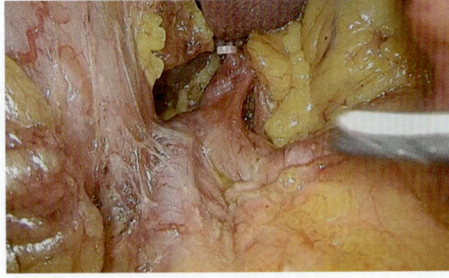

图3-6　解剖层面

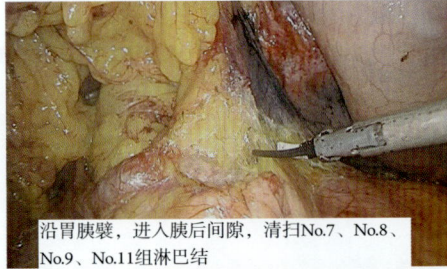

沿胃胰襞，进入胰后间隙，清扫No.7、No.8、No.9、No.11组淋巴结

图3-7　胰后间隙

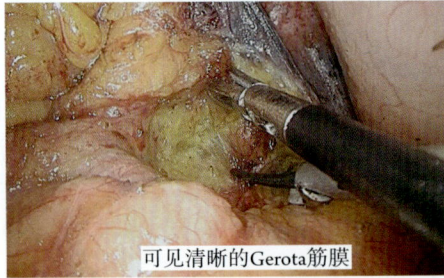

可见清晰的Gerota筋膜

图3-8　Gerota筋膜

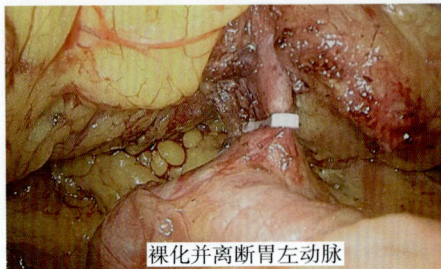

裸化并离断胃左动脉

图3-9　离断胃左动脉

No.7组、No.9组，在胰腺上缘沿脾动脉向脾门方向清扫No.11组淋巴结。

4.脾门区淋巴结的清扫：游离胃结肠韧带至邻近脾下极处，显露脾动脉和胃网膜左血管及脾下极支，保留脾下极支血管，然后离断胃网膜左血管，清扫No.4sb组淋巴结（图3-10~图3-11）；向脾上极离断胃短血管至贲门左侧，沿脾动脉和脾静脉清扫No.10组淋巴结（图3-12~图3-15）。

5.小网膜切断后悬吊肝脏，充分游离食道下段。切断十二指肠和食道下端，取出全胃标本后，明确远近切缘阴性后，重新建立气腹（图3-16~图3-18）。

6.食道切线中间两侧缝合两针牵拉，中间处全层切开食道（图3-19），可从胃管或营养管穿出以确保全层切开避免吻合形成夹层（图3-20），钛夹全层夹闭前层标记防止食道肌层撕裂（图3-21）。距离屈氏韧带20 cm空肠处标记切开，线型切割吻合器两臂分别插入空肠和食道，击发后检查吻合口（图3-22），共同开口以倒刺线连续缝合关闭（图3-23）。输入袢距食道空肠吻合口3~5 cm处切断空肠（图3-24）。输入袢与输出袢可通过先前腹壁取标本

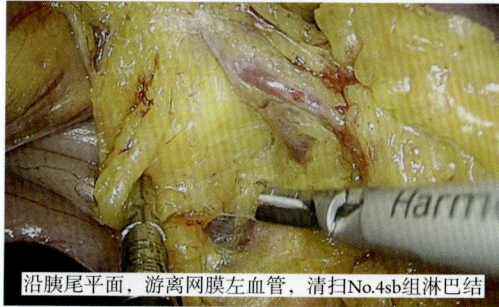

沿胰尾平面，游离网膜左血管，清扫No.4sb组淋巴结

图3-10　清扫No.4sb组淋巴结

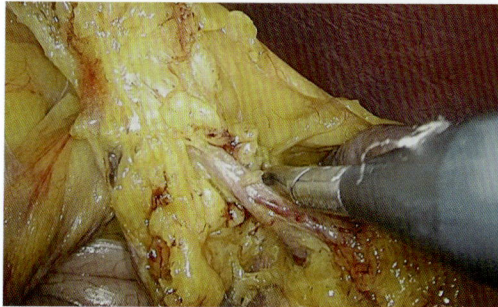

图3-11　游离网膜左血管

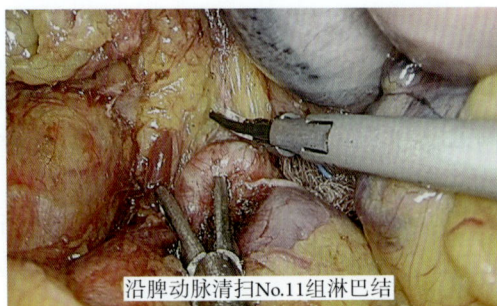

沿脾动脉清扫No.11组淋巴结

图3-12　清扫No.11组淋巴结

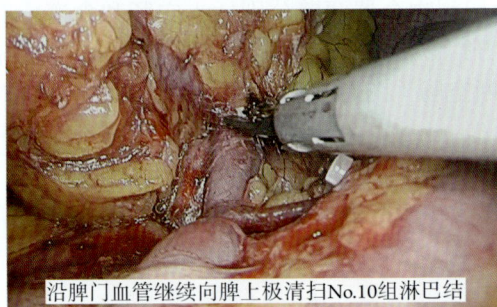

沿脾门血管继续向脾上极清扫No.10组淋巴结

图3-13　清扫No.10组淋巴结

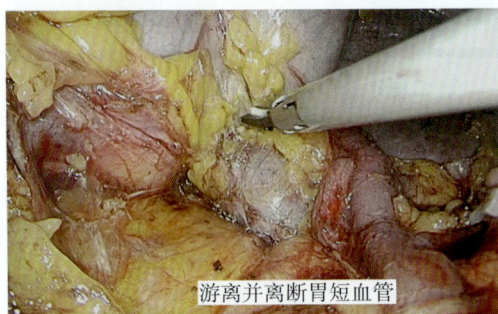

游离并离断胃短血管

图3-14　游离胃短血管

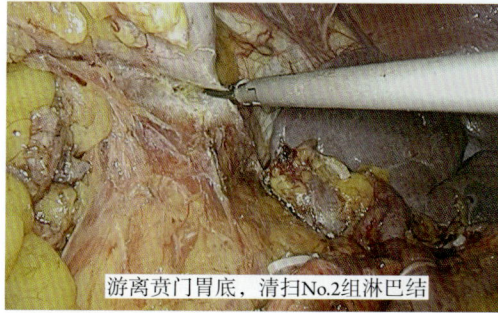

游离贲门胃底，清扫No.2组淋巴结

图3-15　清扫No.2组淋巴结

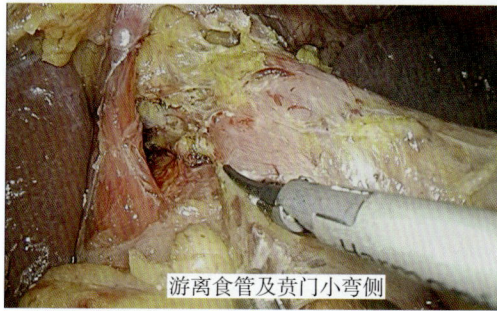

游离食管及贲门小弯侧

图3-16　游离食管及贲门小弯侧

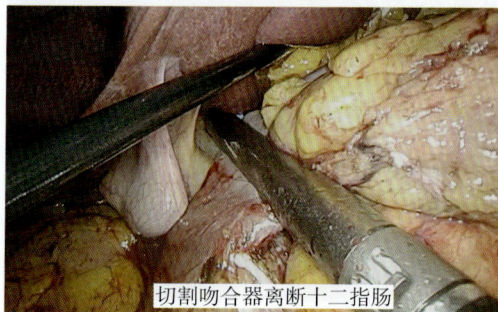

切割吻合器离断十二指肠

图3-17　离断十二指肠

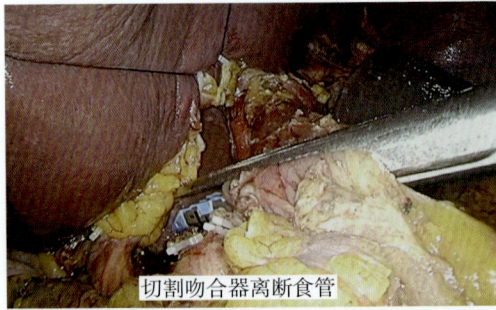

图3-18　离断食管

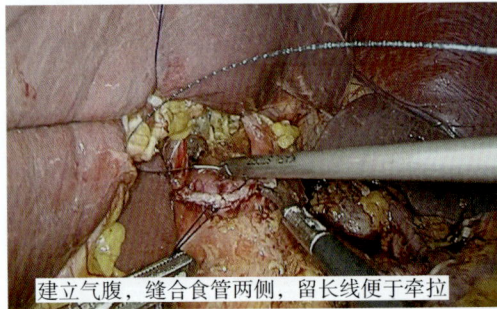

图3-19　缝合食管两侧

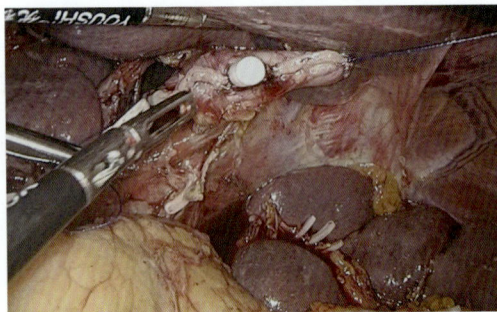

图3-20　确保全层切开避免吻合形成夹层

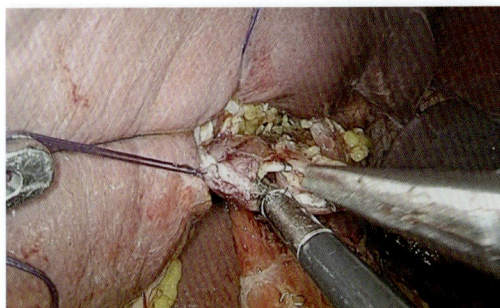

图3-21　钛夹全层夹闭前层标记防止食道肌层撕裂

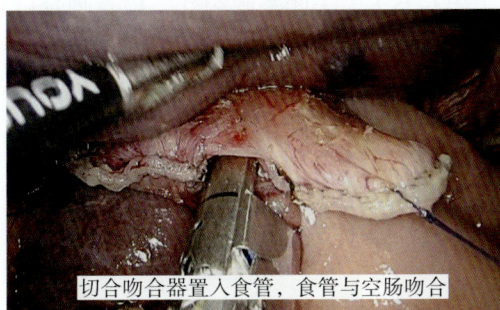

切合吻合器置入食管，食管与空肠吻合

图3-22　检查吻合口

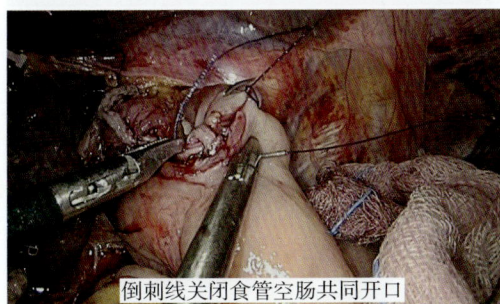

倒刺线关闭食管空肠共同开口

图3-23　关闭缝合口

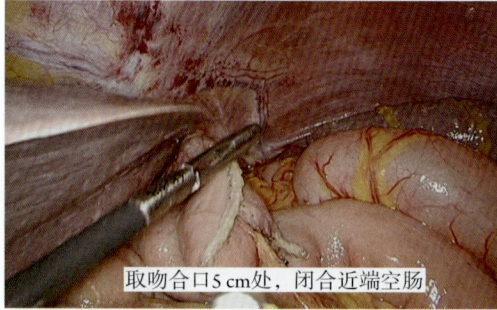

取吻合口5 cm处，闭合近端空肠

图3-24　输入袢距食道空肠吻合口5 cm处切断空肠

的小切口体外吻合（图3-25），关闭系膜裂孔，检查吻合口和手术野后冲洗放置引流，关闭小切口和Trocar孔（图3-26）。

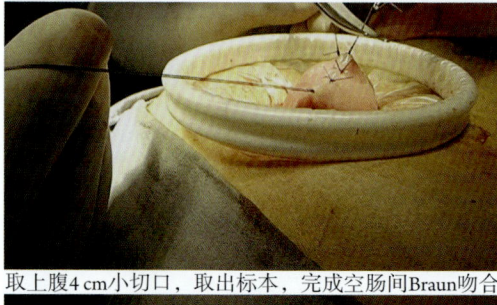

取上腹4 cm小切口，取出标本，完成空肠间Braun吻合

图3-25　Braun吻合

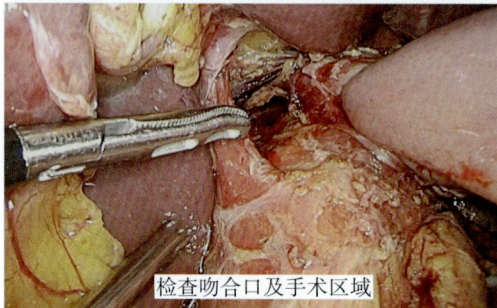

检查吻合口及手术区域

图3-26　检查吻合口及手术区域

四、经验总结

1. 胃癌淋巴结清扫的质量控制须严格执行，No.6v、No.12a、No.8a、No.9、No.10、No.11组淋巴结血管清扫过程血管离断位置不明确和没有暴露门静脉及脾静脉等原因可导致清扫不彻底。

2. 消化道重建时食道下段须充分游离足够的长度，两侧膈肌裂孔空间足够大以容纳空肠，食道断端缝合线充分牵拉，避免食道空肠吻合时钉合膈肌。

3. 食道断端切开须全层，以胃管或营养管穿出确认，避免食道与空肠吻合时形成夹层而导致两个腔道隔离。

4. 空肠与食道Overlap吻合时要顺着蠕动方向，可以先将空肠袢与食道吻合而后离断输入袢，体外行输入输出袢吻合并关闭系膜裂孔。

第三讲　全腹腔镜全胃切除Overlap食管空肠吻合术

靖昌庆（山东省立医院东院）

扫码观看视频

《腹腔镜胃肠手术笔记（第二版）》

AME

第四讲　食管空肠吻合改良Overlap术式

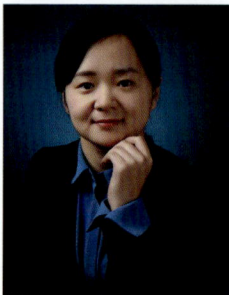

刘晶晶

吉林大学第二医院胃肠及营养外科主治医师，医学博士。以负责人身份承担省部级科研课题2项，参与省部级科研课题十余项，荣获吉林省科技进步三等奖1项，以第一作者身份发表SCI及中华系列文章近10篇。（简历更新时间：2019-06-19）

一、引言

随着腹腔镜下胃肠吻合技术的日渐成熟，腹腔镜胃癌手术的消化道重建逐渐由小切口辅助向全腔镜下操作转变。2016年，Cheulsu教授首次提出利用类似食道空肠侧侧吻合Overlap法完成胃十二指肠Billroth Ⅰ式重建。笔者在临床工作中对远端胃切除Overlap术式加以改良，得到了良好效果，现分享如下。

二、手术操作

1. 患者取仰卧"人字"位，插管全麻后常规行腹腔镜下远端胃癌根治术，充分游离并离断十二指肠，十二指肠通常保留3 cm长度，以利于吻合（图4-1）。

2. 于十二指肠闭合端切除部分组织（沿闭合线

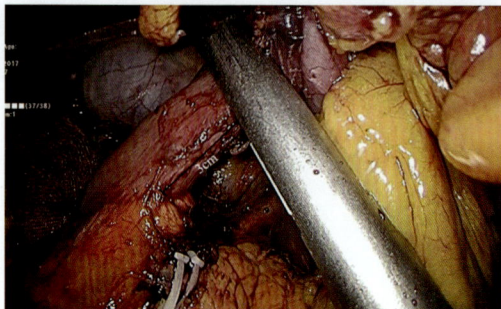

图4-1　闭合十二指肠

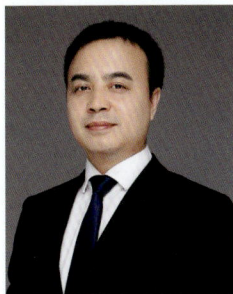

开口长度1~1.5 cm），以置入直线切割吻合器钉仓（图4-2）。注意要确切地观察到十二指肠黏膜组织。

3. 胃离断之前通过内镜预估肿瘤切缘，并应用直线切割吻合器对胃进行离断。距离胃闭合线大约5 cm处打开胃壁，以置入直线切割吻合器钉仓的另一臂（图4-3）。

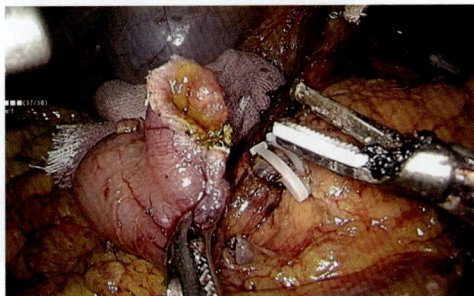

图4-2　沿十二指肠残端闭合线切开部分组织直达黏膜层

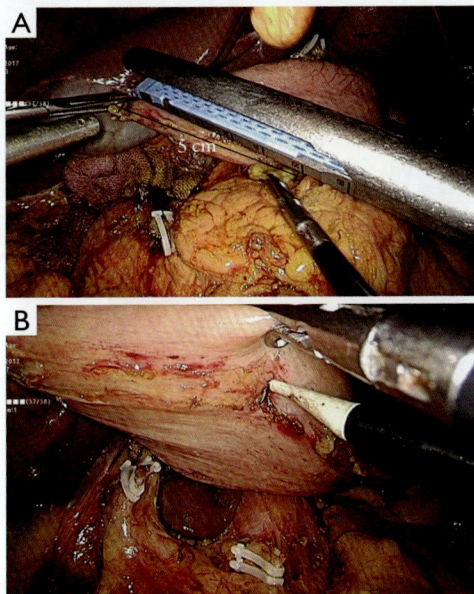

图4-3　切开胃壁置入直线切割吻合器

（A）距离胃闭合端约5 cm处选定吻合器置入位置；（B）根据选定位置，全层切开胃壁。

朱甲明

博士后，教授，中国医科大学附属第一医院胃肠肿瘤外科副主任。中华医学会"中华结直肠外科学院"学术委员会委员、中国抗癌协会肿瘤胃肠病学专业委员会副主任委员、中国医师协会外科医师分会微创专业委员会委员、中国医师协会内镜医师分会腹腔镜专业委员会委员、中国医师协会微无创医学专业委员会胃肠专业委员会委员，《中华胃肠外科杂志》《腹腔镜外科杂志》编委、《中华消化外科》菁英荟委员，CATP讲师团讲师、GCLGC胃癌学院讲师团讲师。（简历更新时间：2021-07-26）

4.将直线切割吻合器分别置入十二指肠与胃腔内，将胃大弯侧与十二指肠上外侧壁进行吻合，通常吻合长度控制在4.5 cm左右（图4-4）。

5.以3针缝合线悬吊共同开口，以直线切割吻合器将共同开口及十二指肠残端关闭，用以减少消化道闭合断端（图4-5）。

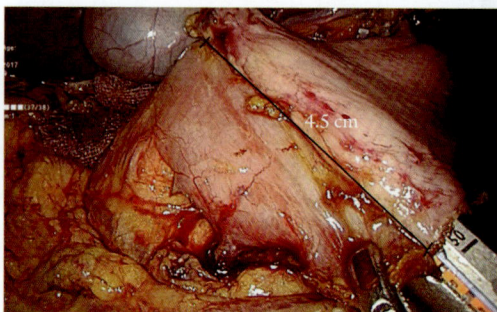

图4-4　分别通过十二指肠及胃壁上切口置入直线切割吻合器的两臂，吻合口长度约4.5 cm

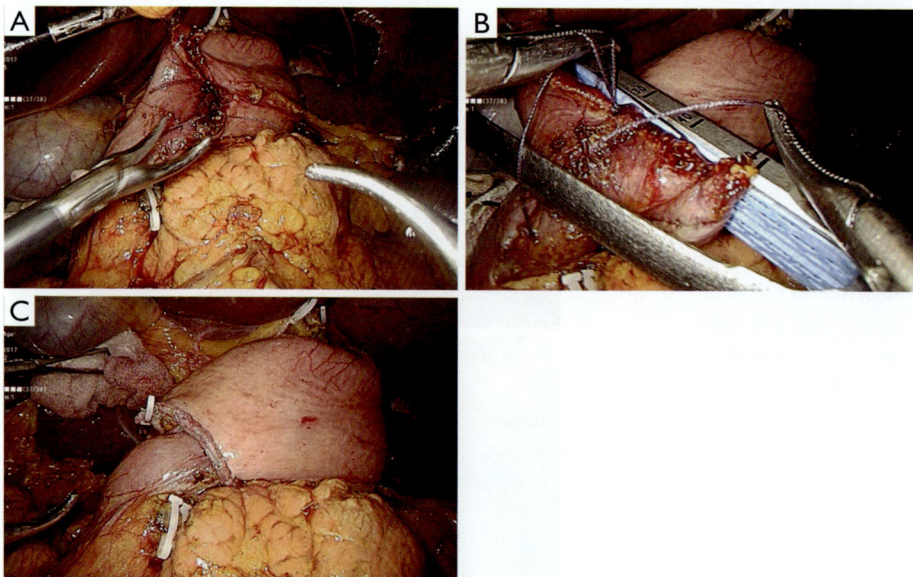

图4-5　闭合共同开口及十二指肠残端，完成吻合
（A）于共同开口处缝合3针进行悬吊；（B）将共同开口与十二指肠残端同时闭合；（C）吻合完成。

三、经验总结

1. Overlap法进行消化道重建避免了常规三角吻合造成的胃和十二指肠部分扭转的问题。

2. 消化内镜定位困难的单位可效仿胃腔内手术途径，在胃壁上打穿刺孔，置入Trocar并于腹腔镜下预估手术切缘。

3. 与黄昌明教授的改良式三角吻合术类似，改良Overlap Birroth Ⅰ式消化道重建在关闭共同开口时将十二指肠残端一并切除，消除常规Overlap手术形成的闭合线交汇点，从而保证吻合口血液供应，以减少吻合口瘘的发生概率。

第四讲　食管空肠吻合改良Overlap术式
刘晶晶（吉林大学第二医院）
朱甲明（中国医科大学附属第一医院）

扫码观看视频
《腹腔镜胃肠手术笔记（第二版）》

AME
Publishing Company

第五讲　全腹腔镜远端胃癌D2根治术

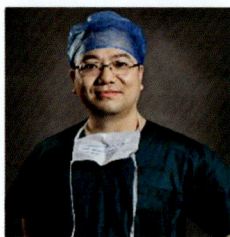

邱兴烽

博士，现任厦门大学附属中山医院胃肠外科副主任医师，厦门大学医学院胃肠肿瘤研究所及厦门大学细胞应激生物学国家重点实验室副教授、硕士生导师。中华医学会肿瘤学分会早诊早治学组委员等学术兼职。（简历更新时间：2019-06-19）

一、手术名称

全腹腔镜远端胃癌D2根治术。

二、术前准备

同常规腹腔镜胃癌根治术。

三、术中解剖

远端胃癌根治涉及的解剖大家应该都很熟悉了，结合本手术病例，需要特别指出的有两点：①常规暴露胃网膜左静脉时，顺着脾静脉可以较易寻到该静脉，但本例患者在暴露出胃网膜左静脉前先出现两支变异的静脉，位置、走行以及粗细都和胃网膜左静脉相近，此时必须完全暴露其上下级静脉才能准确判断；②当肝总动脉周围有融合淋巴结时，为了更好地清扫No.8、No.9组淋巴结，可以牵拉悬吊肝总动脉，分离肝总动脉和门静脉间隙，从根部结扎胃左静脉后较易清扫No.8p、No.9组淋巴结，必要时可借助腹壁辅助切口直视下完成彻底清扫。

四、手术步骤

1. 中间偏左侧开始离断胃结肠韧带的横结肠缘，此处网膜薄弱且无血管区。然后向左侧分离至脾曲。

2. 在分离网膜左静脉时，受到了伴行支的干扰，但这种情况并不常见。首先碰到的通往脾曲结肠的静脉可能是胃结肠静脉；其次又看到了汇入脾下极静脉的胃短静脉；在小心处理上述两根静脉后终于显露了网膜左静脉的真面目。

3. 离断胃网膜左血管后，因该手术要保留近端胃，所以务必保留胃底大弯侧近端的3~4支胃短血管。

4. 为了减少助手对胃及网膜组织的反复调整、牵拉，顺势裸化胃大弯至预切处，波段式凝闭进入胃壁的血管，一并清除No.4sb和No.4d组淋巴结。

5. 助手呈扇形提起离断的大网膜，术者左手轻压横结肠系膜，两者形成一定张力，显露横结肠前后叶之间的融合间隙。这里强调平面优先原则，沿该融合间隙钝性和锐性结合分离横结肠系膜前叶，这样胃网膜右静脉得到完全显露。

6. 游离清扫网膜右静脉周围淋巴脂肪组织，向右侧沿胰十二指肠前间隙游离至十二指肠降部，于根部结扎离断胃网膜右静脉。

7. 十二指肠后壁和胰头之间的无血管间隙游离，显露胃十二指肠动脉。沿着胃十二指肠动脉末端可寻及胃网膜右动脉，裸化并清扫其周围淋巴结。

8. 沿肝固有动脉平面以上离断十二指肠球部上方筋膜组织，显露并结扎胃右动脉。

9. 腔内白色钉切割闭合十二指肠。

10. 胰腺上缘和肝总动脉间隙看到No.8a组淋巴结肿大，予以清扫。

11. 沿着脾动脉干清扫No.11p组淋巴结，超声刀工作端远离血管壁。

12. 为了更好地清除胰腺上区淋巴结，同时也为了减少出血和损伤，可选择牵拉悬吊肝总动脉的方法，暴露门静脉左侧缘的同时显露了胃左静脉根部，于根部结扎胃左静脉。向尾侧牵拉肝总动脉，留出一定空间有利于超声刀彻底清扫No.8、No.9和No.12组淋巴结。

13. 裸化并离断胃左动脉根部。

14. 助手牵拉小网膜组织并保持一定张力，沿小弯侧胃壁清扫No.1、No.3组淋巴结。为了减少出血和胃壁的损伤，超声刀应分层切开。

15. 5 cm丝线再次确认安全切缘，绿色钉切割闭合胃体。

16. 远端胃标本装入自制标本袋，放置右下腹。

17. 残胃大弯侧切开一小口，碘伏纱布消毒；距屈氏韧带20 cm空肠对系膜缘超声刀切开小口，腔内切割吻合器行残胃和空肠侧侧吻合，吻合口残端予针线缝合悬吊3针后用切割吻合器闭合，注意防止输出端狭窄。

18. 距离胃空肠吻合口约45 cm远端空肠对系膜缘切开一小口，与距屈氏韧带约12 cm处空肠对系膜缘行侧侧吻合。

19. 脐上切开长约5 cm辅助切口，取出标本，并在体外完成第2个吻合口残端的闭合。双股7#丝线结扎闭合距胃空肠吻合口约5 cm处近端空肠

（UN-CUT）。

20. 闭合腹壁切口，腹腔镜下观察术野无出血，胃空肠吻合等无成角或旋转，选择性在肝下、脾门处留置引流管。

五、经验总结

1. 游离结扎网膜左静脉时最好先完全暴露其汇入点，一方面可以找出真正的网膜左静脉；另一方面避免误扎汇入脾下极的静脉。

2. 在找寻胃网膜右静脉时，须坚持平面优先的原则，既能避免损伤横结肠系膜供应血管，又能减少出血顺利找到目的血管。

3. 幽门上下动静脉处理后可选择优先离断十二指肠，既为清扫No.7、No.8、No.9组淋巴结腾开空间，又可解放一助提拉胃的一只手。

4. 当胰腺上区淋巴结有肿大融合时，可考虑单独游离肝总动脉并提拉，暴露出肝总动脉和门静脉间隙，为融合淋巴结的清扫留出空间。

5. 不同组织厚度，采取不同钉腿高度的钉仓，如闭合十二指肠采用白色钉仓；闭合胃采用绿色钉仓；切割闭合胃和空肠共同开口，采用蓝色钉仓等。

6. 远端胃切除后残胃空肠的消化道重建方法较多，选择自己比较熟悉的术式。

第五讲 全腹腔镜远端胃癌D2根治术
邱兴烽（厦门大学附属中山医院）

扫码观看视频
《腹腔镜胃肠手术笔记（第二版）》

第六讲　完全腹腔镜远端胃癌根治术（Uncut Roux-en-Y消化道重建）

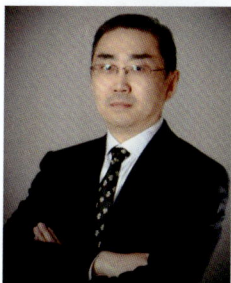

曲建军

外科学硕士，副教授，硕士研究生导师，潍坊市人民医院主任医师。中国医师协会外科医师分会肿瘤外科专业委员会委员、中国医师协会结直肠肿瘤专业委员会早诊早治委员会委员等。（简历更新时间：2019-06-19）

一、引言

完全腹腔镜远端胃癌根治术，采用传统的五孔法，术者左右侧换位前入路的方式。淋巴结清扫分为4个主要区域：脾门侧区域（No.4），幽门上、下区域及胰腺上区域。每一区域处理要点总结为简单易记的口诀，便于形成程式化的手术操作流程和实现良好的手术质量控制。消化道重建采用Uncut Roux-en-Y的方式，该操作在全腔镜下简单易行，对降低Roux-en-Y滞留综合征的发生率也起到了一定的作用。

二、脾门侧区域（No.4）的处理策略及站位优势

术者先采用患者右侧站位，超声刀自右向左操作，进行脾门区域处理。此区域的处理概括为"搭帐篷，显胰腺，断血管，清淋巴"十二字口诀。临近胃结肠韧带左侧1/3区域先进入网膜囊（图6-1），主刀将胃后壁提起并将其适度向头侧翻转，助手左手向背侧及尾侧牵拉结肠，右手向腹侧牵拉胃结肠韧带，形成一个开口的"帐篷"，易于辨识及显露胰尾，并定位脾血管（图6-2）。松解结肠脾曲，分离大网膜与脾中下极的粘连，显露脾下极（图6-3）。沿胰尾部向上爬坡，根部显露并切断胃网膜左血管（LGEA/LGEV）（图6-4）。对于胃网膜左血管根部淋巴脂肪组织较

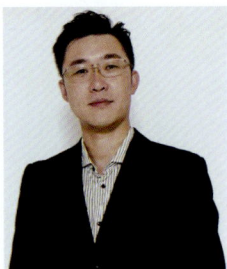

翟升永

主治医师，医学博士。现任职山东省潍坊市人民医院肿瘤外科。潍坊医学会肿瘤外科专业委员会秘书，山东省医学会肠内肠外营养学组委员，主要从事胃癌的规范化治疗的临床与科研工作。以第一作者在*Journal of Clinical Oncology*等杂志发表SCI论文10篇，在核心期刊发表论文10篇；作为主要参与人参加国家自然科学基金2项，山东省课题1项，潍坊市课题5项，现独立主持省市级课题2项。（简历更新时间：2021-05-25）

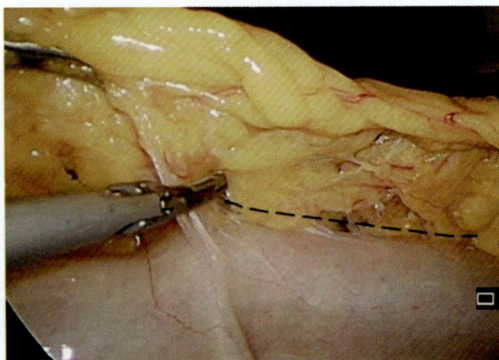

图6-1　向左侧切开胃结肠韧带

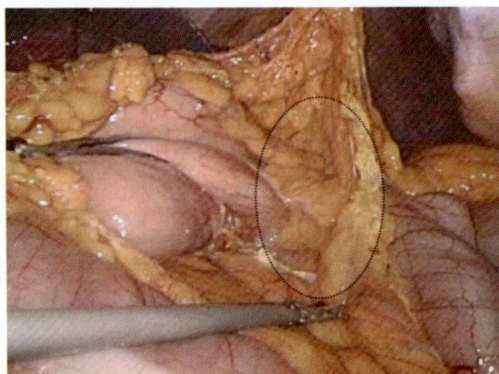

图6-2　搭"帐篷"

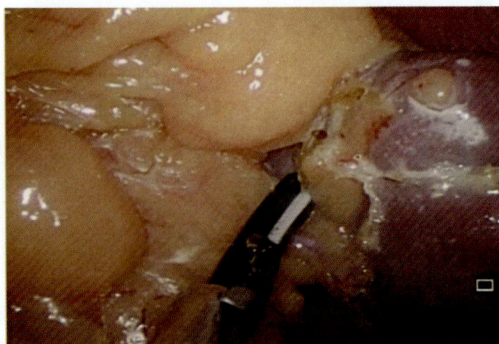

图6-3　分离粘连，显露脾下极

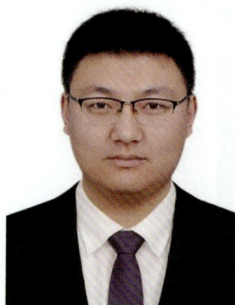

钟晓东

住院医师，医学硕士，现任职于潍坊市人民医院。（简历更新时间：2021-05-25）

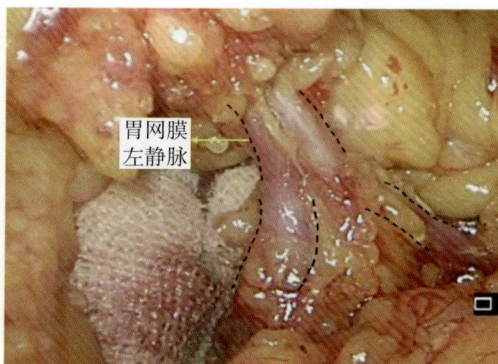

图6-4 显露胃网膜左血管

多、不易显露的患者，可以在胃后壁与胰尾部填放一纱布团，形成一小的空间，从而解放术者的左手，使左手能够和右手配合，精细解剖血管，清扫淋巴脂肪组织（图6-5）。根据术中具体情况，可离断一支胃短血管。然后主刀左手将胃翻起向腹侧牵拉胃系膜，自胃远端向近端清扫No.4sb组淋巴结（图6-6）。

处理此区域时采用右侧站位的优势：清扫时视野位于主刀前方，术者与助手的器械保持一定角度，避免相关干扰，手术视野开阔；超声刀与脾动静脉夹角小，有利于辨识并从根部解剖胃网膜左血管。若采用左侧入路游离胃脾韧带，胃网膜左血管及胃短血管根部将位于主操作孔左上方，需反手或者侧身进行操作，腕部活动度

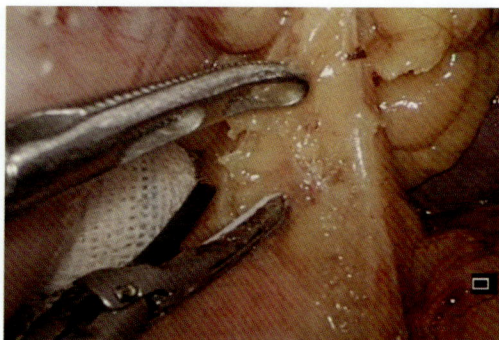

图6-5 胃后壁与胰尾之间填塞纱布团

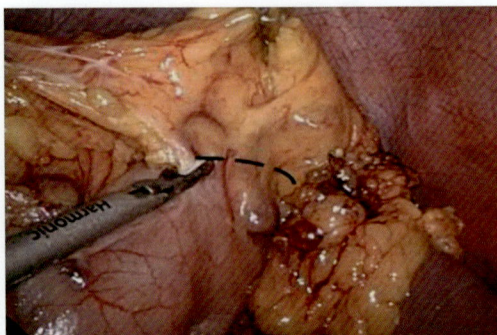

图6-6　由远及近清扫No.4sb组淋巴结

受限，器械的指向性降低，其活动角度也减小，影响能量器械工作面对组织的咬合，且易引起术者腕部疲劳。

三、幽门下区淋巴清扫的策略及体会

术者换成患者左侧站位，超声刀自左向右操作，进行幽门下区域的淋巴结清扫。幽门下区的处理可以概括为"剥洋葱，进间隙，辨认血管，清淋巴"十二字。助手用两把无创抓钳左前右后将大网膜提起，并向两侧展开，术者左手向下牵拉结肠形成对抗牵引，向右侧切开大网膜（图6-7），由于此处往往有胃后壁与横结肠系膜前叶粘连的情况，所以应遵循逐层分离的原则，避免大块钳夹离断、损伤横结肠系膜血管。进入横结肠系膜前后叶之间的由疏松组织形成的融合间隙后，术者可采用钝锐性分离的方法，左手持一块小纱布配合右手的超声刀，很容易将间隙打开，向右侧分离至十二指肠降部。然后助手

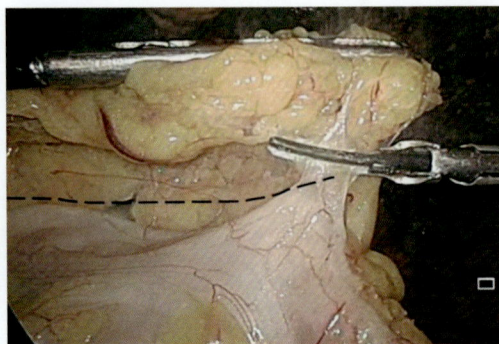

图6-7　自左向右切开胃结肠韧带

将胃网膜右动静脉的血管蒂牵向腹侧，右手向下牵拉横结肠系膜。术者从胰腺下缘区域结肠中静脉根部附近右侧开始，往右副结肠静脉方向剥离横结肠系膜前叶，可显露胃结肠干。超声刀向右侧沿胃结肠干表面的解剖间隙继续分离，显露右副结肠静脉及胃网膜右静脉汇合部（图6-8），之后继续向右侧清扫淋巴脂肪组织，显露胰头及胰十二指肠上前静脉，此标志可作为No.6组淋巴结清扫的终点（图6-9）。在根部离断胃网膜右静脉后（图6-10），超声刀向上清扫淋巴脂肪组织，逐步显露胃网膜右动脉部分，助手左手提起胃窦后壁，右手将十二指肠球部推向外侧。术者从胰腺平面转向十二指肠内侧面分离，显露胃十二指肠动脉，裸化其终末端，分离出胃网膜右动脉、幽门下动脉，向幽门方向清除其表面淋巴脂肪组织（图6-11），然后分别予以离断。此后继续向幽门部裸化十二指肠，直至完整清除No.6组淋巴脂肪组织。

体会：左侧入路时超声刀自左向右进入，幽门下区位于离术者较远处，且与胃系膜和结肠系膜的融合系膜间隙呈近似平行关系。因此，在分离胃系膜

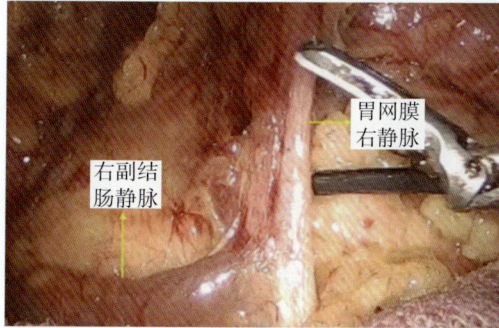

图6-8　右副结肠静脉与胃网膜右静脉汇合

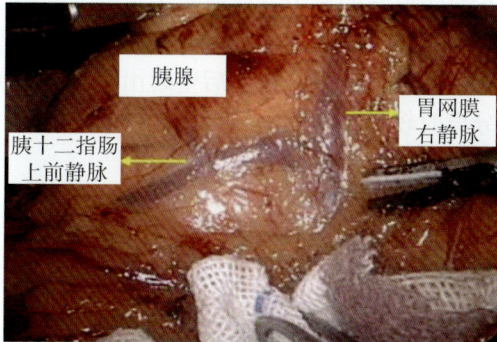

图6-9　幽门下区清扫终点的标识

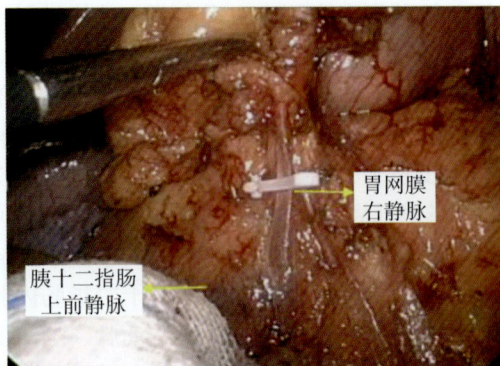

图6-10 近胰腺平面断胃网膜右静脉

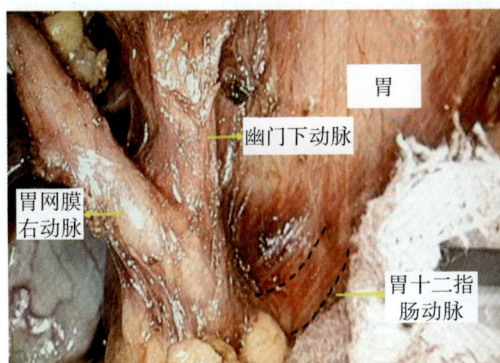

图6-11 显露胃网膜右动脉、幽门下动脉、胃
十二指肠动脉

和结肠系膜的融合系膜间隙时具有明显优势。因为幽门下区血管的解剖比较复杂，所以良好的层次对于血管的辨识及显露至关重要，此站位处理幽门下区时超声刀的功能端是自然朝外侧的状态，最大限度避免了裸化十二指肠外侧壁及裸化血管时的热损伤。但在分离十二指肠后壁时由于超声刀的方向与十二指肠后壁垂直，超声刀分离时较易烫伤肠壁，操作时应注意。

四、幽门上区淋巴清扫的策略及技巧

幽门上区的淋巴结清扫可以概括为"开窗，断肠，显标志，断血管，清淋巴"。先用荷包针将肝圆韧带固定于腹壁，悬吊肝脏，以更好显露术野（图6-12）。此区域处理前需先"开窗"，助手左手上提胃窦部，右手将十二指肠内侧壁略拨向外侧，主刀紧贴十二指肠内侧壁在胃十二指肠动脉上缘由后

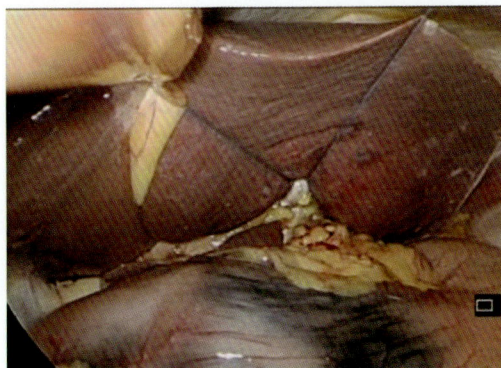

图6-12　悬吊肝脏

向前纵行钝锐性分离，切开肝十二指肠韧带后叶，在此处打开的狭窄间隙内塞入纱布条作为引导（图6-13）。

　　将胃放平，主刀左手将胃窦向下牵引，助手左手向腹侧纵行展开肝十二指肠韧带，主刀用超声刀在隐约可见的引导纱布的上方切开（图6-14）。此点非常重要，操作时应注意避免位置偏移造成的误损伤。主刀向十二指肠方向离断1~2支十二指肠上动静脉，然后沿窗口置入切割吻合器离断十二指肠（图6-15）。此时整个幽门上区平面完全敞开，助手左手可将肝十二指肠韧带横向展开，右手可提起胰腺上缘淋巴脂肪组织。主刀左手下压胰腺下方，在胃十二指肠动脉与胰腺上缘的夹角平面自下而上爬坡，掀起此处胰腺被膜及表面的淋巴脂肪组织，即可显露肝总动脉外侧段及肝固有动脉起始部，3条血管构成所谓"奔驰"标志（图6-16），然后在肝固有动脉右侧切开肝十二指肠韧

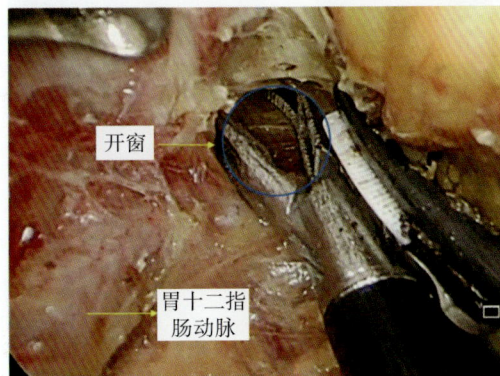

图6-13　沿十二指肠内侧壁"开窗"

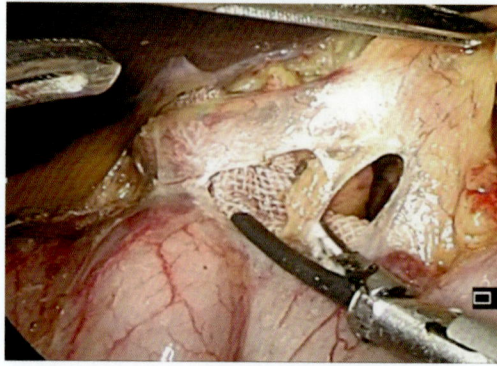

图6-14　纱布条引导

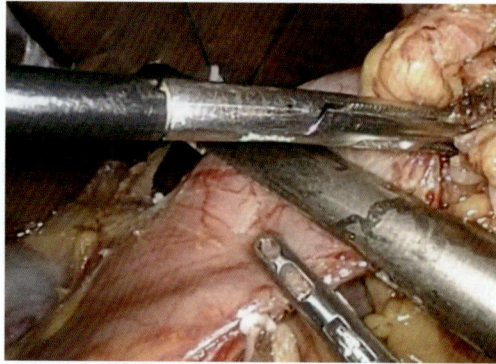

图6-15　离断十二指肠

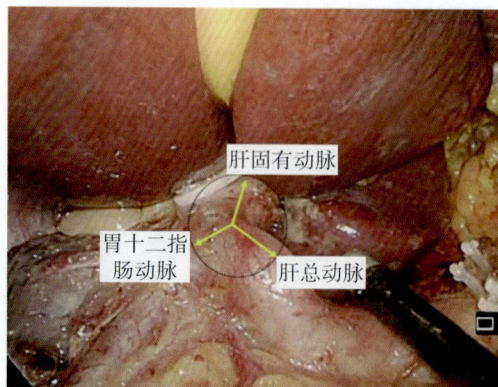

图6-16　胃十二指肠动脉、肝总动脉、肝固有动脉交汇处

带，清除淋巴脂肪组织，显露胃右血管根部，向上达肝左右动脉分叉处。此时不要急于在肝固有动脉下方操作，避免损伤门静脉。助手变换牵拉方式，右手持无损伤钳或者吸引器将肝固有动脉牵向外侧，左手反向牵引已清扫的部分淋巴脂肪组织。主刀左手按压胰腺，右手超声刀沿平行于门静脉的方向逐层清扫，避免与门静脉形成过大角度，否则刀头容易造成误损伤。直至显露门静脉左侧壁（图6-17），即完成No.5、No.12a组，部分No.8组的清扫。

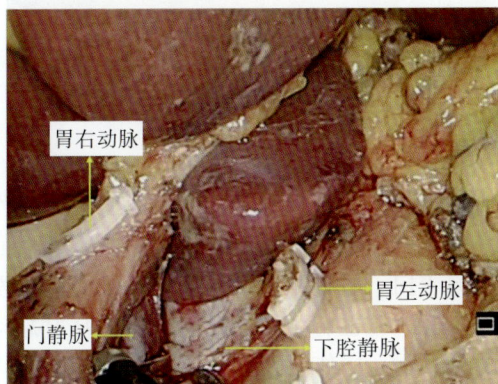

图6-17　显露门静脉左侧壁

此区域操作技巧：显露"奔驰"标志中心部至关重要。因为有时肝总动脉迂曲抬高，与门静脉之间形成明显的间隙，显露不清时会误把抬高的肝总动脉当作肿大淋巴结，造成损伤。另外，笔者体会到，先离断十二指肠，使整个平面空间得以敞开，对该区域的血管显露及淋巴清扫具有较大的帮助，特别是对于肝固有动脉的全程显露及门静脉左侧壁的显露作用显著。在门静脉的显露过程中超声刀头一定要尽量平行于门静脉，采用边切边向内侧推的方式，可避免损伤。

五、胰腺上区淋巴清扫的策略及注意问题

胰腺上区处理可概括为"提皱襞，压胰腺，进层面，露血管，先左后右再中心清淋巴"。清扫此区域前，先将胃及大网膜推向左上腹，助手左手提起胃胰皱襞，张紧胃左血管蒂，术者左手纱布团向下轻压胰腺，采用"地毯式"推进方式进入胰腺上缘的胰后间隙。优先采用左侧胃胰皱襞入路，显露脾动脉起始部，沿脾动脉清扫，顺势进入与腹腔干之间的胰后间隙，清扫完No.11p后底部显露出完整光滑的Gerota筋膜（图6-18），同时显露出胃后血管或脾动脉干

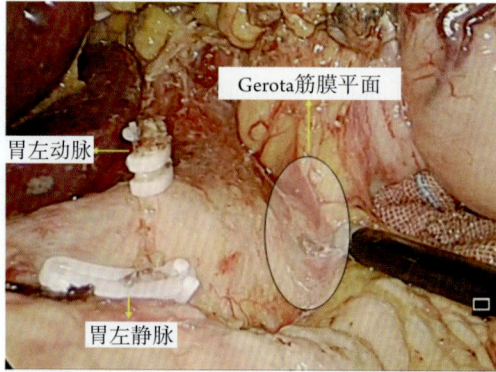

图6-18　显露出Gerota筋膜

中段（图6-19）。脾静脉多走行于动脉深面（图6-20），操作平面不宜过深，应注意避免损伤。静脉位于胰腺深面时，常不易显露。然后回到先前操作的平面，由脾动脉干向右侧清扫，显露肝总动脉内侧，及腹腔干发出的胃左动脉。胃左静脉往往与动脉伴行，但也有距离较远者，也有从肝总动脉前方与胰腺之间汇入门脾角者（图6-21），操作时要注意识别。充分显露胃左静脉后可从根部先予以离断，然后包绕胃左动脉向右侧及背侧扩展清扫平面，从根部离断，清扫腹腔干与肝总动脉夹角区域残余的No.8a组和部分No.9组淋巴脂肪组织，顺势沿腹腔干向上清扫No.9组淋巴结，完成该区域的全部清扫（图6-22）。

此区域操作需要注意的问题：到达胰腺上缘后，助手将胃胰皱襞向右侧及腹侧张紧，主刀左手将胰腺压向左下方，将一块小纱布塞于胃后壁与胰尾部上

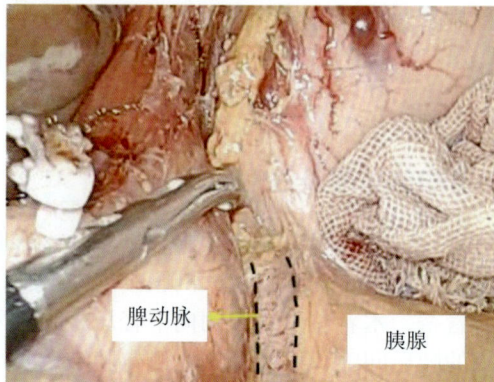

图6-19　脾动脉干中段

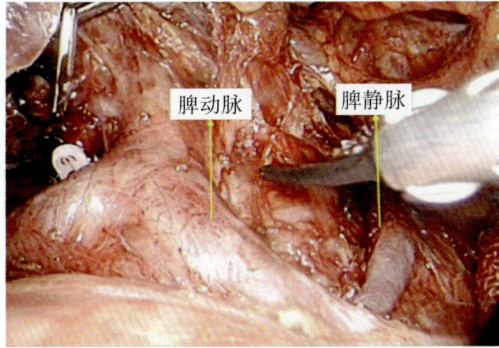

图6-20 脾静脉走行在脾动脉深面

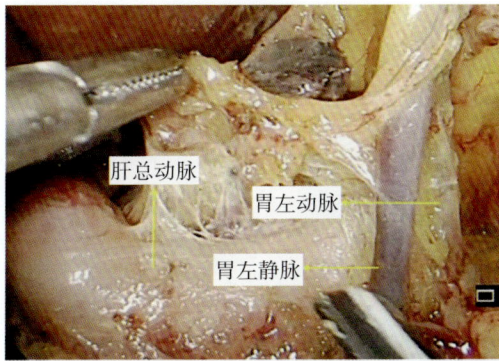

图6-21 胃左静脉从肝总动脉前方汇入门脾角

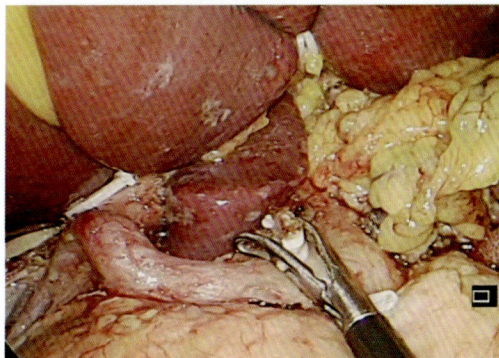

图6-22 No.8a、No.9组淋巴结清扫完成

缘之间，避免胃体下垂，可创造出小的操作空间，便于左侧胃胰皱襞的打开，顺利进入疏松的胰后间隙，显露出脾动脉（图6-23~图6-24）。另外，注意胃左静脉的走行变异较多，大部分的患者胃左静脉在肝总动脉的后方汇入门静脉和脾静脉或者门脾交汇处，这种情况相对容易辨识（图6-25），由胰腺上缘逐渐爬坡显露肝总动脉及脾动脉起始部后就可以逐步显露。小部分的患者在脾动脉和肝总动脉的远端汇入脾静脉，若显露肝总动脉和脾动脉起始部前方后没有发现胃左静脉，要注意是否有此种走行的可能，避免损伤。清扫胃左动脉周围淋巴结时，注意一定要避免因超声刀头的工作端靠近胃左动脉壁导致的热损伤，损伤严重时可将血管壁击穿引起术中大出血。笔者认为胃左动脉只须"脉络化"即可，无须"骨骼化"。

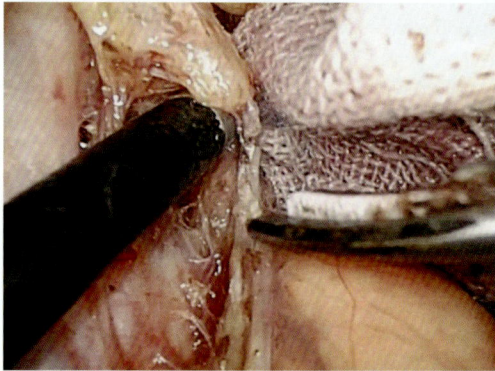

图6-23　胃后壁与胰尾部填塞小纱布团

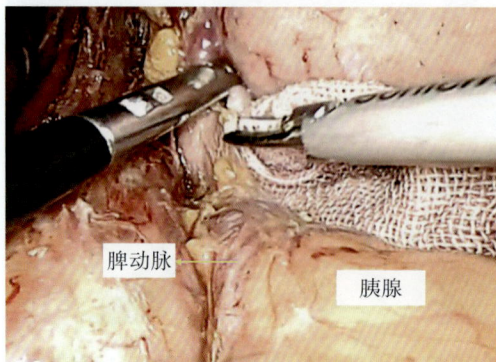

图6-24　进入疏松胰后间隙，显露脾动脉

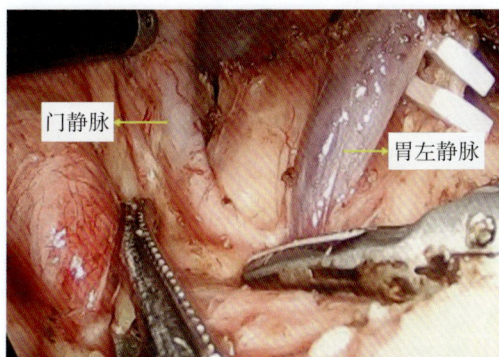

图6-25　胃左静脉在肝总动脉后方汇入门静脉

六、Uncut Roux-en-Y消化道重建体会及技巧

术者站于患者右侧，行完全腹腔镜下消化道重建Uncut-roux-en-y吻合。我们的重建体会及技巧。①丝线测量距离屈氏韧带约15 cm，在小肠系膜内侧面用钛夹标识（图6-26），然后继续向远端测量20 cm，用丝线紧贴肠管穿过系膜，将肠管提起悬吊，线尾自左侧主操作孔穿出备用（图6-27）。该操作的优势在于采用绕脐部取标本小切口重建时，非常容易自丝线悬吊处提出肠管，钛夹标识后容易辨别输入与输出袢肠管。因为采用逆蠕动方式吻合，避免直线切割器关闭共同开口时造成输出袢狭窄，标记肠管对于肥胖患者的手术更有优势。②输出袢肠管预留40~45 cm，Braun吻合经取标本小切口在体外完成。为确保近端空肠既闭合完全又不被离断，还能最大限度降低闭合口再通发生率，

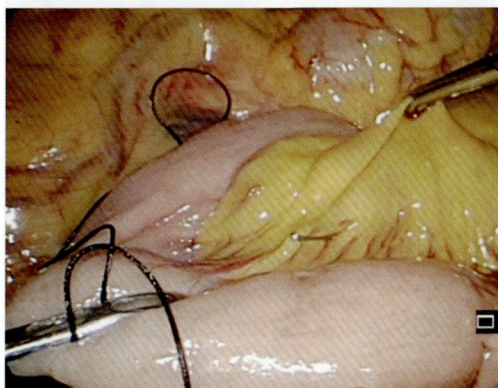

图6-26　测量小肠与屈氏韧带距离，钛夹标识

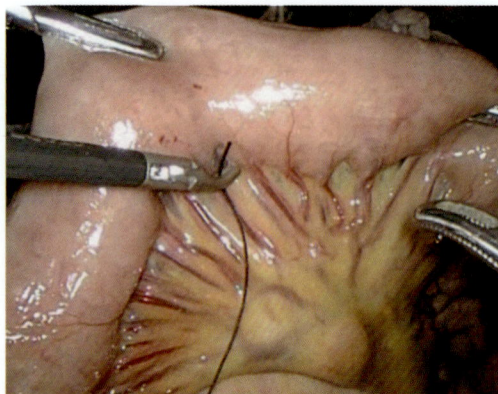

图6-27　距屈氏韧带35 cm处丝线穿过系膜

同时保留胃肠道沿正常传输方向的机电传导功能，在距离屈氏韧带约30 cm处采用2排钉吻合器闭合输入段空肠，闭合处肠管远近端浆肌层间断缝合6针，促进闭合肠管粘连、浆膜化，改变肠管蠕动时的受力方向，减少后期再通的风险（图6-28~图6-30）。目前我们对部分患者采用了不带切割刀片的4排钉的吻合器闭合肠管（图6-31），省略浆肌层包埋这一步骤，随访半年，胃镜及造影均未发现再通。当然，限于目前病例数量少，无长期随访资料，尚待大样本数据或者证据更强的随机对照研究进一步证实。

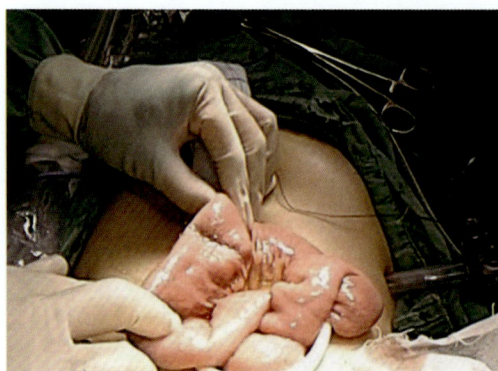

图6-28　吻合器闭合肠管（2排钉）

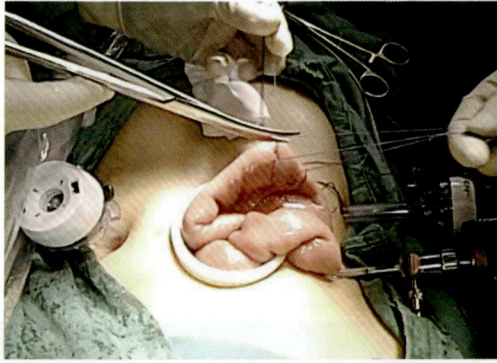

图6-29　闭合处肠管远近端浆肌层

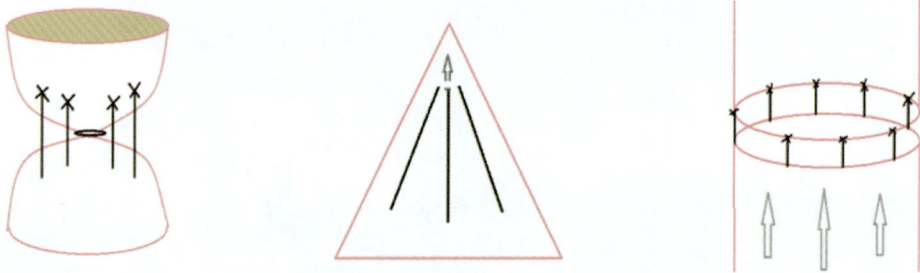

图6-30　闭合处肠管远近端间断浆肌层缝合后受力方向改变示意图

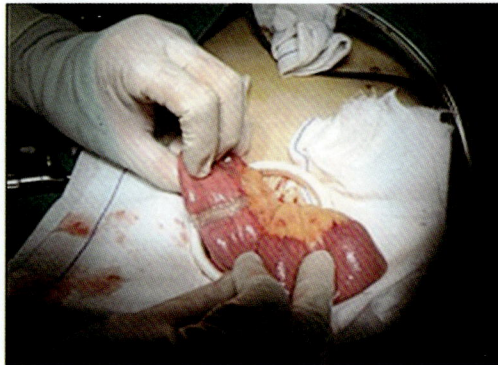

图6-31　4排钉闭合肠管

声明

本文作者宣称无任何利益冲突。

第七讲 完全腹腔镜下直肠癌根治术+经自然腔道取标本手术（NOSES）

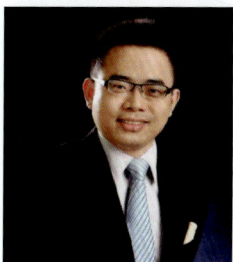

孙锋

主任医师，教授，外科学博士，硕士研究生导师。现任职于广州中医药大学第一附属医院结直肠肛门外科。英国圣马克医院访问学者，岭南名医，广东省杰出青年医学人才，国家自然科学基金委员会通讯评议专家。兼任广东保健协会肠道保健分会副主任委员、中国医师协会外科医师分会结直肠外科医师委员会（CSCRS）全国青年委员等。（简历更新时间：2021-05-25）

与开腹和常规腹腔镜手术相比，经自然腔道取标本手术（natural orifice specimen extraction surgery，NOSES）最直观的优势在于避免了腹壁的取标本切口。诚然，切口是引起患者术后疼痛的最主要因素，剧烈的切口疼痛又是影响患者术后恢复的一个重要原因。

其实，NOSES不仅是腹壁切口的客观改变，也体现了外科医生对微创的极致追求。今天，我们一起来总结一下完全腹腔镜下直肠癌根治术+经自然腔道取标本手术的技术要点（详细版），希望抛砖引玉，能引发同道的思考。

一、术前诊断

直肠中段中分化腺癌，cT2N0M0。

二、手术名称

完全腹腔镜下直肠癌根治术+NOSES。

三、麻醉方法

静–吸复合全麻。

四、手术体位

改良截石位。

五、术者站位

术者站位（图7-1~图7-2）。

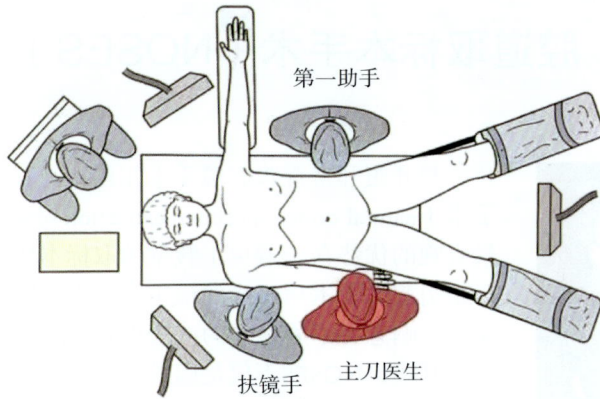

图7-1　术者站位示意图

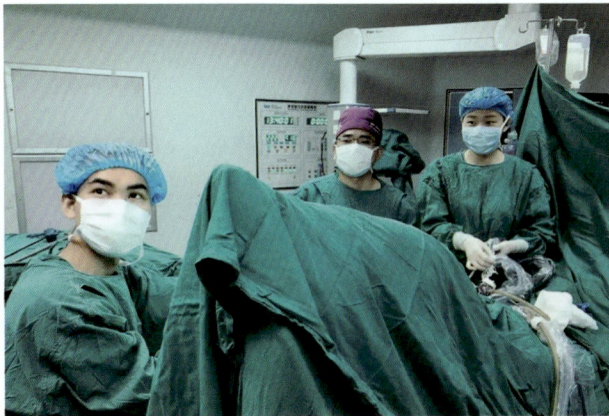

图7-2　实际的术者站位

六、手术方法

（一）建立操作平台

全麻成功后采用截石位，术野常规消毒后铺巾。

1. 于脐上皮肤皱褶处作环脐切口，长约1.2 cm，逐层进腹。从该切口置入12 mm Trocar，建立气腹并维持气压于15 mmHg。通过此Trocar置入30°腹腔镜镜头。

2. 在腹腔镜监视器观察下，避开腹壁下动脉，在右侧腹直肌外侧缘与脐水平线连线置入5 mm Trocar，作为主刀的副操作孔。

3. 在右侧麦氏点置入12 mm Trocar作为主刀的主操作孔。

4. 在左侧腹直肌外侧缘与脐水平线连线交点置入12 mm Trocar，作为助手的主操作孔。

5. 在左侧反麦氏点处置入5 mm Trocar作为助手的副操作孔。

注意事项如下。

①不论是在脐上方还是脐下方进行观察孔的穿刺，都建议穿刺器的尖端向脐方向戳入，这是由脐板是由多层筋膜汇合而成的一层解剖结构所决定的。向脐板方向穿刺，避免了因穿过众多筋膜结构所造成的穿刺困难，不仅安全，而且快捷。

②针对过瘦的患者，在进行观察孔穿刺时，笔者建议采用开放式进入方式。国内曾有多个值得警醒的案例，例如，在为过瘦患者进行观察孔穿刺器刺入时，穿刺器误伤了腹主动脉或者下腔静脉（2018年，曾有1例患者因此死亡）。

（二）探查

1. 腹腔及盆腔无腹水。

2. 腹膜、大网膜未见肿瘤种植和转移结节。

3. 由远及近地探查：肝脏、胆囊、胃、十二指肠、空肠、回肠、盲肠、升结肠、横结肠、降结肠、乙状结肠未见异常，直肠中段前壁可见一大小约3 cm×3 cm的肿物，局部浆膜面凹陷，凹陷处周围浆膜表层充血，未见肿物侵犯周围脏器或组织（图7-3）。

4. 术中提起横结肠，检查腹主动脉旁无肿大的淋巴结，肠系膜下动脉根部及腹侧壁无肿大的淋巴结。

术中诊断与术前诊断一致，决定行"完全腹腔镜下直肠癌根治术+NOSES"。

注意事项如下。

①在正式手术操作之前，探查步骤不是可有可无的。事实证明，术前影像

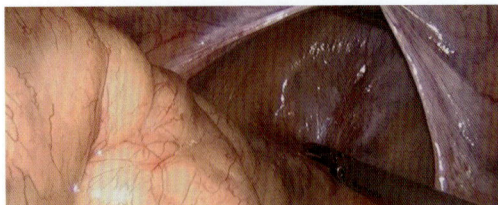

图7-3　确定直肠肿瘤的部位

学评估时未发现的小转移灶（如肝脏的转移灶、腹膜的种植灶），在腹腔探查时有可能被发现。如果术中发现了影像学未评估到的瘤灶，患者的术后分期将会发生重大变化，这势必将改变患者的治疗策略和预后评估。

②探查时应该在遵循"无瘤原则"下由远及近地探查，以防止因探查带来的医源性肿瘤播散。

（三）主要手术步骤

步骤一：乙状结肠内侧的游离

（1）切开乙状结肠系膜中线侧：助手肠钳抓紧直肠向腹侧提拉，张紧乙状结肠系膜，以骶骨岬为入刀点，以"黄白交界线"为指引，从尾侧向头侧切开乙状结肠系膜，可见一疏松的间隙，即进入了左结肠系膜和Gerota筋膜之间的融合筋膜间隙（Toldt's间隙）（图7-4~图7-5）。

注意事项如下。

①以骶骨岬作为入刀起始点的原因：骶骨岬位置恒定、无解剖变异、便于寻找和暴露、较好地避开了重要的管道结构（如髂动脉、输尿管）和神经（如腹下神经）。

②准确定位Toldt's间隙的前提是助手的两个器械存在合理的张力，为此，

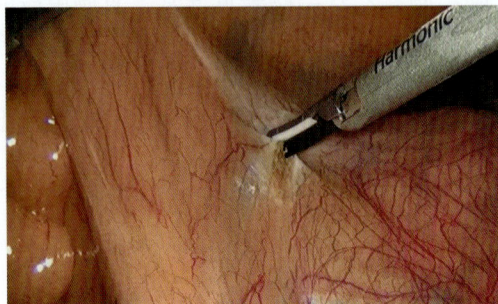

图7-4　骶骨岬入刀

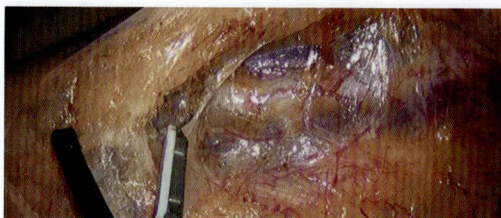

图7-5　准确进入左侧Toldt's间隙

助手的左手肠钳应固定住直肠与乙状结肠交接部的肠管，助手的右手抓钳应固定住肠系膜下动脉主干的系膜，并保持两钳之间的合理距离及张力。

（2）扩展Toldt's间隙：助手左手肠钳继续向腹侧牵拉直肠上段，右手抓钳把持肠系膜下动脉蒂、向头侧并腹侧保持张力。主刀仔细扩展Toldt's间隙，在此间隙内，向左侧扩展外科平面，达到乙状结肠系膜消失的Toldt's线。

注意保持左半结肠系膜及Gerota筋膜的完整性，并在主髂血管前保留一层透明的Gerota筋膜，透过此筋膜可见乙状结肠系膜根部后外侧的左输尿管和生殖血管（未造成对腹主动脉神经丛、左输尿管及左生殖血管的损伤），分离范围从中央向左达生殖血管外侧左结肠旁沟（图7-6）。

注意事项：在确保间隙内合理张力的情况下，始终沿着Gerota筋膜与Toldt's筋膜之间进行游离，以"路标血管"和略带光泽的Gerota筋膜作为解剖标志物，沿着无血的"神圣平面"进行游离。在此间隙内游离时，往往容易"走深"，术者须明确：不论患者身材胖与瘦，覆盖在腹主动脉、左右髂血管表面的Gerota筋膜是不会缺如的，这一点非常重要。

（3）清扫肠系膜下动脉根部：在两侧髂动脉夹角处，可见Gerota筋膜覆盖的灰白色上腹下神经丛，沿其表面自尾侧向头侧分离达肠系膜下动脉根部，在其包绕该动脉远心端骨骼化并分离肠系膜下动脉根部（距腹主动脉发出点2 cm处），清扫周围脂肪组织和淋巴结（注意保留主动脉前筋膜的完整性）（图7-7~图7-10）。

注意事项：游离并切断肠系膜下动脉是根治性直肠切除术非常重要的一个

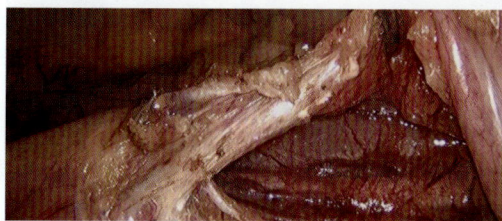

图7-6　扩展左侧Toldt's间隙

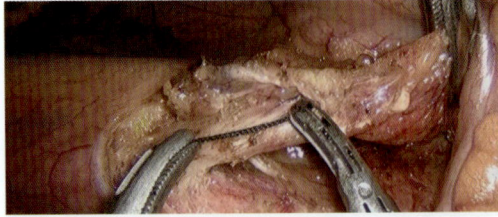

图7-7　测量自肠系膜下动脉发出2 cm的拟离断处

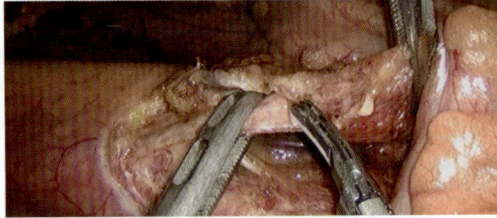

图7-8　裸化肠系膜下动脉

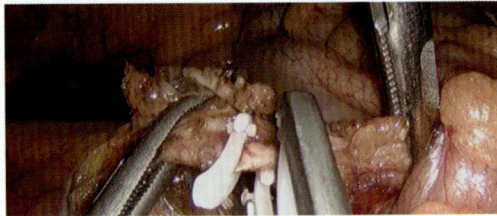

图7-9　Hemo-lock结扎肠系膜下动脉

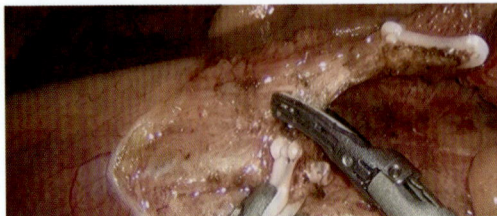

图7-10　已经离断的肠系膜下动脉

环节。准确暴露肠系膜下动脉的根部是确保手术根治性的重要前提。为了确保准确暴露肠系膜下动脉的根部，需要注意的事项有4个。

①可以采用"头尾联合入路（肠系膜下动脉根部的头侧和尾侧）"准确寻

找肠系膜下动脉从腹主动脉发出点的位置。

②在裸化肠系膜下动脉之前，务必将肠系膜下动脉与腹主动脉间的Toldt's间隙游离完全，即"先找平面，后裸血管"的原则执行要到位。

③为保证良好的Toldt's间隙内的张力，助手的右手抓夹位置最好在距离肠系膜下动脉根部发出部位4~5 cm处，如果离根部太近，容易影响主刀的操作，如果距离根部太远，助手抓钳张力可能无法起到应有的作用。

④此外，助手抓钳向腹侧并左侧牵拉的张力既不能太大，也不能太小。

（4）离断肠系膜下静脉：在离断肠系膜下动脉之后，继续向头侧及外侧分离左侧Toldt's间隙，在平行于肠系膜下动脉断端处，向左侧水平游离并显露肠系膜下静脉、予以切断（图7-11~图7-12）。

注意事项如下。

①包绕肠系膜下静脉周围的血管鞘因人而异，有的人较薄，有的人较厚。再加之BMI不同，乙状结肠系膜内的脂肪含量也不尽相同。所以，在由肠系膜下动脉离断处向肠系膜下静脉前行游离时，需要遵循"小步慢跑"的原则：仔细辨认，小口夹取，以防止误伤肠系膜下静脉，引起不必要的出血。

②肠系膜下静脉背侧的Toldt's间隙（在整个左侧Toldt's间隙内）是相对比较疏松的，如果在此前游离Toldt's间隙时，层面不够准确（过深过浅），可以凭借肠系膜下静脉背侧的这个疏松间隙"寻找"到正确的Toldt's间隙。所以，

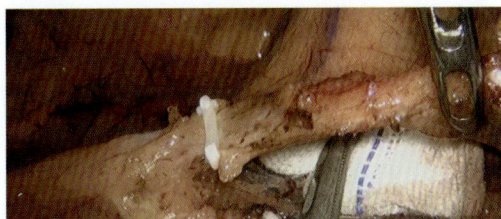

图7-11 游离、裸化肠系膜下静脉

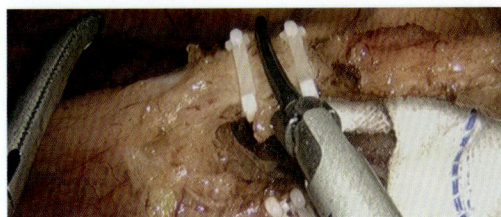

图7-12 准备离断肠系膜下静脉

笔者给这个间隙起了一个代名词"修正间隙"，即由于疏松，可以帮助确定融合筋膜间隙，并具有修正作用的间隙。

③如果因为系膜内脂肪含量较多等原因，使隐藏于系膜脂肪内的肠系膜下静脉不容易暴露，此时可以嘱咐扶镜手将光纤打到6点位，在Toldt's间隙内，由下向上观察肠系膜下静脉。

步骤二：乙状结肠外侧的游离

向右牵引乙状结肠系膜，沿黄白交界线（Toldt's线）向头侧切开左结肠旁沟腹膜返折。将乙状结肠向右侧翻转，在其系膜和Gerota筋膜之间的Toldt's间隙向右侧游离，注意保护Gerota筋膜后面的左侧输尿管和左侧生殖血管未受损伤。

游离后使乙状结肠外侧与中线侧平面完全贯通，并向上方延伸至乙状结肠下段水平，注意保护Gerota筋膜、乙状结肠系膜和降结肠系膜的完整性（图7-13）。

注意事项如下。

①在游离乙状结肠外侧之前，一定要将左侧Toldt's间隙完全游离，游离完毕的标准是暴露3大"解剖标志"：第1个标志是位于患者背侧、隐藏于Gerota筋膜背侧的左侧生殖血管；第2个标志是位于患者腹侧的乙状结肠管壁（手术中乙状结肠管壁呈现白色，区别于呈黄色的乙状结肠系膜）；第3个标志是位于患者Toldt's间隙左侧端的"侧腹壁脂肪"，此处的脂肪往往呈现疏松的黄色（有时颜色较深），与结肠系膜内的脂肪和Gerota筋膜内的脂肪略有不同，手术中须注意鉴别。

②始终贯彻张力第1、平面第2的手术腹腔镜原则。在游离左侧髂血管区域、当乙状结肠间隐窝时，最好选择在Toldt's间隙内直视下操作，当此处的Toldt's间隙被完全游离后，再在Toldt's间隙内铺设腔镜纱布，以保护此处Gerota筋膜背后的髂血管、输尿管和生殖血管（图7-14）。此后，再从外侧入手进行分离，就相对安全了。

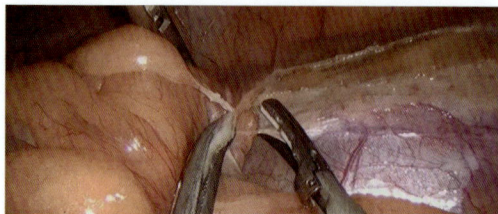

图7-13　分离乙状结肠外侧的自然粘连带

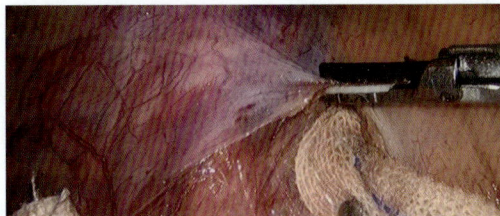

图7-14　乙状结肠间隐窝处的游离

步骤三：直肠周围的游离

从骶骨岬水平开始，在直肠上段系膜后方的疏松结缔组织间隙，向后侧、外侧、前侧锐性扩展外科平面至直肠后间隙，直至肛提肌上间隙。

（1）向后侧（直肠后间隙/肛提肌上间隙的游离）：从骶骨岬水平开始，紧贴直肠系膜，在直肠系膜与骶前筋膜之间的直肠后间隙内向尾侧扩展外科平面，切断直肠骶骨筋膜，进入肛提肌上间隙，最终到达肛提肌平面，并切断肛尾韧带（图7-15~图7-16）。

注意事项如下。

①在游离直肠时，应始终坚持外科手术"先易后难"的原则，体现在直肠周围间隙的游离，就是按照"后方指引，两侧包抄，前方会师"的游离顺序。这一顺序的确定，其原因是相对而言的，直肠后间隙是疏松的，所以操作较为

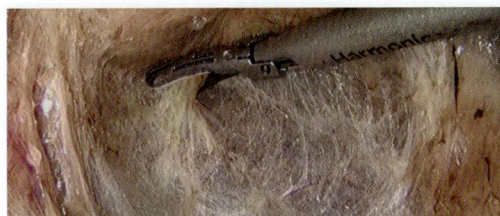

图7-15　直肠后间隙的游离

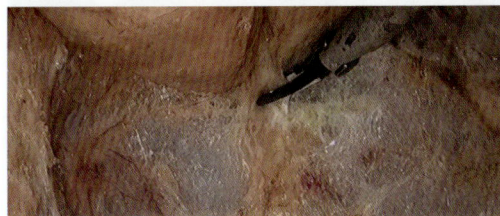

图7-16　游离至肛提肌层面，并离断肛尾韧带

容易。游离完直肠后间隙以后，再游离两侧直肠侧方间隙和前方的邓氏筋膜间隙，使复杂的操作变得容易一些。

②直肠骶骨筋膜是分隔直肠后间隙和肛提肌上间隙的重要解剖标志，在寻找、确认、离断直肠骶骨筋膜时，应小心观察、确认位于直肠骶骨筋膜背侧的骶前静脉丛，防止因误伤引起的骶前静脉丛大出血。

③准确进入直肠后间隙/肛提肌上间隙，避免损伤腹下神经前筋膜的方法有很多种，以直肠固有筋膜这层光滑的筋膜结构作为贯穿始终的参照物进行游离，是明智的选择之一。这是因为直肠固有筋膜具有无解剖变异、局部特征性强等特点。

（2）向外侧（两侧直肠侧韧带的离断）：向两侧扩展直肠后间隙，以后方间隙作为指引，向两侧游离直肠周围间隙，切断两侧的直肠侧韧带，直至肛提肌上间隙水平（游离至肿物下方5cm）（图7-17~图7-20）。

注意事项如下。

①在游离直肠时，不存在格式化的手术游离顺序，即严格按照后方→两侧→前侧的顺序，手术时，往往是"张力导向性"的游离顺序。什么是张力导向性的游离顺序呢？就是整体上按照后方→两侧→前侧的顺序，但是具体操作往往是以有张力的间隙为导向。这时，可能就会出现类似如下的组合"直肠后→左侧间隙→右侧间隙→前方间隙→左侧间隙"。

②游离两侧的直肠间隙（或者说切断两侧的直肠侧韧带）时，须沿着无血的"神圣平面"进行操作。游离方向的两侧筋膜分别是直肠固有筋膜和盆筋膜

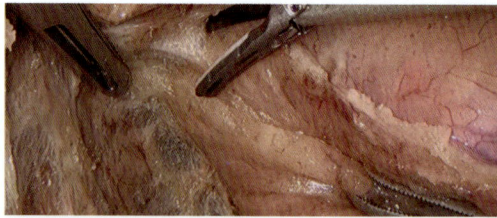

图7-17　左侧直肠侧韧带的分离（中部）

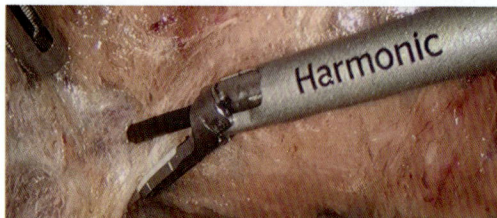

图7-18　左侧直肠侧韧带的分离（尾部）

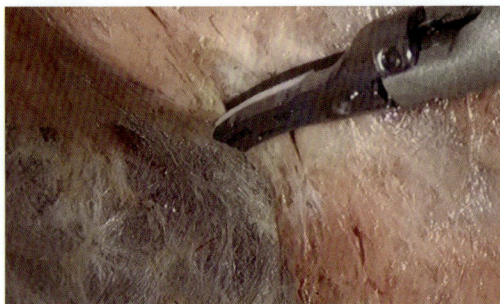

图7-19 右侧直肠侧韧带的分离（中部）

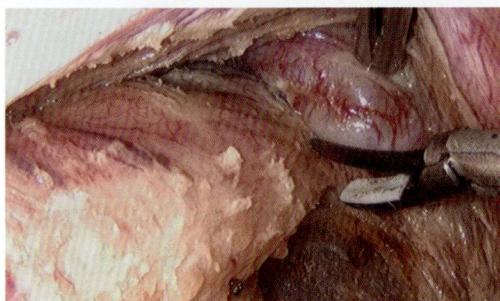

图7-20 右侧直肠侧韧带的分离（尾部）

壁层（日本学术界称之为"腹下神经前筋膜"），上述两侧的筋膜外观呈"帐篷样式"，而帐篷的顶端就是我们应该遵循的无血分离线路。如果这个线路出现了偏差，太过向外侧会损伤腹下神经前筋膜，甚至破坏腹下神经前筋膜下方覆盖的腹下神经丛或者盆神经丛，太过向内侧会破坏直肠固有筋膜，甚至进入到直肠系膜内，这样的后果不仅仅会发生不必要的出血事件，同时，也会为破坏肿瘤的根治性效果埋下伏笔。

（3）向前侧游离邓氏筋膜间隙：向尾侧延长直肠两侧腹膜返折切口，沿着直肠膀胱陷凹腹膜返折水平向直肠尾侧游离，游离至大约前列腺水平（游离至肿物下方5 cm）（图7-21~图7-22）。

注意事项：由于神经血管束（neurovascular bundle，NVB）位于邓氏筋膜的左前外侧和右前外侧（图7-23），在分离直肠前方，尤其是在前侧方的过程中，当拟切开线在游离至前列腺底部（女性为阴道近端）时，如果继续向下分离，有可能损伤与性功能密切相关的NVB。因此，在接近前列腺底部时，应横断邓氏筋膜，所持能量器械应当改在邓氏筋膜后叶后方游离，此举旨在降低NVB损伤的风险。若前壁肿瘤较大并已经侵犯了邓氏筋膜，为确保肿瘤学安全

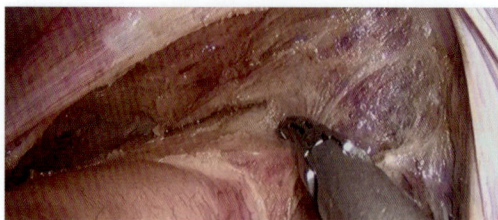

图7-21　邓氏间隙的游离（精囊腺位置附近）

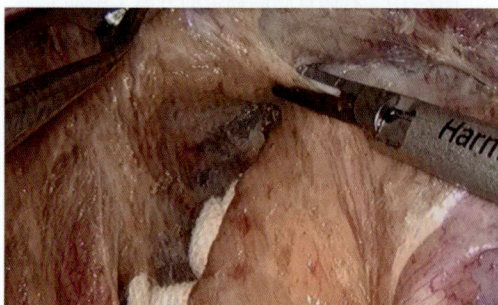

图7-22　邓氏间隙的游离（前列腺位置附近）

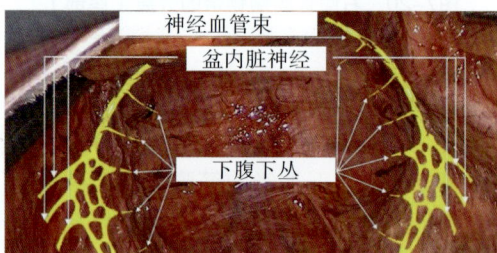

图7-23　NVB的位置（虚拟图）

性，推荐在邓氏筋膜后叶前方游离，但NVB受到损伤的风险也会增高。

步骤四：标本的切除

（1）裸化、切断远端肠管：助手双手器械抓持并固定近端肠管（抓持乙状结肠下段或者直肠上段），使得待裸化的直肠下段张紧，应用长为5 cm的黑色丝线标记肿瘤远侧端，并且定位。用超声刀切开直肠系膜，使肠壁完全裸化；用内镜直线切割吻合器闭合并切断裸化直肠肠管，形成近侧待切除肠管盲端和远侧待吻合肠管盲端（图7-24~图7-27）。

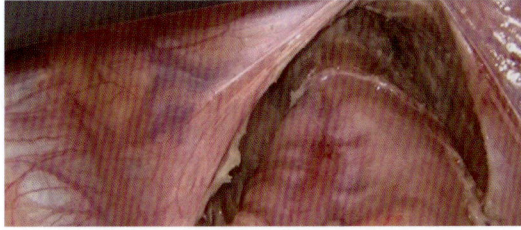

图7-24　已经被助手双钳拉紧的直肠

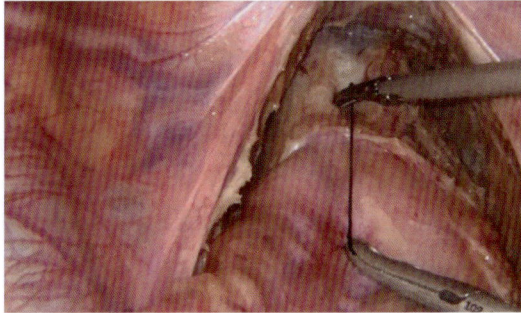

图7-25　标记拟离断的直肠远侧端

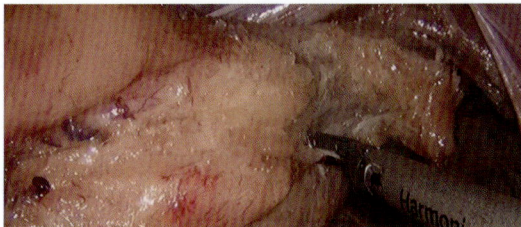

图7-26　开始裸化肠管

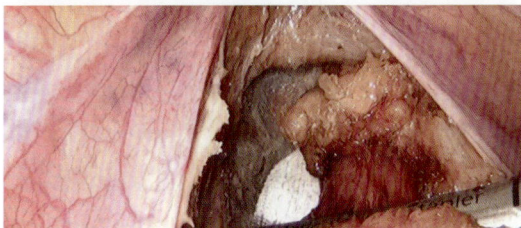

图7-27　切断已经裸化的直肠肠管

注意事项如下。

①在准备裸化直肠之前，助手双钳应该持续拉紧直肠，这一张力的提供不仅有助于沿着一个层面裸化直肠，还有助于主刀暴露、切断肠系膜下动脉的主要终末支——直肠上动脉。谨记李国新教授讲过的：不拉紧、不裸化。

②在裸化直肠系膜区的时候，可以应用解剖学知识，预测可能出现的血管位置和血管数量。具体而言，肠系膜下动脉行于直肠系膜内，在第3骶椎分为左右两条直肠上动脉。所以，在第3骶椎平面上方裸化直肠系膜的时候，通常只会遇到一条位于中线侧的血管——肠系膜下动脉主干；在第三骶椎平面下方裸化直肠系膜的时候，我们通常会遇到两条分别位于左、右两侧的血管——左、右直肠上动脉。

③建议裸化直肠时，尽量使裸化区的宽度达到4 cm，同时，在应用腔镜切割吻合器切断直肠时，应该在裸化区的头侧切断直肠肠管。这样做的目的在于为后续的手术步骤提供便利，具体而言，吻合远端、近端直肠前，无需花费太多的时间去裸化末端直肠（图7-28）。

（2）裸化、切断近端肠管：在传统的腹腔镜手术中，这个步骤通常是在腹壁外操作的，在完成此次手术时，笔者采取的是全腔镜下的操作方法。首先，用尺子量过的丝线测量拟离断的近端肠管，并定位和标记。然后，助手左手肠钳和右手抓钳分别固定、牵拉拟离断的肠管两侧。主刀左手抓钳抓持乙状结肠系膜残部，形成"三角牵拉"态势。主刀右手超声刀等电器械沿着拟切开线，切开乙状结肠系膜，直至肠管腔壁。使用超声刀等电设备裸化局部肠管，使得裸化区的长度达到约4 cm，用内镜直线切割吻合器闭合并切断裸化区的远端肠管。这样一来，就完成了手术标本的完全游离和切除（图7-29~图7-32）。

注意事项如下。

①在裁剪乙状结肠系膜时，应遵循"首先切开系膜，然后离断血管"的方

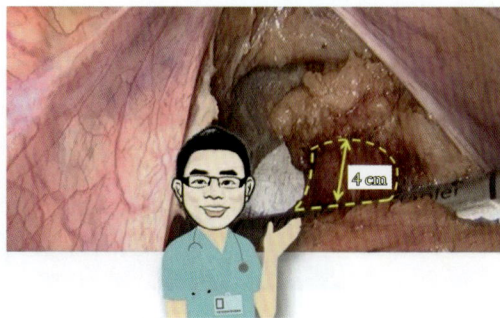

图7-28　尽量使裸化区的宽度达到4 cm

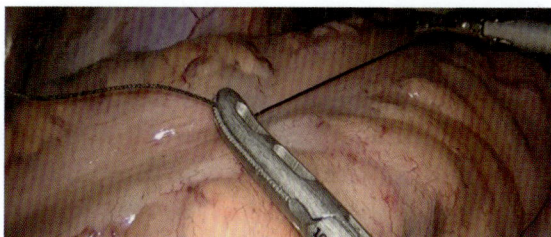

图7-29　测量拟离断的近端肠管

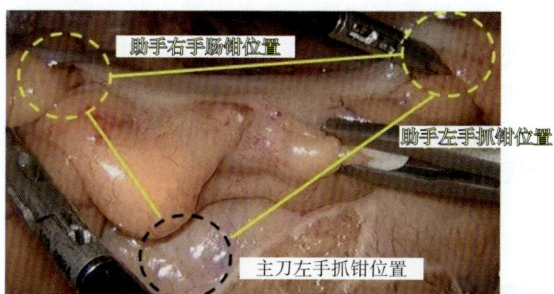

图7-30　"三角牵拉"提供良好张力

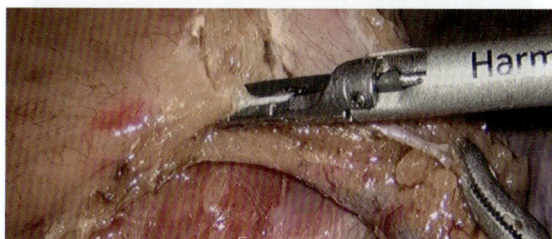

图7-31　裁剪乙状结肠系膜残部

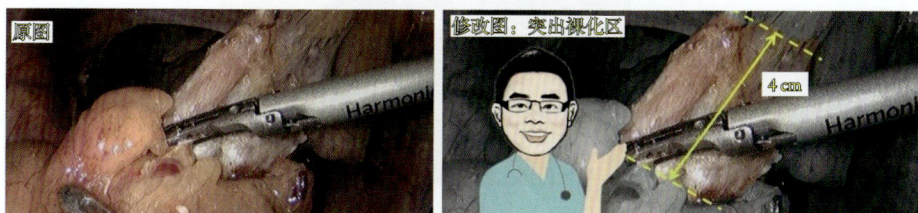

图7-32　裸化局部肠管区，长度大约4 cm

法。具体而言，在主刀与助手的器械形成三角牵拉的基础上，主刀电器械首先沿着拟切除线将系膜表面的腹膜剪开。然后，在有充足张力存在的前提下，乙状结肠系膜内的血管通常会清楚地显露出来。此时，再采用Hemo-lock"各个击破"——结扎并离断隔条血管。按照上述分两步结扎裁剪系膜的优势在于：充分显露系膜内的血管，能够确保结扎止血的效果。

②在离断近端肠管之后，再裸化肠管达到4 cm的目的是便于后续在此处肠管内置入抵钉座时，无须再次裸化肠管；而裸化肠管达到4 cm的目的是便于应用丝线或者剁子手结将肠管绑缚在抵钉座的中心杆上，具体细节在下列步骤中有详细交代。

（3）标本的取出：助手在冲洗、消毒末端直肠之后，主刀电器械切开末端直肠的闭合处，使之形成开放的肠管。助手应用卵圆钳，将无菌塑料管套由肛门置入直肠，在主刀协助下，助手将已经完全游离的直肠标本放入无菌塑料管套内，并将位于无菌塑料管套末端的白边带收紧，然后，助手将标本通过直肠管腔拉出体外，完成标本的取出（图7-33~图7-35）。

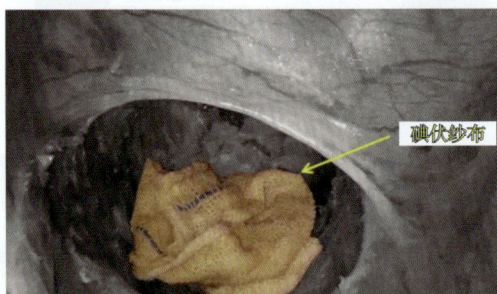

图7-33　在剪开末端直肠之前，盆底放置消毒纱布

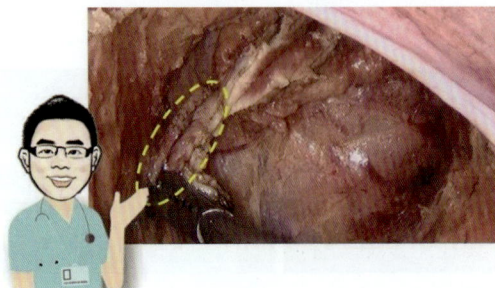

图7-34　在切开末端直肠的最后阶段，预留残余的直肠管腔壁，以方便牵拉直肠

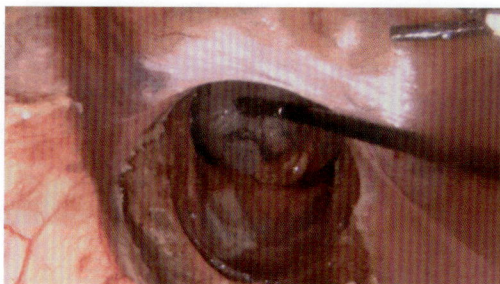

图7-35　经直肠拖出肿瘤标本

注意事项如下。

①在剪开末端直肠之前，盆底应该提前放置消毒纱布，以防止开放直肠管腔壁时有肠内容物污染盆腔。

②经直肠脱出的肿瘤标本大小，原则上直径不应>3 cm。

③伸入直肠腔内的无菌塑料管套，应该在其外部涂抹石蜡油，以方便在将包扎肿瘤标本的管套从直肠内部拖出时起到润滑的作用。

④为了尽量满足肿瘤无菌无瘤的要求，在将直肠标本从直肠脱出之前，应该将位于无菌塑料管套末端的白边带收紧。

步骤五：消化道重建

标本取出后，再次消毒末端直肠管腔，经肛门将抵钉座置入盆底，应用腹腔镜切割吻合器将末端直肠再次闭合。主刀应用超声刀等电器械将近端直肠切开（在切开管腔之前，同样需要在周围铺设碘伏纱布），反复消毒已经开放的近端管腔之后，将置入盆腔的抵钉座放入近端肠管管腔。助手协助固定抵钉座中心杆和肠壁，主刀应用7号丝线捆扎，固定近端肠管末端。在反复确认中心杆与肠壁固定牢靠的基础上，修剪中心杆周边多余的肠壁组织，完成近端肠管抵钉座的置入，使近侧肠管呈待吻合状态。并检查无活动性出血，肠管血运良好。

将吻合器从肛门插入至闭合钉处，在腔镜监视下，调节旋钮伸出中心杆，在闭合线中点附近穿透远侧肠管盲端，直至中心杆橘黄色标志完全伸出。钉仓把持钳夹持抵钉座，与吻合器中心杆对接锁定，回调旋钮缩回中心杆，使抵钉座与吻合器头部靠拢，直至指示窗显示达到安全范围，检查吻合部位两侧肠管无扭曲和夹入其他组织后，打开吻合器保险，击发进行吻合。调节旋钮"Open"3.5周使抵钉座与吻合器头部稍分离后，从肛门退出吻合器。检查吻合器内近端、远端侧吻合环完整（图7-36~图7-41）。

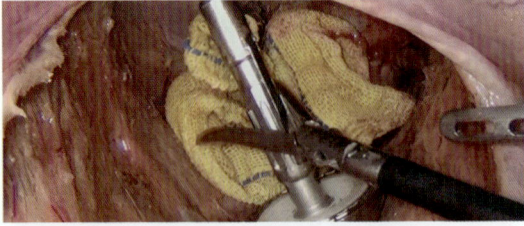

图7-36 经肛门置入抵钉座

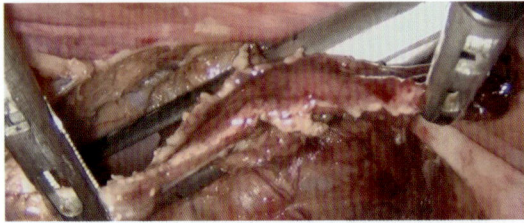

图7-37 应用切割吻合器封闭末端直肠

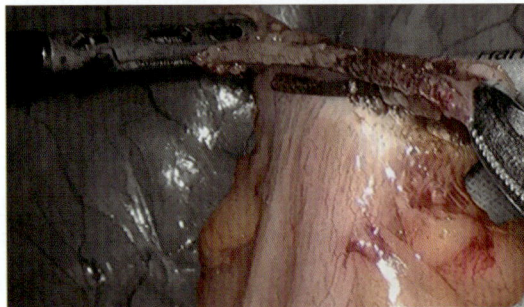

图7-38 切开近端直肠管腔

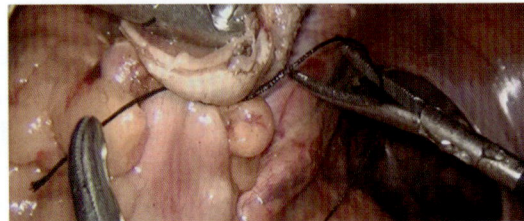

图7-39 近端管腔内置入抵钉座后，围绕中心杆，用丝线绑缚固定肠壁

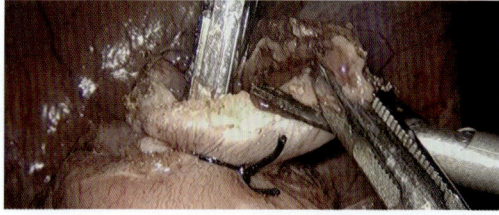

图7-40 裁剪多余的近端肠管壁组织

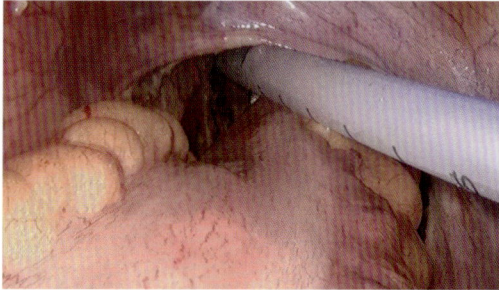

图7-41 吻合近端与远端肠管

步骤六：术后检查

　　清理术野，生理盐水反复冲洗腹腔，吸引器吸尽，检查腹腔内无活动性出血。将肠管复位，清点器械，纱布点数齐，观察各穿刺孔无出血。未放置引流管，退出腹腔镜和各穿刺套管，逐层缝合各操作孔，小敷贴覆盖切口（图7-42）。

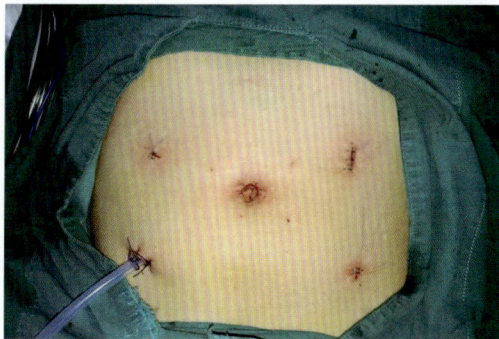

图7-42 腹壁切口情况

七、经验总结

手术顺利，麻醉满意，手术时间为180 min，术中出血约10 mL，未输血。术后放置了盆腔引流管和肛管引流管，术后患者在手术室复苏后，安全返回病房。手术评估：根治性。

第八讲　全腹腔镜下右半结肠切除术后消化道重建精要分析

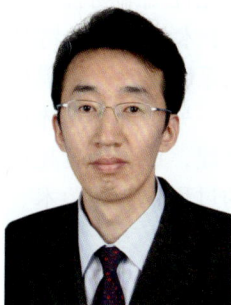

王贵玉

博士后，主任医师，肿瘤中心副主任，哈尔滨医科大学附属第二医院结直肠肿瘤外科主任。佳木斯中心医院院长助理，2015年"黑龙江省五四青年奖章"获得者。（简历更新时间：2019-06-19）

一、引言

全腹腔镜下右半结肠切除后消化道重建需要在腹腔内完成，腹腔内吻合与腹腔外吻合相比具有诸多优点，例如，可以减少腹壁伤口数量，减轻患者术后切口疼痛，降低切口液化、切口疝、切口感染发生率，促进患者早期下床活动，有利于恢复肠蠕动功能，减少肠梗阻的发生等。但是腹腔内吻合难以避免肠道细菌进入腹腔并繁殖，是导致腹腔感染发生的一个重要因素。因此，如何提高手术技术熟练程度和缩短腹腔内吻合操作时间，以减少肠内容物污染，从而降低腹腔感染的发生率，是手术面临的一个重要问题。本文以腹部无辅助切口经阴道取标本的腹腔镜下右半结肠癌根治术NOSES（natural orifice specimen extraction surgery）Ⅷ式为例进行右半结肠切除术后消化道重建的讲解。

二、术前准备

该术式为腹部无辅助切口经阴道取标本的腹腔镜下右半结肠癌根治术。因此，对肿瘤的大小和分期等因素有一定的限制，有独特的适应证和禁忌证。

（一）适应证

①女性右半结肠肿瘤。②肿瘤环周径<5 cm。③肿瘤未侵出浆膜。

（二）禁忌证

①肿瘤环周径>5 cm。②肿瘤侵犯周围组织器官。③患者过于肥胖[身体质量指数（BMI）>35 kg/m^2]。④男性右半结肠癌。

三、术中解剖

右半结肠毗邻脏器多、血管关系复杂，解剖变异大。因此，腹部无辅助切口经阴道取标本的腹腔镜下右半结肠癌根治术NOSES Ⅷ式也是NOSES手术系列中难度较大的一种术式。右半结肠标本的取出途径仅适用于阴道，因为右半结肠切除后若想经横结肠、降结肠、乙状结肠、直肠、肛门拖出，虽理论上可行，但实际操作难度极大，故NOSES术不推荐用于男性右半结肠切除术。NOSES Ⅷ式操作特点表现在腹腔内完全游离切断右半结肠，经阴道将右半结肠标本取出体外，再进行全腹腔镜下末端回肠与横结肠的功能性端端吻合。该术式的难点主要体现在两个方面：一个难点体现在腹腔镜手术的共性关键技术，包括正确地辨认解剖标识，合理的手术入路以及完整的系膜切除，系膜根部血管结扎和淋巴结清扫，以及重要组织器官的显露和保护；另一个难点体现在NOSES手术特有的操作步骤，即全腹腔镜下进行消化道重建，重建难度超过其他术式，对术者和助手的要求较高，在标本经阴道取出的过程中，无菌术、无瘤术的精准运用至关重要。

（一）肠系膜上静脉外科干的解剖与显露

衡量右半结肠癌的根治效果主要有两个标准：一是肠系膜上静脉外科干的解剖和暴露，二是胰十二指肠前筋膜切除的完整性。腹腔镜手术更加有利于这两个步骤的实施。肠系膜上静脉外科干是指回结肠静脉汇入肠系膜上静脉处至胃结肠静脉干之间的一段静脉，平均长度约3.8 cm。其右侧主要有回结肠静脉、右结肠静脉及胃结肠静脉干汇入。左侧毗邻肠系膜上动脉，其发出回结肠动脉、右结肠动脉、结肠中动脉都从外科干前方走向右结肠，也有少数患者从后方走向右结肠。为了保证右半结肠切除的完整性，必须要充分暴露肠系膜上静脉外科干，并在各分支的血管根部结扎切断各个血管。

（二）右结肠动脉解剖变异

右结肠动脉起自肠系膜上动脉的中部，中结肠动脉的稍下方（有时可与中结肠动脉合为一干），沿腹后壁腹膜深面横行向右，至升结肠附近分出升降两支。升支多与结肠中动脉的右支吻合，降支与回结肠动脉升支吻合，供给升结肠和肝曲血液。右结肠动脉来自肠系膜上动脉主干的比例为40%，来自中结肠动脉的比例为30%，由回结肠动脉分出者占12%，另有18%的人无右结肠动脉。

右半结肠由回结肠动脉及中结肠动脉供血。由于右结肠动脉血管变异较多，因此，在处理该血管时，术者应当更加谨慎细致，充分考虑各种可能的情况。

（三）功能性端端吻合的优势与可行性

常规右半结肠切除术采用的吻合方法是回肠与横结肠的端侧吻合。然而，在NOSES Ⅷ式中，消化道重建方式是回肠和横结肠的功能性端端吻合。该方法仅须使用四把直线切割器即可完成吻合，是腹腔镜下右半结肠消化道重建的一种安全可行的吻合方法，也是目前NOSES Ⅷ式中唯一能完成全腔镜下吻合的方法，与端侧吻合相比，功能性端端吻合主要表现为以下几方面优势：①减少吻合口狭窄。这种吻合方式的吻合口径宽大，可以避免吻合口狭窄的发生，也可解决肠管两端管径粗细不均的问题。②操作方式简单快速，可缩短手术时间，降低手术难度，减轻术中污染的可能。③避免了端侧吻合形成的回肠盲端。端侧吻合在结肠侧方会形成一个盲端，该盲端往往是术后出现并发症的一个主要因素。同时也可避免端侧吻合在一侧肠管出现的无血管区，降低吻合口血运不良的可能性。由于右半结肠的肠内容物较多，术中若操作不当容易引起肠内容物进入腹腔，导致腹腔感染。因此，在进行消化道重建时，须严格注意无菌操作，包括吸引器及时清除肠内容物、碘伏纱布条的消毒等，这些操作对术者和助手之间的配合提出了更高的要求。

四、体位、Trocar位置以及手术站位

（一）体位

腹腔镜操作时采用分腿平卧位或功能截石位（图8-1）。

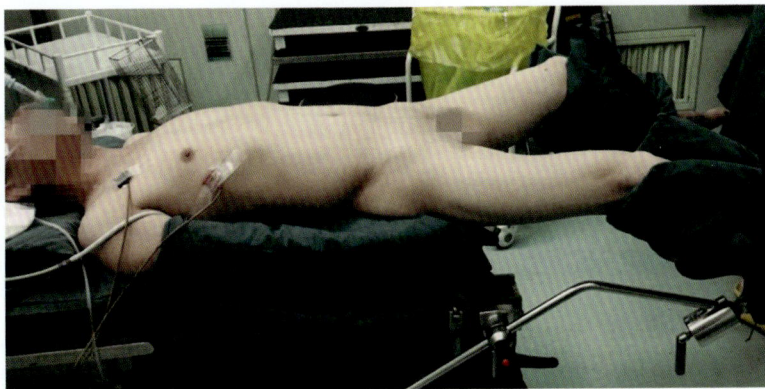

图8-1　手术的体位

（二）Trocar位置

腹腔镜镜头Trocar孔（10 mm Trocar）位于脐至脐下方5 cm的范围内均可；术者主操作孔（12 mm Trocar）位于左上腹中部，腹直肌外侧缘；术者辅助操作孔（5 mm Trocar）位于左下腹，与腹腔镜镜头Trocar孔不在同一水平线；助手主操作孔（12 mm Trocar）位于右下腹并尽量靠外侧脐与髂前上棘连线中外1/3处，便于消化道重建时放入直线切割吻合器；助手辅助操作孔（5 mm Trocar）位于右上腹，右锁中线与横结肠投影区交叉处（图8-2）。

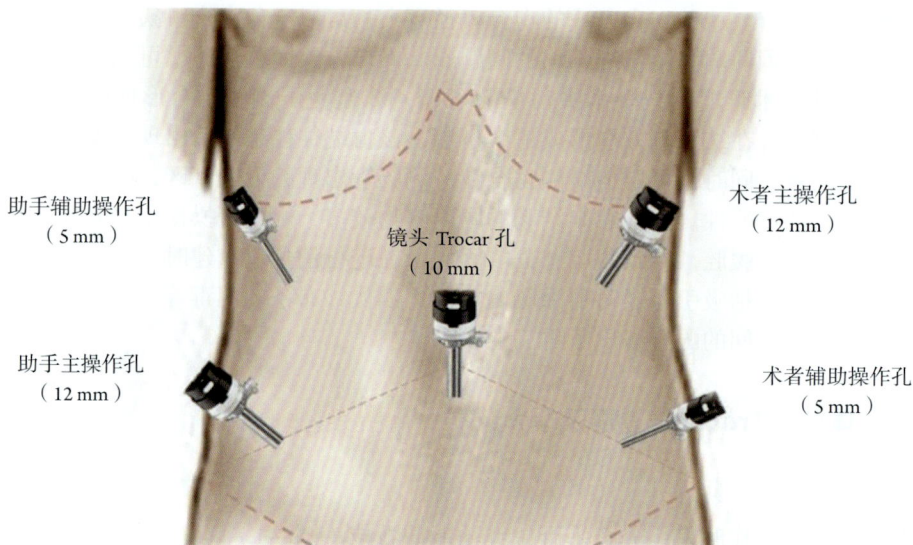

图8-2　Trocar位置

（三）手术站位

右半结肠游离与切除：术者站位于患者左侧，助手站位于患者右侧，扶镜手站位于术者同侧或患者两腿之间（图8-3A）。消化道重建及标本取出：术者站位于患者右侧，助手站位于患者左侧，扶镜手站位于术者同侧（图8-3B）。

（四）特殊手术器械

超声刀、60 mm直线切割吻合器、阴道缝合线、无菌保护套、举宫器。

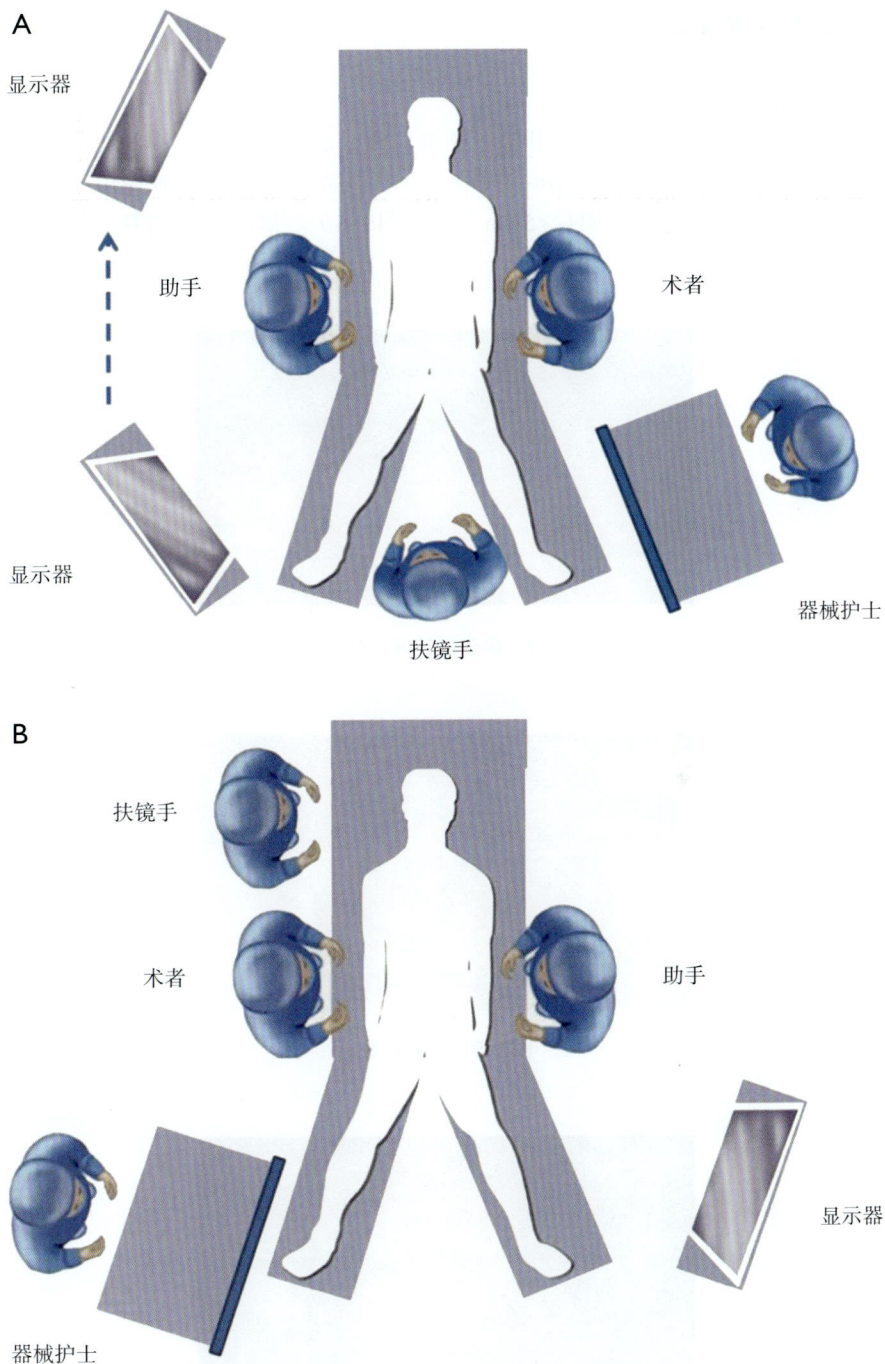

图8-3 手术站位

（A）手术站位；（B）标本取出站位。

五、手术步骤及要点

（一）探查

　　进镜至腹腔后，常规探查肝脏、胆囊、胃、脾脏、结肠、小肠、大网膜和盆腔有无肿瘤种植和腹水（图8-4~图8-5）。探查肿瘤部位，肿瘤位于右半结肠，未侵出浆膜，肿瘤环周径<5 cm为宜（图8-6）。解剖结构的判定：右半结

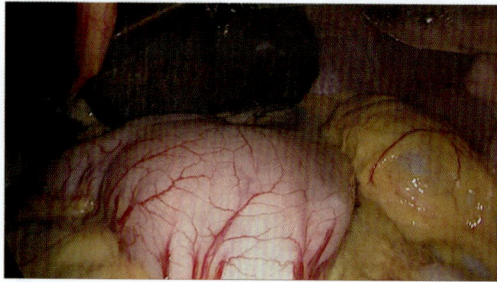

图8-4　探查胃及肝左叶脏面

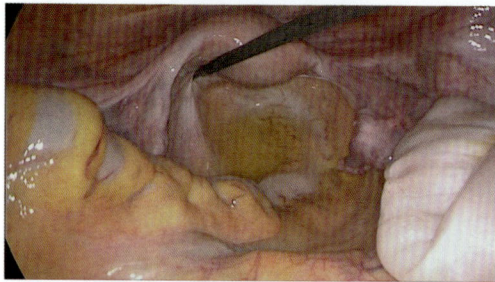

图8-5　探查盆腔

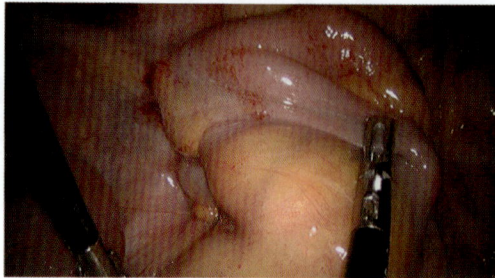

图8-6　探查肿瘤位置

肠切除术较为复杂，毗邻脏器较多，须判定回结肠动静脉、右结肠动静脉、中结肠动静脉，其中结肠动静脉血管分支较多，如果处理困难，建议在中结肠动静脉根部结扎切断。此外，还须判定横结肠游离后可否行镜下回肠横结肠功能性端端吻合。因为目前设备、技术条件无法完成全腔镜下环形吻合器下的回肠横结肠端端或端侧吻合。如横结肠系膜过短，勿实施NOSES Ⅷ式手术。

　　注意：此术式不适合采用联合脏器切除术。

（二）回结肠动静脉根部解剖与离断

　　术者左手持钳，沿肠系膜上静脉充分暴露系膜表面。此时可见回结肠动静脉与肠系膜上静脉夹角有一凹陷薄弱处（图8-7~图8-8），用超声刀打开此处系膜（图8-9），慢慢分离裸化血管。沿Toldt's间隙向上、向外侧分离，呈洞穴状，向上游离可见十二指肠，表明间隙正确（图8-10~图8-11）。在回结肠动静脉根部尽量打开肠系膜上静脉鞘，向上分离，在其右侧与后方贯通。裸化回结肠动静脉根部，清扫淋巴脂肪组织，用血管夹双重结扎切断（图8-12~图8-13）。

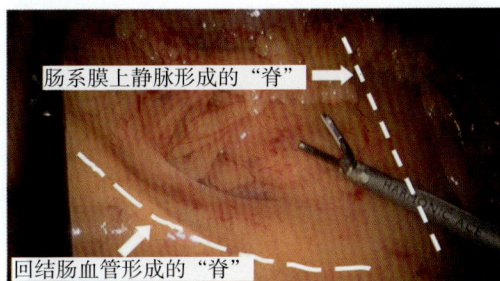

图8-7　肠系膜上静脉与回结肠血管的夹角处

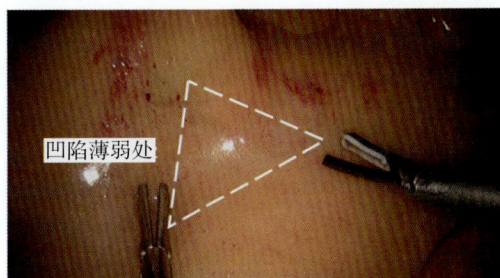

图8-8　回结肠动静脉与肠系膜上静脉夹角凹陷处

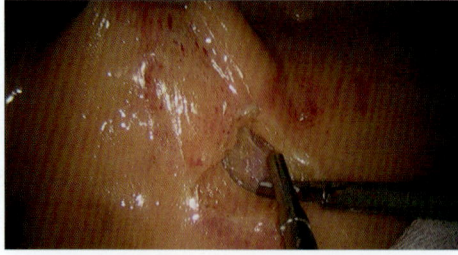

图8-9　第一刀切入点

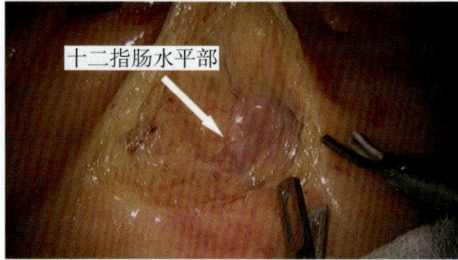

图8-10　进入Toldt's间隙

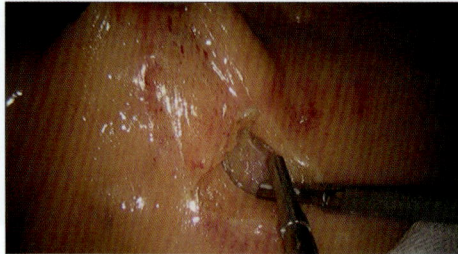

图8-11　沿Toldt's间隙向外侧游离

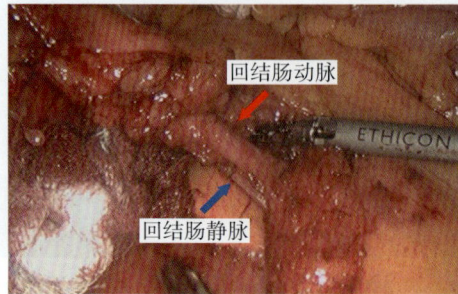

图8-12　裸化回结肠血管根部

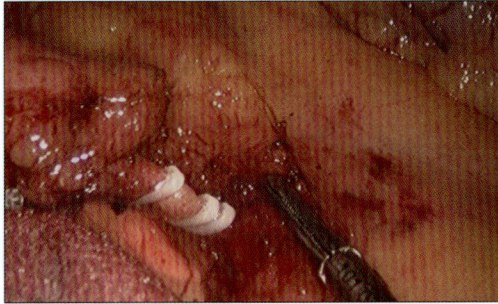

图8-13　结扎切断回结肠血管

经验分享：采用内侧入路，回结肠动静脉的寻找至关重要，对于体型瘦弱患者并不困难，但对于肥胖患者有一定难度。这需要外科医生要有立体的解剖思维，判定的标志有3点：肠系膜上静脉走行有个"脊"，十二指肠水平部往往能看到，回结肠动静脉往往有个隆起的"脊"。这个区域血管较多，必须谨慎细致地进行操作，也可在术野旁放置小纱布一块，如遇到出血等情况，可迅速进行压迫止血。

配合技巧：助手左手持钳用纱布条将横结肠推向上腹部，暴露横结肠系膜根部，右手持钳提起回结肠动静脉表面系膜。

操作技巧：在系膜游离过程中，可采用钝性游离与锐性游离相结合的方式。

（三）右结肠动静脉根部的处理

沿着Toldt's筋膜在十二指肠表面游离，仔细分离后可见右结肠静脉、胃网膜右静脉、胃结肠干（图8-14~图8-15）共同汇合进入肠系膜上静脉，结扎切断右结肠静脉（图8-16），沿肠系膜上静脉向上分离可见右结肠动脉

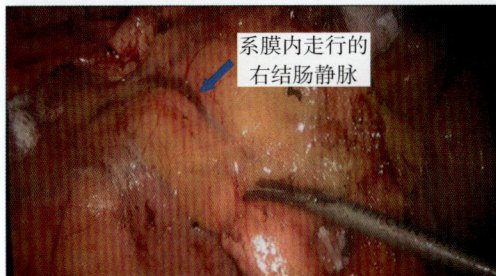

系膜内走行的
右结肠静脉

图8-14　游离十二指肠表面

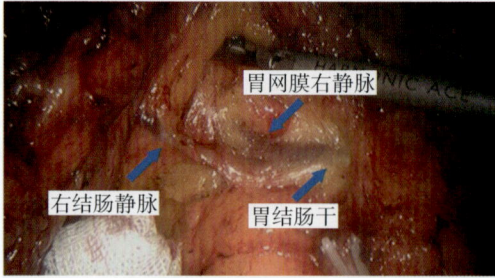

图8-15　显露胃结肠干

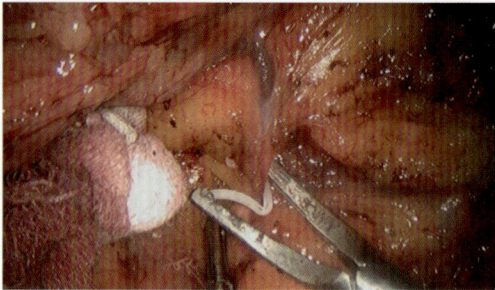

图8-16　结扎右结肠静脉

（图8-17），在根部双重结扎切断。

　　操作技巧：在升结肠系膜内可见右结肠静脉走行，以此为标记向胰头方向分离，分离出右结肠静脉、胃网膜右静脉及胃结肠干。

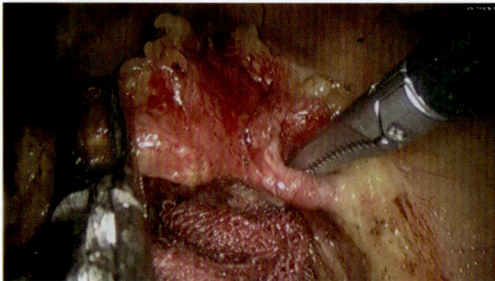

图8-17　裸化右结肠动脉

（四）中结肠动静脉根部的处理

在分离完右结肠动静脉之后，继续向上分离。在胰颈表面透一层薄膜可见胃窦后壁即停止分离，随即垫一块小纱条。沿肠系膜上静脉向上分离，于胰腺下缘双重结扎切断中结肠动静脉（图8-18~图8-19）。至此供应右半结肠血管均解剖离断。

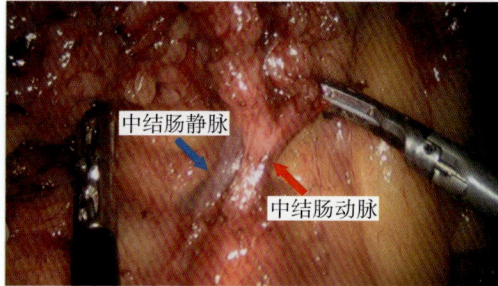

图8-18　裸化中结肠动静脉

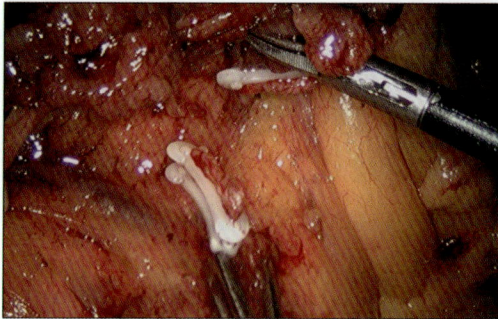

图8-19　结扎并切断中结肠动静脉

经验分享：右半结肠癌根治术中，中结肠动脉的结扎位置要根据肿瘤的位置和切除的范围而定。如切除范围是扩大的右半结肠切除，可考虑于结肠中动脉根部结扎该血管，如切除范围较小，可保留中结肠动脉左支，仅结扎切断右支即可。

（五）结肠系膜的游离

继续沿Toldt's间隙进一步向外侧、上方及下方分离，可见整个游离的表面光滑、平整、干净（图8-20~图8-21）。

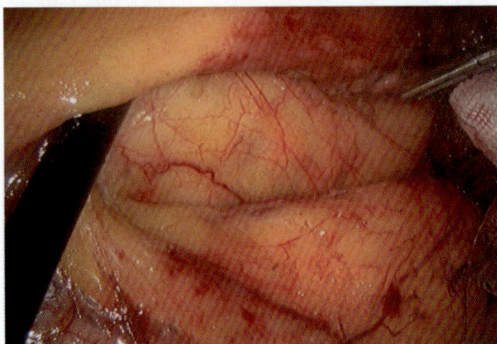

图8-20 沿Toldt's间隙向外侧游离

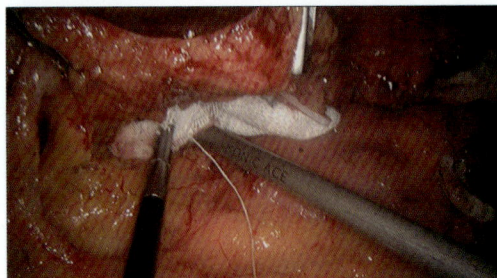

图8-21 小纱布置于系膜下方

小纱布妙用：在游离的系膜下方，平行放置一纱布条，起到保护和标识作用。

（六）回肠系膜的处理

当盲肠下部腹膜打透贯穿后，其根部附着的筋膜尽量打开，使回肠的游离度变大一些，便于镜下肠管吻合（图8-22）。助手提起末端回肠，术者用超声刀裁剪回肠系膜，应注意系膜的血运走行与方向。切割至末端回肠壁，向近端裸化2 cm肠管（图8-23）。

经验分享：小肠血运丰富，供血的节段性十分明显，裸化小肠壁后可清晰见到肠管的血运分界线；末段回肠系膜的分离，游离度应大一些，提拉至上腹部便于吻合。

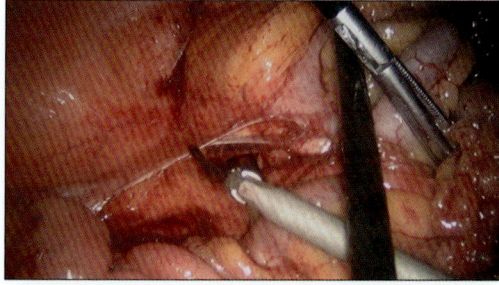

图8-22 打开盲肠后方腹膜

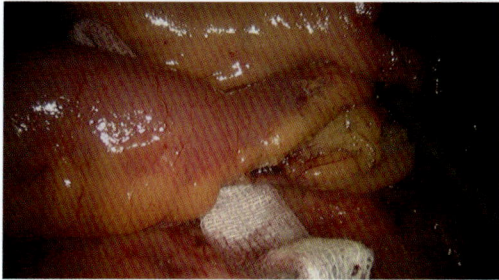

图8-23 裸化回肠肠壁

（七）大网膜及No.6组淋巴结的处理

判断横结肠预切定线，游离大网膜（图8-24）。用超声刀裁剪右侧大网膜至横结肠壁。将其拉向右侧腹腔，助手左手持钳提起胃壁，可见胃网膜右动静脉走行。从横结肠向其分离切断胃结肠韧带进入网膜腔（图8-25）。沿胃网膜右动静脉血管弓外缘向右侧分离切断（图8-26~图8-27），分离至胰头可见胃

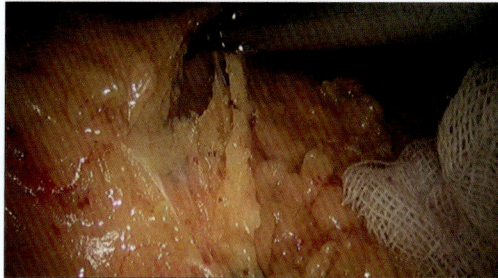

图8-24 游离大网膜

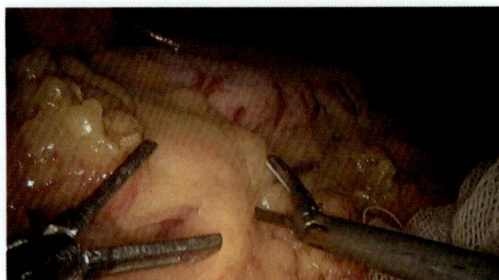

图8-25　分离切断胃结肠韧带

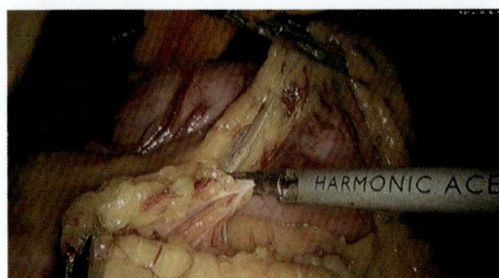

图8-26　沿胃网膜右动静脉血管弓外缘向右侧分离

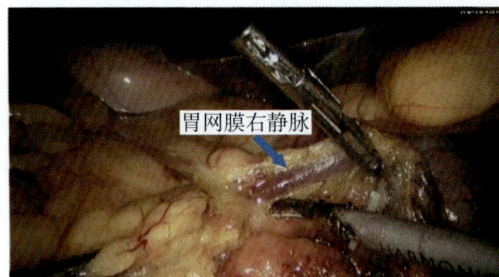

胃网膜右静脉

图8-27　沿胃网膜右静脉清扫淋巴组织

网膜右静脉与胃结肠干，同时与下方游离间隙贯通。

　　经验分享：在这过程中有一支未命名的血管从胃网膜右静脉分出，走向结肠肝曲，血管管径较粗，需用血管夹夹闭。

（八）横结肠系膜的处理

　　在胃窦十二指肠胰头区离断后，可见垫于系膜后方的纱布条，将其横行切开，向横结肠系膜无血管方向分离（图8-28）。结扎离断边缘血管，进一步向横结肠预切定线分离，裸化肠壁1 cm（图8-29）。

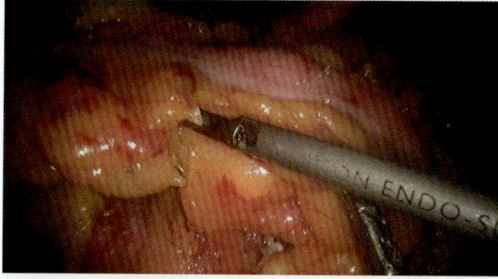

图8-28　裁剪横结肠系膜

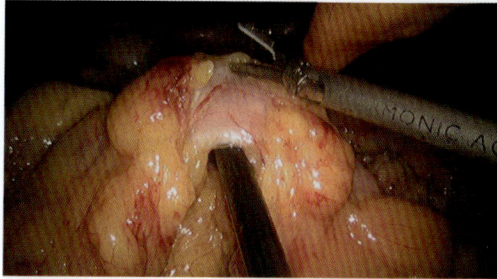

图8-29　裸化横结肠肠壁

（九）标本的切除

用直线切割器在横结肠预切定线处切割肠管（图8-30）。将近端翻向右下

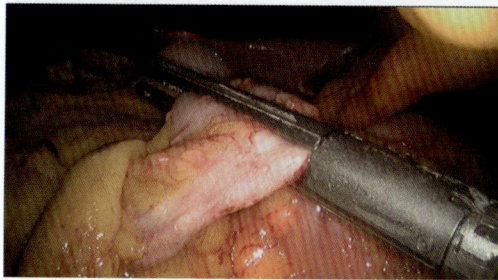

图8-30　闭合切断横结肠

腹，此时其在右结肠旁沟及肝下的附着处清晰可见，并可见后方垫的纱布条。用超声刀在纱布条的指示和保护下沿右结肠旁沟向右髂窝分离，直至与下方贯通（图8-31）。在回肠裸化区，血运分界线清晰可见（图8-32），用直线切割吻合器在血运线内侧横断回肠（图8-33）。至此，右半结肠切除完成，将标本置于盆腔。

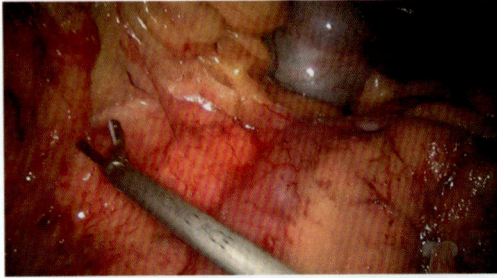

图8-31　沿右结肠旁沟向下游离

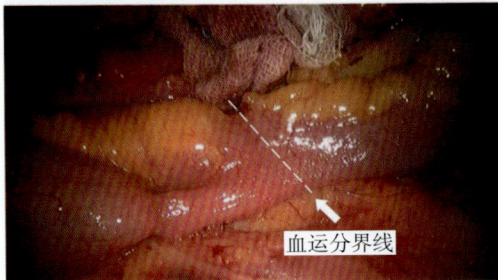

血运分界线

图8-32　末端回肠血运分界线

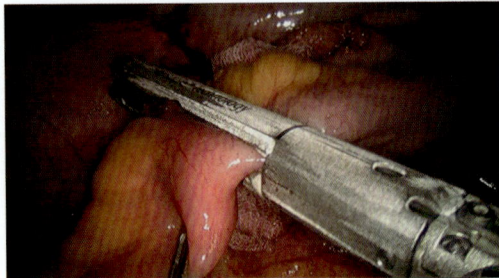

图8-33　闭合切断回肠

经验分享：由于小肠血运丰富，节段性明显，因此，建议分界线出现后再进行切割吻合，这样更加安全可靠。

（十）消化道重建

将横结肠拉直摆放，并将末端回肠拉至上腹部与横结肠平行摆放（图8-34）。将回结肠末端一角用剪刀沿吻合钉剪开1个5 mm小口（图8-35），助手经右下腹12 mm的Trocar置入60 mm直线切割吻合器，将钉座侧置入回肠肠腔内并含住（图8-36）。在横结肠断端一角剪开1个约10 mm小口（图8-37），助手和术者将结肠提起，将直线切割吻合器钉仓侧套入结肠肠腔内（图8-38），确认无误后击发，完成回肠横结肠侧侧吻合（图8-39）。

检查吻合口内腔有无明显出血（图8-40），确认无出血后，提起断端，术者经左上腹12 mm Trocar置入直线切割器，横行闭合残端，完成功能性端端吻合（图8-41），切下的残端组织用取物袋经12 mm Trocar取出。镜下浆肌层缝合回肠横结肠吻合结合处，以减轻吻合口张力（图8-42）。至此完成右半结肠切除后的消化道重建。

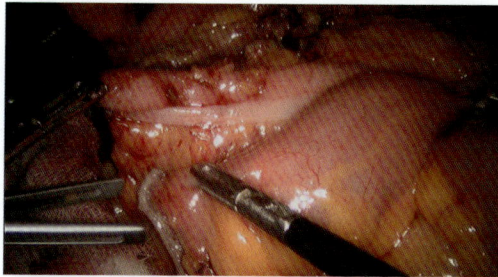

图8-34　将横结肠与回肠平行摆放

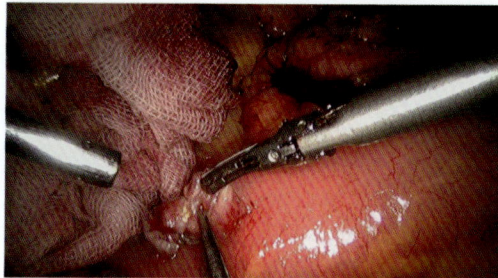

图8-35　剪开末端回肠

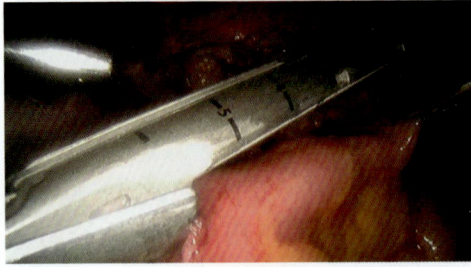

图8-36　将直线切割吻合器钉座侧置入回肠

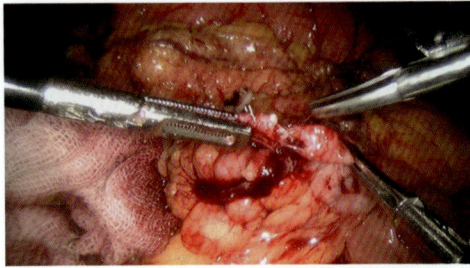

图8-37　剪开横结肠

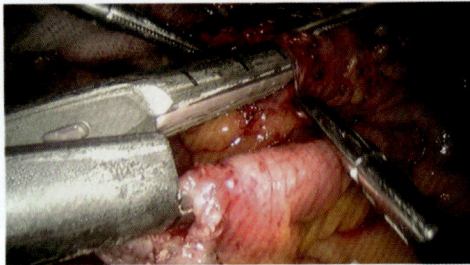

图8-38　将直线切割吻合器钉仓侧置入横结肠

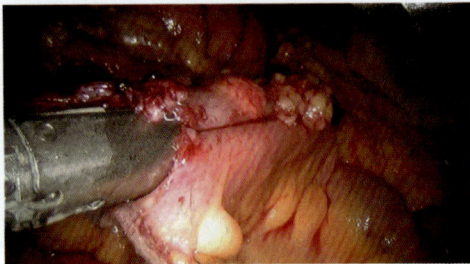

图8-39　回肠横结肠侧侧吻合

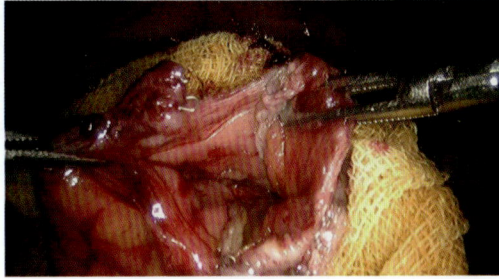

图8-40　检查吻合口有无出血

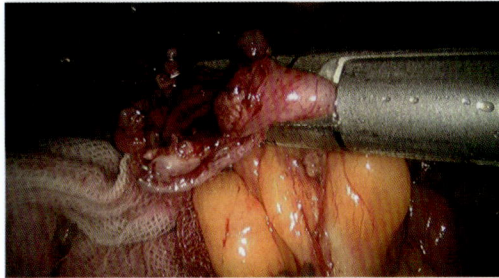

图8-41　横行闭合残端

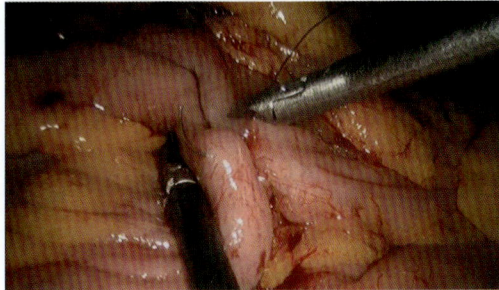

图8-42　缝合加固吻合口

经验分享：在进行回肠横结肠吻合前，须检查回肠横结肠侧面对合情况，勿夹入系膜和脂肪垂；在进行回肠横结肠吻合时，需要术者和助手密切配合。

（十一）标本取出

在切开阴道之前，术者需换位置于患者右侧，同时转换腹腔镜显示器位置。患者体位由头高足低位改为足高头低位。助手于体外用举宫器将子宫抬起，进而充分暴露阴道后穹窿（图8-43）。术者用超声刀横行切开阴道3 cm（图8-44），纵向牵拉将切口扩展至5~6 cm，助手用卵圆钳经阴道后穹窿切口将无菌塑料保护套送入腹腔（图8-45）。术者与助手配合，撑开无菌套，将标本的一端置入其中（图8-46），助手于体外用卵圆钳夹持住标本一端慢慢向外牵拉，术者与助手将标本置入保护套内，缓缓从阴道拉出标本及保护套，至此标本移出体外（图8-47）。

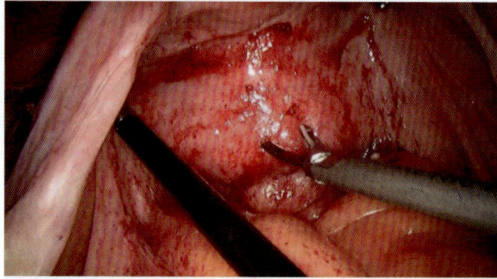

图8-43　暴露阴道后穹窿

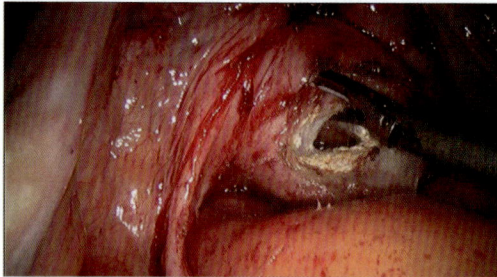

图8-44　打开阴道后穹窿

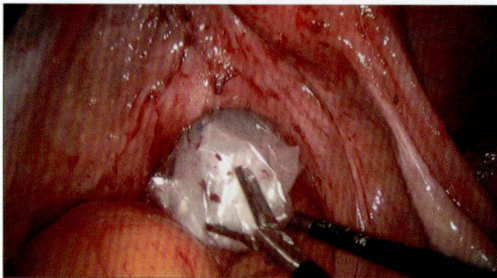

图8-45　经阴道置入无菌塑料保护套

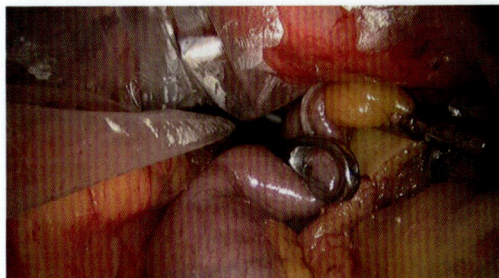

图8-46　经阴道置入卵圆钳夹持右半结肠标本

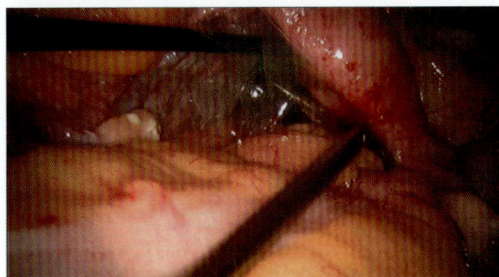

图8-47　经阴道将标本拉出体外

配合技巧：在行阴道切开时，助手将膀胱拉钩尖端置入阴道内，以其尖端顶起阴道后穹窿，有助于术者选择阴道后穹窿的切入点。

经验分享：经阴道取标本是手术成功的关键，准确判断肿瘤的大小及位置；阴道切口大小要适当。由于标本两端都是闭合的，往往肠腔内积气，取标本时形成气囊，不利于标本取出。故当一部分标本取出体外时，可在阴道外剖开肠管，减压吸净肠腔内气体，使标本易取出。

（十二）缝合阴道切口，关闭Trocar孔

缝合阴道：阴道牵开后，在后穹窿切口前后壁各置1枚爱丽丝钳牵拉，切口清晰可见，用可吸收缝线间断缝合（图8-48~图8-49）。利用右侧两个Trocar孔置入两枚引流管于右上腹（图8-50）。

经验分享：阴道缝合后，可在阴道内置入1枚碘伏纱团压迫后穹窿，术后48 h取出。

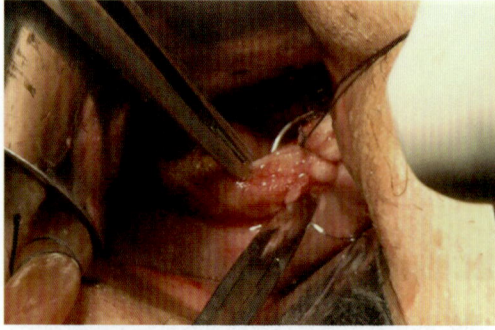

图8-48　充分暴露并缝合阴道切口

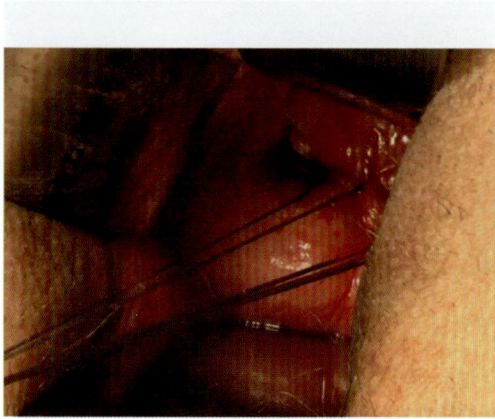

图8-49　检查阴道切口是否缝合确切

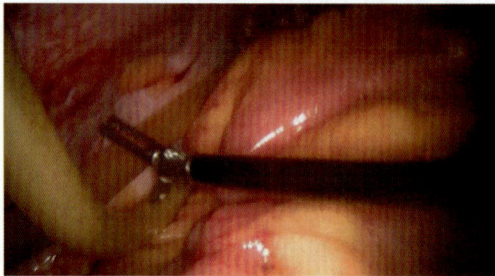

图8-50　置入腹腔引流管

王鹏

医学博士，中国医学科学院肿瘤医院胰胃外科。读博期间以第一作者发表文章12篇，其中SCI文章9篇，总影响因子26.494分。（简历更新时间：2021-05-25）

经验分享

第九讲 重叠式三角吻合法在完全腹腔镜右半结肠切除术中的应用

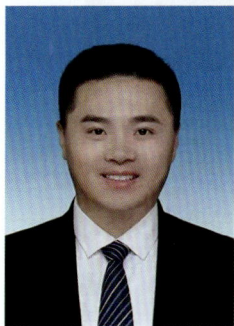

一、引言

近年来，随着外科技术的进展及肿瘤外科理念的深入，完全腹腔镜结肠癌根治术逐渐应用于临床，因其更加微创、美容效果更好、无瘤操作等优势逐渐成为外科医生及结肠癌患者的选择。完全腹腔镜结肠癌根治术中，消化道重建是最为重要的环节。目前常规采用的传统三角吻合法操作困难，往往容易导致手术的失败。中国医学科学院肿瘤医院结直肠外科团队对传统三角吻合法进行了改良，并命名为重叠式三角吻合法，即将近端及远端肠管先行重叠，再行吻合，使消化道吻合难度大大降低。在此，对此吻合方式进行介绍，旨在为结肠癌根治术中消化道重建的术式选择提供参考。

二、手术名称

重叠式三角吻合法的完全腹腔镜下右半结肠切除术。

三、术中解剖

术中见肿瘤位于升结肠近肝区，患者BMI为 $25.6\,kg/m^2$，手术采取头低、右高体位。

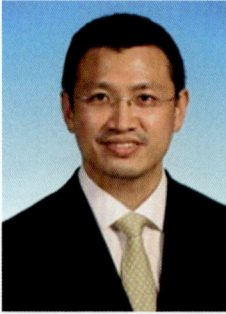

四、手术步骤介绍

（一）患者摆位及Trocar放置

患者全身麻醉成功后，取平卧分腿位，常规导尿、消毒、铺巾。采用五孔法放置Trocar：取脐下弧形12 mm切口作为观察孔；脐上5 cm左腋前线处放置12 mm Trocar为主操作孔，左侧反麦氏点放置5 mm Trocar为副操作孔。在右侧对称位置，均放置5 mm Trocar为助手辅助操作孔（图9-1）。最后取头低、右高体位。

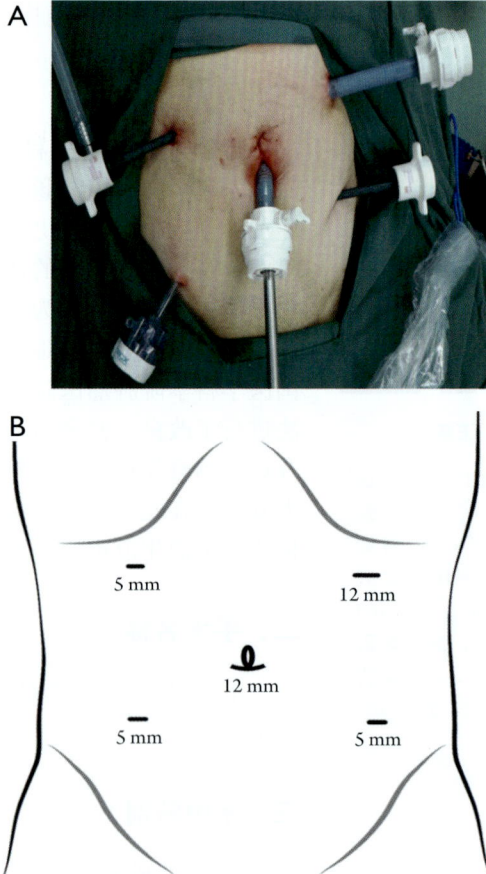

周海涛

中国医学科学院肿瘤医院结直肠外科主任医师，教授，硕士生导师。中国医师协会微创医学专业分会结直肠专业委员会副主任委员，中国NOSES联盟秘书长。于国内外发表相关论文20余篇，参编参译论著5部，并承担多项科研课题。（简历更新时间：2019-06-19）

图9-1 Trocar放置位置
（A）术中Trocar放置；（B）示意图。图9-1B由王鹏手绘，其他手绘图均由复旦大学附属华山医院普通外科洪军教授手绘。

（二）游离并裸化肠管

手术采用中间入路法，于回结肠血管根部打开肠系膜。自下而上沿肠系膜上静脉表面，依次显露并离断回结肠血管、右结肠血管、中结肠血管右支（或中结肠血管），并由内向外沿Toldt's间隙分离结肠系膜。然后沿右结肠旁沟自下而上游离粘连，直至内外会合，完成肠管游离。此过程中要注意保护胰头、十二指肠、胃结肠干、右侧输尿管等结构。分别裁剪回肠及横结肠系膜，并使用切割吻合器于回肠末端15 cm、右半横结肠处离断肠管（图9-2），断端采用酒精纱片消毒。将标本置于取物袋后放置盆腔中。

（三）吻合肠管

将距离回肠断端约8 cm处，肠管与横结肠断端缝合一针起固定作用。分别于回肠断端对系膜缘闭合处及相对应位置的横结肠对系膜侧做5 mm切口，酒精纱片消毒肠管后置入同样型号的切割吻合器行对系膜侧肠管侧侧吻合（图9-3），再次消毒肠腔，并检查有无出血。在肠管共同开口处中间缝合3针，由助手钳持远处及中间缝线、主刀副操作孔钳持近处缝线，主操作孔置入同样型号切割吻合器闭合共同开口（图9-4）。酒精纱片消毒残端，若残端有出血，应行镜下缝合止血，吻合口展示见图9-5。

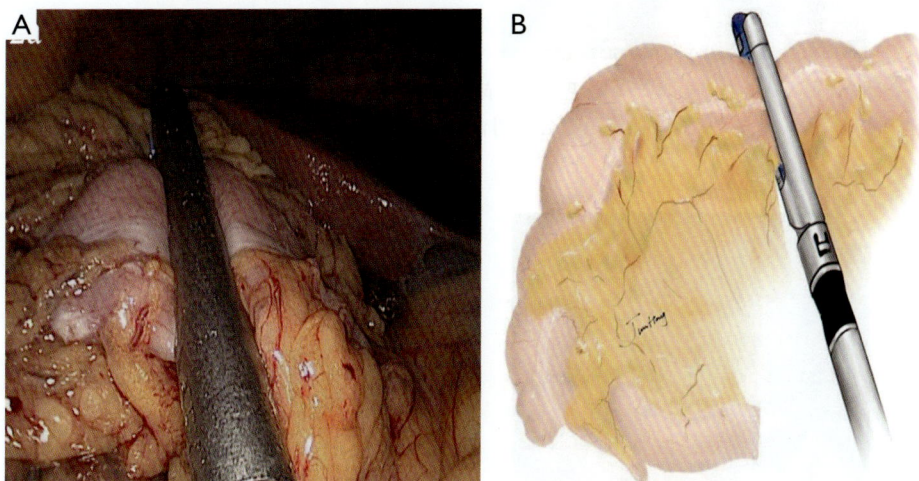

图9-2　游离并裸化肠管
（A）镜下闭断横结肠；（B）示意图。

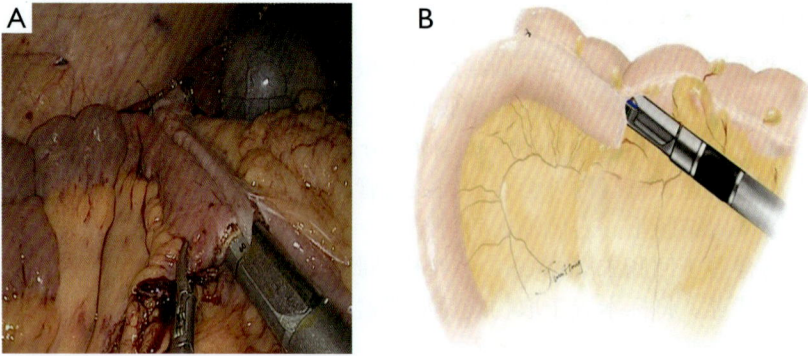

图9-3　吻合肠管
（A）重叠三角吻合法吻合回肠及横结肠；（B）示意图。

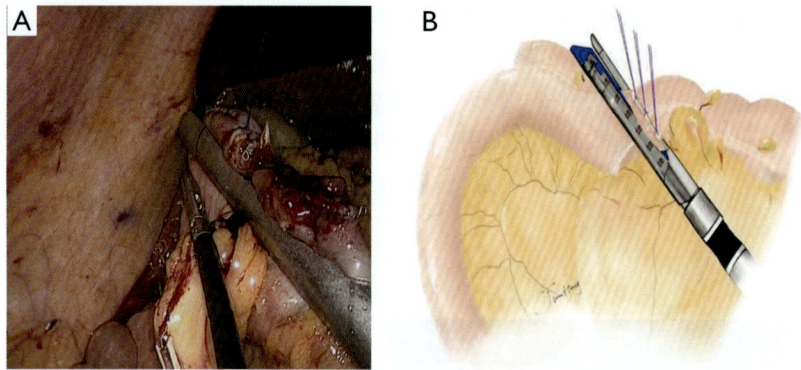

图9-4　闭合共同开口
（A）重叠三角吻合法闭合共同开口；（B）示意图。

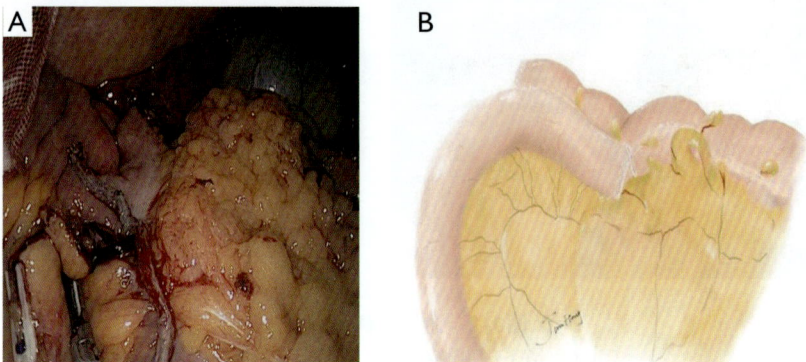

图9-5　吻合口展示
（A）重叠三角吻合法吻合口；（B）示意图。

（四）取出标本

对于既往有腹部手术史，如有阑尾切口、剖宫产切口的患者，均可采用原手术切口取出标本；对于比较肥胖的患者，可采用下腹部皮纹处横行切口取出标本；对于部分女性患者可通过阴道取出标本；大部分患者均采用耻骨联合上横行切口取出标本。取出标本后，重建气腹，进行腹腔冲洗，留置引流。最后清点器械纱布无误后关腹。

围手术期治疗方案均根据美国国家综合癌症网络（NCCN）指南确定并执行。术后常规给予肠外营养等支持治疗，预防性应用抗生素1 d，术后早期经口流质饮食，根据引流情况拔出引流管。

第九讲　重叠式三角吻合法在完全腹腔镜右半结肠切除术中的应用

王鹏，周海涛（中国医学科学院肿瘤医院）

扫码观看视频
《腹腔镜胃肠手术笔记（第二版）》

AME
Publishing Company

第十讲　全腹腔镜胃癌根治术后消化道重建之 Overlap、FETE、Billroth+Braun 吻合

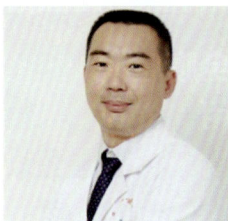

尤俊

主任医师,教授,硕士研究生导师。厦门大学附属第一医院胃肠肿瘤外科主任。兼任中国医师协会外科医师分会肿瘤外科医师委员会委员、中国医师协会外科医师分会微创外科委员会委员、中国抗癌协会胃癌专业委员会微创外科学组委员、中国抗癌协会大肠癌专业委员会腹腔镜学组委员、中国医师协会外科医师分会经肛全直肠系膜切除术专业委员会委员等。(简历更新时间:2021-05-25)

一、引言

腹腔镜技术用于胃癌手术已有二十余年。起初胃癌根治术多采用"腹腔镜辅助",即需要辅助切口完成消化道重建,其优势是重建手法与开放手术相似,容易掌握;但视野显露差,吻合过程容易产生张力,特别是肥胖或腹腔前后径长的患者,需要延长辅助切口,降低微创及美容效果。随着术者腹腔镜技术水平的提高,"全腹腔镜"应用越来越广泛,即主要的吻合在腔内完成,而空肠系膜的游离及空肠空肠吻合可在腔内,也可通过辅助小切口完成。其优势在于手术视野好,吻合过程不容易产生过度张力。

腹腔镜辅助胃癌根治术消化道重建多采用管形吻合器;全腹腔镜使用管形吻合器,需要腔镜下进行食管残端的荷包缝合及抵钉座的置入,手术难度大,而且管形吻合不能通过Trocar,需另外开口,影响气腹压力的维持。和圆形吻合器相比,直线吻合器在腔镜手术中能够通过Trocar进入腹腔,操作方便,吻合器的钉仓也更易置入消化道中,且在操作过程中不会影响气腹压力的维持。直线吻合器吻合促进了全腹腔镜的发展。全腹腔镜下胃癌根治术直线吻合器消化道重建方式较多,本文将重点介绍以下3种。

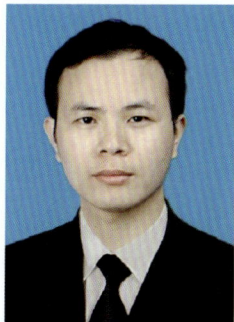

李永文

外科学博士，厦门大学附属第一医院胃肠肿瘤外科一病区主治医师。中国医师协会外科医师分会胃肠道间质瘤诊疗专业委员会青年委员、福建省海峡肿瘤防治科技交流协会委员。（简历更新时间：2019-06-19）

1. 食管-空肠重叠侧侧吻合（Overlap吻合）。全胃切除后，离断屈氏韧带以下15 cm处空肠，近端空肠与远端空肠40 cm处行侧侧吻合，远端空肠断端与食管顺蠕动侧侧吻合，缝合关闭共同开口。Overlap吻合方法属于顺蠕动方式，不需要太大的操作空间，吻合口可比FETE高。

2. 食管-空肠功能性端端吻合（FETE吻合）。全胃切除后，离断屈氏韧带以下15 cm处空肠；直线切割吻合器行近端空肠-远端40 cm处空肠侧侧吻合；远端空肠断端对系膜缘戳孔，食管断端切开一角，分别插入直线切割吻合器钉仓臂、抵钉臂，行食管空肠逆蠕动侧侧吻合，即功能性端端吻合，再用直线切割吻合器关闭共同开口。该方法操作相对简单，不需要行腔镜下缝合，但逆蠕动吻合，需要较大的操作空间及上提更多的空肠。

3. Billroth Ⅱ+Braun吻合。远端胃切除后，在距屈氏韧带40 cm处行残胃空肠侧侧吻合，距胃肠吻合口25 cm处行输入-输出袢空肠侧侧吻合（Braun吻合），所有操作在腹腔镜下完成，无须离断空肠，操作简便，需要腔内缝合共同开口两次，对腔内缝合技术要求较高。

二、具体手术步骤

（一）全腹腔镜胃癌根治性全胃切除术（Overlap吻合）

步骤一：D2淋巴结清扫

术者右侧站位，切开肝胃韧带，于右侧膈肌脚处打开食管裂孔，游离贲门右侧，用荷包线常规吊肝。自右向左打开胃结肠韧带，直至脾门。自胰尾由右向左仔细解剖脾胃韧带，于根部离断胃网膜左动静脉。清扫脾门淋巴结及离断胃短动静脉，清扫贲门左淋巴结，于左侧膈肌脚处切开食管裂孔，游离贲门，同时切开部分左侧膈肌脚，适当扩大食管裂孔（图10-1~图10-2）；清扫幽门下区，离断十二指肠，清扫幽门上区及胰腺上区淋巴结，完成D2淋巴结清扫（图10-3~图10-5）。游离食管下段，将食管顺时针旋转45°（图10-6），离断食管，移除标本。

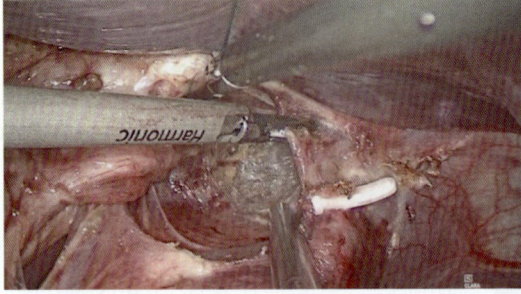

图10-1　切开部分左侧膈肌脚（一）

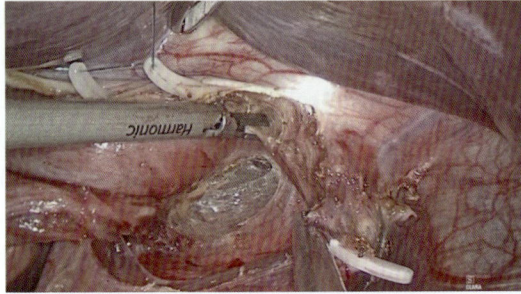

图10-2　切开部分左侧膈肌脚（二）

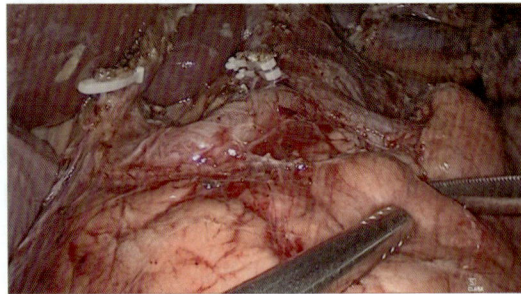

图10-3　胰腺上区淋巴结清扫后（一）

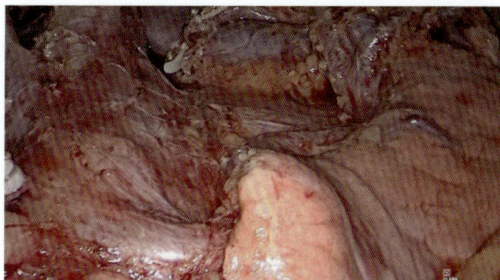

图10-4　胰腺上区淋巴结清扫后（二）

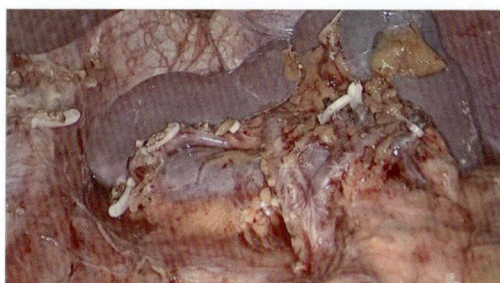

图10-5　脾门淋巴结清扫后

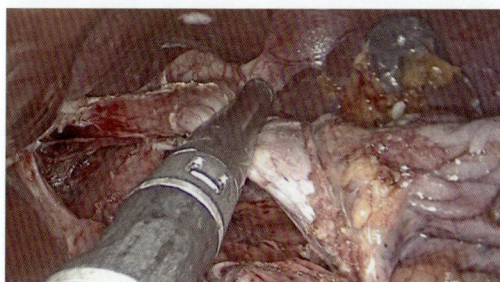

图10-6　将食管顺时针旋转45°后离断食管

步骤二：辅助小切口空肠空肠吻合

　　于脐上正中切开约4 cm辅助小切口，取出标本，拉出空肠，距屈氏韧带15 cm离断空肠，将近端空肠与远端空肠断端约40 cm处用直线切割吻合器行侧侧吻合，闭合共同开口，并关闭空肠空肠系膜间隙（图10-7）。于远端空肠断端约6 cm处对系膜缘戳孔约5 mm（备腔内食管-空肠侧侧吻合用），将空肠置入腹腔。

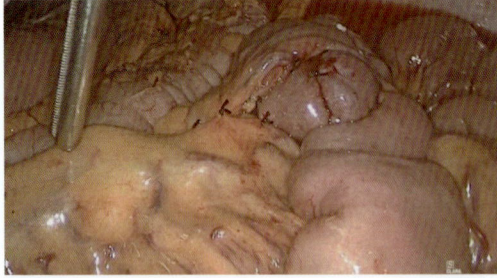

图10-7　近端空肠与远端空肠40 cm处侧侧吻合

步骤三：Overlap吻合

切开食管断端右侧角约5 mm，该切口应该与断端平行，即与食管纵行肌垂直，以防吻合时食管撕裂，经该口将胃管穿出（图10-8~图10-9）。用60 mm直线切割吻合器钉仓臂自远端向近端插入远端空肠盲端，抵钉臂在胃管引导下插入食管，行食管-空肠重叠顺蠕动侧侧吻合（Overlap吻合）（图10-10~图10-11）。吻合时建议将空肠盲端塞入下纵隔中，以避免膈肌卡

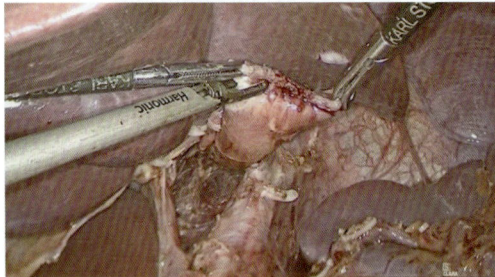

图10-8　切开食管断端右侧角

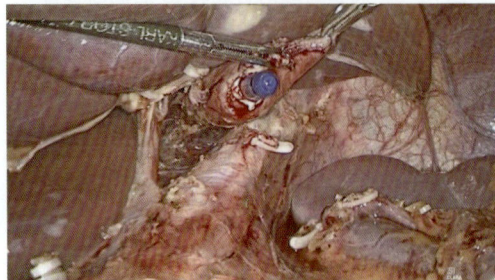

图10-9　将胃管从食管断端小口穿出

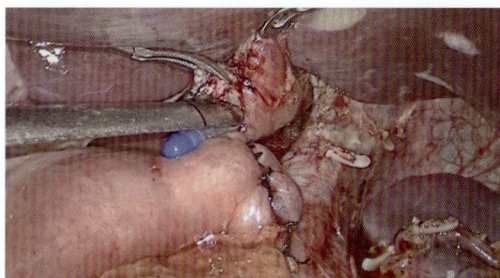

图10-10　在胃管引导下插入吻合器抵钉臂（一）

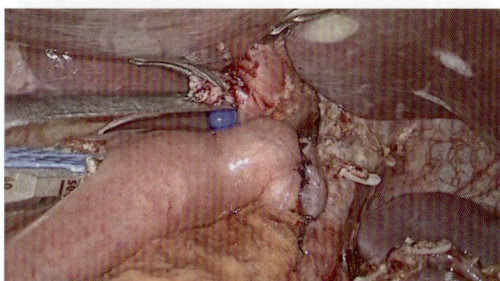

图10-11　在胃管引导下插入吻合器抵钉臂（二）

压吻合口上端，造成吻合口并发症（图10-12~图10-13）。用倒刺线关闭共同开口（共同开口关闭方向应与肠管长轴方向垂直），先全层连续缝合，后浆肌层连续缝合包埋（图10-14~图10-15）。将吻合处空肠缝合固定于左侧膈肌脚，防止空肠盲端滑出下纵隔；并固定Y袢于肝胃韧带、十二指肠，防止术后空肠活动度过大导致扭转（图10-16~图10-19）。完成食管-空肠重叠顺蠕动侧侧吻合（Overlap吻合）。

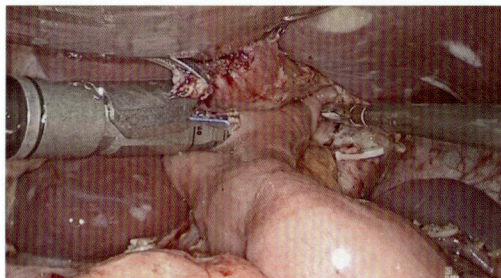

图10-12　将空肠盲端塞入下纵隔（一）

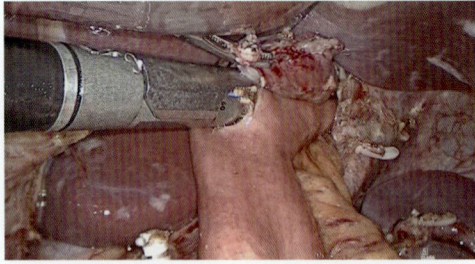

图10-13　将空肠盲端塞入下纵隔（二）

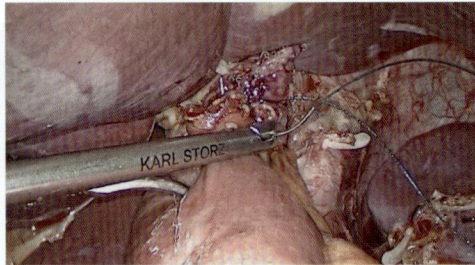

图10-14　横向缝合食管空肠共同开口

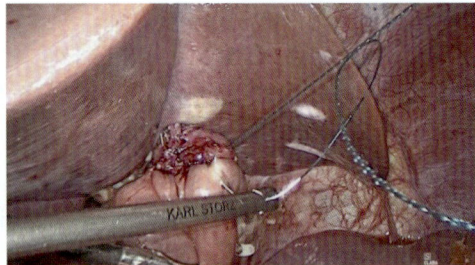

图10-15　缝合浆肌层包埋共同开口

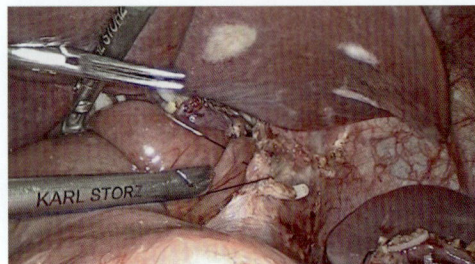

图10-16　将空肠缝合固定于左侧膈肌脚（一）

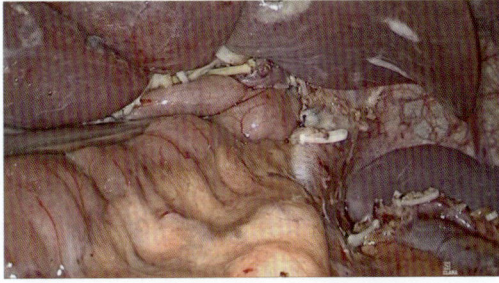

图10-17　将空肠缝合固定于左侧膈肌脚（二）

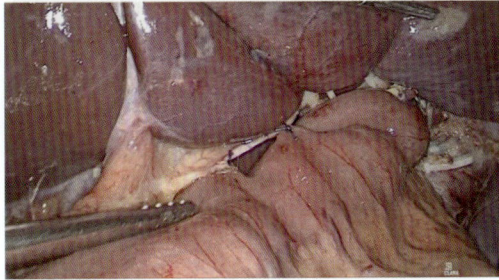

图10-18　将空肠Y袢固定于肝胃韧带

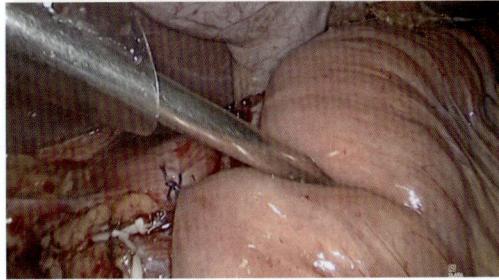

图10-19　将空肠Y袢固定于十二指肠

（二）全腹腔镜胃癌根治性全胃切除术（FETE吻合）

步骤一：D2淋巴结清扫及空肠-空肠侧侧吻合

同前先行腹腔镜D2淋巴结清扫，辅助小切口完成空肠空肠侧侧吻合。不同于Overlap吻合在远端空肠6 cm处戳孔，此时应将远端空肠断端对系膜缘切开一角（备食管-空肠吻合用）。

步骤二：FETE吻合

切开食管残端左侧角（图10-20），将直线吻合器钉仓臂插入远端空肠断端对系膜缘小口（图10-21），并在胃管引导下将抵钉臂插入食管残端左侧角开口（图10-22），行食管-空肠逆蠕动侧侧吻合，即功能性端端吻合（FETE吻合），用直线切割吻合器关闭共同开口（图10-23）。FETE吻合要求共同开口的关闭方向与食管空肠的切割闭合线或空肠长轴垂直，以预防出现吻合口狭窄。为了更好关闭共同开口，预缝共同开口3针作牵引（图10-24）。

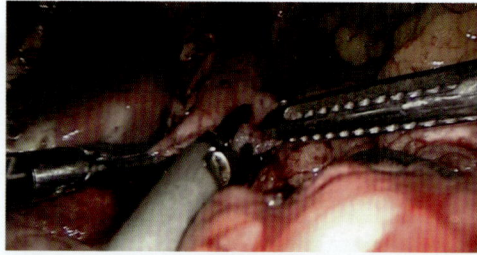

图10-20　切开食道断端左侧角

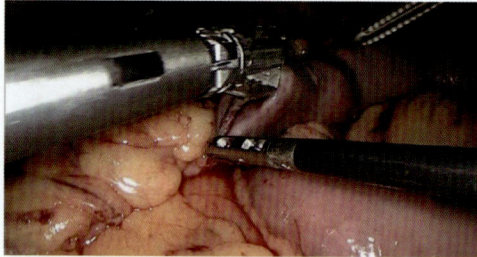

图10-21　远端空肠残端插入吻合器钉仓臂

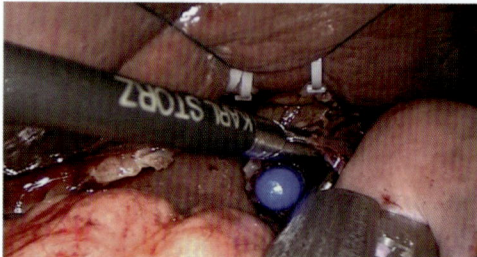

图10-22　在胃管引导下将吻合器抵钉臂插入食管腔内

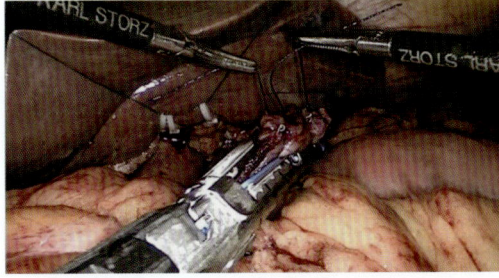

图10-23　关闭食管空肠共同开口

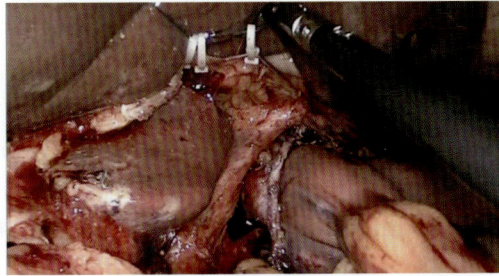

图10-24　食管空肠FETE吻合口

（三）全腹腔镜远端胃癌根治术（BillrothⅡ+Braun吻合）

步骤一：D2淋巴结清扫

　　术者先左侧站位，完成幽门下区淋巴结清扫，离断十二指肠，完成幽门上区、胰腺上区清扫；改变站位，术者位于患者右侧，行大弯侧清扫，保留胃短血管。第一助手用直线切割吻合器离断远端胃（图10-25~图10-26）。

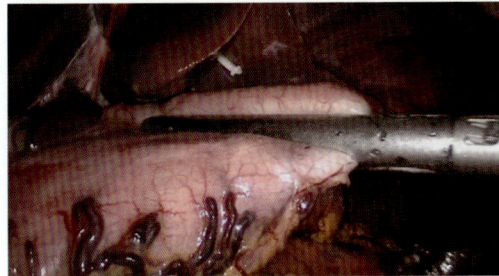

图10-25　离断远端胃（一）

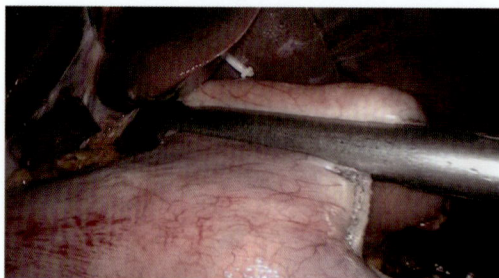

图10-26　离断远端胃（二）

步骤二：Billroth Ⅱ +Braun吻合

　　于残胃大弯侧戳孔，戳孔方法分3步。第1步：用超声刀工作头击发刺入胃腔（图10-27）。第2步：合并超声刀头，击发，于同一孔再次刺入（图10-28）。第3步：用胃钳或分离钳缓慢撑开戳孔约5 mm（图10-29）。自屈氏韧带测量空肠40 cm（图10-30），该处用相同方法戳孔（图10-31~图10-33），将直线切割吻合器钉仓臂自远端向近端插入40 cm处空肠戳孔

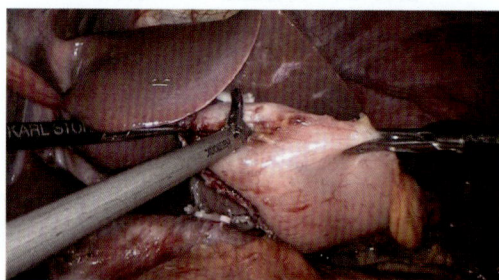

图10-27　于残胃大弯侧戳孔（一）

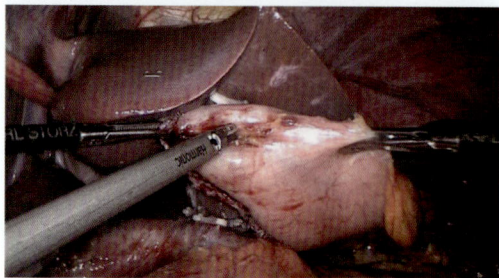

图10-28　于残胃大弯侧戳孔（二）

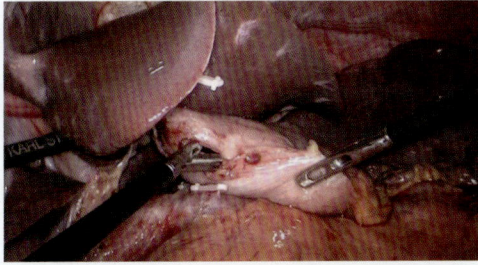

图10-29　于残胃大弯侧戳孔（三）

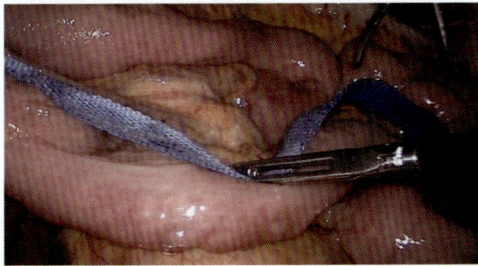

图10-30　自屈氏韧带测量空肠40 cm

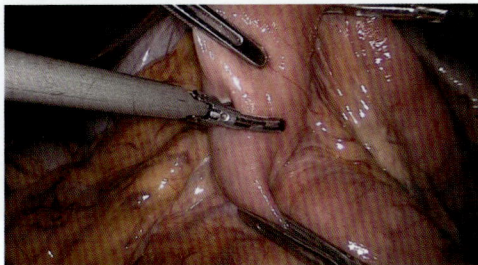

图10-31　于40 cm处空肠戳孔（一）

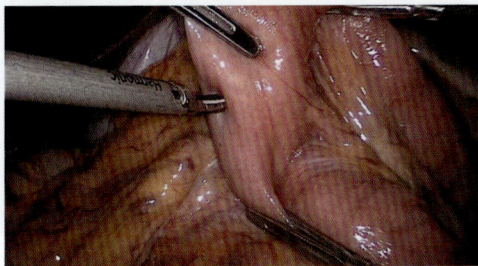

图10-32　于40 cm处空肠戳孔（二）

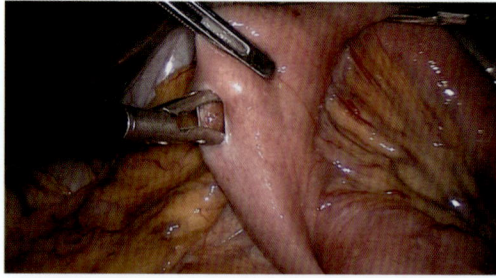

图10-33　于40 cm处空肠戳孔（三）

（图10-34），另一侧插入胃大弯侧戳孔（图10-35），将残胃与空肠行顺蠕动侧侧吻合。用倒刺线关闭共同开口（共同开口关闭方向应与肠管纵轴垂直）（图10-36），先全层连续缝合（图10-36），后浆肌层连续缝合包埋（图10-37），完成Billroth Ⅱ式吻合（图10-38~图10-39）。自胃空肠吻合口分别测量输入袢、输出袢25 cm（图10-40），分别对系膜缘戳孔，分别插入直线切割吻合器臂，行空肠-空肠侧侧吻合（图10-41）。用倒刺线关闭共同

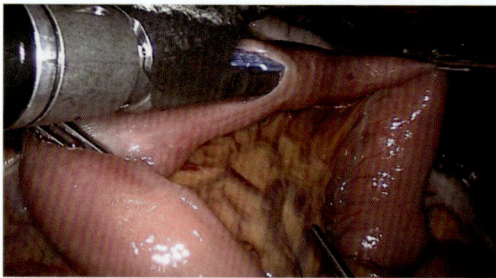

图10-34　由远端向近端插入吻合器钉仓臂

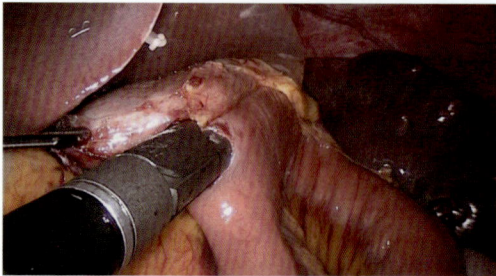

图10-35　胃-空肠顺蠕动侧侧吻合（Billroth Ⅱ吻合）

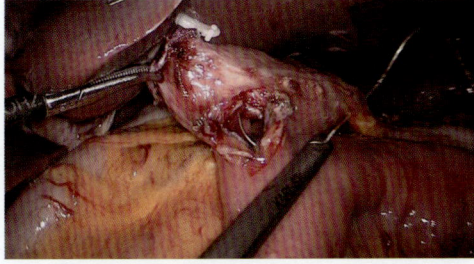

图10-36　横向关闭胃-空肠共同开口

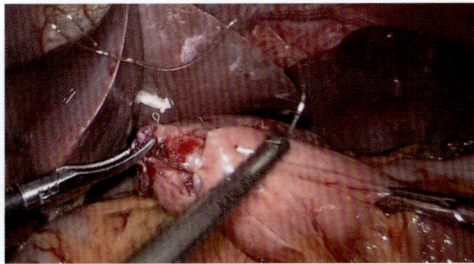

图10-37　浆肌层连续缝合包埋共同开口

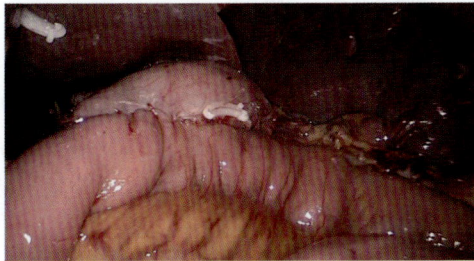

图10-38　胃-空肠吻合口前面观

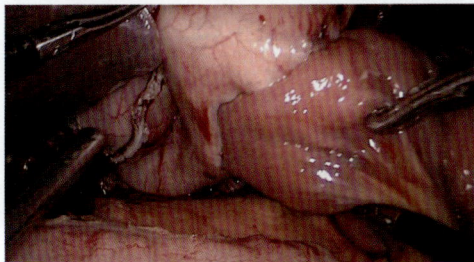

图10-39　胃-空肠吻合口后面观

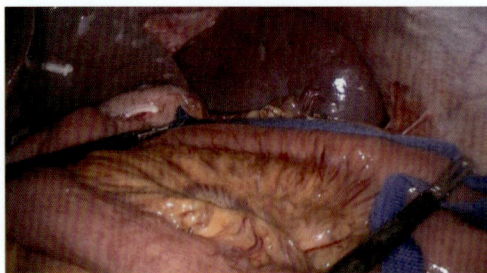

图10-40　自胃-肠吻合口分别测量输入袢、输出袢各25 cm

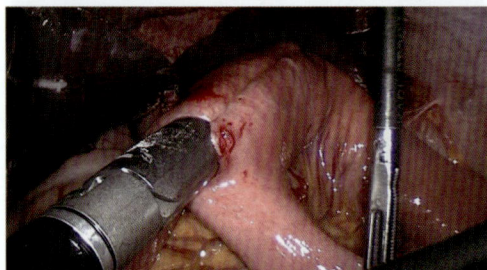

图10-41　距胃肠吻合口25 cm处行输入袢-输出袢侧侧吻合（Braun吻合）

开口，建议关闭共同开口时，先将输入袢、输出袢肠管向两侧展平，第1针的进针、出针点在相应肠管开口中点，并与肠管长轴平行，完成第1针中间的定位后，再向两侧进行缝合（图10-42~图10-43），最后形成以第1针为底部的"U"型缝合线（图10-44）。

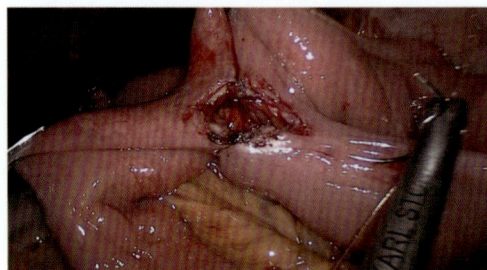

图10-42　横向关闭Braun吻合共同开口（缝合方向与空肠纵向平行）

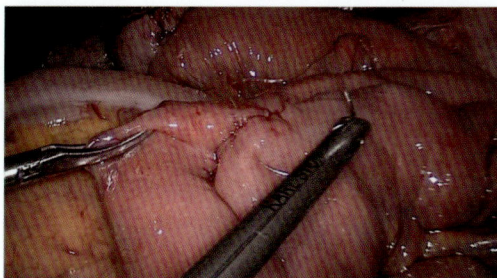

图10-43　浆肌层连续缝合包埋共同开口

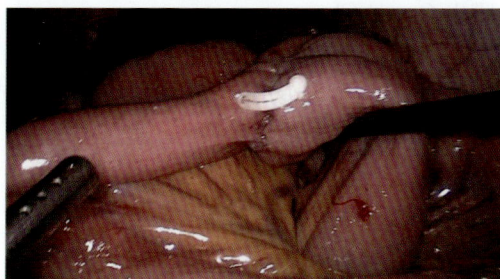

图10-44　Braun吻合下面观

三、经验总结

（一）Overlap吻合技巧

1.食管空肠吻合时可以把空肠盲端塞入食管裂孔至下纵隔，以避免膈肌卡压吻合口上端，造成吻合口并发症。在这之前，可切开部分左侧膈肌脚，适当扩大食管裂孔宽度，在增加吻合操作空间的同时，也有利于把空肠盲端塞入下纵隔。

2.离断食管前将食管顺时针旋转约45°，离断食管后断端处于1~7点钟方向，切开食管断端右角（7点钟位），术者右侧站位，行Overlap吻合时更顺畅。当然也可将食管逆时针旋转45°，离断食管后断端处于11~5点钟方向，此时应切开食管断端左角（5点钟位），可以达到同样的吻合效果。

3.吻合器钉仓臂粗钝，应插入空肠中，可降低空肠损伤风险。吻合器抵钉臂则插入食管，插入时可在胃管引导下进行，以避免进入食管假腔。

4.吻合结束后，可将吻合处空肠缝合固定于左侧膈肌脚，防止空肠盲端滑出下纵隔，并将Y祥固定于肝胃韧带、十二指肠，防止术后空肠活动度过大发生扭转。

（二）FETE吻合

共同开口关闭不恰当可导致吻合口狭窄，共同开口闭合方向应与食管空肠切割闭合线或者小肠长轴垂直。为了更好地关闭共同开口，可预缝共同开口两侧及中点3针做牵引（图10-23）。

（三）Billroth Ⅱ+Braun吻合

1. 胃肠壁戳孔技巧：吻合前胃肠壁戳孔过小，影响吻合器的插入，过大导致吻合后共同开口过大；而且戳孔过大，容易导致黏膜外翻，影响吻合后共同开口的关闭。可采取戳孔3步法，该方法操作简便，戳孔平整、美观，大小合适，同时可预防黏膜出血、外翻。

2. 共同开口关闭技巧：可采用倒刺线缝合，先将输入、输出襻肠管向两侧展平。这样可避免输入、输出襻肠管吻合口处出现狭窄或者扭转而导致的梗阻。

声明

本文作者宣称无任何利益冲突。

参考文献

[1]　Kitano S，Iso Y，Moriyama M，et al. Laparoscopy-assisted Billroth I gastrectomy[J]. Surg Laparosc Endosc，1994，4(2)：146-148.

[2]　Miura S，Kanaya S，Hosogi H，et al. Esophagojejunostomy With Linear Staplers in Laparoscopic Total Gastrectomy：Experience With 168 Cases in 5 Consecutive Years[J]. Surg Laparosc Endosc Percutan Tech，2017，27(5)：e101-e107.

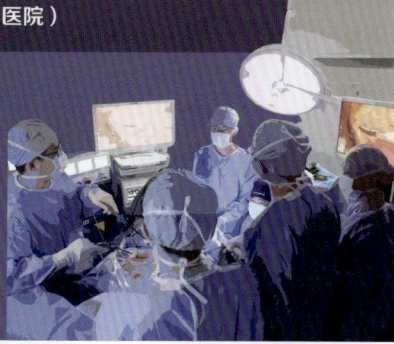

第十讲　全腹腔镜胃癌根治术后消化道
重建之Overlap、FETE、
Billroth+Braun吻合

尤俊，李永文（厦门大学附属第一医院）

扫码观看视频

《腹腔镜胃肠手术笔记（第二版）》

AME
Publishing Company

第十一讲　全腹腔镜下全胃根治性切除+食管空肠Overlap吻合术

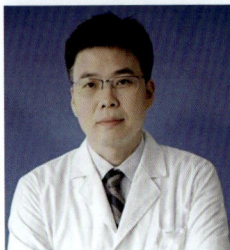

张健

主任医师。现任职于浙江大学医学院附属第一医院胃肠外科。兼任中国抗癌协会胃癌专业委员会微创外科学组委员、中国医师协会整合医学分会胃肠外科专业委员会委员、中国抗癌协会肿瘤胃肠病学专业委员会委员、中国研究型医院学会肿瘤外科专业委员会委员、中国医学装备协会腔镜与微创技术分会委员、中华消化外科菁英荟胃肠外科学组委员等。（简历更新时间：2021-05-25）

一、手术名称

全腹腔镜下全胃根治性切除+食管空肠Overlap吻合术。

二、病例资料

患者，女，64岁，身体质量指数（BMI）：22.1 kg/m²，因上腹部不适1个月入院。

胃镜检查：胃体部大弯侧侧可见1 cm×1.5 cm溃疡，超声胃镜提示侵犯肌层，术前病理提示低分化腺癌。术后病理诊断：胃体大弯后壁低-中分化腺癌，肿瘤大小为2.1 cm×1.0 cm×0.5 cm，侵犯至固有肌层，神经束未见侵犯，脉管内未见癌栓，上下切缘未见癌累及，胃周淋巴结转移1/35。

三、操作特点

1. 采用术者左侧站位（先离断十二指肠）前入路胰腺上区清扫策略。

2. 清扫结束后，离断食管，经脐部小切口移除胃癌标本，检查上切缘，待术中冰冻后再行腔镜下的消化道重建，选择食管空肠吻合（Overlap方法）。同时通过取标本的小切口，完成空肠系膜裁剪及空肠侧侧吻合，关闭系膜裂孔。常规送检术中切缘冰冻病理见图11-1。

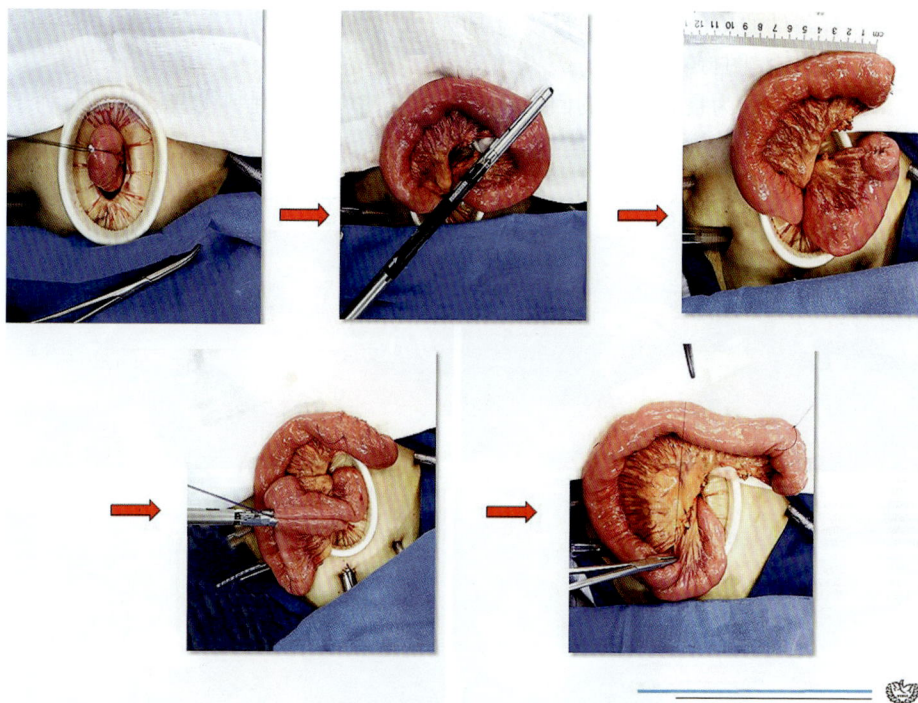

图11-1　体外吻合部分

3. 术中手工包埋十二指肠残端，手工缝合关闭食管空肠侧侧吻合的共同开口。

四、食管空肠Overlap吻合步骤及技巧

1. 术中尽可能游离腹段食管，利于重建。

2. 部分患者建议打开左侧膈肌脚，利于吻合操作时将空肠残端及系膜置入膈肌裂孔。

3. 建议将食管顺时针旋转45°~90°，食管断端的缝钉方向与膈肌裂孔呈垂直方向。

4. 建议选择在食管断端的右后侧开孔，开孔方向最好平行于金属缝钉，注意避免食管黏膜的夹层。

5. 建议选用45 mm的可转弯钉仓，行食管后壁与空肠的侧侧吻合。尤其注意食管端与空肠端的对合，尽量避免过多的空肠组织被钉仓夹闭，可以有效避免共同开口过大。

6. 使用倒刺线连续缝合关闭共同开口，建议双层缝合。

7.有条件的单位可以术中胃镜检查吻合口，或者亚甲蓝生理盐水灌注测漏试验（图11-2~图11-3）。

部分患者因为食管断端的回缩，可以预先使用两根倒刺线做悬吊，以利于

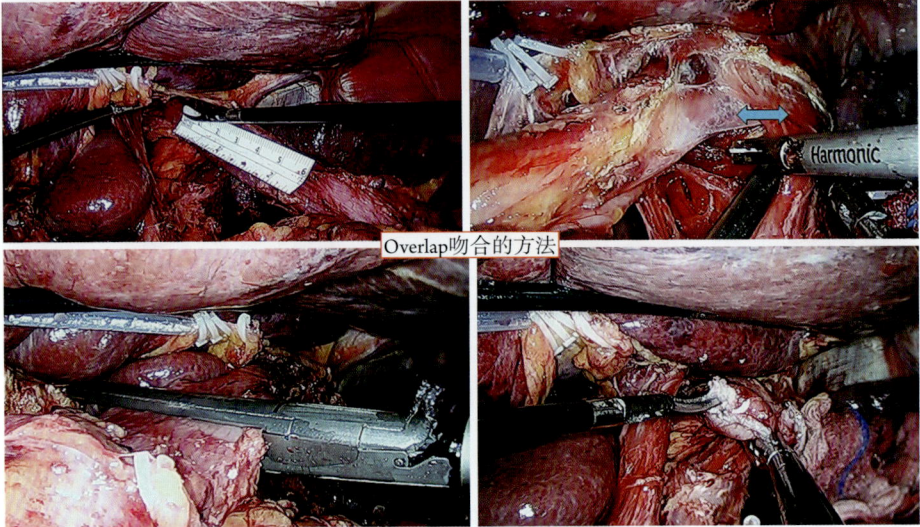

图11-2　Overlap 吻合的方法（一）

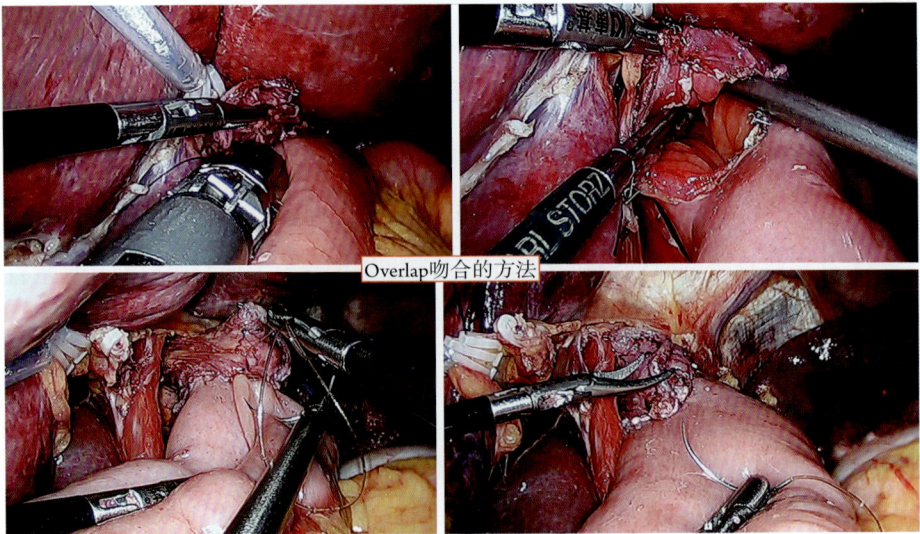

图11-3　Overlap 吻合的方法（二）

助手的牵拉配合，亦有效避免钉仓误入食管黏膜下夹层。最后使用预置的倒刺线连续缝闭共同开口（图11-4~图11-5）。

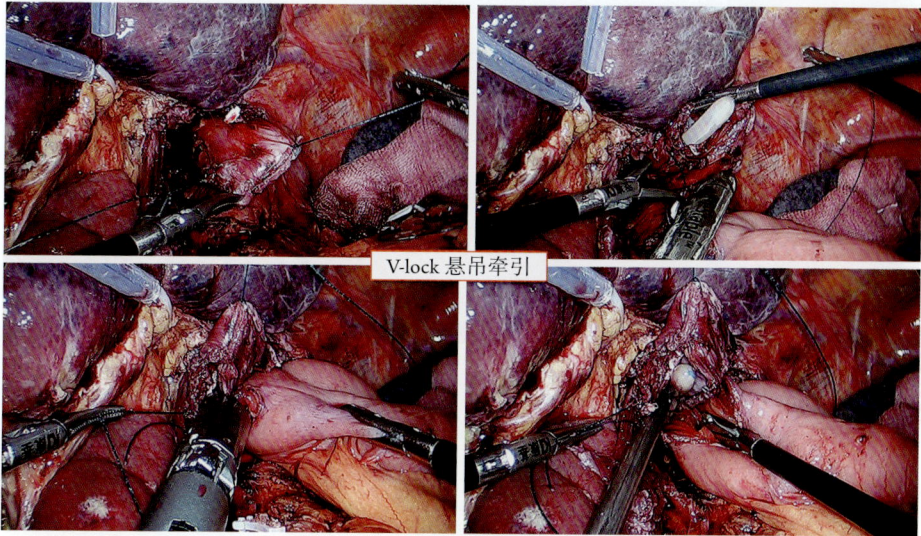

图11-4　V-lock悬吊牵引（一）

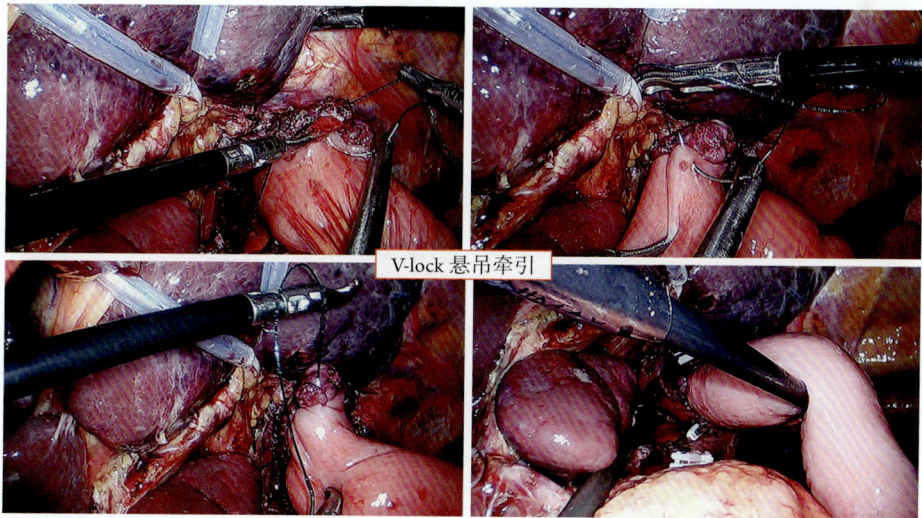

图11-5　V-lock 悬吊牵引（二）

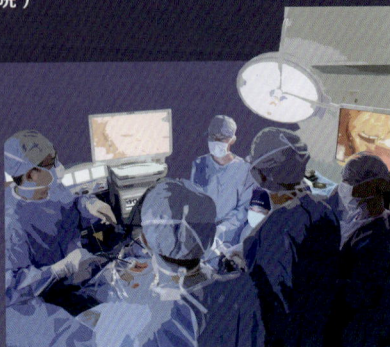

第十一讲　全腹腔镜下全胃根治性切除+食管空肠Overlap吻合术

张健（浙江大学医学院附属第一医院）

扫码观看视频
《腹腔镜胃肠手术笔记（第二版）》

AME
Publishing Company

第十二讲　腹腔镜全胃切除术后重建：半端端吻合

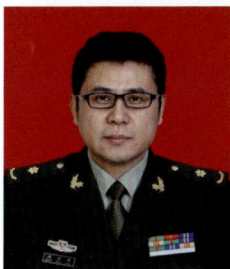

赵永亮

教授，博士研究生导师，陆军军医大学第一附属医院普通外科主任医师，全军普通外科中心副主任。中华医学会外科学分会腹腔镜与内镜外科学组委员、中国医师协会微创外科医师委员会常务委员兼副秘书长等。（简历更新时间：2019-06-19）

一、引言

食管空肠Roux-en-Y吻合术是腹腔镜全胃切除术后消化道重建的主要方式。食管空肠吻合是手术操作的难点。目前主要通过直线切割吻合器和圆形吻合器两种方法完成。由于用直线切割吻合器重建需要游离足够长的食管，其适应证主要以胃体肿瘤为主，因此圆形吻合器食管空肠吻合仍然是临床常用的吻合方法。

开腹手术食管空肠吻合时笔者中心常规用圆形吻合器，为什么腹腔镜手术都不喜欢用圆形吻合器呢？

原因有两个。

（1）抵钉座放置困难；

（2）操作困难，需要较大的辅助切口。

针对以上两个问题，笔者设计了一种吻合方法——半端端吻合（semi-end-to-end anastomosis，SEEA），其抵钉座的放置采用改良反穿刺技术（modified hemidouble stapling technique）。整个操作简便易行，吻合时间短，实用性强，可有效避免吻合口狭窄等并发症的发生。

二、抵钉座放置

抵钉座的放置采用改良反穿刺技术。

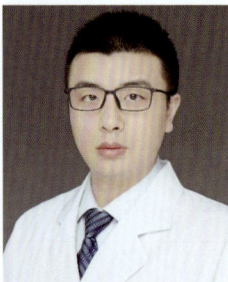

王晓松

主治医师，讲师，博士后。现任职于陆军军医大学第一附属医院普通外科。主要从事胃肠肿瘤外科治疗临床与基础研究。主持省部级科技项目1项，发表SCI论文4篇。获国家发明专利2项。兼任中国医师协会外科医师分会胃肠间质瘤专业委员会青年委员、重庆抗癌协会肿瘤微创治疗专业委员会委员兼秘书；担任*Diseases of the Colon & Rectum*、*Colorectal Disease*等杂志评审。（简历更新时间：2021-05-25）

（一）手术步骤

步骤一：食管裸化

在腹腔镜下完成淋巴结清扫后，向下牵拉胃底胃体，显露并切断迷走神经，游离裸化食管5 cm以上。

步骤二：纵行切开食管

在肿瘤上方2~3 cm处用超声刀或电刀将食管纵行切开。纵行切开的优点在于可根据肿瘤的边界方便向上延伸，以保证食管切缘的阴性。

步骤三：放置抵钉座

在抵钉座中心杆尖端小孔穿过一根丝线作为牵引线，通过腹壁小切口放入腹腔，重建气腹后将带线抵钉座逆行完全置入食管近端。

步骤四：横断食管

提起牵引线，用腔内直线切割吻合器紧贴牵引线离断食管。提拉牵引线，将抵钉座拖出食管残端，完成抵钉座的放置（图12-1）。

抵钉座的放置也可在辅助小切口直视下完成。

（二）抵钉座放置技术要点

（1）强调纵行切开食管，不但直视下可看到肿瘤边界，如果切缘距离肿瘤较近，可方便沿纵行切口向上

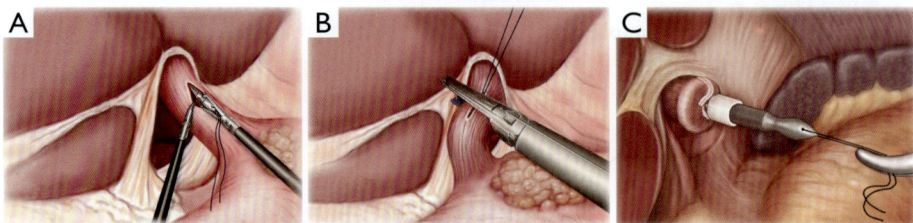

图12-1　抵钉座放置

（A）提起牵引线；（B）紧贴牵引线离断食管；（C）将抵钉座拖出食管残端，完成抵钉座的放置。

延伸食管切口，以保证食管切缘安全。

（2）要求紧贴牵引线横断食管，当拖出抵钉座时，抵钉座穿出食管残端的部位更紧密，可确保吻合后食管残端吻合圈的完整，降低吻合口瘘的概率。

三、食管空肠吻合

食管空肠吻合采用半端端吻合。

传统圆形吻合器的吻合方式是食管空肠的端侧吻合，这种吻合方式是直接从开腹移植到腹腔镜手术中的，在行腹腔镜手术时操作困难，操作不当时容易发生吻合口狭窄等相关并发症。

端侧吻合困难的原因和下列因素有关。

（1）小切口、腔镜下视野不佳；

（2）吻合时不能准确判断吻合的角度和位置；

（3）吻合通道和食物通道不一致，易发生吻合口狭窄（图12-2）；

（4）闭合残端时空间受限。

半端端吻合改变了吻合器的放置方法，优化了操作步骤，降低了操作难度，避免了吻合口狭窄等相关并发症（图12-3）。

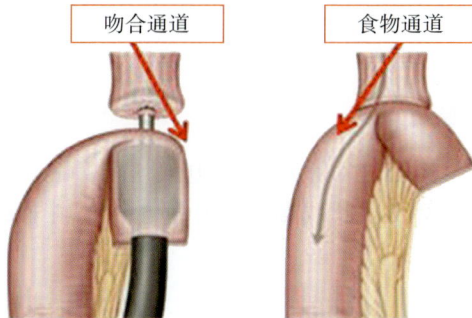

图12-2　食管空肠端侧吻合

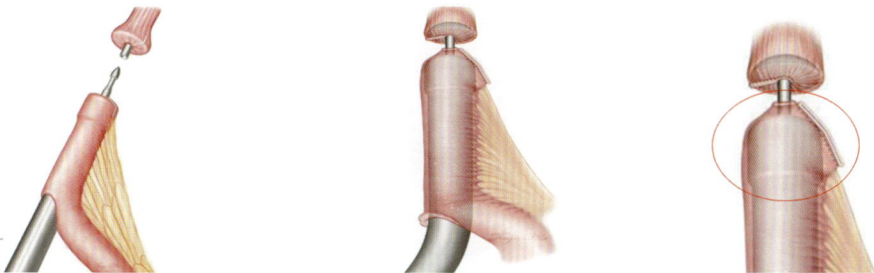

图12-3　半端端吻合

（一）手术步骤

步骤一：横断空肠

　　抵钉座放置好以后，在上腹正中剑突下纵行切开腹壁小切口，通过腹壁小切口提出空肠，距屈氏韧带约15 cm处离断空肠，只切断空肠系膜的血管弓，不游离供应空肠的直血管（图12-4）。

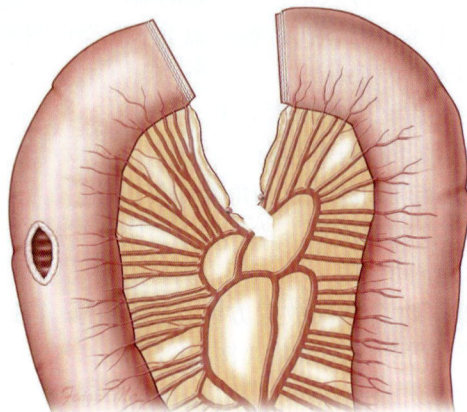

图12-4　横断空肠

步骤二：圆形吻合器置入

　　距离远端空肠约10 cm处对系膜缘用电刀切开3 cm切口，置入圆形吻合器，将吻合器中心穿刺针从空肠残端对系膜侧角穿出（图12-5）。

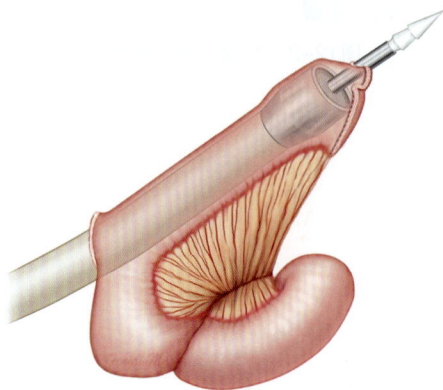

图12-5　吻合器中心穿刺针穿出位置

步骤三：食管空肠吻合

将吻合器置入腹腔，用切口封闭器封闭腹腔，重建气腹，腔镜视野下将吻合器中心杆与抵钉座衔接后，完成食管空肠半端端吻合；也可以在小切口直视下轻松完成吻合（图12-6）。

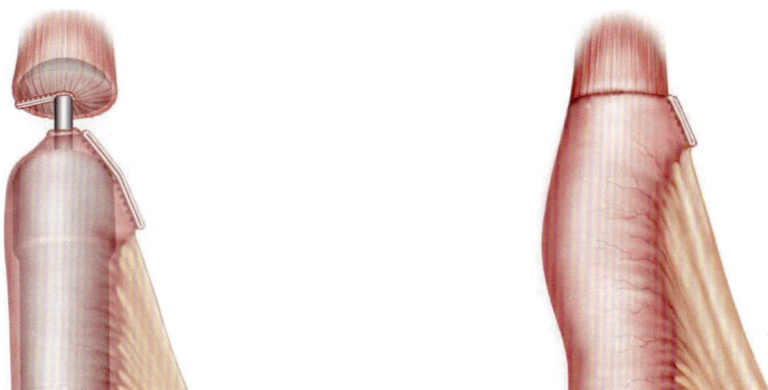

图12-6　食管空肠吻合

步骤四：横行闭合空肠切口、空肠-空肠侧侧吻合

再次将空肠提出腹腔，用直线切割吻合器横行关闭远端空肠小切口，距食管空肠吻合口约50 cm处与近端小肠行侧侧吻合，完成Roux-en-Y吻合（图12-7）。

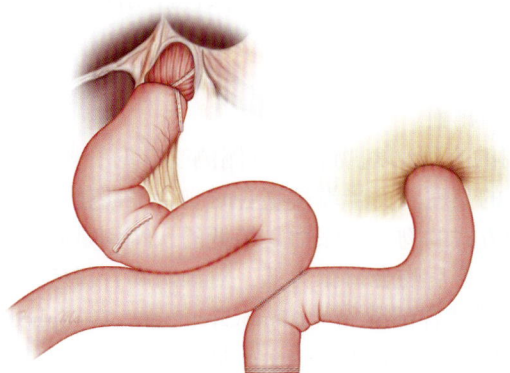

图12-7　Roux-en-Y吻合完成

（二）半端端吻合技术要点

（1）强调距空肠远残端约10 cm处插入吻合器，以方便将该空肠切口提至腹壁切口外闭合为标准，距离太远会因为系膜太长，导致从腹壁小切口置入腹腔时困难。

（2）置入吻合器的小切口要纵行切开，横行闭合，以防止狭窄。

（3）中心穿刺针从残端系膜对侧缘穿出，以确保吻合后的吻合口距离系膜缘有一定距离，从而减少吻合口出血的概率。

四、讨论

在食管空肠端侧吻合术式中，圆形吻合器所经过的通道与食物通过的通道并非同一条。因此，常常会造成吻合口宽度小于吻合器宽度的情况。其原因是操作过程中，由于肠管痉挛使肠管变细，吻合时易发生远端肠管侧壁或黏膜被重叠夹入，当视野不清时不易被发现，易造成吻合口狭窄，但很多情况下只是部分狭窄。只有肠黏膜被钉住，操作者没有发现该情况，术后部分患者进食时才会出现梗塞不适。半端端吻合后，吻合通道和食物通道是一致的，避免了此类情况的发生（图12-8）。

为了避免肠壁被重叠夹入造成的吻合口狭窄，术者常采取将吻合平面拉紧的办法，但这样做增加了肠壁的张力，导致肠壁变薄，吻合结束后肠壁回缩，缝钉可能会变形，增加吻合口狭窄及吻合口瘘的风险（图12-9）。半端端吻合时无须拉紧吻合平面，肠壁松弛并保持一定的厚度，因此可降低吻合口瘘及狭窄风险。

吻合口瘘是食管空肠吻合术后另一严重的并发症，吻合口瘘的发生主要与两种因素有关：血供和张力。

小肠系膜血供的特点是环状供血，因此，不适合行端端吻合。如果行端端吻合则需要裸化小肠，裸化太长会影响血供，否则裸化太短吻合后缝钉距系膜太近，出血的概率增大。

半端端吻合不游离供应肠壁直血管，不会影响血供，同时在吻合时远离系膜缘，避免了吻合口出血。

目前临床常用的直线切割吻合器行侧侧吻合时，吻合平面变高，比食管横断面高一个缝钉的高度。而半端端吻合时吻合平面就在食管横断面的位置，在相同情况下这种方式的吻合口张力是最低的，特别是肥胖患者其系膜相对较短，因此，半端端吻合后吻合口张力低，对预防吻合口瘘是有利的。

近年来，食管胃结合部腺癌（adenocarcinoma of esophagogastric junction，AEG）发病率逐渐升高，除了部分Siewert Ⅲ型的患者可以使用直吻方式进行侧

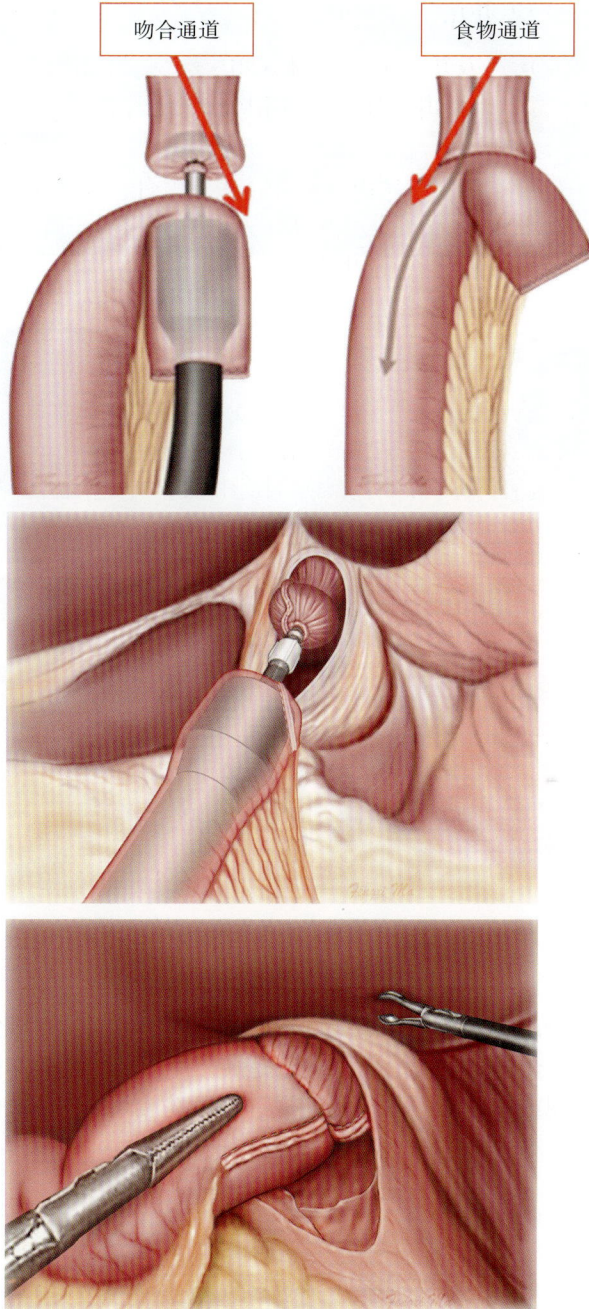

图12-8 两种吻合方式比较

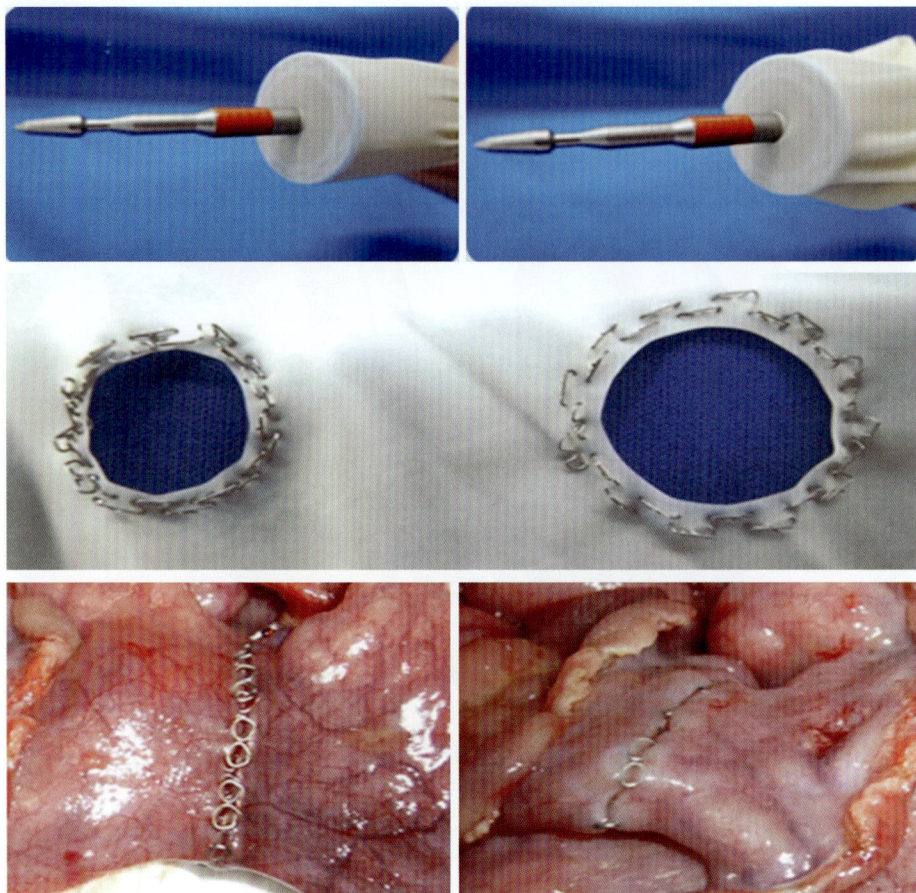

图12-9　吻合平面张力大与无张力时的对照图

侧吻合外，大部分AEG患者仍然需要圆形吻合器进行重建。因此食管-空肠半端端吻合为腹腔镜全胃切除后消化道重建提供一种选择，其操作简单，辅助切口小，小切口直视或全腔镜下均容易完成，在预防食管-空肠吻合口相关并发症方面有一定优势。

参考文献

[1]　Duan W, Liu K, Fu X, et al. Semi-end-to-end esophagojejunostomy after laparoscopy-assisted total gastrectomy better reduces stricture and leakage than the conventional end-to-side procedure: A retrospective study[J]. J Surg Oncol, 2017, 116(2): 177-183.

[2]　Zhao YL, Su CY, Li TF, et al. Novel method for esophagojejunal anastomosis after

laparoscopic total gastrectomy: semi-end-to-end anastomosis[J]. World J Gastroenterol, 2014, 20(37): 13556-13562.

[3]　段伟, 付小龙, 苏崇宇, 等. 食管空肠半端端吻合在腹腔镜辅助根治性全胃切除术 Roux-en-Y消化道重建中的应用价值[J]. 中华消化外科杂志, 2016, 15(11): 1081-1087.

[4]　赵永亮, 余佩武, 苏崇宇, 等. 腹腔镜全胃切除术后食管空肠半端端吻合21例[J]. 中 华胃肠外科杂志, 2013, 16(7): 681-683.

第十三讲　全腹腔镜下胃空肠Billroth Ⅰ式吻合重建——Overlap法

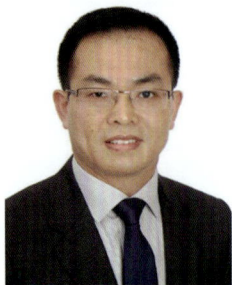

朱玲华

主任医师，医学博士。浙江大学医学院附属邵逸夫医院普外科副主任，胃癌诊治中心副主任。兼任中华医学会外科学分会胃肠外科学组委员、中国抗癌协会胃癌专业委员会微创外科学组委员、中国抗癌协会腔镜及机器人外科分会委员、中国医师协会整合医学分会胃肠外科学组委员、浙江省抗癌协会胃癌专业委员会委员等。（简历更新时间：2021-05-25）

一、手术名称

全腹腔镜胃空肠Billroth Ⅰ式吻合重建——Overlap法。

对于胃下部早期癌，Billroth Ⅰ式吻合因其符合生理学原理成为了很多外科医生的选择。全腔镜下行Billroth Ⅰ式吻合最常用的是三角吻合，它只需使用一把直线吻合器便可完成全部的操作。这里，笔者介绍另外一种同样只需使用直线吻合器便可完成全部操作的吻合方法——Overlap法。

二、适用范围

胃下部早期癌，cT1~cT2N0M0，肿块累及超过幽门2 cm。

三、手术步骤

患者体位、Trocar布局、远端胃切除及淋巴结清扫步骤同三角吻合，不再赘述。下面详细介绍重建步骤。

（一）离断十二指肠

对十二指肠充分游离后，直线吻合器离断十二指肠（图13–1），无须旋转十二指肠，自尾侧向头侧方向离断。

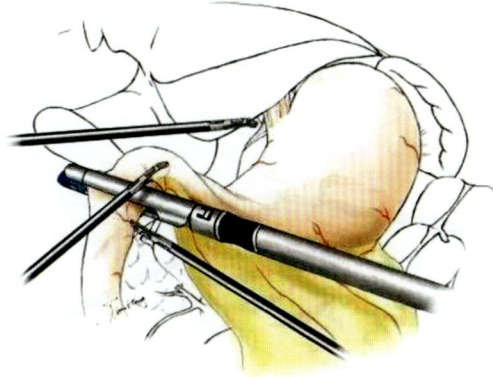

图13-1　离断十二指肠

（二）十二指肠开口

在十二指肠上外侧壁开1个1 cm小口（图13-2），楔形切除部分组织，分离钳稍扩张开口。

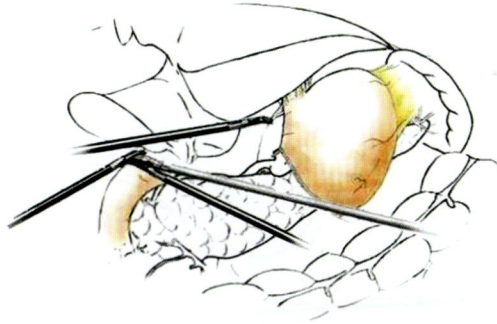

图13-2　十二指肠开口

（三）胃开口

胃大弯侧开1个1 cm小口，由于使用60 cm的钉仓，故开口处距胃切缘至少需60 cm。

（四）直线吻合器吻合

吻合器钉仓一端沿胃大弯侧置入胃腔，另一端沿十二指肠开口处置入（图13-3），调整位置后击发，将胃大弯侧与十二指肠上外侧壁吻合，完成后

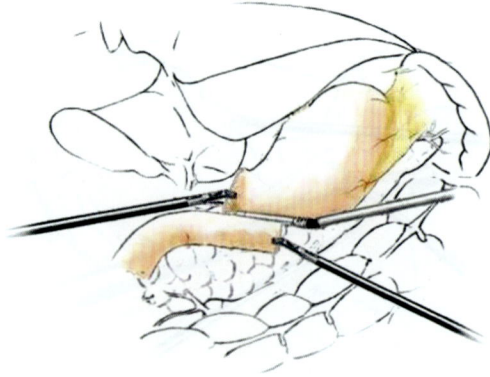

图13-3　胃十二指肠吻合

通过共同开口，观察吻合处有无出血。

（五）关闭共同开口

　　沿垂直十二指肠离断线方向关闭共同开口，关闭共同开口可以使用直线吻合器，也可以使用倒刺线连续缝合关闭（图13-4）。十二指肠残端仍有一角显露，可根据实际情况决定是否需包埋处理。

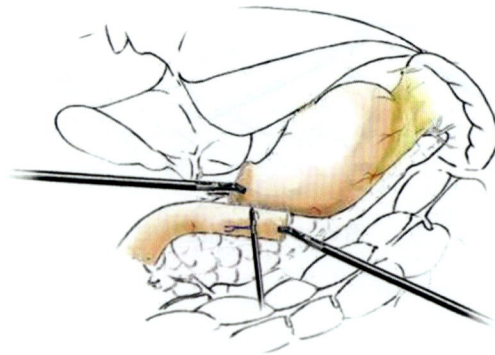

图13-4　关闭共同开口

（六）完成吻合后状态

　　胃与十二指肠均处于相对正常的解剖位置（图13-5），消化道没有明显扭转，站立位时，吻合口位于胃的最低位。

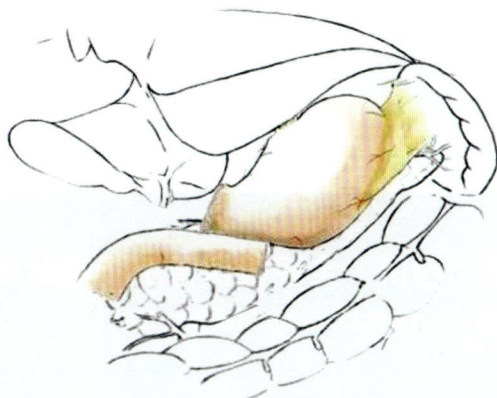

图13-5　吻合完成后状态

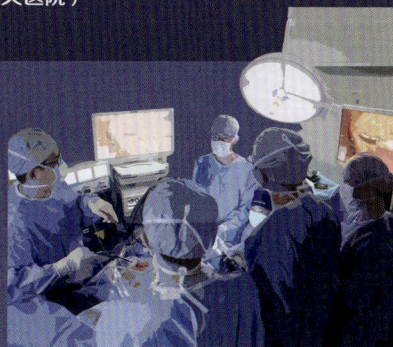

第十三讲　全腹腔镜下胃空肠Billroth Ⅰ式吻合重建——Overlap法

朱玲华（浙江大学医学院附属邵逸夫医院）

扫码观看视频

《腹腔镜胃肠手术笔记（第二版）》

AME
Publishing Company

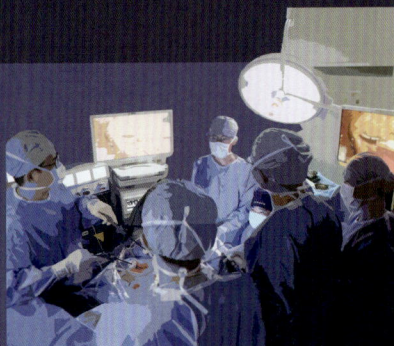

第十四讲　全腔镜食管空肠吻合手术

臧潞（上海交通大学医学院附属瑞金医院）

扫码观看视频
《腹腔镜胃肠手术笔记（第二版）》

AME
Publishing Company

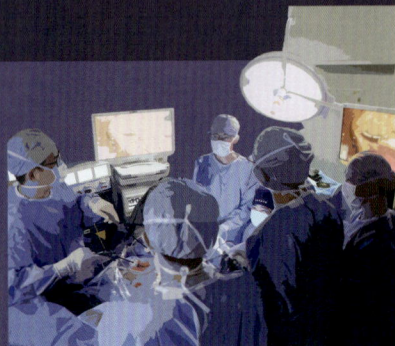

第十五讲　完全腹腔镜的右半结肠癌根治术

马君俊（上海交通大学医学院附属瑞金医院）

扫码观看视频
《腹腔镜胃肠手术笔记（第二版）》

AME
Publishing Company

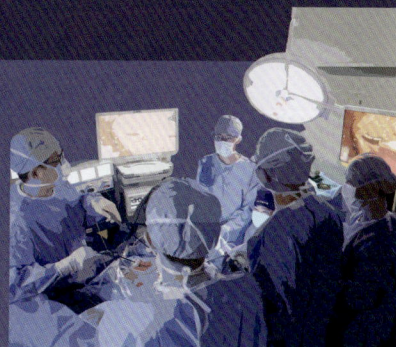

第十六讲　全腹腔镜全胃根治性切除
（手工缝合）

胡伟贤（广东省人民医院）

扫码观看视频
《腹腔镜胃肠手术笔记（第二版）》

AME

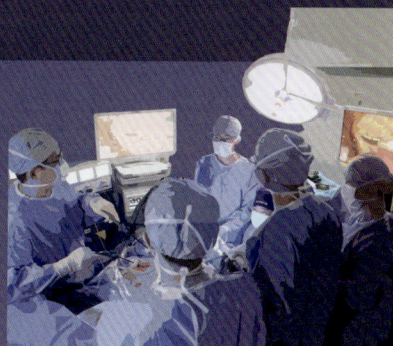

第十七讲　新辅助化疗后全腔镜下左半结肠
CME+D3手术

燕速（青海大学附属医院）

扫码观看视频
《腹腔镜胃肠手术笔记（第二版）》

AME

第十八讲　全腹腔镜右半结肠切除术

金钦文（广西医科大学附属肿瘤医院）

扫码观看视频

《腹腔镜胃肠手术笔记（第二版）》

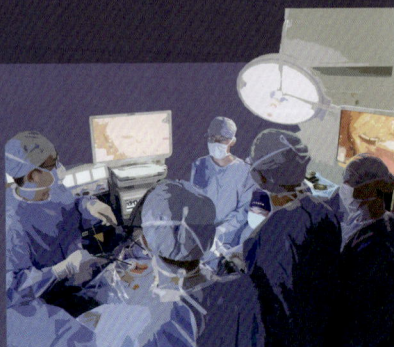

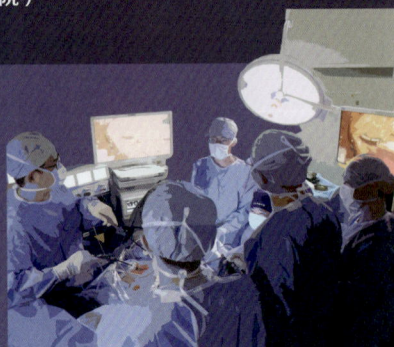

AME
Publishing Company

第十九讲　全腔镜下根治性全胃切除加消化道重建

李永翔（安徽医科大学第一附属医院）

扫码观看视频

《腹腔镜胃肠手术笔记（第二版）》

AME
Publishing Company

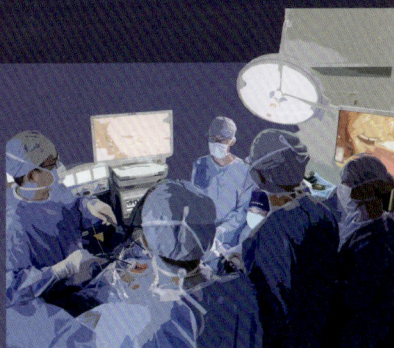

第二十讲　完全腹腔镜胃癌D2根治术

胡彦锋（南方医科大学南方医院）

扫码观看视频

《腹腔镜胃肠手术笔记（第二版）》

AME

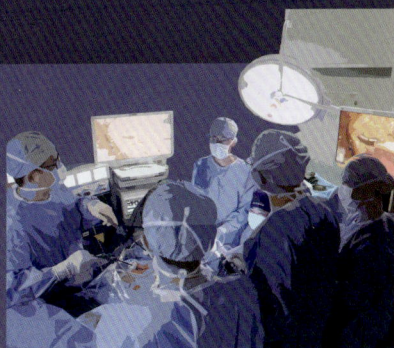

第二十一讲　全腹腔镜远端胃癌根治术后胃空肠Uncut Roux-en-Y吻合术——七步法

丁印鲁（山东大学第二医院）

扫码观看视频

《腹腔镜胃肠手术笔记（第二版）》

AME

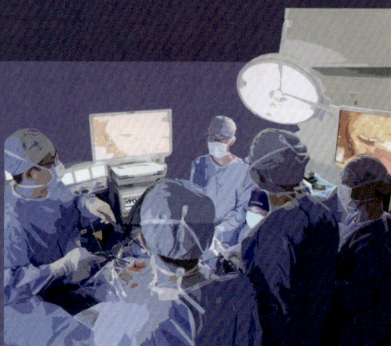

第二十二讲　全腹腔镜根治性全胃切除术
（食管空肠手工吻合）

任双义（大连医科大学附属第二医院）

扫码观看视频
《腹腔镜胃肠手术笔记（第二版）》

AME
Publishing Company

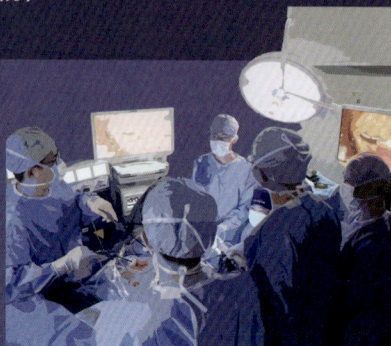

第二十三讲　全腹腔镜远端胃Billroth Ⅱ式
吻合术

宋武（中山大学附属第一医院）

扫码观看视频
《腹腔镜胃肠手术笔记（第二版）》

AME
Publishing Company

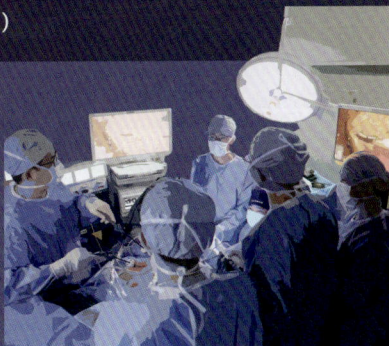

第二十四讲　中国医学科学院肿瘤医院——
全腹腔镜远端胃癌根治术
Roux-en-Y吻合

田艳涛（中国医学科学院肿瘤医院）

扫码观看视频
《腹腔镜胃肠手术笔记（第二版）》

AME
Publishing Company

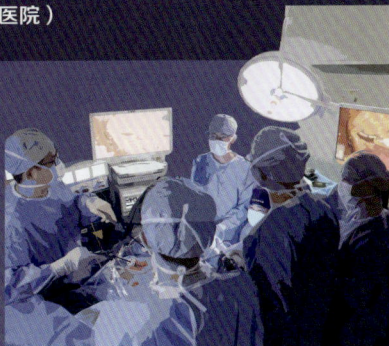

第二十五讲　全胃Uncut Roux-en-Y+双
通道手术（吻合部分）

汪勇（浙江大学医学院附属邵逸夫医院）

扫码观看视频
《腹腔镜胃肠手术笔记（第二版）》

AME
Publishing Company

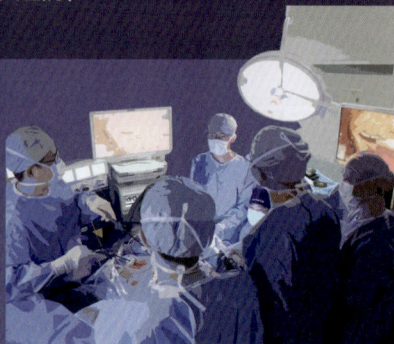

第二十六讲　全胃切除术后食管空肠 Overlap 吻合术

杨力（南京医科大学第一附属医院）

扫码观看视频
《腹腔镜胃肠手术笔记（第二版）》

AME
Publishing Company

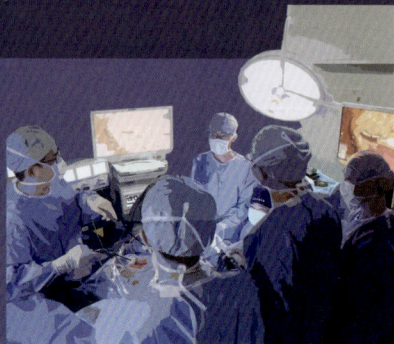

第二十七讲　Billroth Ⅰ式远端胃十二指肠 吻合术

朱玲华（浙江大学医学院附属邵逸夫医院）

扫码观看视频
《腹腔镜胃肠手术笔记（第二版）》

AME
Publishing Company

第八部分　减重代谢手术

技术背景

随着肥胖人数的迅速增加，与肥胖相关的代谢病、合并症的患病率也逐年增长。减重手术是目前治疗肥胖症及相关代谢病最有效的方法，目前已形成独立的肥胖代谢外科。近年来，我国开展减重外科的医院越来越多，手术量也不断增多。如何把握手术适应证及禁忌证，减少术后并发症是一大挑战。目前常见的减重术式有袖状胃切除术、Roux-en-Y 胃旁路术、可调节胃绑带术、胆胰分流并十二指肠转位术、胃内球囊治疗等。本专题将介绍部分术式，对其适应证及技术要点进行阐述，希望能推动减重外科的发展。

经验分享

第一讲　四孔胃旁路手术
戴晓江 ·· 575

第二讲　腹腔镜胃袖状切除+空肠空肠旁路术
王勇 ·· 586

第三讲　如何在保证手术质量的前提下完成三孔法腹腔镜袖状胃切除术
赵象文 ·· 591

专家点评

杨景哥　暨南大学附属第一医院肥胖代谢外科 ···················· 599

手术精讲

第四讲　代谢修正手术的选择与技巧
吴良平 ·· 602

文章顺序按作者姓氏拼音首字母为序

第一讲　四孔胃旁路手术

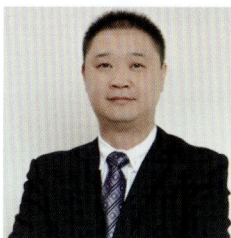

戴晓江

佑道医生集团联合创始人，广州中医药大学金沙洲医院甲乳代谢外科主任。中国研究型医院协会糖尿病和肥胖专业委员会常务委员、中国医师协会外科分会肥胖症和糖尿病外科委员会委员等。专注减重及糖尿病外科领域10余年，擅长各类减重代谢手术，包括腹腔镜下胃旁路、袖状胃切除术，以及单孔减重手术。（简历更新时间：2019-06-19）

1966年，Led Mason首次将胃旁路术引入减重外科，虽然减重效果明显，但是传统的开放手术创伤大，相关并发症发生率较高。1994年，Wittgrove完成首例腹腔镜下胃旁路术，减重手术进入微创时代。经过60多年的发展，胃旁路手术已经成为重度肥胖及肥胖型2型糖尿病"风险效益比"最佳的一种减重代谢术式。近年来，袖状胃手术出现，由于其操作简单，并发症发生率低，对人体生理机能干扰少，在减重和改善糖代谢方面的中短期效果显著，已逐步成为全世界范围内开展最多的减肥术式。但是，我们必须清醒地认识到，临床应用时间最长，案例数最多的术式依然是胃旁路手术，其远期效果较为确切，同时可以作为首次减重手术失败后的一种重要修正术式。因此，作为一个成熟的减重代谢外科中心，仍须熟练掌握。

一、术前准备

（一）患者体位

反特伦德伦伯卧位，两腿分开，穿抗血栓弹力袜或弹力绷带，固定双臂及双腿，操作过程头高脚低，倾斜15°~20°。

（二）手术室布局

四孔法腹腔镜胃旁路术只需要主刀医生和一名助手，但是对助手有一定要求，左手持镜，右手辅助手术操作（图1-1~图1-2）。

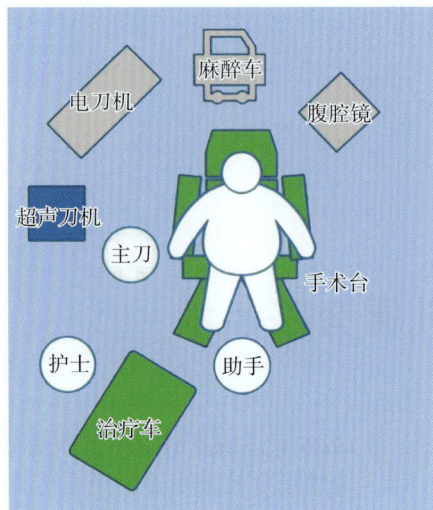

图1-1　手术站位示意图

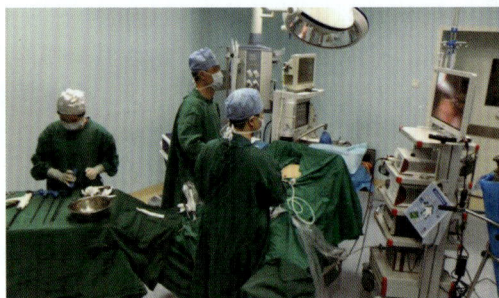

图1-2　手术站位实际展示图

（三）穿刺孔位置

观察孔位于左中腹锁骨中线，水平位置因患者肥胖程度而定；主操作孔位于右中腹锁骨中线水平，第1辅助操作孔位于右肋缘下锁骨中线偏外，第2辅助操作孔位于左中上腹腋前线水平（图1-3）。

（四）手术器械

由于肥胖患者腹壁较厚，需选用加长手术器械，其中肠钳（2把），分离钳（2把），持针器、冲洗吸引器、电钩各1把，42 cm；超声刀45 cm。

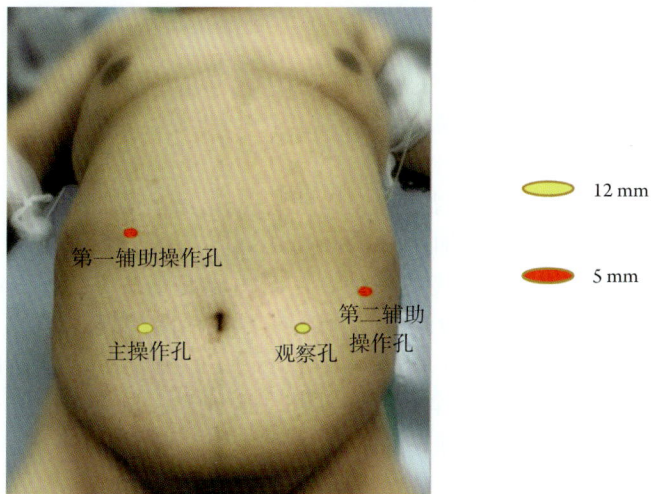

图1-3　穿刺孔位置

二、胃旁路技术标准

胃旁路技术标准见图1-4。

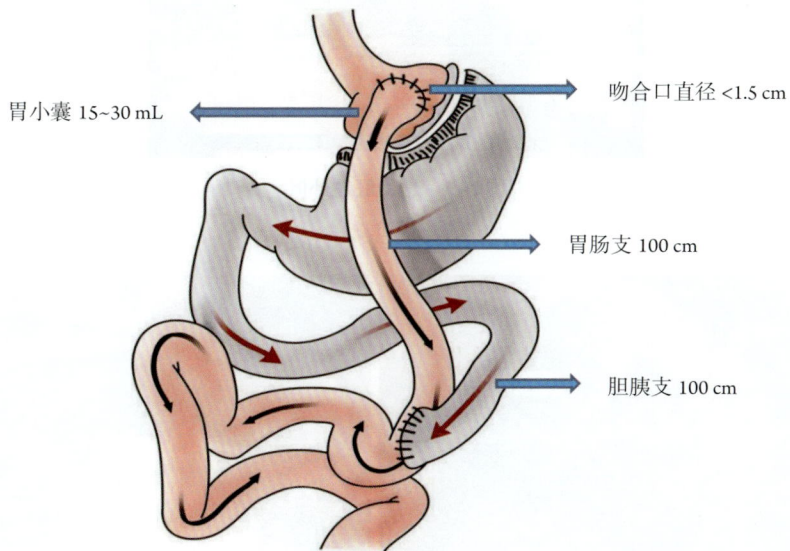

图1-4　胃旁路技术标准

三、手术步骤

减重代谢外科不同于传统的胃肠外科，属于功能外科的范畴，除非患者出现明显的解剖变异，手术步骤均可以标准化，可重复性较强，手术一般分为以下几步。

1. 悬吊肝左外叶，显露胃食管交界处（His角）。肝左外叶的悬吊目前有两种方法。一是在剑突下增加1个12 mm的Trocar，使用肝脏五叶拉钩显露。该方法的主要缺点是增加一个专用切口，同时由于心脏搏动容易引起拉钩的移位，须不时地调整。对于部分超级肥胖患者，肝左外叶明显肥大，可能显露不清晰，进而影响操作（图1-5）。四孔法的区别就是使用一个自制的肝脏悬吊装置（橡胶管和荷包针），牵拉肝左外叶，这种方法虽然对肝脏有一定的损伤，但是显露时的稳定性较好，同时减少1个专用切口（图1-6）。橡胶管长度4~5 cm，近端进针位置在胃左血管第1分支水平，距离肝脏边缘1~1.5 cm，平行于肝脏边缘进第2针。荷包针均从剑突下出针，于腹壁打结固定，牵拉肝左外

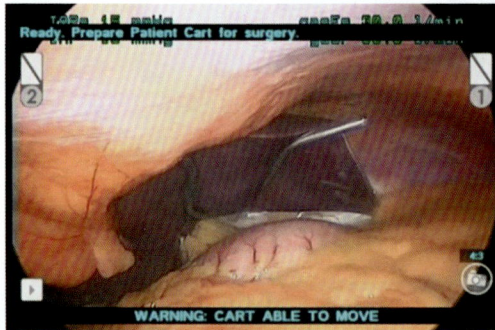

图1-5　悬吊肝左外叶

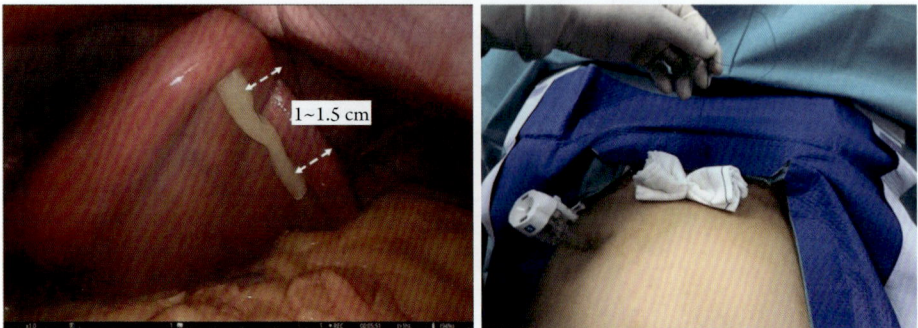

图1-6　四孔法牵拉肝左外叶

叶，充分显露胃食管交界处。

2. 离断胃膈韧带，充分游离胃食管交界处浆膜（图1-7）。助手抓持胃底部向左下方牵引，显示His角及胃膈韧带，充分离断胃膈韧带及胃食道交界处浆膜，为胃后隧道的建立做准备。

3. 分离小弯侧网膜进入小网膜囊（图1-8）。小弯侧胃左血管第1、2分支

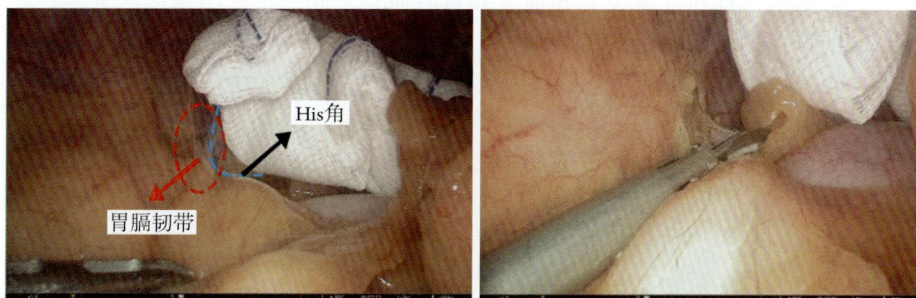

图1-7　游离胃食管交界处浆膜

分离时须注意：①不宜过深，避免进入胃食道裂孔；②可能存在胃短血管分支，须离断；③操作轻柔，避免损伤脾脏上极。

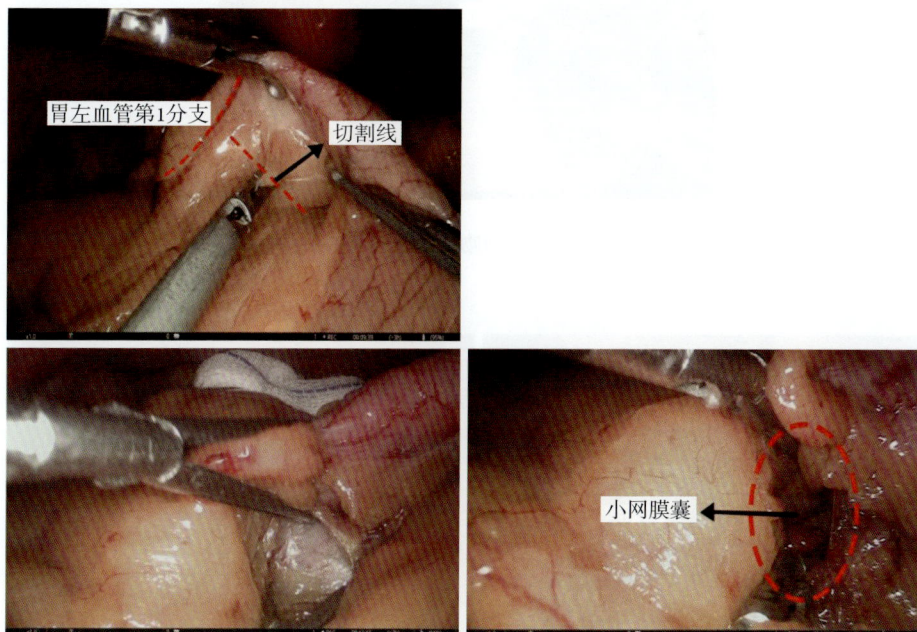

图1-8　分离小弯侧网膜进入小网膜囊

注意：不要过浅损伤胃壁，或过深损伤胃左血管分支。

之间，距离小网膜胃交界处1 cm左右切开小网膜，钝性分离进入小网膜囊。

4. 直线切割吻合器垂直于胃小弯，闭合离断胃体（图1-9）。选择蓝钉，建议切割长度6 cm，以便为下一步胃后隧道的建立提供足够的操作空间。

5. 向His角方向建立胃后隧道（图1-10）。胃后隧道的建立是小胃囊建立成功的关键，如果靠外过多可能小胃囊保留过多胃底，影响胃囊的限制性作用；靠内过多，可能引起小胃囊的狭窄，或者进入胃食道裂孔。

一般我们选择位于末支胃短血管和胃后血管之间的疏松组织区域分离，容易与之前分离的胃食管交界处贯通。

6. 在36F支撑胃管引导下沿胃后隧道纵向闭合离断胃体，建立小胃囊并预作胃肠吻合切口（图1-11~图1-13）。

7. 自屈氏韧带开始测量胆胰支100 cm，同时预做胃肠吻合切口（图1-14）。

8. 胃肠吻合及吻合口周边处理（图1-15~图1-16）。吻合时胃肠壁

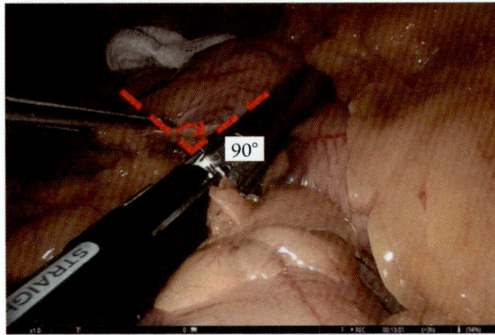

图1-9　直线切割吻合器闭合离断胃体

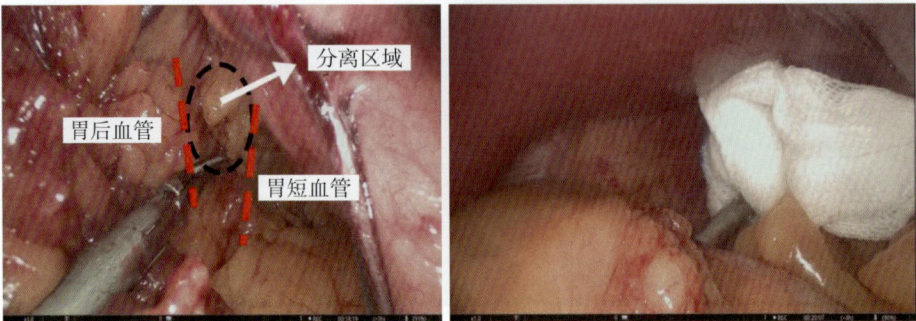

图1-10　建立胃后隧道

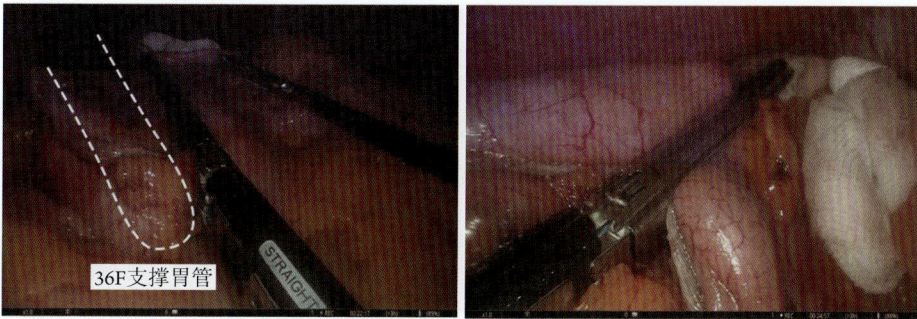

图1-11 纵向闭合离断胃体

注意：一方面避免小胃囊胃腔过小，另一方面避免切割到小弯侧方向引起小胃的狭窄或闭合。

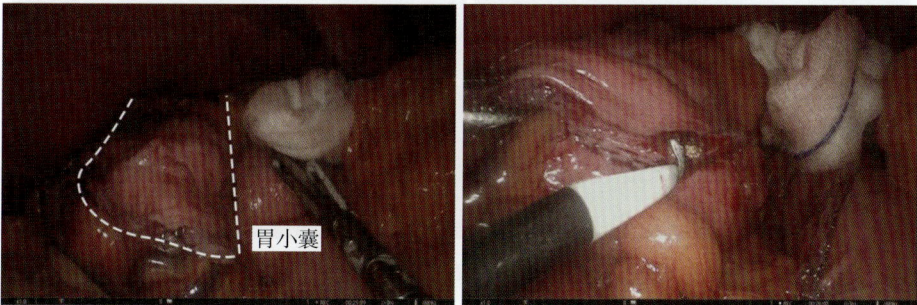

图1-12 建立小胃囊

注意：成功建立的小胃囊，切割线的边缘出血可使用电凝钩止血。

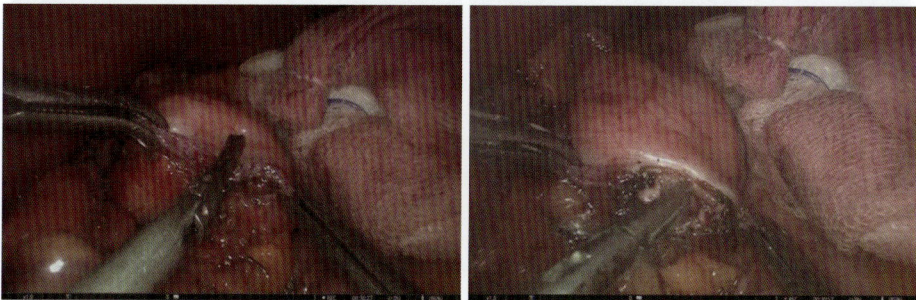

图1-13 于小胃囊下切割线中外1/3交界处使用超声刀切开胃壁

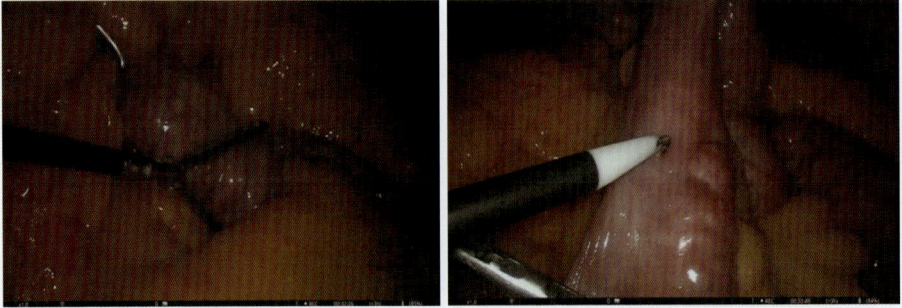

图1-14　测量胰胆支

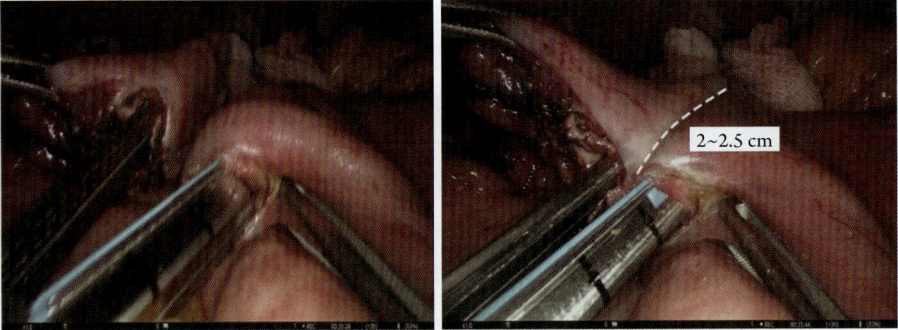

图1-15　小胃囊空肠吻合

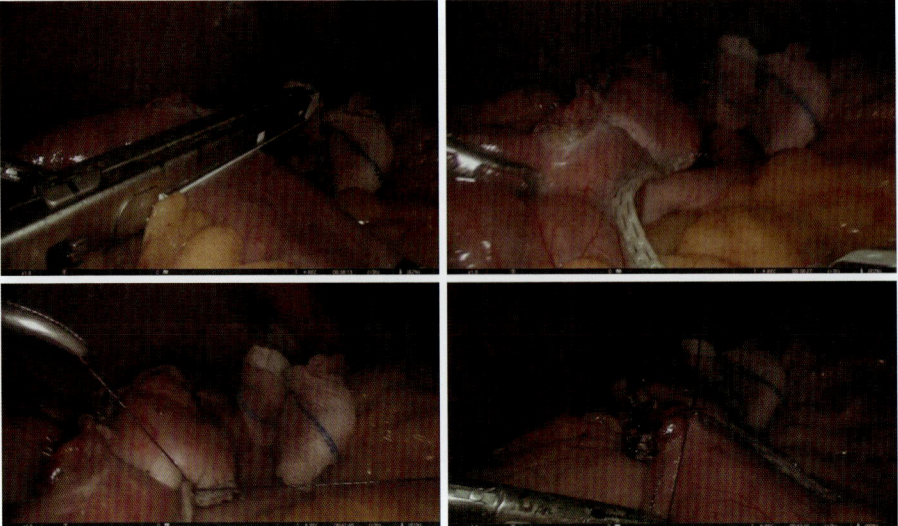

图1-16　胃肠吻合口周边处理

需保持平整，一般选择蓝钉，切割长度2.5 cm，这样胃肠吻合口的直径<1.5 cm，可以降低吻合口过大引起的倾倒综合征风险。胃肠的吻合分为结肠前或结肠后，当身体质量指数（body mass index，BMI）<45 kg/m²时，结肠前吻合后吻合口张力不会过大，如果过大，可考虑纵向劈开大网膜或进一步松解小肠系膜减张；当BMI>45 kg/m²时，可考虑选择结肠后吻合以减少吻合口张力。紧贴胃肠吻合口外侧缘离断小肠，吻合口内外侧两端均予以"8"字缝合减张。

9. 小肠侧侧吻合，缝合关闭共同开口（图1-17）。肠肠吻合选择白色钉，共同开口的关闭可以使用直线切割吻合器，手工缝合的方式似乎更佳。

10. 关闭小肠系膜裂孔及Peterson裂孔（图1-18）。胃旁路术后小肠系膜裂孔及Peterson裂孔是内疝好发部位，必须关闭。Peterson裂孔是由小肠系膜与横结肠形成，空隙较大，术后内疝形成后一般表现为与体位相关的腹痛，左侧卧位可以缓解，一般通过腹部CT诊断，一旦发生肠梗阻则小肠坏死范围较大，所以在减重代谢外科中尤其强调该裂孔的关闭。在缝合关闭过程中，助手的显露发挥重要左作用，一般建议抓持横结肠系膜向右上腹方向牵拉显露最佳。免打结线的选择也会降低术者的缝合难度。

11. 关闭胃肠吻合共同开口（图1-19）：腹腔镜胃旁路手术作为一种重要的减重代谢式式，操作相对复杂，对术者有较高的要求，常见的手术并发症包括出血、吻合口狭窄、吻合口瘘、肠梗阻、内疝等，并发症发生率3.4%左右，

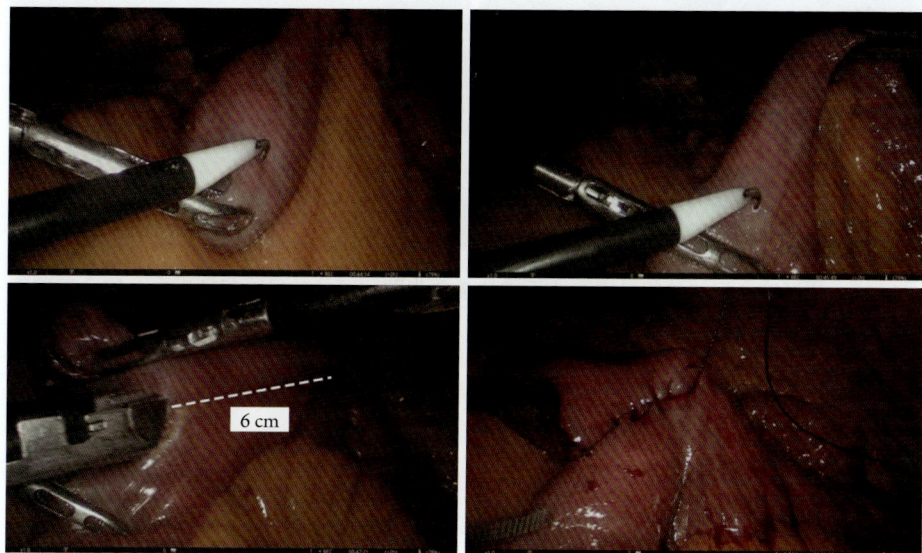

图1-17　小肠侧侧吻合共同开口的缝合关闭

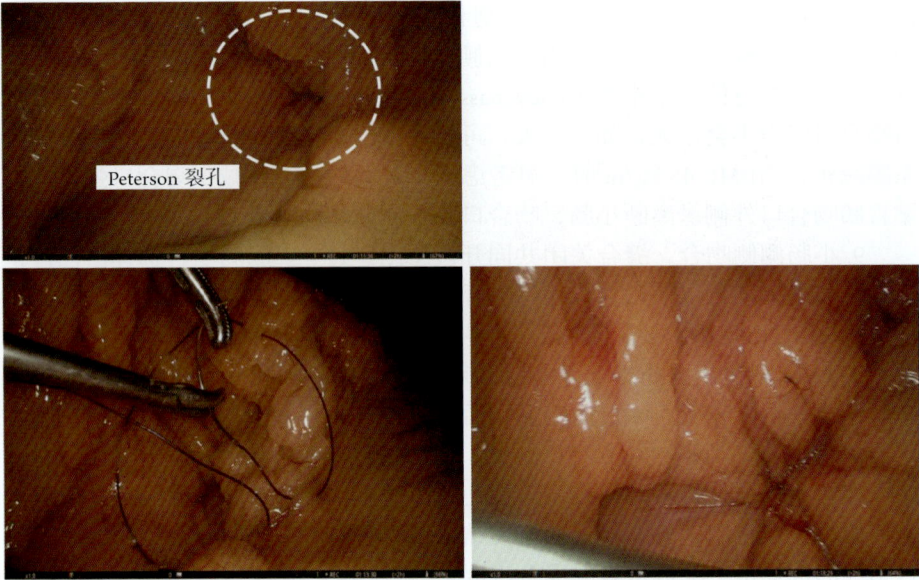

图1-18　关闭小肠系膜裂孔及Peterson裂孔

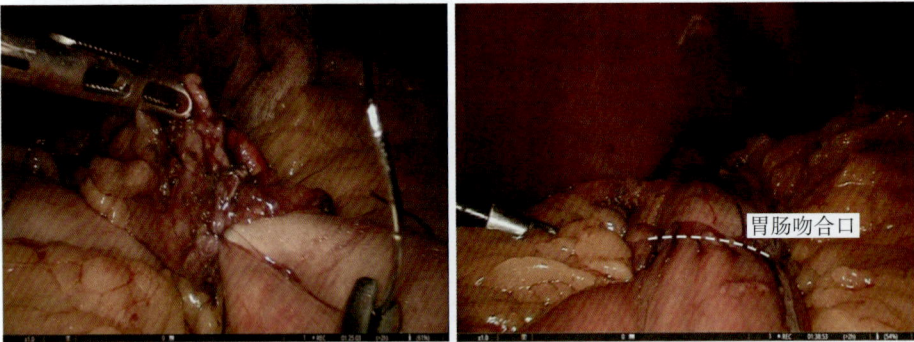

图1-19　胃肠吻合口的关闭是胃旁路手术的重要步骤，可能的风险包括出血，吻合口狭窄或吻合口过大
一般作为胃旁路手术的最后操作，主要目的是观察有无吻合口或小胃囊的活动性出血。常规采取全层缝合+浆肌层双层缝合方式。也有术者选择将支撑胃管放置于吻合口处，引导下进行缝合，避免狭窄。

死亡率0.3%。对成熟的减重代谢外科中心整体来说还是一个安全的手术。术者丰富的手术经验、娴熟的手术技巧，多学科的团队支持是保证安全性的必要条件。

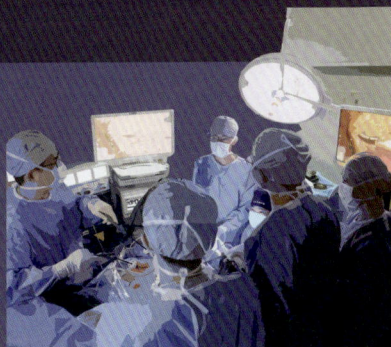

第一讲　四孔胃旁路手术

戴晓江（广州中医药大学金沙洲医院）

扫码观看视频

《腹腔镜胃肠手术笔记（第二版）》

AME

第二讲　腹腔镜胃袖状切除+空肠空肠旁路术

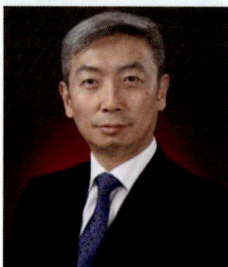

王勇

医学博士，美国斯坦福大学及密苏里大学博士后，中国医科大学附属第四医院副院长，教授、博士研究生导师。中国医师协会外科医师分会肥胖和糖尿病外科医师委员会副主任委员、中华医学会外科学分会青年委员会副主任委员、中华医学会外科学分会甲状腺及代谢外科学组委员、中国研究型医院学会糖尿病与肥胖外科专业委员会副主任委员、中国医疗保健国际交流促进会减重及代谢外科分会副主任委员。
（简历更新时间：2019-06-19）

一、手术名称

腹腔镜胃袖状切除+空肠空肠旁路术（sleeve gastrectomy plus jejunojejunal bypass surgery）。

二、适应人群

目前尚无指南针对此术式的患者选择作具体指导，此类术式较多应用于身体质量指数（BMI）>35 kg/m^{2}的人群。此类型手术作用效果优于腹腔镜胃袖状切除术，虽作用效果弱于腹腔镜胃旁路术，但出现营养相关并发症（如微量元素缺乏等）的风险也明显低于腹腔镜胃旁路手术。因此，很多育龄期肥胖女性更适合此手术。

三、术中解剖

体位选择：患者体位通常为头高脚低，分腿位。术者站立于患者右侧，助手站立于患者中间，助手站立于患者左侧，显示器放置于患者头部。

Trocar选择：取脐部10 mm切口，建立气腹，维持气腹压力13 mmHg。置入腹腔镜，在腹腔镜监视下于右侧锁骨中线置入12 mm穿刺器1枚，腋前线肋下置入5 mm穿刺器1枚，于左锁骨中线置入5 mm穿刺器1枚，于剑突下6 cm置入5 mm金属Trocar，支撑肝脏，利于显露术区。由于肥胖患者腹壁很厚，通常需要使用加长器械。常用器械包括胃肠抓钳、金手指、加长直线切割吻合器、加长吸引器头、加长电钩及加长的超声刀等。

四、手术步骤

1.胃大弯侧游离采用锐性游离,由胃结肠韧带无血管区作为起点,助手向外上侧牵拉胃壁(注意牵拉组织不宜过少,不要牵拉切缘,避免出血),术者使用超声刀打开胃结肠韧带(图2-1)。助手牵拉大网膜,术者使用超声刀沿胃壁(距离胃壁3 mm,远离血管弓)向上方贲门方向游离,游离时应尽量控制于胃网膜血管弓内血管最少、组织最薄处,以降低出血风险。如遇到直径较大血管应使用Homelock夹夹闭。胃底部游离对手术效果有很大影响,同时也是最危险区域,可能出现脾脏损伤,甚至食道损伤。在此区域,胃网膜血管走行于胃底与脾脏之间,此处胃壁与脾脏之间距离近且致密(图2-2),尤其对于肥胖患者,可能损伤胃短血管或脾脏。肥胖患者腹腔空间狭小,此处显露困难,出血后果严重。助手应充分抬高肝脏与脾胃韧带,仔细游离,直至充分显露食道左缘(图2-3),尽量避免损伤贲门周围肌肉,以减少术后不良反应。胃底完成游离后,助手配合牵拉胃壁向小弯侧翻转,使用超声刀游离胃后壁与

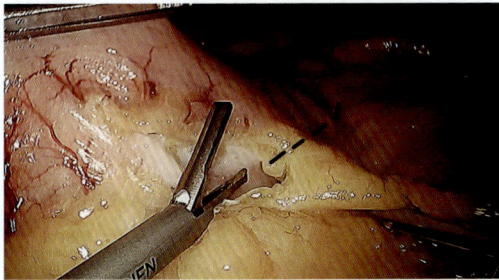

图2-1　打开胃结肠韧带

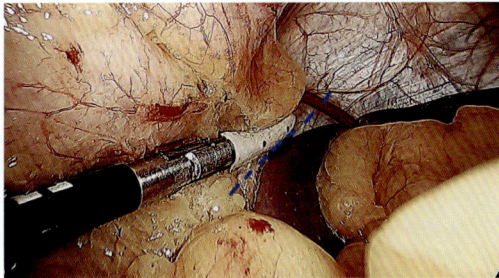

图2-2　分离脾胃韧带

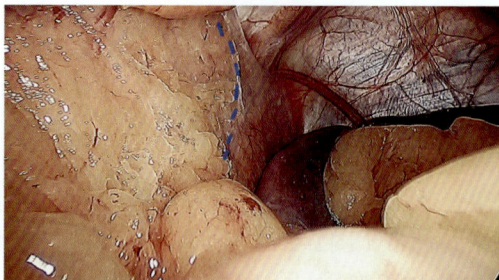

图2-3　胃底部游离，直至充分显露食道左缘

胰腺的粘连，以避免出现切割线扭转的情况。用超声刀向幽门方向继续游离，至距幽门2~6 cm处，需要游离胃后壁与胰腺之间的粘连（图2-4）。

2. 经口置入36F支撑胃管，术者及助手使用无损伤抓钳牵拉胃壁，调节支撑胃管位置。将其移至胃窦部，并向内侧推至幽门区域，如果幽门区较紧，也可将支撑胃管固定，进行切割，不宜强行推入十二指肠内。术者经右侧12 mm Trocar置入直线切割吻合器。由于胃窦部较厚，通常选用绿色钉仓进行切割，极端情况也可选择黑色钉仓。第1枪切割从距幽门部2~6 cm开始，不可距幽门过近，确保切割吻合器接触到胃内支撑管（图2-5），夹闭15 s后开始击发（手动枪每次击发后均需等待15 s后再次击发），有助于减少胃切面出血。从第2枪使用金色钉仓依次向胃底方向切割。第3枪开始使用蓝色钉仓。最后1枪切除位置需要距食道左缘1 cm，不可过近，以免损伤贲门括约肌（图2-6）。至此袖状胃切除完成。

3. 切断胃壁仔细止血，尽量以缝合止血为主，避免使用电钩止血，导致成钉变形。使用4-0可吸收线连续缝合胃切缘与锐性游离后的大网膜，目的是重新浆膜化胃大弯侧切缘，复原胃形态，在有效止血的前提下，有助于避免扭转的发生（图2-7）。

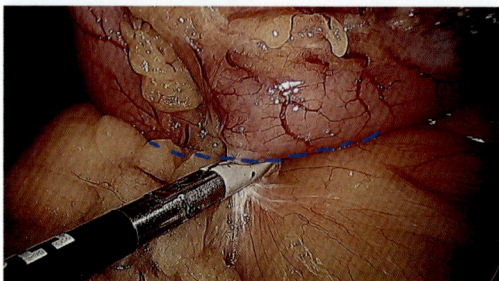

图2-4　游离胃后壁与胰腺之间的粘连

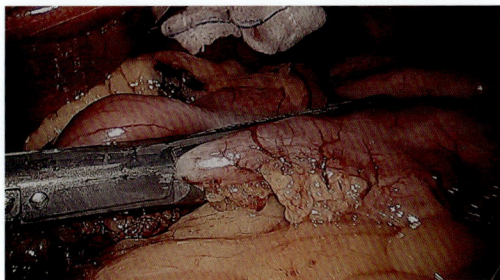

图2-5 第1枪切割

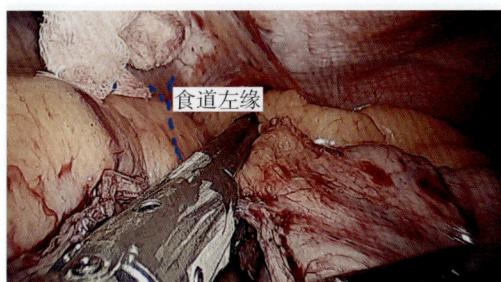

图2-6 最后1枪切除，位置需要距食道左缘1 cm

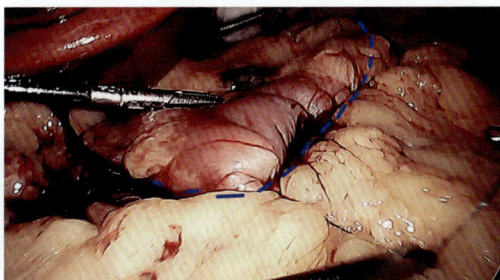

图2-7 切断胃壁仔细止血

4.寻找屈氏韧带，在距离屈氏韧带25 cm处，使用白色钉仓，切断空肠，向远端继续计数2 m空肠（此处为旷置肠管），在助手配合下上提空肠，摆正位置，侧壁打孔，与距离屈氏韧带25 cm处预留空肠，行空肠空肠侧侧吻合（图2-8）。吻合口直径没有特殊限制，一般采用60 mm直线切割吻合，保障吻合口通畅。

5.关闭系膜裂孔，避免形成内疝（图2-9）。

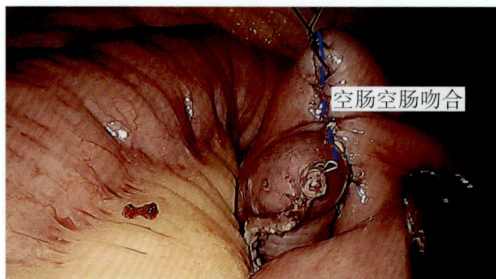

图2-8　空肠-空肠侧侧吻合

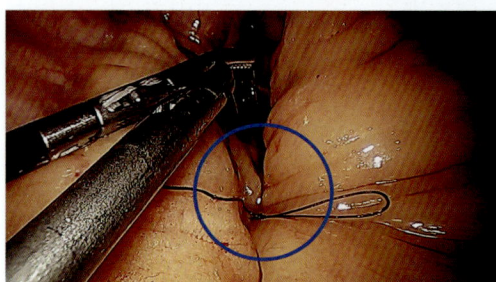

图2-9　关闭系膜裂孔

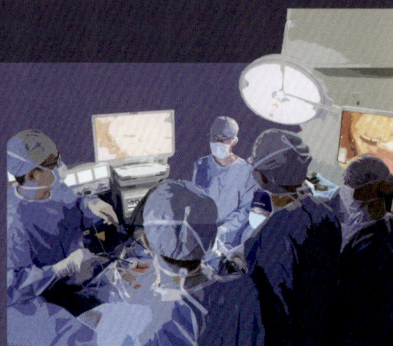

第二讲　腹腔镜胃袖状切除+空肠空肠旁路术

王勇（中国医科大学附属第四医院）

扫码观看视频

《腹腔镜胃肠手术笔记（第二版）》

AME

第三讲　如何在保证手术质量的前提下完成三孔法腹腔镜袖状胃切除术

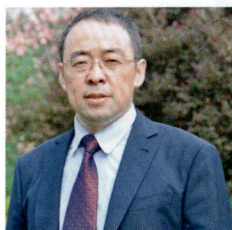

赵象文

主任医师，南方医科大学兼职教授。中山市小榄人民医院医务科主任兼减重中心主任。兼任国家卫生健康委能力建设和继续教育外科学专家委员会减重与代谢外科专业委员会委员、中国医师协会结直肠肿瘤专业委员会临床技能培训工作委员会委员、中国医疗保健国际交流促进会减重代谢外科分会常务委员、广东省医师协会减重与代谢病工作委员会副主任委员等。
（简历更新时间：2021-05-25）

一、引言

腹腔镜胃袖状切除（laparoscopic sleeve gastrectomy，LSG）是目前常用的减重手术技术之一。由于其相对胃旁路术简单、安全，术后营养问题较少，且其减重与代谢改善效果不亚于胃旁路术，近年得以广泛应用，在世界范围内约50%的减重手术方式为腹腔镜胃袖状切除术。而更微创更完美一直是外科医生追求的目标，相对于传统的五孔法LSG，三孔法在术后的恢复、美观程度等方面更具有优势，那么如何在减孔的同时同等质量地完成该手术，是每一位术者所需要面临的问题。本文通过作者的20多例三孔LSG的经验，向大家 分享三孔法LSG。

二、患者选择

不是所有的患者都适合做三孔手术，不能为了微创而牺牲安全，这是任何时候都需要关注的方面。能否采用三孔法完成LSG需要考虑的因素主要为身体质量指数（body mass index，BMI）和术前通过腹部CT得到的解剖评估。BMI过高意味着在没有更多助手的前提下手术难度会明显提高，原则上对于BMI>40 kg/m²的不考虑三孔，但这并非绝对的，还需要根据解剖评估方法来进一步评估。并且随着手术经验的积累，这一限制为非必要因素，但依然重要。而解剖评估的目的一是了解腹壁的厚度（图3-1），以便做到穿刺时心中有数，更好地选择穿刺器的长度和穿刺位置；二是判断胃底与脾脏的关系（图3-2），做到心中有数，事先可大致判定游离胃底的难易程度，从而决定是否实施三孔法LSG（图3-3）。

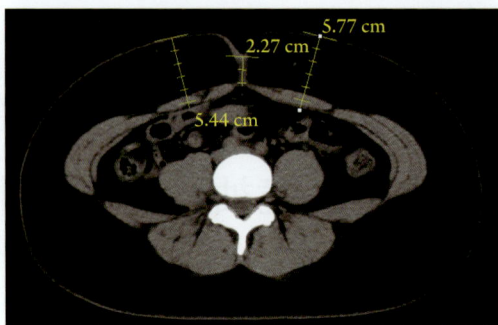

图3-1　CT标识胃厚度

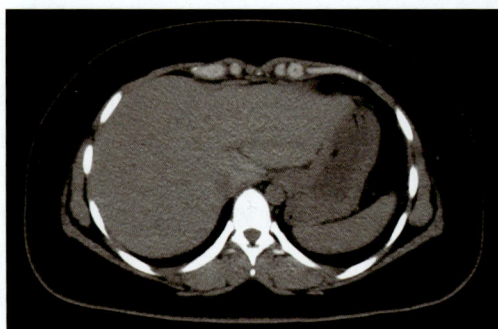

图3-2　CT标识脾胃间隙

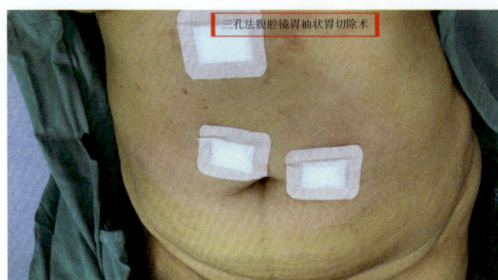

图3-3　术后切口外观

三、体位、Trocar位置与器械的选择

我们通常采用头高脚低位（图3-4），这样的体位是麻醉医生更为乐见的，因为会减少气腹压对心肺的影响，而不需要分腿，既减少了护理的操作，也让患者在整个手术过程中更为舒适，不至于长时间分腿导致术后的双下肢不适；主刀位于患者的右侧，助手（扶镜手）也位于患者的右侧，且在术者的右侧，这样的站位可以使得术者与助手在共同的方向使用手术需要的监视器，减少传统手术因为患者的两侧都有手术医生而在患者两边分别放置监视器带来的麻烦。

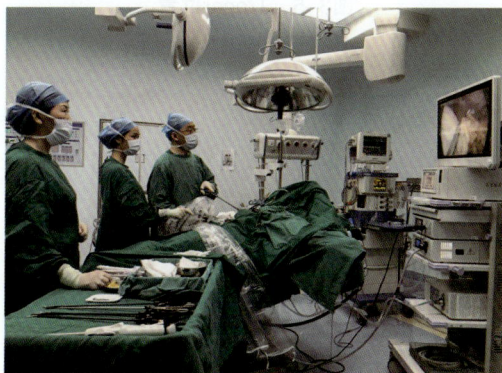

图3-4　手术体位

进气腹的穿刺点依然选择在脐的位置，因为这是腹壁最薄的位置。但观察孔最后是否选择在这里要根据患者的体型决定，通常我们会以术者的手掌作为标记，如果在气腹后（气腹压力14 mmHg），术者的手掌张开中指最末端（位于患者的剑突位置）至掌根部的距离正好是患者从剑突到脐孔的距离，就可以考虑直接利用脐孔作为观察孔；如果患者上身体型过长，就选择在患者的上腹部偏正中线左侧2 cm与术者的手掌张开（中指最末端在剑突）后掌根部指向患者脚侧的交点位置，这样的Trocar布局有利于操作，一般也不需要使用加长的器械（图3-5~图3-6）。

一般不需要加长器械，但需要准备，以免出现意外的情况。

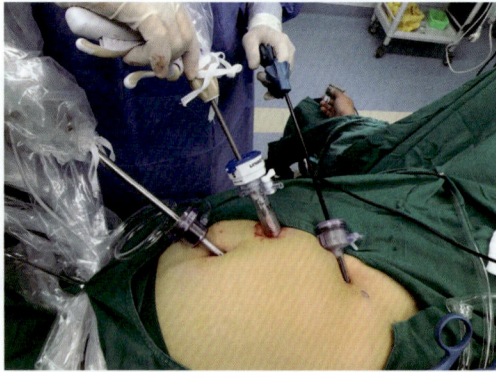

图3-5　Trocar位置

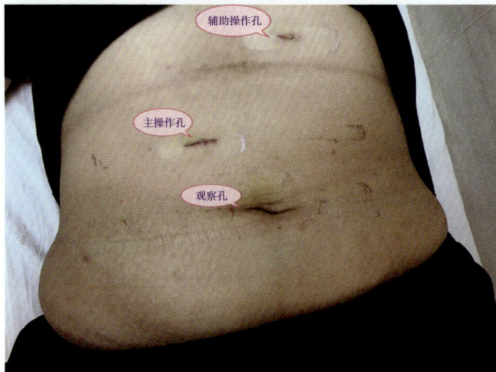

图3-6　各Trocar孔位置

四、术中暴露的技巧

暴露贯穿在整个手术操作的过程中，包括游离、分离、切割、缝合等场景都需要特别的小技巧。

一经探查完毕，就需要考虑暴露手段，首先是将一块腔镜纱布放在胃底的His角位置，可作为游离胃底后会师的标记，同时也可以起到隔离胃与脾脏的作用（图3-7）。将大弯侧上部分的网膜向外侧牵出，然后将另一块腔镜纱布放在网膜与外侧腹壁之间，纱布可适当向外侧的后面下压，利用纱布的摩擦力使网膜保持一定的张力，以增加胃大弯侧上半部分的暴露（图3-8）。术者左手持钳将胃大弯侧提起，利用重力作用起到暴露作用（图3-9）。胃底的显露非常重要，前面提到的腹壁外侧腔镜纱布可根据手术进度进行调整和重新放置（图3-10）。自贲门左侧起始处缝合胃的上半部分切缘的时候暴露依然是个难

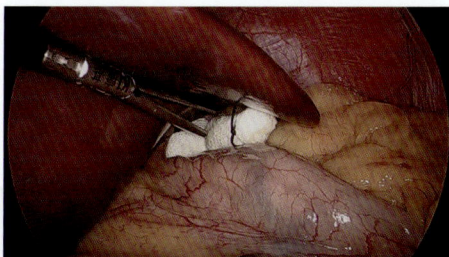

图3-7　His角位置放置一块腔镜纱布

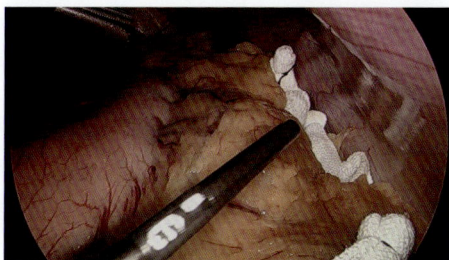

图3-8　腹壁外侧放置腔镜纱布

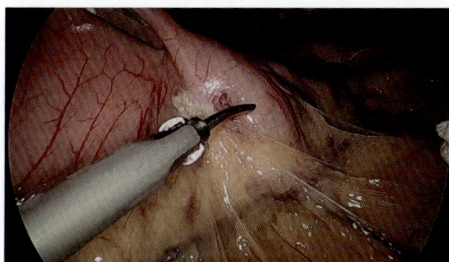

图3-9　重力作用牵引暴露

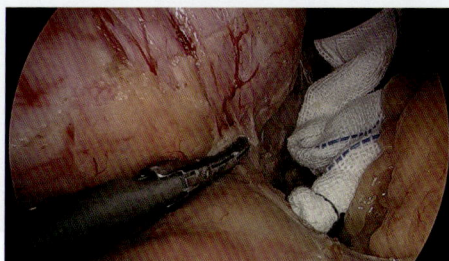

图3-10　调整放置在His角的纱布，隔绝胃底与脾脏上极

点，这时候需要术者充分利用左手的牵拉和右手持针时的配合。在左手持钳暴露并缝针穿过后，左手需要调整相应的位置来增加暴露。缝合到1/3以上暴露就不再是困难了（图3-11）。

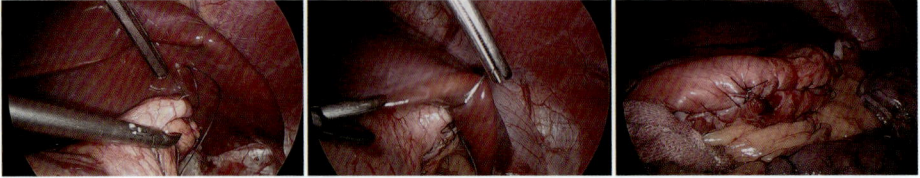

图3-11　缝合胃上半部分切缘

　　安全始终放在第一位，不能为了减孔或者微创而牺牲安全或者手术质量。手术质量的体现在于切割线是否平顺，胃是否前后扭曲，胃底是否充分切除，保留的胃直径大小等；也在于一些技术细节方面是否达到要求，也就是国际共识的技术要求。

五、切割胃的技巧

　　按照指南要求，切割胃窦的起始点距离幽门2~6 cm，在起点处用超声刀做个标记（图3-12），为保护胃窦功能，一般选择距离幽门4~6 cm作为切割起点，以36F的球囊胃管作为支撑防止狭窄（图3-13），向上切割闭合，完全切除胃底，完成保留贲门。在每次吻合器夹闭胃壁后，需要前后翻看胃的前后壁，一是确认没有夹住其他组织或者物品，二是尽量确保前后组织的宽度一致，这样会有效防止残胃的旋转或者扭曲（图3-14）。切割完毕后需要将散落

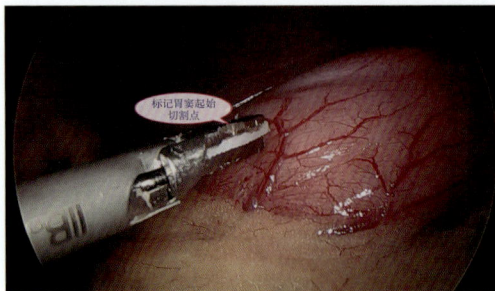

图3-12　标记胃窦起始切割点

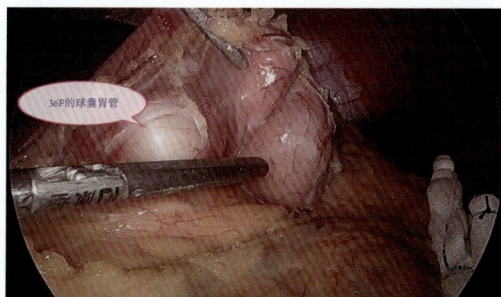

图3-13 36F的球囊胃管作为支撑

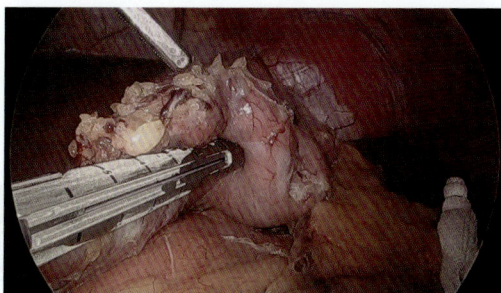

图3-14 夹闭胃组织后前后调整

在腹腔的缝合钉吸出来以减少异物停留在腹腔（图3-15）。当最后切割的组织还剩少量时，千万不要为了省钉而用夹子夹闭离断，这往往是造成瘘的很重要的原因。

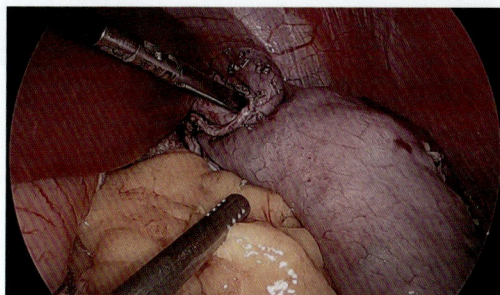

图3-15 吸出散落的缝合钉

六、取标本

取标本前将术者右手操作的Trocar用大号血管钳稍微扩张，有利于标本的取出。

参考文献

[1] 中国医师协会外科医师分会肥胖和糖尿病外科医师委员会. 中国肥胖和2 型糖尿病外科治疗指南（2014）[J]. 中国实用外科杂志, 2014, 34(11)：1005-1010.

[2] 苏远涛, 徐安安, 朱江帆, 等. 国际胃袖状切除专家共识：基于>12000手术病例的最佳操作指南[J]. 中国微创外科杂志, 2013, 13(9)：803-805.

第三讲　如何在保证手术质量的前提下完成三孔法腹腔镜袖状胃切除术

赵象文（中山市小榄人民医院）

扫码观看视频
《腹腔镜胃肠手术笔记（第二版）》

AME

专家点评

点评《第一讲　四孔胃旁路手术》

　　腹腔镜 Roux-en-Y 胃旁路手术一般需经五孔完成，本部分应用四孔法，减少一个穿刺孔，患者术后疼痛感及美容效果较传统方法更佳，对适合的患者值得推广。文中清晰展示肝脏悬吊显露技术及胃小囊制作技术，这是本文亮点。对术者来说，肥胖患者肥厚的肝脏左叶，是妨碍手术显露与操作的一个因素。本文应用肝脏悬吊法，很好地解决了这个问题。对于胃旁路手术而言，胃小囊的制作是一个极其关键及困难的步骤，阅读本文，有助于初学者对胃小囊制作技术的掌握及提高。

　　手术风格因人而异，经长期大样本验证的个人习惯熟悉的操作方法即为好方法。如作者所言，胃旁路手术是一个功能性重建手术，具有标准化可重复特性。在手术操作中，有两点想和作者进行探讨。其一，在胃小囊的切割制作当中，本人在进行第一个切割器操作时，一般不会垂直于胃小弯，会稍向胃底处倾斜30°~45°，且切割长度在 4~5 cm。原因如下：肥胖患者胃底往往向后扩张粘连，且容量较大，第一个切割器垂直于胃小弯操作，可能会引起胃小囊容积过大；同样，如果用尽直线吻合器的 6 cm 长度，也容易导致胃小囊容积残余过大。其二，在进行胃空肠吻合时，从图片可以看出，作者将胃前壁与空肠进行吻合，这样操作存在一定的风险：在胃壁上，胃空肠吻合口切缘和胃小囊切缘，存在一部分缺血区，这个区域在术后可能引起吻合口瘘。我的习惯是在胃后壁与空肠做吻合，之后再用可吸收线进行吻合口的浆肌层加强缝合，将缺血区包埋在浆肌层缝合之下，减少术后吻合口瘘的发生概率。

　　腹腔镜四孔胃旁路手术具有其优点，但对于肥胖症患者而言，手术安全与效果是最重要的，并非所有患者都适合应用四孔技术。某些重度肥胖症患者，腹壁极其肥厚、腹腔脂肪严重堆积、大网膜极其肥厚、脂肪肝且肝脏肥大，这些因素都会增加手术困难与风险。在四孔腹腔镜胃旁路手术的病例选择方面，作者如能给出指导会更加完美。在行文中，建议作者对手术方法进行更规范化的定义，如题目改为"四孔法腹腔镜 Roux-en-Y 胃旁路手术"，前言处"Wittgove"

改为"美国 Alan Wittgrove 医生"，手术步骤第 8 步中"……这样胃肠吻合口的直径 <1.5 cm，可以降低吻合口过大引起的倾倒综合征风险……"，应为"可以降低吻合口过大引起的倾倒综合征风险，且加强长期减重效果"。

腹腔镜胃旁路手术作为目前存在时间最长的减重手术方法，已经有过大量病例样本及临床研究实验证实。从 10 年以上的随访结果来看，其对肥胖症及肥胖型 2 型糖尿病的治疗效果要优于腹腔镜袖状胃切除术。因此，在未来很长一段时间，其仍然是减重代谢外科的重要手术方法。本文在手术步骤上详细描述，手术录像清晰展示，对年轻临床医生学习腹腔镜胃旁路手术具有良好的指导意义。

点评《第二讲　腹腔镜胃袖状切除 + 空肠空肠旁路术》

腹腔镜袖状胃切除术目前是应用最为广泛的减重方式，但是，其作为一种限制摄入型手术，对重度肥胖症及肥胖型 2 型糖尿病的患者来说均存在体重和血糖反弹的较大可能。本文所介绍的"腹腔镜胃袖状切除 + 空肠空肠旁路术"的方法，正是为了克服单纯腹腔镜袖状胃切除术的缺点而产生。作为一种较新型的减重手术，其具有选择性探索的意义。在文中，作者向我们清晰展示了腹腔镜袖状胃切除术的关键步骤，包括胃底部游离、切缘加强缝合和大网膜复位的技术，对初学者具有很好的指导意义。

腹腔镜胃袖状切除 + 空肠 - 空肠旁路作为一种探索性手术，其长期效果和并发症均具有不确定性。尤其是被完全旷置的 2 m 空肠，是否会引起我们所不能预见的并发症，仍然未知。所以，个人建议在对部分患者进行充分告知的前提下探索性应用，不作为大规模开展的技术。

点评《第三讲　如何在保证手术质量的前提下完成三孔法腹腔镜袖状胃切除术》

腹腔镜袖状胃切除术因操作相对简单，术后减重和缓解代谢病的效果良好，目前已成为最主要的减重手术方式。本文在穿孔四孔或五孔腹腔镜袖状胃切除术的前提下，结合个人临床经验，向我们介绍了三孔腹腔镜袖状胃切除术，具有较好的临床指导意义。文中特别详细地介绍了术中暴露技巧，尤其是将纱布巧妙应用于显露，对无助手帮助显露的三孔袖状胃切除术具有较好的实用价值，是本文一大亮点。另外，作者在患者选择部分强调的"不能为了微创而牺性安全"的观点，值得称道。

由于我们中心对腹腔镜袖状胃切除术的应用，一般限于 BMI 低于 $45\,kg/m^2$，因此，三孔法腹腔镜袖状胃切除术是我在进行腹腔镜袖状胃切除术的常规技术方法。在胃底游离显露时，我们的经验与作者相似，利用纱布将大网膜向左外侧牵拉，并用纱布将脾上极处的大网膜隔开，有助于胃底显露。我们在使用第一个切割器切割胃时，一般不在支撑胃管引导下进行，这样做的目的是避免支撑胃管对切缘形成张力导致切缘裂开。当然，这样就需要特别注意避免胃角处的狭窄。对于左肝特别肥厚的患者，我们会进行肝脏缝合悬吊，也可以帮助显露，减少三孔法操作时的难度，以增加安全性。在术前准备时，CT 检查是一个可选择的方法，但似乎并不适合普遍推广。

本文在引言处提到，腹腔镜袖状胃切除术相对胃旁路术，减重与代谢改善效果不亚于胃旁路术，但是根据多篇长期随访（10 年以上）的文献及 Meta 分析文献证实，长期来说，胃旁路手术减重和缓解 2 型糖尿病的效果优于袖状胃切除术。文中患者体位用示意图展示似乎能更清晰明了。

三孔法腹腔镜袖状胃切除术较传统袖状胃切除术，创伤更小、更微创美观，在严格选择病例的基础上，具有推广价值。本文详细地描述和视频清晰地展示，有利于缩短年轻临床医生的学习曲线。

——暨南大学附属第一医院肥胖代谢外科　杨景哥

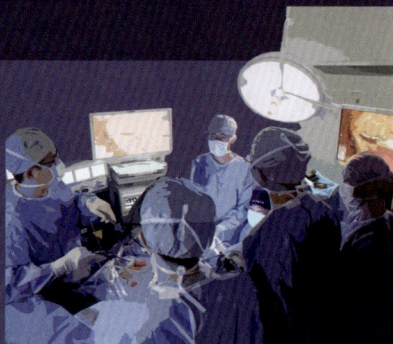

第四讲　代谢修正手术的选择与技巧

吴良平（广州中医药大学金沙洲医院）

扫码观看视频

《腹腔镜胃肠手术笔记（第二版）》

AME
Publishing Company

第九部分　荧光腹腔镜胃肠手术

技术背景

    荧光腹腔镜手术作为目前先进腹腔镜治疗技术之一，以高清的荧光图像、精准定位肿瘤组织、对人体安全等优势让外科医生如虎添翼。目前该技术已运用到胃肠外科。吲哚菁绿（indocyanine green，ICG）是一种新型示踪剂，术中可近红外荧光成像。使用ICG作荧光剂，可以无创探测淋巴脉管系统，从而进行术中功能的诊断和评估。在荧光导航的指引下，短短几十秒内便可精准显影、标记、定位淋巴结，从而进行精准清扫及肿瘤切除。通过注射ICG，荧光染色腹腔镜实时显示肠管及吻合口血流灌注情况，减少患者术后并发症发生率。本专题将介绍几种术中ICG引导的腹腔镜胃肠手术，帮助读者了解此术式。

经验分享

第一讲 荧光显影技术在腹腔镜结直肠癌手术的应用
李心翔，单泽志 ································· 605

第二讲 ICG引导下腹腔镜远端胃癌D2根治术
吴德庆，梁伟俊 ································· 611

第三讲 ICG在腹腔镜胃癌根治术中的应用

郑朝辉，陆俊，陈起跃 ························· 618

文章顺序按作者姓氏拼音首字母为序

第一讲　荧光显影技术在腹腔镜结直肠癌手术的应用

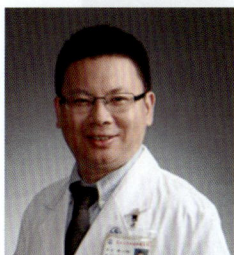

李心翔

复旦大学附属肿瘤医院。首届CSCO结直肠癌专家委员会委员，《CSCO结直肠癌诊疗指南》执笔人。曾在美国Cleveland Clinic Florida微创外科中心从事临床工作和研究，微创手术质量达到国内外先进水平等。在复旦大学附属肿瘤医院工作期间，率先成功开展2 000多例各类腹腔镜结直肠手术。对于老年结直肠癌腹腔镜治疗以及腹腔镜超低位保肛手术有丰富临床经验。（简历更新时间：2019-06-19）

一、引言

荧光腹腔镜技术就是通过局部注射或者静脉注射将荧光标志物与原发肿瘤、微小病灶、血流、淋巴转移病灶等相结合，然后通过特殊成像设备显示其在体内发出的荧光，从而使术者可在直视下更好地分辨出肿瘤的边界，检出更多的微小病灶，监测组织血供，淋巴引流，以此提高腹腔镜结直肠癌安全性，更加彻底地实现淋巴结清扫和减少吻合口瘘的发生。目前大部分荧光腹腔镜设备使用近红外光源，近红外光对组织渗透性高，且可减少组织自身荧光。目前最常用的荧光标记物是吲哚菁绿（indocyanine green，ICG），是一种水溶性的近红外荧光染料，与血浆蛋白结合率高达98%，最大吸收波长805 nm，最大荧光波长835 nm，在荧光腹腔镜下呈现绿色，组织穿透力约5 mm，半衰期3~5 min，主要通过肝脏代谢。

二、荧光腹腔镜应用

（一）术中微小肿瘤病灶定位

由于腹腔镜手术中术者缺乏手的直接感触，术中对结直肠的良性肿瘤或较小的、尚未侵犯浆膜的早期癌难以准确定位，可致手术失败。而通过术前肠镜下肿瘤局

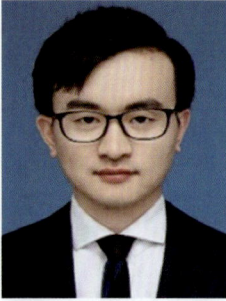

部注射吲哚菁绿，术中通过绿色荧光可以清晰显示肿瘤部位，显著提高腹腔镜手术的精准性（图1-1）。

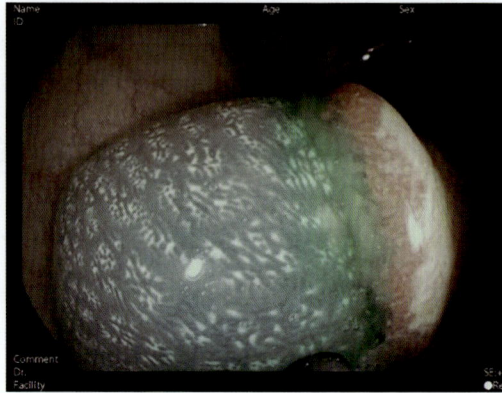

单泽志

医学博士。现任职于复旦大学附属肿瘤医院。目前已发表SCI论文9篇，累计影响因子40余分。（简历更新时间：2021-05-25）

图1-1　吲哚菁绿术前定位

（二）术中转移淋巴结评估

术中规范的淋巴结清扫和术后淋巴结转移状况的准确评估是降低术后复发风险和提高患者存活率的关键环节。多年来《美国国家综合癌症网络（NCCN）指南》推荐，结直肠癌淋巴结清扫数目不少于12枚才能进行准确的术后分期评估。但临床上仍存在因清扫淋巴结数目不足而产生"无效"或分期前移的病例，导致部分患者治疗不充分。因此，提高结直肠癌转移淋巴结的检出率，对规范术后治疗和改善预后等具有积极意义。而目前越来越多的临床研究证实，在术前或者术中，将吲哚菁绿注射到肿瘤周围的黏膜下层，通过近红外线腹腔镜可以清晰显示患者的淋巴引流，实现淋巴结的精准清扫。临床研究表明，根据术中荧光定位，23.5%的患者结肠系膜切除范围需要调整，16.7%患者肠段切除范围需要改变。一项来自12个临床研究的荟萃分析表明，荧光腹腔镜识别转移性前哨淋巴特异性为84.6%，敏感性为71%，准确率可达75.7%。而术前局部注射可提高敏感性到100%，术中注射可提高特异性到100%。因此，我们需要根据个体手术情况选择注射时间。

（三）术中吻合口血供监测

目前随着腹腔镜技术的不断进步，越来越多的低位直肠癌患者可以实现超低位保肛手术，但这造成患者术后吻合口瘘的并发症也随之增多。传统的吻合口判断方法包括术中内镜下吻合口评估，漏气实验，局部组织氧浓度评估，CT扫描，水溶性造影剂灌肠。但这些方法都不能早期识别和降低吻合口瘘的发生。吻合口瘘主要与吻合部位血流灌注有关。而通过术中静脉注射吲哚菁绿可以实时观察吻合口部位的血流灌注情况，然后再根据血流灌注情况选择是否修改最初设计的肠横断面，最终将有效降低患者术后吻合口瘘的发生。一项来自4个临床研究的总共1 177例结直肠癌患者的荟萃分析表明，术中静脉注射吲哚菁绿可以显著降低27%术后吻合口瘘的风险。另外，笔者通过荧光血管造影技术发现，用血管夹夹闭左结肠动脉可以显著降低近端肠管的血供，近端肠管的血供可由9.2 IU/s下降至5.4 IU/s，由此可见左结肠动脉对于左半结肠的血供至关重要。这提示，在行直肠癌根治术时，应尽量保留左结肠动脉（图1-2~图1-3）。

（四）术中输尿管显影

输尿管损伤虽然发生率较低，但是较严重，而且腹腔镜手术相对于开腹手术更容易损伤输尿管。对于一些复杂患者，术前输尿管置管虽可以一定程度上降低输尿管损伤的发生，但是也增加了泌尿系统感染的风险和患者住院时间。而通过导尿管注入吲哚菁绿可以显著显影双侧输尿管，从而避免术中损伤输尿管。

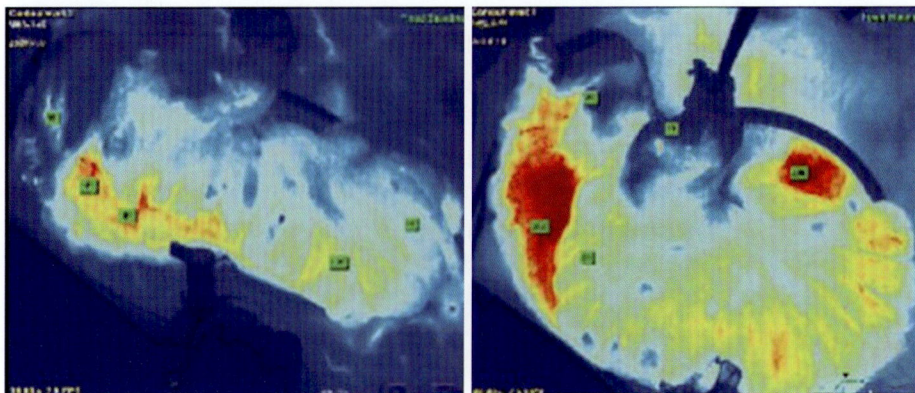

图1-2　左结肠动脉近端肠管荧光血管造影

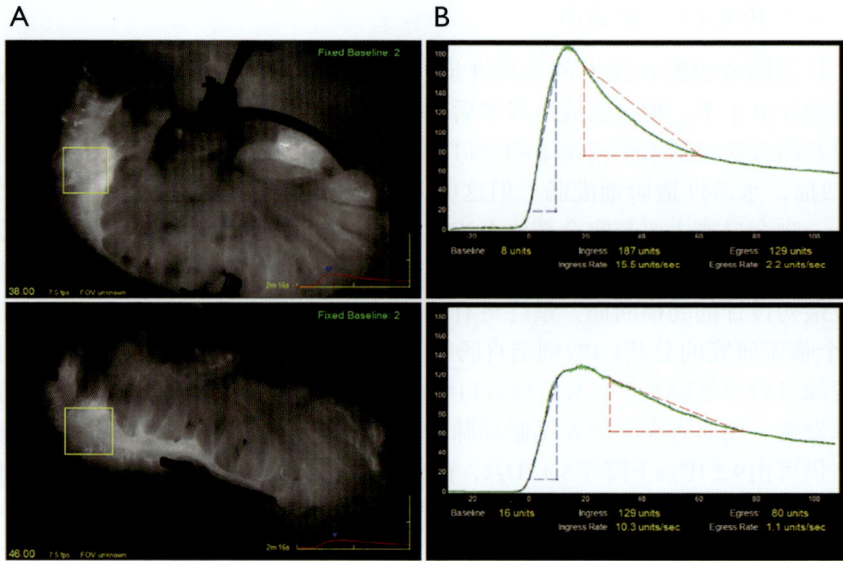

图1-3　荧光造影显示其血流值

（A）血管夹夹闭左结肠动脉；（B）松开血管夹左结肠动脉。

三、吲哚菁绿注射部位及剂量

吲哚菁绿的注射部位及剂量（表1-1）。

表1-1　吲哚菁绿注射部位及剂量

应用内容	计划显影部位	ICG注射时间	ICG注射部位	注射浓度	注射剂量
结直肠癌	肿瘤病灶	术前1 d	肿瘤周围4个点，黏膜下层注射	1.25 mg/mL（稀释1倍）	每个0.5~1 mL，共计2~4 mL
结直肠癌	淋巴结	术前1 d	肿瘤周围4个点，黏膜下层注射	1.25 mg/mL（稀释1倍）	每个0.5~1 mL，共计2~4 mL
		术中（行淋巴结清扫前）	肿瘤周围4个点，浆膜层（头皮针注射）		
结直肠癌	肠管血供	术中（分离肠系膜后，吻合之前）	外周静脉	2.5 mg/mL（标准浓度）	3 mL
结直肠癌	输尿管	术中	导尿管	1.25 mg/mL（稀释1倍）	10 mL（缓慢注射5 min以上）

四、不良反应

1. 吲哚菁绿可引起休克、过敏样症状，所以从注射开始到检查结束的过程中要密切观察注射，并做好处置准备工作。

2. 吲哚菁绿不完全溶解时，可能发生恶心、发烧、休克等反应。

五、注意事项

1. 对吲哚菁绿有过敏既往史的患者不可使用吲哚菁绿。

2. 有碘过敏既往史的患者不可使用吲哚菁绿。

3. 结直肠淋巴结显影受多方面因素影响，该推荐注射剂量为临床使用过程中的经验值。

4. 浆膜注射时，建议采用1 mL注射器+延长管，缓慢推注，出针时切忌回抽，以避免ICG泄露弥散至周围肠管。

参考文献

[1]   Alander JT，Kaartinen I，Laakso A，Pätilä T，et al. A review of indocyanine green fluorescent imaging in surgery[J]. Int J Biomed Imaging，2012，2012：940585.

[2]   Ris F，Hompes R，Cunningham C，et al. Near-infrared (NIR) perfusion angiography in minimally invasive colorectal surgery[J]. Surg Endosc，2014，28(7)：2221-2226.

[3]   Watanabe M，Murakami M，Ozawa Y，et al. Intraoperative Identification of Colonic Tumor Sites Using a Near-Infrared Fluorescence Endoscopic Imaging System and Indocyanine Green[J]. Dig Surg，2017，34(6)：495-501.

[4]   Nagata J，Fukunaga Y，Akiyoshi T，et al. Colonic Marking With Near-Infrared，Light-Emitting，Diode-Activated Indocyanine Green for Laparoscopic Colorectal Surgery[J]. Dis Colon Rectum，2016，59(2)：e14-e18.

[5]   Handgraaf HJ，Boogerd LS，Verbeek FP，et al. Intraoperative fluorescence imaging to localize tumors and sentinel lymph nodes in rectal cancer[J]. Minim Invasive Ther Allied Technol，2016，25(1)：48-53.

[6]   Boni L，David G，Mangano A，et al. Clinical applications of indocyanine green (ICG) enhanced fluorescence in laparoscopic surgery[J]. Surg Endosc，2015，29(7)：2046-2055.

[7]   Nishigori N，Koyama F，Nakagawa T，et al. Visualization of Lymph/Blood Flow in Laparoscopic Colorectal Cancer Surgery by ICG Fluorescence Imaging (Lap-IGFI)[J]. Ann Surg Oncol，2016，Suppl 2：S266-S274.

[8]   Emile SH，Elfeki H，Shalaby M，et al. Sensitivity and specificity of indocyanine green near-infrared fluorescence imaging in detection of metastatic lymph nodes in colorectal cancer：Systematic review and meta-analysis[J]. J Surg Oncol，2017，116(6)：730-740.

[9]   Hirst NA，Tiernan JP，Millner PA，et al. Systematic review of methods to predict and detect anastomotic leakage in colorectal surgery[J]. Colorectal Dis，2014，16(2)：95-109.

[10]   Sheridan WG，Lowndes RH，Young HL. Tissue oxygen tension as a predictor of colonic

anastomotic healing[J]. Dis Colon Rectum, 1987, 30(11): 867-871.

[11] Cahill RA, Ris F, Mortensen NJ. Near-infrared laparoscopy for real-time intra-operative arterial and lymphatic perfusion imaging[J]. Colorectal Dis, 2011, Suppl 7: 12-17.

[12] Shen R, Zhang Y, Wang T. Indocyanine Green Fluorescence Angiography and the Incidence of Anastomotic Leak After Colorectal Resection for Colorectal Cancer: A Meta-analysis[J]. Dis Colon Rectum, 2018, 61(10): 1228-1234.

[13] 李心翔, 李清国. 腹腔镜直肠癌术中左结肠动脉保留的意义[J]. 中华胃肠外科杂志, 2018, 21(3): 272-275.

[14] Andersen P, Andersen LM, Iversen LH. Iatrogenic ureteral injury in colorectal cancer surgery: a nationwide study comparing laparoscopic and open approaches[J]. Surg Endosc, 2015, 29(6): 1406-1412.

[15] Siddighi S, Yune JJ, Hardesty J. Indocyanine green for intraoperative localization of ureter[J]. Am J Obstet Gynecol, 2014, 211(4): 436.e1-436.e2.

第一讲　荧光显影技术在腹腔镜结直肠癌手术的应用

李心翔，单泽志（复旦大学附属肿瘤医院）

扫码观看视频

《腹腔镜胃肠手术笔记（第二版）》

AME

第二讲　ICG引导下腹腔镜远端胃癌D2根治术

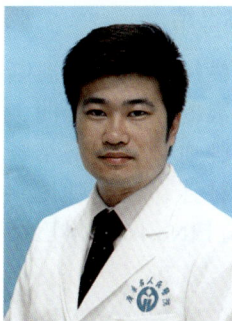

吴德庆

广东省人民医院（广东省医学科学院，华南理工大学第一临床学院）普通外科胃肠专业主治医师，医学博士。广州抗癌协会消化道肿瘤青年委员会副主任委员、广州抗癌协会大肠癌委员会委员兼秘书等。（简历更新时间：2019-06-19）

一、术前准备

患者因"上腹部不适1个月余"入院，CT检查提示：胃壁增厚，胃窦部占位，考虑胃癌。结合影像学检查及内镜检查诊断为：胃窦恶性肿瘤，中分化腺癌，临床分期为cT2N+M0。根据以上情况综合考虑手术方案为：远端胃癌D2根治术。

二、术中解剖

术中探查发现肿瘤位于胃窦部，肝脏、腹膜、盆底未见明显转移病灶。结合术前患者影像学资料，决定按照术前制订的清扫方案行远端胃癌D2根治术。

三、手术步骤

本手术采用传统五孔法，手术过程中，顺利在腹腔镜下完成了胃周淋巴结清扫，并且在腹腔镜下行全腔镜消化道重建（Billroth Ⅱ式）。

（一）腹腔镜下ICG注射及探查

于肿瘤周围4个象限，使用头皮针经浆膜层注射浓度为2.5 mg/mL的吲哚菁绿（indocyanine green，ICG）至黏膜下层；确定病变部位及有无淋巴结转移及腹腔种植转移（图2-1）。

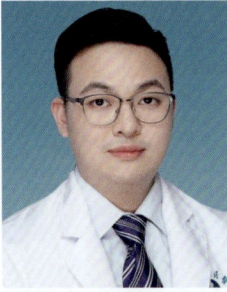

梁伟俊

广东省人民医院胃肠外科研究生。（简历更新时间：2021-05-25）

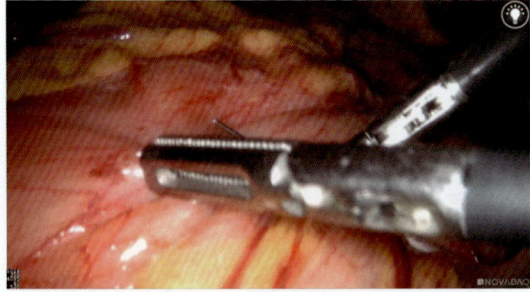

图2-1　腹腔镜下ICG注射

（二）分离大网膜及清扫No.4sb组淋巴结

助手将大网膜向头侧翻起，从横结肠偏左部离断大网膜，进入小网膜囊，先向右侧离断至结肠肝曲，转而向左侧游离，显露胰尾，定位脾血管，松解结肠脾曲，分离大网膜与脾中、下极的粘连，保护胰尾，显露根部，离断胃网膜左动静脉，清扫No.4sb组淋巴结（图2-2）。

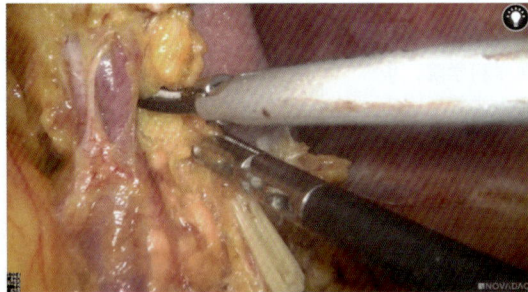

图2-2　离断胃网膜左动静脉

（三）清扫No.6组淋巴结

以结肠中血管为标志，进入胃十二指肠和横结肠系膜之间的融合筋膜间隙，暴露胰十二指肠上前静脉，在其与胃网膜右静脉汇合处上方离断胃网膜右静脉。继续沿胰头表面解剖，并打开胃胰韧带，暴露胃十二指肠动脉，在ICG显影下，术者紧贴着胰腺表面进行No.6组淋巴结清扫。继续裸化胃网膜右动脉根部，近端上血管夹后超声刀离断，清扫No.6组淋巴结（图2-3~图2-4），同时裸化十二指肠下缘。

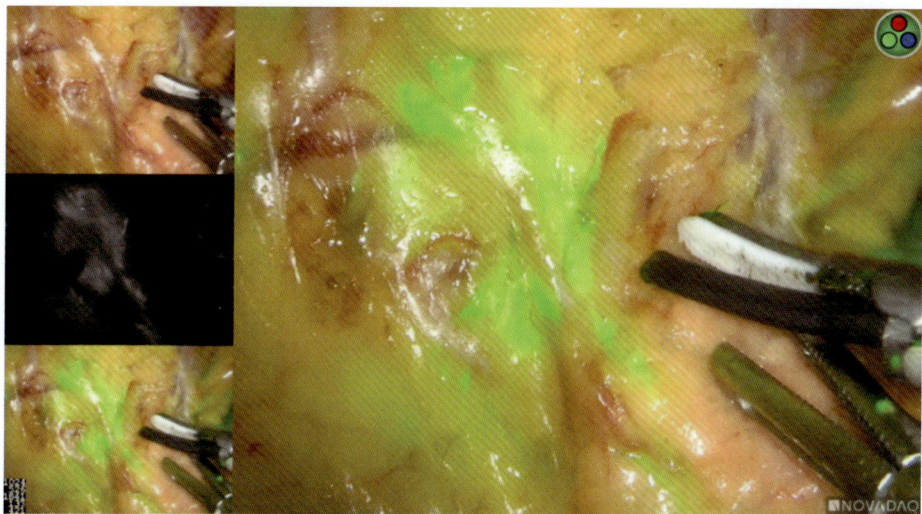

图2-3　清扫No.6组淋巴结（一）

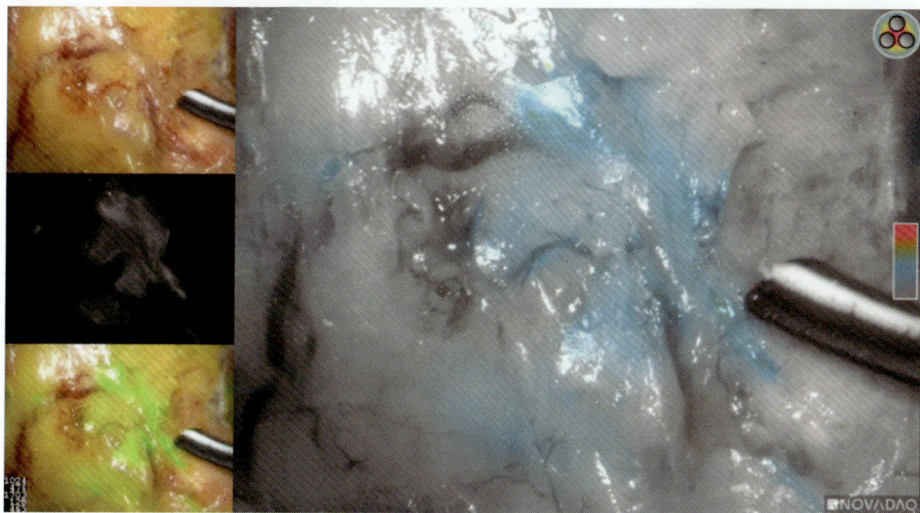

图2-4　清扫No.6组淋巴结（二）

（四）清扫No.11p、No.7、No.8a、No.9组淋巴结

助手夹持胃窦，向头侧翻转，同时将胰腺包膜提起，术者轻压胰头，沿十二指肠左侧寻找胃十二指肠动脉，沿胃十二指肠动脉进一步解剖出肝总动脉、肝固有动脉、胃右动脉。在肝总动脉、胃十二指肠动脉以及胰腺上缘的夹角处打开门静脉前方筋膜，显露门静脉，将肝总动脉向腹前壁挑起，沿门静脉前方分离，并且清扫门静脉与肝固有动脉间淋巴结。沿门静脉内缘向上分离至肝门部。助手将肝总动脉向下牵拉，在ICG荧光显影下，准确清扫肝固有动脉内侧及门静脉内侧淋巴结、脂肪组织。助手夹持胃胰皱襞向头侧牵拉，同时提起胰体部包膜，术者用超声刀清扫胰腺前被膜，紧贴胰腺上缘分离，沿血管间隙分离，先暴露No.11p组淋巴结，从左向右进行清扫，沿脾动脉显露肝总动脉及腹腔动脉干，脉络化胃左动脉，根部上血管夹后切断，在ICG显影的帮助下，完整清除右侧膈肌脚、肝总动脉与脾动脉分叉处以及主动脉前筋膜区域的淋巴结脂肪组织，完成No.7、No.9组淋巴结清扫（图2-5）。继续沿脾动脉向右暴露肝总动脉，将胰腺向左下牵拉，沿着肝总动脉前方及胰腺上缘分离，清扫No.8a组淋巴结。

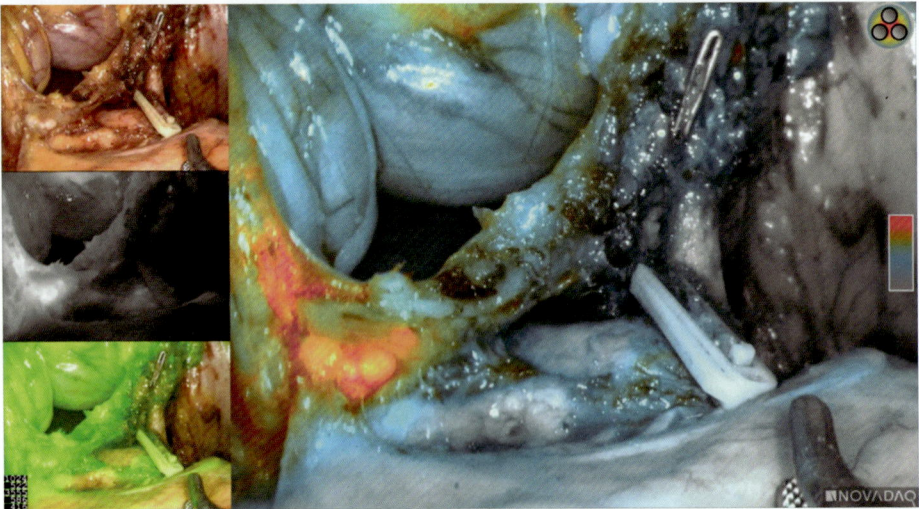

图2-5　清扫No.7组淋巴结

（五）离断十二指肠及清扫No.12a组淋巴结

裸化十二指肠肠壁，离断十二指肠，离断后，打开肝十二指肠韧带被膜，继续脉络化肝固有动脉前方及外侧，清扫No.12a组淋巴结。于胃右动静脉根部夹闭后离断。

（六）清扫No.1、No.3组淋巴结

紧贴胃壁小弯侧，采用超声刀分层切开，从后往前，通过离断周围的小分支后钝性分离的办法，游离贲门右侧的淋巴结右侧的淋巴结脂肪组织至胃小弯中上1/3处，完成No.1、No.3组淋巴结的清扫。

（七）吻合

患者为早期胃癌，术前诊断及定位明确，综合各种因素，行全腔镜下Billroth Ⅱ式吻合。使用超声刀将胃残端大弯侧及空肠各切一小口作为直线切割吻合器的入口，切割吻合器的钉仓臂伸入胃残腔及空肠肠腔，切割闭合，共同开口尽量小，避免共同开口过大导致的不必要的麻烦，接着直线切割吻合器关闭共同开口。操作完毕，吻合口前壁呈倒"T"型外观（图2-6）。

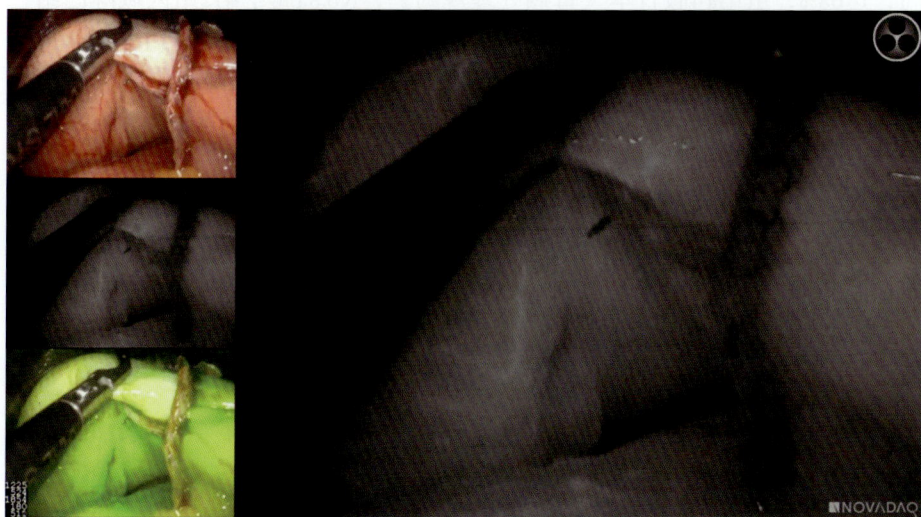

图2-6 吻合后呈倒"T"型

四、经验总结

1. 关于如何注射ICG，我们将ICG配成浓度为2.5 mg/mL来进行注射，虽然有文献提出术前经过胃镜进行黏膜下注射具有较高的成功率，但结合我院实际及经济效益等多方面综合因素考虑。我们改进了注射方法，即为术中沿肿瘤与正常组织交界，分别于肿瘤周围4个象限，使用头皮针经浆膜层注射至黏膜下层。通过我们近20例的实践，显影率与国外文献报道的相差无几。注射过程中存在一些小技巧，主要是每次注射的量不宜过多，注射的速度须放慢等。通过这些小技巧，可以使得ICG不会在注射过程中发生外泄导致术野不清从而影响后面的清扫。

2. 在清扫No.6组淋巴结的时候，按照以往的经验，我们发现在GDA、IPA、IPV所形成的这个三角区域经常存在细微的淋巴结，而这些淋巴结往往很难被彻底清扫。如今我们可以借助荧光腹腔镜技术来帮助我们把这个三角区域的淋巴结一扫而光。

3. 关于ICG的弥散时间，统计我们中心近20例ICG辅助手术发现，ICG从注射弥散到第2站淋巴结的时间大概是15 min左右。在ICG弥散期间，我们可以完成探查、悬吊肝脏、切除大网膜等简单的手术步骤。

4. 对于No.8组淋巴结的清扫，No.8组淋巴结包括No.8a（肝总动脉前方淋巴结）和No.8p（肝总动脉后方淋巴结）。近端胃癌中以No.8淋巴结转移率最高，达68%，虽第14版日本《胃癌处理规约》，No.8a属于第2站区域淋巴结，为进展期胃癌D2根治术常规清扫范围，而No.8p不列入常规D2清扫范围。但是在临床中发现，No.8p淋巴结一旦发生转移，患者生存率明显下降。但目前对于No.8a与No.8p分界比较模糊，使用ICG显影后，可在术中明确No.8组淋巴结转移情况，帮助我们进行合理的清扫。

5. 最后离断十二指肠部分，我们提前通过静脉注射ICG约5 mL，当患者为远端胃癌时，术中无法保留幽门下动静脉，这很容易产生因十二指肠残端缺血而导致残端瘘的发生。借助ICG显影办法，可以帮助我们判断并且选择十二指肠离断距离，在判断十二指肠血运的同时，可以降低十二指肠残端瘘发生的概率。

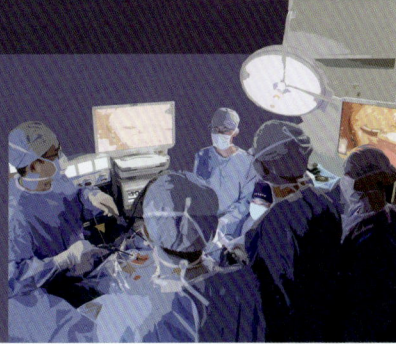

第二讲　ICG引导下腹腔镜远端胃癌D2根治术

吴德庆，梁伟俊（广东省人民医院）

扫码观看视频

《腹腔镜胃肠手术笔记（第二版）》

AME
Publishing Company

第三讲　ICG在腹腔镜胃癌根治术中的应用

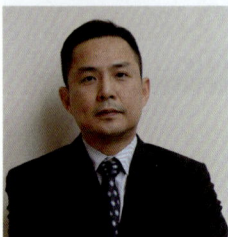

郑朝辉

医学博士，主任医师，教授，博士研究生导师，福建医科大学附属协和医院胃外科行政副主任。福建省卫生健康突出贡献中青年专家、中华医学会外科学分会腹腔镜与内镜外科学组委员、中国抗癌协会胃癌专业委员会委员、中国医师协会外科医师分会肿瘤外科医师委员会委员、中国医师协会外科医师分会肥胖和糖尿病外科医师委员会委员等。
（简历更新时间：2021-07-26）

一、手术名称

腹腔镜辅助根治性全胃切除术包括脾门淋巴结清扫。

二、术前评估及准备

除了常规的心肺等一般情况评估外，通过CT、腹部B超等术前检查了解腹腔、肝脏等有无远处转移及腹膜后、肠系膜淋巴结情况，明确肿瘤分期、部位、范围、有无食管、胰腺等邻近组织侵犯。

术前准备一般包括：①术前应纠正高血压、冠心病、糖尿病、呼吸功能障碍、低蛋白血症及贫血；②并发幽门梗阻者应调整电解质紊乱，同时行胃肠减压以减轻胃壁水肿；③术前2 d软质半流质饮食，术前1 d流质饮食；④术前1 d口服泻药，行肠道准备；⑤手术前视情况放置胃管及鼻饲管；⑥备皮，清洁脐垢。

三、吲哚菁绿（ICG）对淋巴结示踪的特点及技术关键

吲哚菁绿（indocyanine green，ICG）示踪在腹腔镜胃癌淋巴结清扫术中具有经济、安全、无放射性危害的特点。通过ICG不仅可以显示淋巴结情况，亦可显示肉眼难于观察的淋巴管情况。推荐患者术前1 d在普通胃镜下于肿瘤原发灶周围1.5、3、4.5、6、7.5、9、10.5、12八点处黏膜下各注射吲哚菁绿0.6 mL。术中使

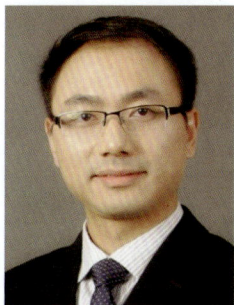

用ICG系统产品对淋巴结及淋巴管示踪显影（图3-1~图3-3）。

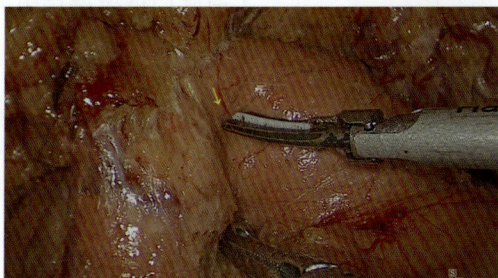

陆俊

医学博士，福建医科大学附属协和医院胃外科主治医师。海峡医药卫生交流协会减重代谢外科分会理事，《中国普通外科杂志》中青年编委，*J Surg Oncol*审稿专家等。（简历更新时间：2019-06-19）

图3-1　肉眼下观

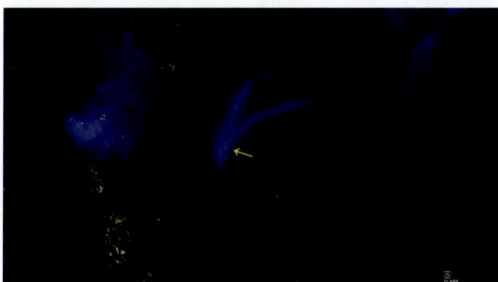

图3-2　ICG显示胃周淋巴结及淋巴管

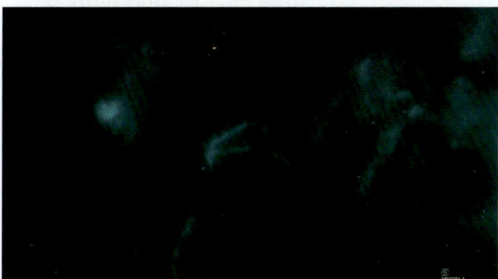

图3-3　ICG显示胃周淋巴结及淋巴管

四、术中解剖

对于行腹腔镜胃癌根治术并保脾门淋巴结清扫的

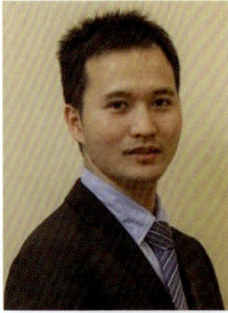

患者，应该特别注意脾门区的相关血管解剖特点，包括如下。

（一）与脾门区域淋巴结清扫相关的动脉解剖

步骤一：脾动脉

脾动脉发自腹腔干，沿胰腺上缘迂曲左行，途中发出进入胰腺的胰大动脉、胰尾动脉和数根分布于胰腺实质的小动脉；向胃后壁及胃大弯分出胃后动脉、胃短动脉和胃网膜左动脉。

步骤二：脾动脉的走行与胰腺的关系

脾动脉的走行与胰腺有密切的关系，常见的有4种类型。

（1）Ⅰ型：脾动脉自腹腔动脉发出后，沿胰腺上缘走行至脾门。

（2）Ⅱ型：脾动脉在走行中间1/2段位于胰腺后面或胰腺内。

（3）Ⅲ型：脾动脉走行的远端1/2段位于胰腺后面或是胰腺内。

（4）Ⅳ型：脾动脉远端3/4全部位于胰腺后面或是胰腺内。

步骤三：脾动脉的分支

（1）脾叶动脉：即脾动脉在脾门处发出终末支，在解剖学上分为4种类型。

一支型：脾动脉在脾门处呈单干弓形，弯曲进入脾实质内，该型较少见。

二支型：脾动脉在脾门处分出脾上叶动脉和脾下叶动脉，此型常见。

三支型：脾动脉在脾门处分出脾上叶动脉、脾中叶动脉和脾下叶动脉。

多支型：脾动脉在脾门处分出4~7支脾叶动脉进入脾脏，该型罕见。

（2）脾极动脉：是指不经过脾门直接进入脾上极和（或）脾下极的动脉。脾上极动脉绝大多数起始于脾

陈起跃

主治医师，外科学博士。现任职于福建医科大学附属协和医院胃外科。美国哥伦比亚大学博士后、日本大分大学访问学者。主要研究领域为胃癌基础与临床研究。以第一作者或共同第一作者发表SCI论文33篇，总影响因子151.195分，单篇最高分13.6（*JAMA Surgery*），副主编中英文专著各一部。主持国家自然科学基金青年项目、国家公派留学基金等课题，在研经费超过一百万。（简历更新时间：2021-05-25）

动脉干，极少数起始于脾叶动脉。脾下极动脉大多数起自胃网膜左动脉或脾下叶动脉，少数起自脾动脉干。

（3）胃网膜左动脉：是脾动脉、脾下叶动脉或脾动脉下极动脉的分支。胃网膜左动脉发出后，在胃脾韧带进入大网膜的前两层之间，由左向右沿胃大弯走行，沿途发出数条分支至胃前壁、胃后壁及大网膜，并与胃网膜右动脉形成胃大弯动脉弓。

（4）胃短动脉：胃短动脉起自脾动脉主干或其分支，有4~6条，其中偶有个别分支起自胃网膜左动脉。胃短动脉均在胃脾韧带内，分布于胃底部的外侧。胃短血管越靠近脾上极其长度越短，在行全胃切除术时应予以重视。

（5）胃后动脉：胃后动脉在胃后壁处，起自脾动脉主干及其分支，大多数起自脾动脉主干，少数起自脾动脉上极支。胃后动脉出现的概率为60%~80%，于网膜囊后伴同名静脉上行。

步骤四：脾动脉终末支类型

根据脾叶血管发出点与脾门的距离将脾门区血管分为集中型和分散型。集中型的患者脾动脉常常在距脾门约2 cm以内发出分支，脾动脉主干相对较长，脾叶动脉相对较短且集中。分散型患者脾动脉发出分支处与脾门的距离一般>2 cm，其脾叶动脉分支较长且直径较细，常常伴有脾极动脉。

（二）与脾门区域淋巴结清扫相关的静脉解剖

步骤一：胃网膜左静脉

与同名动脉伴行，汇入脾静脉。

步骤二：脾静脉

由脾门处各脾叶静脉汇合而成，在行程中还接收脾极静脉、胰静脉支、胃短静脉和胃网膜左静脉以及肠系膜下静脉等血液。其常与脾动脉伴行，但不如动脉迂曲。

五、手术步骤

采取气管插管全身麻醉，患者平卧、两腿分开。术者位于患者左侧，助手位于患者右侧，扶镜者位于患者两腿之间。

（一）幽门下区域淋巴结清扫

助手将大网膜置于横结肠上方，用两把无创抓钳将大网膜向上提起同时向两侧展开。主刀左手持无创抓钳向下反向牵引横结肠，形成三角牵拉使大网膜处于紧张状态。超声刀从横结肠近中央部开始，于大网膜横结肠附着沿切开，然后向左右扩展。此时，遇到无血管组织时，可使用快速档切割，若有小血管组织时于近端慢速档凝固后切断，当遇到较大血管时，应选择超声刀头的宽面，采用"防波堤"技术（即先在血管待切断处的两侧分别用超声刀凝固2~3 s，使血管封闭，而后在预定切断处切断，这样血管的残端有双重保护，不易出血），使组织保持一定张力，减少一次切断的组织量。随后，助手向上提起离断的大网膜，术者向下按压横结肠系膜，使两者形成一定张力，显露横结肠系膜前后叶之间的由疏松结缔组织形成的融合间隙。超声刀沿该融合间隙找到中结肠静脉，向上分离至胰腺下缘区域，裸化并离断胃网膜右静脉（图3-4）。沿该离断点清扫胰头前方淋巴脂肪组织，直至胃网膜右动脉根部，裸化离断胃网膜右动脉（图3-5）。随后，超声刀紧贴十二指肠壁从胃网膜右动脉根部断端开始，继续向幽门方向裸化十二指肠壁达幽门部，整块切除幽门下淋巴脂肪组织，完成No.6组淋巴结的清扫（图3-6）。

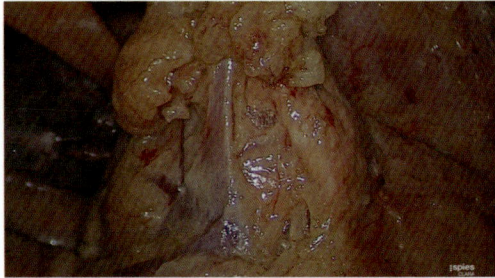

图3-4　裸化胃网膜右静脉

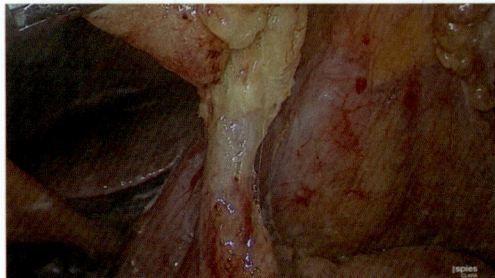

图3-5　裸化胃网膜右动脉

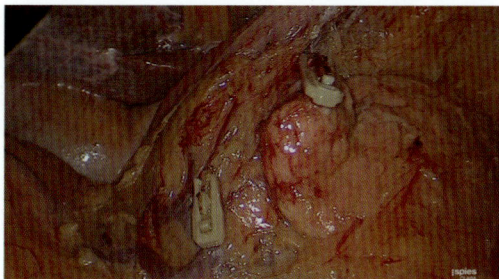

图3-6 幽门下区域清扫后

（二）胰腺上缘区域淋巴结清扫

助手将大网膜置于左上腹和胃体前壁上，左手胃钳提拉胃胰襞向外上方牵拉将胃体大弯侧向头侧翻转，同时右手协助掀起并张紧胰腺被膜。主刀于胰腺下缘按压横结肠系膜，超声刀紧贴胰腺表面细致地剥离胰腺被膜直至胰腺上缘水平。而后主刀用一块小纱布垫于胰腺表面最高处并向下轻轻按压，展开胰腺上缘。超声刀沿胰腺上缘左侧进入胰后间隙暴露脾动脉，沿脾动脉表面的解剖间隙向右分离至其起始部，即可显露肝总动脉的起始部（图3-7）。大致了解脾动脉在胰体上缘的走行以后，助手右手抓钳提起脾动脉表面的淋巴脂肪组织，超声刀沿脾动脉走行方向细致地解剖分离脾动脉，直至胃后动脉分支附近（图3-8），整块清除脾动脉干近端周围的淋巴脂肪组织，完成No.11p组淋巴结清扫。

No.9组淋巴结的清扫从脾动脉起始部开始，助手右手提起已清扫的淋巴脂肪组织，超声刀沿着动脉表面的解剖间隙，往腹腔动脉方向清除其表面的淋巴脂肪组织，显露胃左动脉的根部及与其伴行的冠状静脉（图3-9）。接着，超声刀裸化并于肝总动脉上缘水平离断冠状静脉，继续向后方显露并裸化胃左动

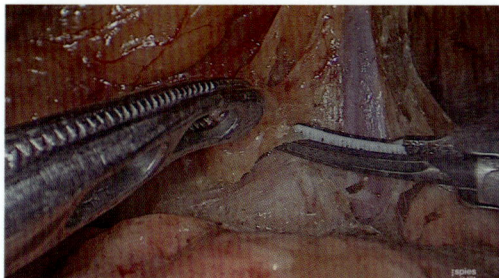

图3-7 显露肝总动脉的起始部

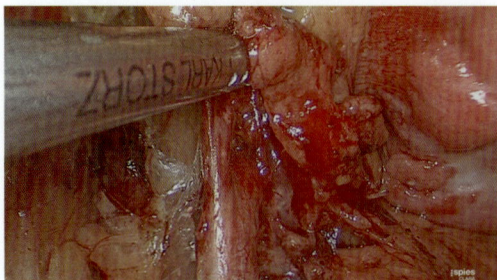

图3-8　显露胃后动脉

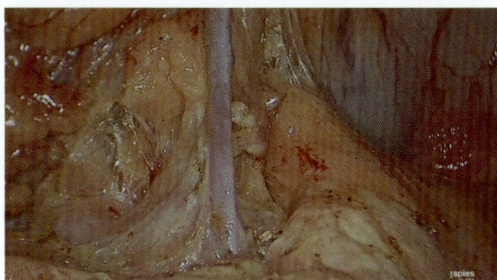

图3-9　显露冠状静脉

脉根部后将其离断（图3-10）。而后，继续向右膈肌脚裸化至贲门右侧，完成No.7、No.9组淋巴结的清扫。

　　助手左手松开胃胰皱襞，右手提起胃窦后壁向上方牵引，主刀向下方继续轻轻按压胰腺。了解肝总动脉在胰腺上缘的大致走行后，助手右手轻轻提起已分离的肝总动脉表面的淋巴脂肪组织，超声刀沿肝总动脉表面的解剖间隙往十二指肠方向细致地分离，直至肝总动脉发出胃十二指肠动脉和肝固有动脉的

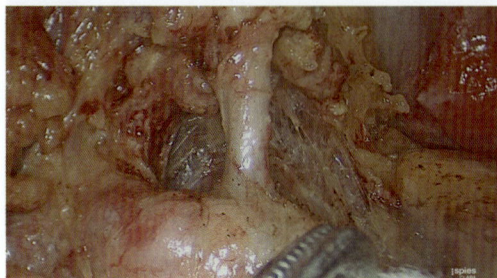

图3-10　显露并裸化胃左动脉根部

分支处。

　　助手右手向外侧推开十二指肠球部，主刀于肝总动脉分叉附近向下轻轻按压胰腺，使肝十二指肠韧带呈紧张状态，从后面充分显露幽门上区。超声刀沿肝固有动脉表面向肝门方向清扫No.12a至肝动脉左右分支处，在此期间可显露胃右动脉的根部，助手轻轻向上提起胃右动脉，超声刀细致地将其裸化，并于根部上血管夹后离断，完成No.5、No.12a组淋巴结的清扫。而后，向右分离肝十二指肠韧带前叶的右侧打开一个"窗口"，为下一步离断肝胃韧带提供准确的切入点，之后翻转胃大弯显露肝十二指肠韧带前叶已打开的"窗口"，超声刀紧贴肝下缘离断肝胃韧带至贲门右侧，完成No.1、No.3组淋巴结的清扫。而后离断十二指肠，紧贴门静脉表面彻底清除肝总动脉前面的淋巴脂肪组织，完成No.8a组淋巴结清扫（图3-11）。

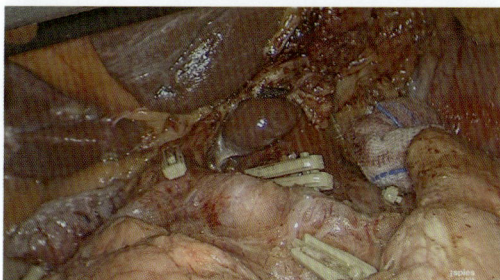

图3-11　胰腺上缘区域淋巴结清扫后

（三）脾门区域淋巴结清扫

　　患者取头高脚低15°~20°并向右倾斜20°~30°体位，主刀位于患者两腿之间，助手及扶镜手均位于患者右侧。我们采用"黄氏三步法"清扫脾门区域淋巴结。

　　第一步脾下极区域淋巴结清扫（图3-12）：助手将已切除的网膜组织置于胃前壁，左手上提胃脾韧带，术者左手下压胰尾，超声刀沿横结肠上缘向左分离大网膜至结肠脾曲。而后超声刀紧贴胰腺固有筋膜前方沿着胰腺的走行方向剥离胰腺被膜至胰尾上缘，将剥离的横结肠系膜前叶和胰腺被膜向头侧完全掀起，充分暴露胰腺上缘进入胰后间隙可暴露脾下叶血管或脾下极血管。助手右手提起该血管表面的脂肪淋巴组织，超声刀非功能面紧贴血管向脾门方向分离，于胰尾末端、脾下极附近可显露胃网膜左血管根部。而后助手轻轻提起胃网膜左血管，超声刀细致地分离胃网膜左血管周围的脂肪淋巴组织，裸化胃网膜左血管（图3-13）后，于其根部上血管夹并予以离断。以此离断点为脾门淋

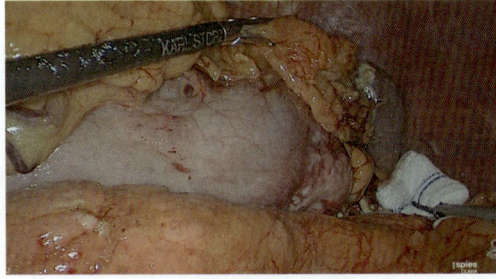

图3-12　显露脾下极区域

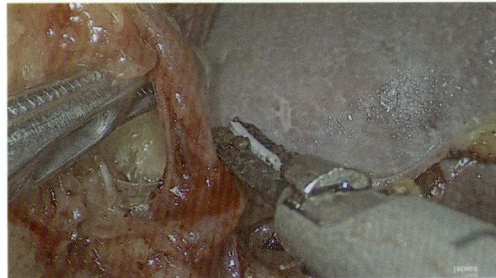

图3-13　裸化胃网膜左血管

巴结清扫的起始点向脾门方向离断1~2根胃短血管，在分离过程中，不能一次夹持太多组织，应采用步步为营的"蚕食法"切割分离，从而减少创面渗出。由于脾门区血管解剖复杂且变异多，在超声刀凝固、切割过程中，应避免太大的张力，血管和组织会很快凝固、切断。若张力过大，血管还未凝固、切断前就已被扯断，其止血效果较差，术中稍有牵拉就可能造成难以控制的脾门区出血。

　　第二步脾动脉干区域淋巴结清扫（图3-14）：助手将大网膜置于胃前壁与肝下缘之间，左手牵拉胃底大弯侧向右上方翻转，主刀左手下压胰腺。助手右手将脾动脉表面已经分离的淋巴脂肪组织向上方提拉，超声刀从中部沿脾动脉表面的解剖间隙向脾门方向裸化脾动脉干至脾叶动脉的分支处。此时，常常会遇到由脾动脉发出的1~2支胃后动脉，助手应夹住胃后血管向上方牵引，超声刀紧贴脾动脉主干裸化胃后血管，于其根部上血管夹后离断，完成No.11d组淋巴结的清扫。

　　第三步脾上极区域淋巴结清扫（图3-15）：助手左手牵拉胃底大弯侧，并向右下方牵引，主刀左手下压脾门处血管。以胃网膜左血管断端为起点，助手轻轻地提起脾胃韧带内脾血管分支表面的脂肪淋巴组织，超声刀非功能面紧

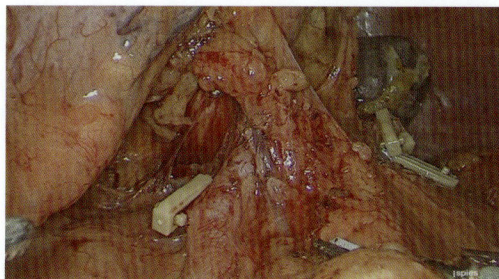

图3-14　显露脾动脉干区域

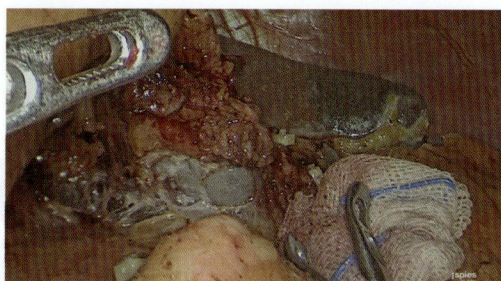

图3-15　显露脾上极区域

贴着脾动脉终末支及脾静脉属支表面的解剖间隙，细致地钝性、锐性交替推、剥、切割、分离，将脾上极区域各血管分支完全裸化。此时，常有4~6支胃短动脉由脾叶动脉发出，走行在脾胃韧带内。助手应夹住胃短血管向上方牵引，超声刀紧贴胃短血管根部细致地解剖其周围脂肪淋巴组织，裸化胃短血管并确认其走向胃壁后，于根部上血管夹后予以离断。特别地，最上一支的胃短血管往往很短，容易被损伤出血，此时助手应向右下方充分牵拉胃底，充分暴露该血管以助主刀仔细分离。主刀继续裸化脾叶动脉前方，彻底地清扫脾门区前面脂肪淋巴组织（图3-16）。

清扫完No.4sa、No.10组淋巴结后，助手向右下方牵拉胃底体部胃壁，超声刀从脾上极开始沿膈肌向食管裂孔方向分离胃膈韧带。分离至左侧膈肌脚附近时，助手应向右上方牵拉胃底贲门部胃壁以方便显露左侧膈肌脚，超声刀紧贴左侧膈肌脚，分离食管贲门处的淋巴脂肪组织。此时，应注意常有左膈下动脉发出的胃底支，应将其裸化并于根部离断，以彻底完成No.2组淋巴结的清扫。而后助手左手将胃底向右下方牵引显露食道下段，主刀裸化食道下段约4~6 cm，剑突下正中取6~8 cm切口，荷包钳夹闭食管并离断，取出全胃，圆形吻合器行食管空肠Roux-Y吻合，常规放置引流管后关腹。

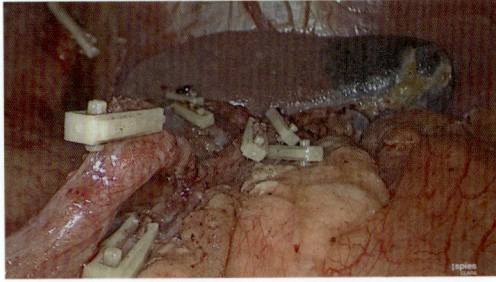

图3-16　脾门区域清扫后

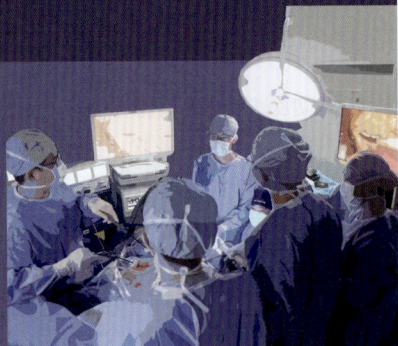

第三讲　ICG在腹腔镜胃癌根治术中的应用

郑朝辉，陆俊，陈起跃（福建医科大学附属协和医院）

扫码观看视频

《腹腔镜胃肠手术笔记（第二版）》

AME

第十部分 腹腔镜直肠癌侧方淋巴结清扫术

技术背景

　　直肠癌盆腔侧方淋巴结清扫是直肠癌手术方式之一，虽然随着新辅助放化疗的出现，该术式在我国较少开展，但该术式对降低低位直肠癌局部复发及远期生存率仍有一定的意义。由于腹膜返折以下局部进展期直肠癌存在一定数量的侧方淋巴结转移，而腹膜返折以上直肠癌侧方淋巴结转移率极低，因此目前该术式适应证主要为低位直肠癌。侧方淋巴结清扫作为一种较高难度的手术操作，以往常常采取开腹手术，但开腹手术术中创伤大，出血量多，相对而言，腹腔镜实施该手术的优点在于能使手术野放大，手术切口小，术中出血少，术后炎性反应较轻。因此，目前在低位直肠癌的侧方清扫方面具有一定优势。本专题将介绍腹腔镜辅助下的低位直肠癌的侧方淋巴结清扫术。

经验分享

第一讲　低位直肠癌切除联合左侧淋巴结清扫术
李正荣 ·· 631

第二讲　腹腔镜直肠癌侧方淋巴结清扫
刘骞 ·· 640

第三讲　腹腔镜直肠癌侧方淋巴结清扫术

唐京华，丁培荣 ··· 642

第四讲　腹腔镜直肠癌侧方淋巴结清扫解剖与筋膜认识

叶凯 ·· 651

手术精讲

第五讲　腹腔镜直肠癌左侧侧方淋巴结清扫
叶凯 ·· 662

文章顺序按作者姓氏拼音首字母为序

第一讲　低位直肠癌切除联合左侧淋巴结清扫术

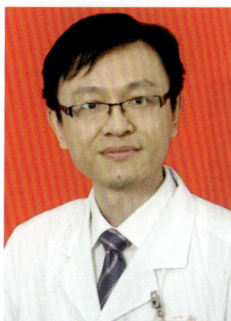

李正荣

主任医师，副教授，医学博士，硕士、博士研究生导师，南昌大学第一附属医院胃肠外科副主任。2010年作为高级访问学者至韩国高丽大学访问一年，江西省医学会外科学分会青年委员会副主任委员。（简历更新时间：2019-06-19）

一、术前准备

患者，女，54岁，身高156 cm，体重48 kg，身体质量指数（BMI）：19.7 kg/m²，以"大便带血4年余"为主诉入院。患者4年前开始出现大便带血、量少、不规律，近两日以来，血便加重，量多。肛门指诊：膝胸位3~6点钟方向距肛门约5 cm处可触及大小约3 cm×2 cm肿块、质硬、无压痛、边缘不清，指套血染阳性。肠镜提示：进镜约6 cm可见一菜花样肿物，大小约3 cm×2 cm，触之易出血。病理活检示：腺癌。入院完善相关检查，腹部平扫及增强CT示：直肠管壁不均匀增厚及异常强化，符合直肠癌，左侧盆壁见大小约15 mm软组织低密度影，疑淋巴结转移。

经多学科协同诊疗后，考虑到患者左侧孤立肿大淋巴结，影像学资料高度怀疑为癌转移性淋巴结，遂予以手术清扫侧方淋巴脂肪组织。

二、体位、站位及Trocar放置

患者取截石位，头低脚高约15°，左高右低约10°。手术者站于患者右侧，助手站患者左侧，扶镜手站在患者右侧（手术者的左侧）。于脐上约1 cm处置入10 mm观察Trocar，于阑尾麦氏点处置入12 mm主操作Trocar，于右侧平脐旁开10 cm处置入5 mm辅助Trocar，左侧助手两个5 mm Trocar与右侧对称。进行侧方淋巴结清扫时，无须再增设Trocar或改变Trocar位置。

三、术中解剖

（一）输尿管

输尿管走形可分为3个部分：①输尿管腹部；②输尿管盆部；③输尿管精索部。此次手术涉及输尿管主要为输尿管横跨髂动脉及盆部解剖。直肠癌TME（直肠系膜切除术）术后，输尿管清晰可见，呈乳白色，宽约0.5 cm，可见其蠕动（图1-1）。髂内血管的淋巴结脂肪组织与输尿管和下腹下丛组成的结缔组织存在疏松的无血管间隙，侧方清扫时将输尿管和下腹下丛作为左侧清扫的内侧界线（图1-2）。

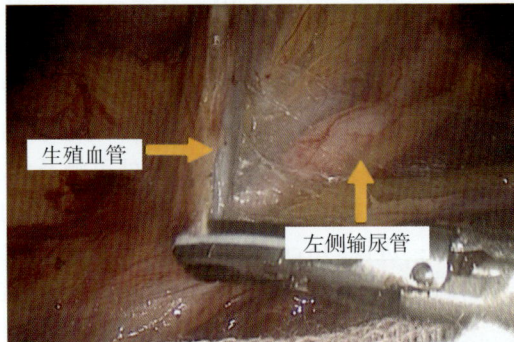

生殖血管

左侧输尿管

图1-1　输尿管走形

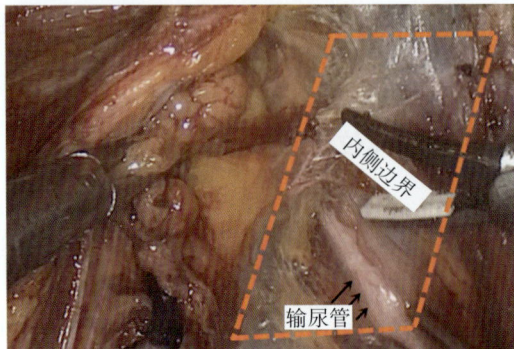

内侧边界

输尿管

图1-2　输尿管及下腹下丛为清扫内侧界线

（二）髂外动静脉

髂外动脉起源于髂总动脉，平骶髂关节高度分出，沿腰大肌内侧缘下降，于腹股沟韧带的中点深面，经血管腔隙进入股部，移行为股动脉（图1-3）。髂外静脉负责收纳下肢静脉血及闭孔区静脉血等（图1-4）。在低位直肠癌侧方淋巴结清扫中，髂外动静脉常作为侧方清扫的外侧界线（图1-5）。

（三）髂内动静脉

髂内动脉为短干动脉，长约4 cm，于骶髂关节前方由髂总动脉分出后，斜向内下进入盆腔。髂内动脉按其分布，又可分为壁支与脏支（图1-6）。脏支包括膀胱上动脉、膀胱下动脉、子宫动脉、脐动脉、直肠下动脉以及阴部内动脉等。壁支包括臀上动脉、臀下动脉、骶外侧动脉、髂腰动脉等。髂内静脉收

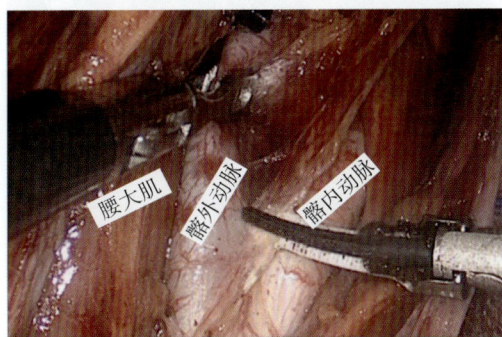

图1-3　髂内、外动脉

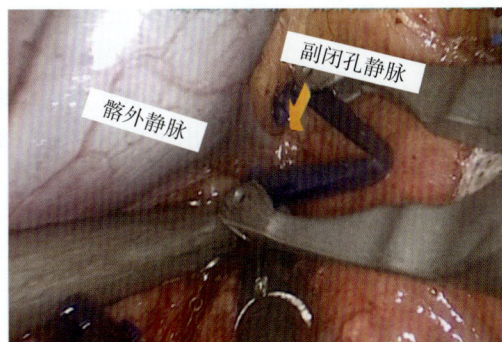

图1-4　髂外静脉及其分支

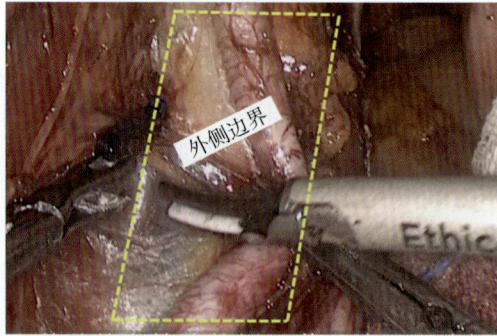

图1-5　髂外动静脉为清扫的外侧界线

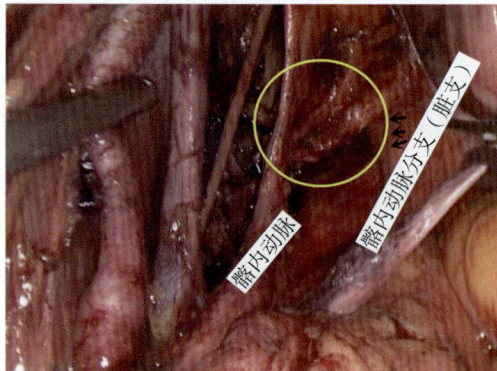

图1-6　髂内动脉

纳同名动脉的静脉血。髂内血管区淋巴结脂肪组织是侧方清扫的重点区域。

（四）脐动脉及膀胱上动脉

脐动脉为髂内动脉终末分支之一，脐动脉在胎儿发育时期，将胎儿体内代谢物运送至胎盘，然后转移至母体的动脉。出生后，脐动脉部分退化闭锁形成脐内侧韧带，部分形成膀胱上动脉，提供膀胱上部分血供（图1-7）。在清扫脐动脉周围淋巴结脂肪时，注意保护脐动脉及膀胱上动脉。

（五）闭孔神经及血管

闭孔神经，系脊神经之一。发自腰丛，自腰大肌内缘走出后，进入小骨盆，沿小骨盆侧壁至闭孔管穿出骨盆（图1-8）。闭孔神经支配大腿的内收肌

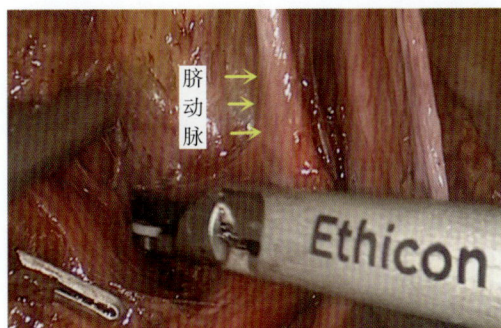

图1-7　脐动脉

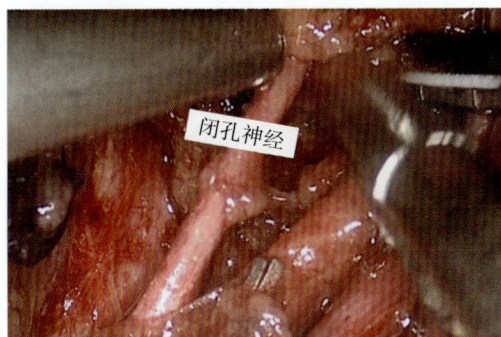

图1-8　闭孔神经

群和闭孔外肌，并分布于大腿内侧面的皮肤。此神经受损害时，其所支配区的运动和感觉发生障碍。在游离闭孔神经时应钝性分离周围脂肪组织，以免超声刀烫伤或直接离断神经。

在处理闭孔静脉时，可以在闭孔入口处用可吸收夹结扎远心端的闭孔静脉及淋巴管，避免术后发生淋巴漏（图1-9）；处理闭孔动脉时，可以在闭孔动脉的近心端结扎或裸化保留（图1-10）。

（六）直肠中动脉及膀胱下动脉

直肠中动脉及膀胱下动脉起源于髂内动脉，是直肠癌侧方淋巴结转移的最常见的位置，在清扫过程中属于重难点，可保留也可结扎离断。

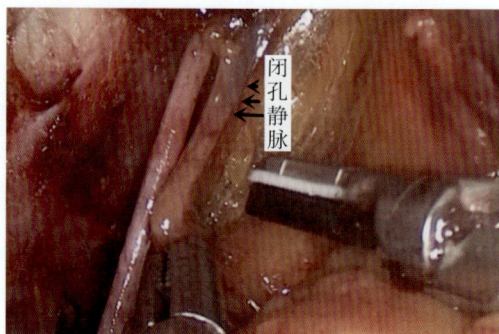

图1-9 闭孔静脉

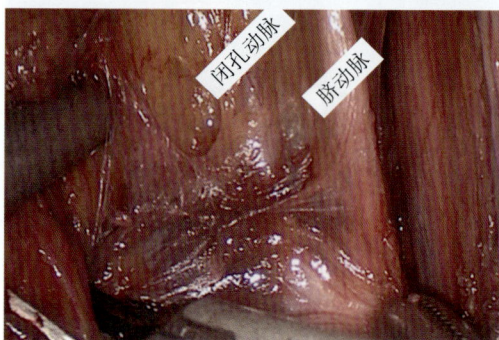

图1-10 闭孔动脉

四、手术步骤

（一）辨认输尿管，打开侧壁腹膜

手术者沿输尿管表面，打开侧壁腹膜，可见输尿管横跨髂外动脉表面。助手右手提起盆壁侧腹膜与手术者的左手对抗牵拉，左手提拉稍远处的腹膜，形成扇形面，暴露视野。扶镜手将输尿管放置水平，维持开腹自然视野（图1-11）。

（二）裸化髂外血管，明确清扫外侧界

解剖输尿管至髂外血管处，手术者可顺势打开髂外动脉髂，裸化髂外动静脉，明确侧方清扫的外侧界。在清扫髂外血管周围淋巴脂肪组织时，注意髂外动静脉的分支血管，如髂外动脉常有分支供应腰大肌，髂外静脉收纳闭

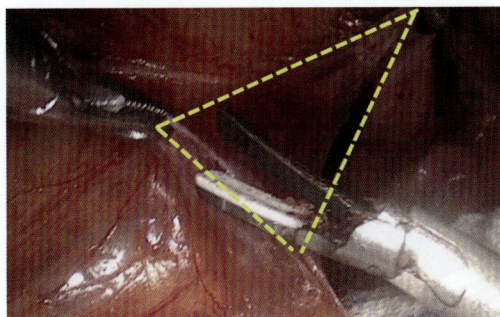

图1-11 解剖输尿管，牵拉形成扇形面

孔区静脉血，必要时利用夹子结扎血管。助手左手协助主刀暴露视野，右手可持腔镜吸引器清理操作区血迹，利于主刀操作。扶镜手将髂外血管竖直即可（图1-5）。

（三）寻找输尿管与侧方淋巴脂肪组织之间的结缔组织间隙，明确清扫内侧界

输尿管与下腹下神经丛组成的侧方结缔组织与侧方区淋巴脂肪组织形成一个无血管区的间隙，此间隙可作为侧方清扫的内侧边界线。沿着该间隙向远处分离，可见膀胱下动脉穿过，手术中可保留也可结扎该血管。助手右手轻轻牵拉侧方淋巴脂肪组织，与手术者左手形成张力。扶镜手此时将两侧分界线放竖直，便于手术者精细解剖（图1-2）。

（四）裸化闭孔神经及结扎闭孔血管

保护闭孔神经的最好办法就是将其裸化出来，在直视下清扫其周围淋巴结。主刀在裸化闭孔神经时，注意超声刀的非功能面靠近闭孔神经，功能面的高温会烫伤神经。顺着闭孔神经解剖至闭孔入口处，在此处结扎闭孔静脉及其周围淋巴管，这样可减少淋巴漏。结扎闭孔动脉时可在其起始根部结扎，这样有利于该区域淋巴结清扫。主刀左手可向内侧轻轻牵拉髂内动脉，与助手的左手对抗牵拉，暴露出解剖面。助手的右手可持腔镜吸引器保持操作区域干净（图1-12）。

（五）裸化髂内血管及其分支并清扫淋巴脂肪组织

髂内血管区域淋巴结清扫是手术的重难点，涉及血管较多且存在血管变异。清扫该区域时，淋巴脂肪组织渗血也较多，主刀可利用腔镜小纱布蘸尽渗血，协助超声刀清扫淋巴结（图1-13）。

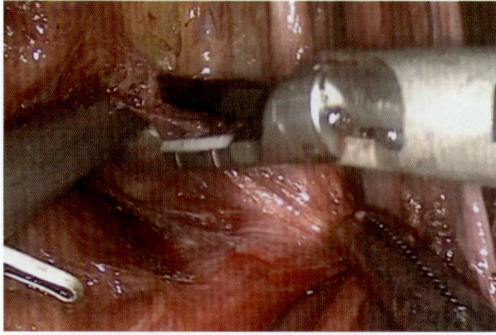

图1-12 闭孔区淋巴结清扫

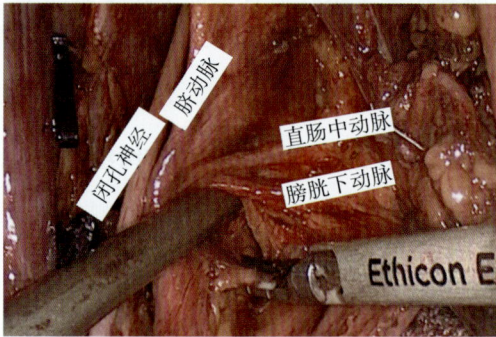

图1-13 髂内血管裸化及清扫

五、经验总结

　　腹腔镜直肠癌侧方淋巴结清扫手术难度较大，主刀需具备丰富的腔镜手术经验和扎实的解剖学知识。对于侧方淋巴结清扫业界一直存有争议，但是随着腔镜技术的发展及治疗理念的改进，腹腔镜下直肠癌治疗性侧方淋巴结清扫越来越被临床所接受。在操作过程中，注意闭孔神经、闭孔动静脉、髂内外血管及输尿管的保护。腹腔镜团队的建设尤为重要，主刀、助手、扶镜手的默契配合才能将手术升华到艺术境界，让欣赏者有种美的享受。

声明

　　本文作者宣称无任何利益冲突。

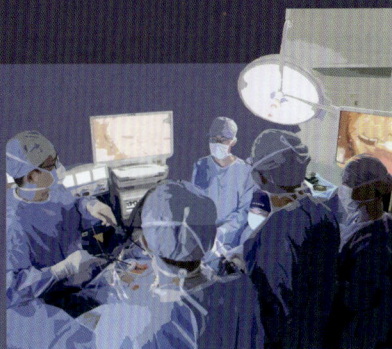

第一讲　低位直肠癌切除联合左侧淋巴结清扫术

李正荣（南昌大学第一附属医院）

扫码观看视频

《腹腔镜胃肠手术笔记（第二版）》

AME
Publishing Company

第二讲 腹腔镜直肠癌侧方淋巴结清扫

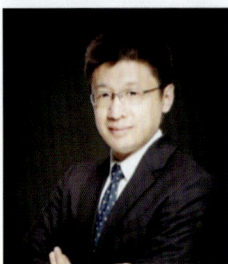

刘骞

中国医学科学院肿瘤
医院,主任医师,博
士研究生导师。中华
医学会外科学分会胃
肠外科学组委员、中
国国际保健交流促进
会结直肠病分会副主
任委员、中国研究型
医院学会肿瘤外科分
会副主任委员、中国
医师协会结直肠肿瘤
医师委员会微创委员
会副主任委员、北京
医师协会肿瘤专家委
员会青年委员会副主
任委员。(简历更新
时间:2019-06-19)

一、手术名称

右侧或双侧侧方淋巴结清扫(lateral lymph node dissection,LLND):右侧髂外、髂总动静脉淋巴结清扫。

二、手术步骤

1. 在右侧髂外动脉外上方近腹股沟韧带处切开腹膜,沿着髂外动脉、髂总动脉切开腹膜,打开动脉鞘裸化髂外动脉、髂总动脉,并向内侧和下方锐性分离,向下方打开髂外静脉鞘,将髂外动静脉周围的淋巴脂肪组织整块向闭孔区游离,向内侧确认髂内外动脉分叉部,并裸化髂总静脉前侧和内侧。

2. 闭孔淋巴结清扫:男性沿输精管(女性沿子宫圆韧带)走行切开侧腹膜,于右侧髂外静脉后下方、输精管或子宫圆韧带内侧进入闭孔区,沿骨盆侧壁向纵深部走行。此过程中,须注意分辨闭孔神经,通过沿着闭孔神经走行方向采用钝锐性分离相结合方式向髂内动脉方向清扫周围的脂肪和淋巴组织,沿着骨盆内壁继续纵深清扫,显露梨状肌,确认闭孔神经,并沿着间隙向深部分离,游离闭孔神经旁和膀胱旁的脂肪、淋巴结组织。然后,打开髂内动脉鞘,清扫膀胱上动脉周围组织,沿闭孔动静脉走行向内侧清扫髂内动脉近端淋巴结。

3. 髂内动静脉远端淋巴结清扫:沿膀胱上动脉向髂内动脉的末端推进,清扫难度较大时,可以切断单侧的膀胱上动脉，彻底清扫精囊旁或宫旁淋巴结。在髂内动脉远端淋巴结的清扫过程中，将下腹下神经丛和盆腔神经丛由血管神经束中分离出以避免造成损伤。如果行双侧LLND，在髂总动脉分叉处清扫相应的淋巴结，向左侧清扫左侧髂总动静脉淋巴结，然后转向左外侧。与右侧清扫步骤相似，由左外向内下方清扫左髂外动静脉周围淋巴结，依次清扫闭孔、髂内动静脉近端和远端淋巴结。在盆腔筋膜4个层面形成的间隙中，以输尿管腹下神经筋膜和膀胱腹下筋膜所在的盆筋膜脏层作为操作平面，在其与盆壁筋膜之间分离，有利于自主神经的保护。完成左侧LLND后，采用中间入路高位结扎切断肠系膜下动静脉，清扫相应的淋巴结，按TME原则，进行直肠游离切除。单纯左侧LLND先采用中间入路离断肠系膜下动静脉，向左下按全直肠系膜切除（TME）原则游离直肠，同上步骤清扫左侧侧方淋巴结。病理学检查手术标本切除后，侧方淋巴结按解剖位置分离后送病理学检查。

第二讲 腹腔镜直肠癌侧方淋巴结清扫

刘骞（中国医学科学院肿瘤医院）

扫码观看视频

《腹腔镜胃肠手术笔记（第二版）》

AME
Publishing Company

第三讲　腹腔镜直肠癌侧方淋巴结清扫术

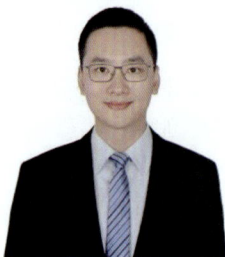

唐京华

医学博士。现任职于中山大学肿瘤防治中心结直肠科。兼任中山大学肿瘤防治中心遗传性肠癌工作组成员，广东省医学会胃肠外科青年委员会委员。主要从事结直肠癌的综合治疗及相关研究，研究兴趣为结直肠癌手术、个体化保肛、结直肠癌新辅助治疗及免疫治疗，发表相关SCI论文多篇。第一届"精术中国"腹腔镜结直肠癌手术视频演示比赛全国亚军。（简历更新时间：2021-05-25）

一、引言

对于中低位直肠癌，理论上存在向侧方髂血管系统的淋巴引流。一项日本的回顾性研究显示，直肠癌侧方淋巴结总体转移率高达13.9%，对于腹膜返折以下T3/T4直肠癌，侧方清扫理论上可以减少50.3%的局部复发，并提高8%的5年生存率。然而，侧方清扫明显延长手术时间及出血，增加自主神经损伤。且近30年来，随着术前新辅助放化疗以及全直肠系膜切除术（total mesorectal excision，TME）手术成为中低位局部进展期直肠癌的标准治疗模式，局部复发已得到良好的控制。因此，对于直肠癌根治术，预防性侧方淋巴结清扫存在极大争议。无论是否接受新辅助治疗，术前影像学上存在的可疑侧方转移淋巴结仍是术后局部复发的高危因素，尽管缺乏数据支持，选择性对该类患者行侧方清扫正在慢慢得到认可。

二、重要的解剖标志

（一）侧方淋巴结定义及清扫范围

20世纪80年代Gerota首先在解剖中描述了直肠淋巴沿供应动脉回流，对于中低位直肠癌，可能沿直肠中动脉汇入髂内血管系统。美国癌症联合委员会（American Joint Committee Of Cancer，AJCC）明确定义了直肠癌局部引流区淋巴结包括髂内血管旁淋巴结，但对侧方淋巴结未做明确定义。日本大肠癌研究会（Japanese Society

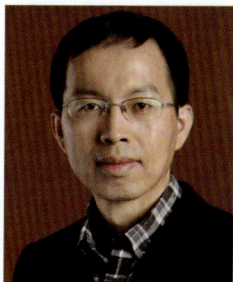

丁培荣

中山大学肿瘤防治中心/中山大学附属肿瘤医院结直肠科。主任医师，硕士生导师。广东省抗癌协会遗传性肿瘤专业委员会主任委员、中国临床肿瘤学会（CSCO）青年专家委员会副主任委员、中国医师协会外科医师分会MDT专业委员会青年委员会副主任委员等。（简历更新时间：2019-06-19）

for Cancer of the Colon and Rectum，JSCCR）将髂内动脉旁淋巴结（263#）、闭孔淋巴结（283#）、髂外动脉旁淋巴结（293#）及髂总动脉旁淋巴结（273#）归为侧方淋巴结。除上述范围外，部分资料，甚至把主动脉分叉及远端腹主动脉旁淋巴结也包含入侧方清扫的范围。一项大数据的回顾性研究显示，髂外、髂总动脉旁淋巴结阳性率极低<2%。因此，日本JSCCR仅将髂内动脉旁及闭孔淋巴结包含入中低位直肠癌D3清扫，如临床影像无其他可疑的区域淋巴结转移，多数地区包括笔者也认同该清扫范围。

（二）解剖标志——"3个平面、2个间隙"

盆腔侧方解剖相对复杂。我们根据神经、血管走行的3个平面将侧方分成2个间隙。男性左侧侧方区域横断面模拟图（图3-1）。内侧面①为输尿管腹下神经筋膜

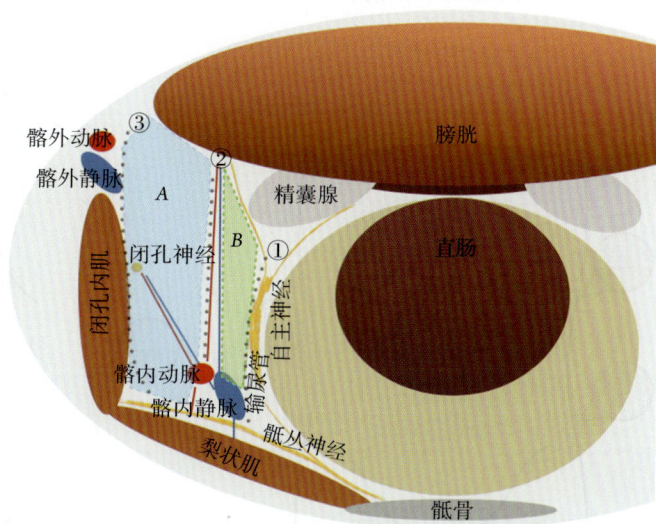

图3-1　侧方淋巴结示意图

①为内侧面，主要有输尿管、自主神经（腹下神经、盆丛、下腹下神经丛）；②为中间血管平面，包括髂内血管及其主要分支；③虚线为侧方淋巴结的外侧面，由闭孔内肌、髂外血管等内侧表面组成。中间血管平面将侧方淋巴脂肪组织分成两个区域：A，闭孔淋巴结区，B，髂内淋巴结区。

（ureterohypogastric nerve fascia，UNV），是Gerota筋膜向下的延续。其内有输尿管及自主神经，腹下神经在输尿管内侧向前下走行，与来自S2~S4的盆丛会和形成腹下神经丛，减少术后排尿与性功能障碍的关键就在于内侧面分离时尽量避免自主神经损伤。中间平面②为血管平面，部分学者称之为膀胱腹下筋膜（vesicohypogastric fascia，VF）。其内有髂内血管及其向前外侧进入膀胱的主要分支，包括髂内动脉发出的脐动脉及通常由脐动脉远端发出的膀胱上动脉分支、膀胱下动脉，以及与其伴行汇入髂内的同名静脉，此处血管变异较多。该血管平面将侧方淋巴结分成两个区（A：闭孔淋巴结区，B：髂内淋巴结区）。外侧平面③的头侧是髂外静脉和髂腰肌（图3-1未能显示），向下、向后延续到闭孔内肌和梨状肌、骶神经丛表面到膀胱后壁。

三、侧方淋巴结清扫的基本步骤和技术要点

侧方淋巴结清扫最常损伤的是盆腔自主神经，导致排尿与性功能障碍。随着腹腔镜或机器人辅助等微创外科手术技术的应用，盆腔深部术野的良好暴露让保留盆腔自主神经的侧方淋巴结清扫变得轻松了很多。通常，直肠侧方淋巴结清扫在完成TME、离断直肠后进行，手术中使用原TME手术Trocar孔，清扫时，主刀和扶镜助手在清扫对侧，手术助手在清扫同侧（图3-2）。我们将侧

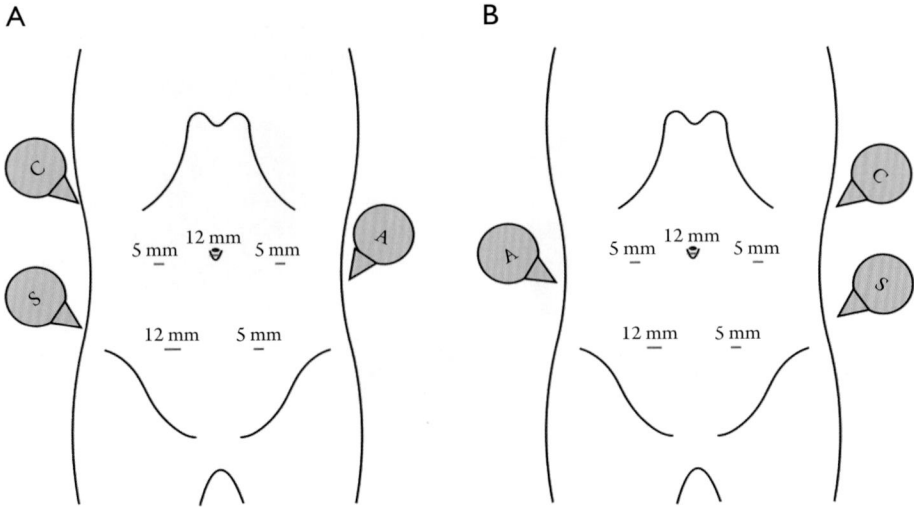

图3-2　手术主刀站位及Trocar孔位置，沿用TME手术Trocar孔

（A）清扫左侧时，主刀S和扶镜手C在患者右侧，助手A在患者左侧；（B）清扫右侧时，主刀S和扶镜手C在患者左侧，助手A在患者右侧。离断血管时可选择5 mm绿色钳夹。

方清扫分成3个部分：第1部分，内侧平面游离；第2部分，外侧平面游离；第3部分，中间平面及血管游离。

（一）内侧面游离

首先游离内侧面，注意保护输尿管及腹下神经。在髂血管表面辨认输尿管，腹下神经在其内侧2~3 cm向背、尾侧走行。沿输尿管外侧面向尾侧游离至跨输精管或子宫动脉到膀胱后壁，向背侧充分游离至髂内静脉。注意无须裸化输尿管，保留输尿管表面筋膜向尾侧游离。此处即输尿管腹下神经筋膜，与内侧淋巴脂肪组织存在一个自然间隙，腹下神经及盆丛在其内走行，沿该间隙充分游离与TME手术面汇合，可见闭孔内肌与盆底肌的交界（图3-3）。

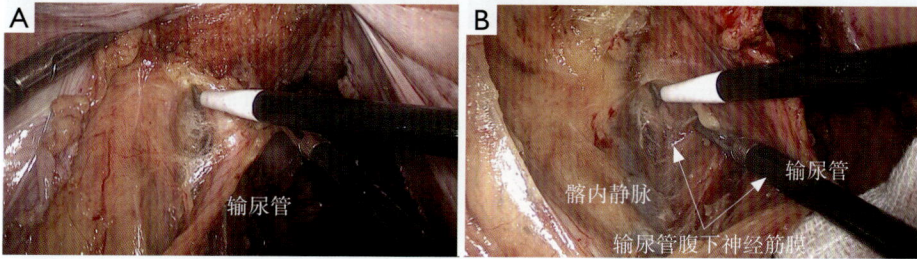

图3-3　内侧面游离

（A）髂血管表面辨认输尿管，沿输尿管外侧面向尾侧游离；（B）输尿管腹下神经筋膜与内侧淋巴脂肪组织存在一个自然间隙，沿该间隙充分游离至髂内静脉内侧缘。

（二）外侧面游离

通常从头侧开始，其头侧是髂外静脉及髂腰肌，一般被髂外动脉覆盖，打开髂外动脉表面筋膜，助手将髂外动脉向外上推压即可暴露髂外静脉表面，小心打开髂外静脉血管鞘，向远端游离至输精管/子宫圆韧带，有时在其远端可见一副闭孔内静脉，或者部分可能出闭孔动脉从髂外血管发出，须注意辨认。充分游离髂外静脉后，助手将髂外静脉向头侧推压，即暴露髂腰肌，沿髂腰肌表面向背侧、尾侧游离至闭孔内肌表面，并继续沿闭孔内肌表面充分游离该层面。此处通常存在闭孔内肌小血管穿支至闭孔区脂肪组织中，建议使用超声刀或Ligasure离断，避免锐性分离直接切断血管导致出血影响术野。因闭孔神经及闭孔血管在闭孔区淋巴脂肪组织中穿行，继续沿闭孔内肌表面向外游离往往非常困难。一般在中间平面游离，分离出闭孔神经后，继续向背侧游离，并沿骶神经表面到髂内血管，向尾侧游离至膀胱腹下筋膜远端至膀胱后壁（图3-4）。

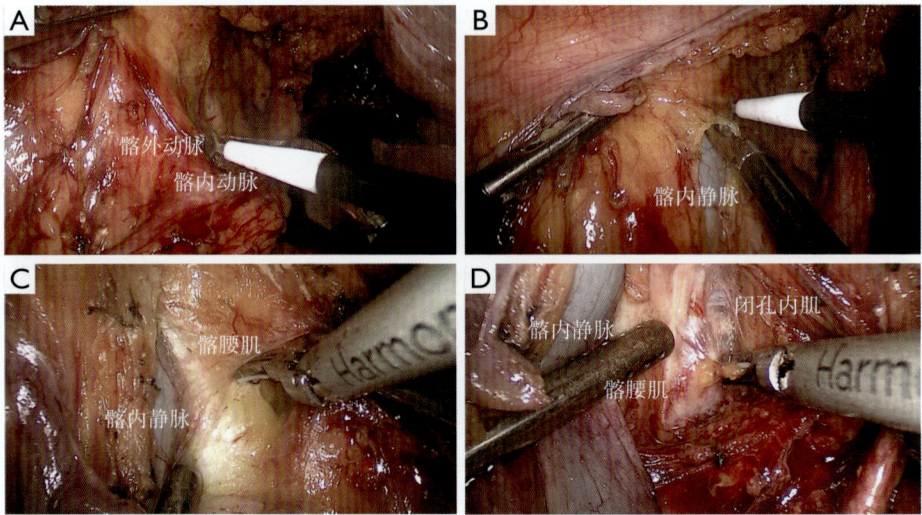

图3-4　外侧面游离

（A）打开髂外动脉表面筋膜；（B）暴露髂外静脉，小心打开髂外静脉血管鞘，向远端游离；（C）将髂外静脉向头侧推压，暴露髂腰肌；（D）沿髂腰肌表面向背侧、尾侧游离至闭孔内肌，并继续沿闭孔内肌表面充分游离该层面。

（三）中间平面及血管游离

　　内外侧面游离后，侧方组织在中间剩下尾侧及前侧与机体相连，中间平面的游离主要处理该处的连接。中间平面游离主要为3个步骤：首先是血管平面游离；然后分离闭孔神经；最后游离髂内血管各属支，即完成清扫。

步骤一：血管平面游离

　　沿髂内动脉向远端游离，仔细辨认髂内动脉发出的第一分支——脐动脉。沿脐动脉外侧向远端游离，可发现该处存在一天然无血管平面，即闭孔区淋巴脂肪组织与膀胱腹下筋膜之间的间隙，充分拓展该平面，外侧至闭孔，尾侧至髂血管主干（图3-5）。

步骤二：闭孔神经裸化及闭孔血管游离

　　闭孔神经游离可从近端或远端开始。如从近端开始游离，须在髂内外静脉分叉前处小心切开表面脂肪组织，仔细辨认闭孔神经后，将其向远端骨骼化，并在闭孔处游离出闭孔动静脉，将其远端结扎离断。通常从远端辨认闭孔神经

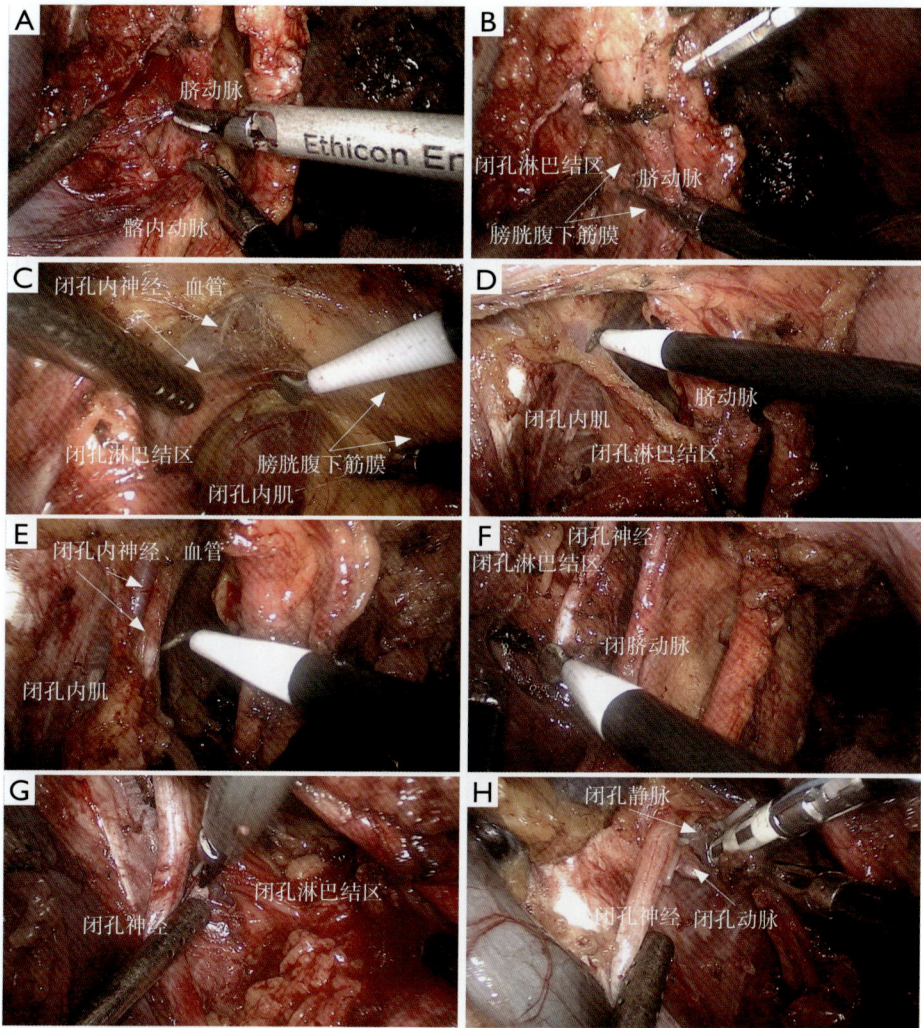

图3-5　中间平面及血管游离（一）

（A）沿髂内动脉向远端游离；（B、C）辨认脐动脉，沿脐动脉外侧向远端游离，拓展闭孔区淋巴脂肪组织与膀胱腹下筋膜之间的间隙；（C、D、E）完成膀胱腹下筋膜外侧面游离；从远端辨认闭孔神经、血管；（F）沿神经远端向近端游离至髂内外静脉分叉后缘；（G）充分裸化闭孔神经；（H）结扎并离断闭孔动静脉远端，完成闭孔神经裸化及血管游离。

更容易，在充分游离膀胱腹下筋膜后，闭孔处脂肪组织较少，稍加分离即可找到闭孔神经及闭孔血管，结扎并离断血管后，沿神经远端向近端游离至髂内外静脉分叉后缘（图3-5）。

步骤三：髂内血管各属支游离

　　沿髂内动脉表面分离出第一个分支脐动脉，离断脐动脉近端，沿脐动脉向远端游离，在侧方外缘离断脐动脉远端。继续沿脐动脉断端离断前侧组织，向尾侧继续游离，分别结扎并离断自脐动脉发出的2~3支膀胱上动脉、来自髂内动脉的膀胱下动脉以及它们的伴行静脉。返回髂内血管主干，向远端游离，对于髂内静脉，注意打开静脉鞘后可获得一个更佳的分离平面，仔细分离闭孔动静脉、膀胱下动静脉的近端，并结扎离断（图3-6）。自此，清扫结束并整块切除侧方淋巴脂肪组织（图3-7）。随着膀胱腹下筋膜概念的提出，若无明显淋巴结浸润，保留髂内血管在膀胱腹下筋膜内的分支理论上也是可行的。

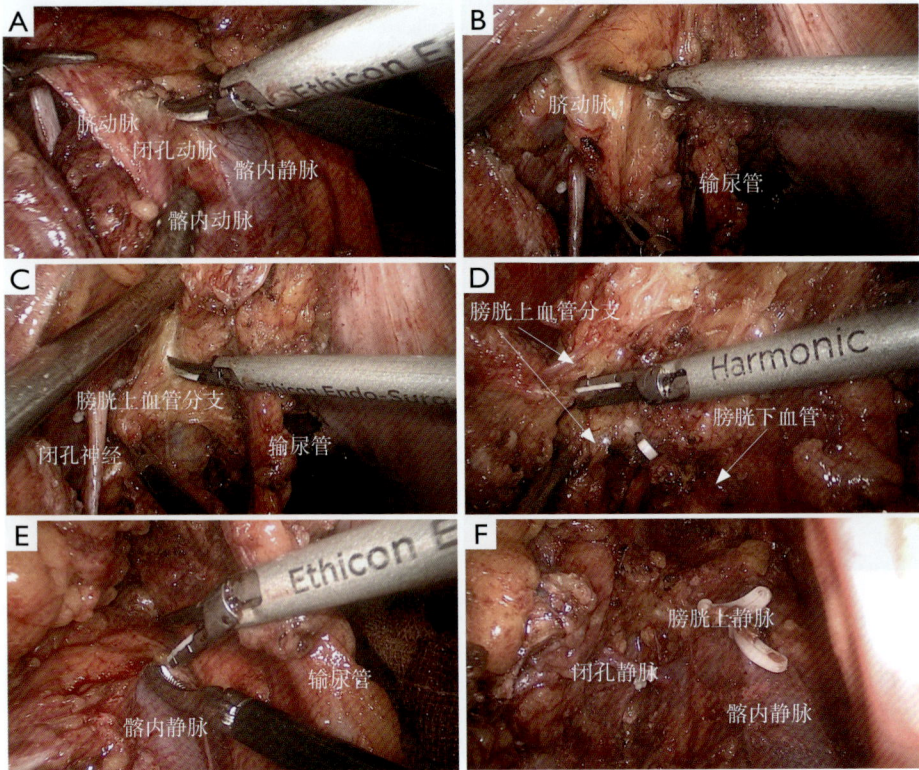

图3-6　中间平面及血管游离（二）

（A）沿髂内动脉表面分离出脐动脉；（B）离断脐动脉近端，沿脐动脉向远端游离；（C）在侧方外缘离断脐动脉远端，向尾侧继续游离；（D）分别结扎并离断膀胱上动静脉；（E）返回髂内血管主干，打开髂内静脉血管鞘；（F）仔细分离闭孔动静脉、膀胱下动静脉的近端并结扎离断，完成髂内血管各支游离。

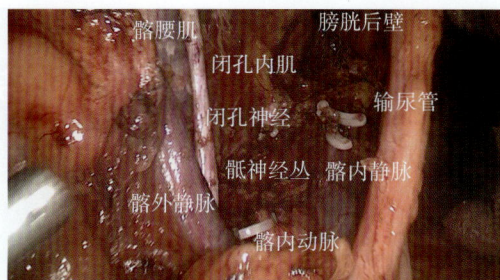

图3-7　清扫结束

声明

本文作者宣称无任何利益冲突。

参考文献

[1]　Sugihara K，Kobayashi H，Kato T，et al. Indication and benefit of pelvic sidewall dissection for rectal cancer[J]. Dis Colon Rectum，2006，49(11)：1663-1672.

[2]　Georgiou P，Tan E，Gouvas N，et al. Extended lymphadenectomy versus conventional surgery for rectal cancer: a meta-analysis[J]. Lancet Oncol，2009，10(11)：1053-1062.

[3]　Fujita S，Mizusawa J，Kanemitsu Y，et al. Mesorectal Excision With or Without Lateral Lymph Node Dissection for Clinical Stage II/III Lower Rectal Cancer (JCOG0212)：A Multicenter，Randomized Controlled，Noninferiority Trial[J]. Ann Surg，2017，266(2)：201-207.

[4]　Kim TH，Jeong SY，Choi DH，et al. Lateral lymph node metastasis is a major cause of locoregional recurrence in rectal cancer treated with preoperative chemoradiotherapy and curative resection[J]. Ann Surg Oncol，2008，15(3)：729-737.

[5]　Oh HK，Kang SB，Lee SM，et al. Neoadjuvant chemoradiotherapy affects the indications for lateral pelvic node dissection in mid/low rectal cancer with clinically suspected lateral node involvement：a multicenter retrospective cohort study[J]. Ann Surg Oncol，2014，21(7)：2280-2287.

[6]　Kim MJ，Kim TH，Kim DY，et al. Can chemoradiation allow for omission of lateral pelvic node dissection for locally advanced rectal cancer?[J]. J Surg Oncol，2015，111(4)：459-464.

[7]　Akiyoshi T，Ueno M，Matsueda K，et al. Selective lateral pelvic lymph node dissection in patients with advanced low rectal cancer treated with preoperative chemoradiotherapy based on pretreatment imaging[J]. Ann Surg Oncol，2014，21(1)：189-196.

[8]　Kobayashi H，Mochizuki H，Kato T，et al. Outcomes of surgery alone for lower rectal cancer with and without pelvic sidewall dissection[J]. Dis Colon Rectum，2009，52(4)：567-576.

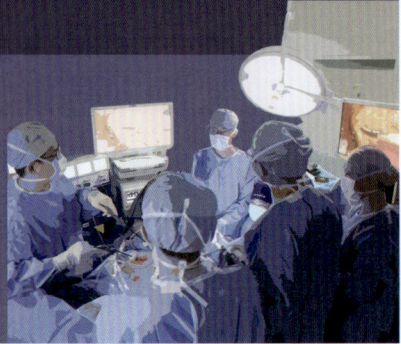

第三讲　腹腔镜直肠癌侧方淋巴结清扫术

唐京华，丁培荣（中山大学肿瘤防治中心）

扫码观看视频

《腹腔镜胃肠手术笔记（第二版）》

AME
Publishing Company

经验分享

第四讲　腹腔镜直肠癌侧方淋巴结清扫解剖与筋膜认识

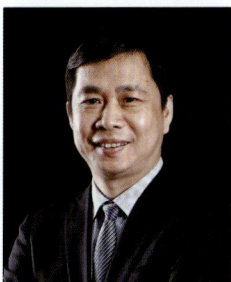

叶凯

福建医科大学附属第二医院胃肠外科科主任、主任医师、副教授、博士生导师。兼任福建省外科学胃肠外科学组副组长、福建省预防医学会肛肠专业委员会副主任委员、福建省海医会结直肠病分会副会长、中国医师协会结直肠外科专业委员会委员、中国医师协会肛肠外科委员、中国医师协会结直肠肿瘤专业委员会腹腔镜学组委员等。（简历更新时间：2021-07-22）

全直肠系膜切除术（total mesorectal excision，TME）已被公认为中低位直肠癌根治术的"金标准"。对于部分超出"TME"范围的低位直肠癌是否进行侧方淋巴结清扫，何时进行侧方淋巴结清扫，侧方淋巴结的治疗策略，侧方淋巴结清扫的范围，一直是众多结直肠外科医生争议的话题。开腹直肠癌侧方淋巴结清扫由于手术创伤大、淋巴结阳性率低、泌尿生殖功能障碍并发症高而难以推广。随着近年来影像学的进步、放化疗技术的提高，特别是腹腔镜精准、精细操作、微观解剖学重新认识及膜解剖在腹腔镜手术的应用，国内外许多中心开始重新重视低位直肠癌的侧方淋巴结清扫。本文结合本单位腹腔镜低位直肠癌侧方淋巴结清扫手术，对其局部解剖、筋膜认识及手术体会与同道分享。

一、低位直肠癌侧方淋巴结清扫原因、范围

侧方淋巴结转移主要通过前方（前列腺膀胱）、侧方（直肠中动脉）及后方（骶正中及骶外侧血管）等3个通路及淋巴管渗透引流至侧方淋巴结。包括髂内、髂外、闭孔、髂总、骶正中、主动脉叉6组淋巴结。日本学者研究发现闭孔或髂内等淋巴结转移患者的5年总生存率及肿瘤特异性生存率分别为与系膜内淋巴结转移患者相当，均显著优于伴远处转移的IV期患者。美国癌症联合委员会《癌症病理分期手册》也将髂内、闭孔

淋巴结明确定义为区域淋巴结。日本《大肠癌指南》认为直肠肿瘤下缘位于腹膜返折以下的和浸润深度超过固有肌层的侧方淋巴结转移率为20.1%（仅为侧方淋巴结清扫术患者），经侧方淋巴结清扫后，预计盆内复发率下降50%，并且5年生存率提高8%~9%。推荐直肠全系膜切除术+侧方淋巴结清扫术为低位直肠癌标准术式，侧方淋巴结清扫区域为闭孔淋巴结（283组）和髂内淋巴结（263D、263P）。

二、何时进行侧方淋巴结清扫

高分辨率MRI是术前精确诊断侧方淋巴结的转移情况的有效手段。目前MRI诊断淋巴结转移主要依据淋巴结的大小、内部信号特征以及边界。通常认为淋巴结横断面短径为7 mm是预测直肠癌侧方淋巴结转移的最佳截断值，功能性影像学，如PET-CT应用能进一步鉴别是否转移。预防性侧方淋巴结清扫可能造成超过90%局部进展期无侧方淋巴结转移直肠癌患者的过度治疗，而术前放化疗是否可以替代侧方淋巴结转移仍然存在很多争议，对于可疑的侧方淋巴结转移的患者行术前放化疗和侧方淋巴清扫相结合的方法是一种较为合适的选择。进展期低位直肠癌伴系膜内转移患者术前评估盆侧方淋巴结，如果>7 mm行新辅助治疗，否则仅行TME；新辅助后再评估侧方淋巴结，如果仍然>7 mm则行TME+侧方淋巴结清扫。

三、如何进行侧方淋巴结清扫

TME只清扫了直肠固有筋膜区，而没对盆腔神经丛和髂内血管之间区域及髂内血管与闭孔内肌之间区域进行清扫，故不能取代扩大根治术。腹腔镜侧方淋巴结清扫目前大多为治疗性清扫，清扫范围为闭孔淋巴结（283组）和髂内淋巴结（263D、263P），手术难点在髂内淋巴结远端263D。髂内血管远端分支多、与盆丛关系密切，如果淋巴结肿大融合，常须牺牲一侧的盆自主神经和髂内血管。

侧方解剖我们须熟悉2层筋膜、3间隙、2个区域淋巴结。2层筋膜（图4-1）：①输尿管腹下神经筋膜（内界），输尿管、腹下神经筋膜为同一层面，内侧为第1间隙（直肠固有筋膜区TME），输尿管应避免单独游离导致局部缺血坏死；②膀胱腹下筋膜，包括髂内动静脉及其分支膀胱上下动静脉、脐动脉闭锁部。其内侧与输尿管腹下神经筋膜之间为第2间隙（髂内淋巴结），外侧与髂外血管、闭孔内肌之间为第3间隙（闭孔淋巴结）。TME只清扫了直肠固有筋膜区而没对盆腔神经丛和髂内血管之间区域及髂内血管与闭孔内肌之间区域进行清扫，故不能取代扩大根治术。

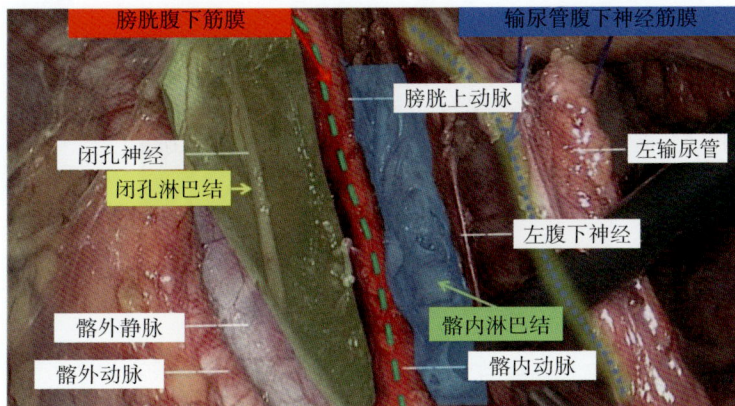

图4-1　输尿管腹下神经筋膜及膀胱腹下筋膜

四、手术步骤

（一）分离输尿管腹下神经筋膜（内侧界）

将输尿管、腹下神经、盆丛及周围筋膜构成输尿管腹下神经筋膜整层向内侧游离（图4-2~图4-5），并用荷包线向正中牵拉固定，远端显露盆丛及梨状

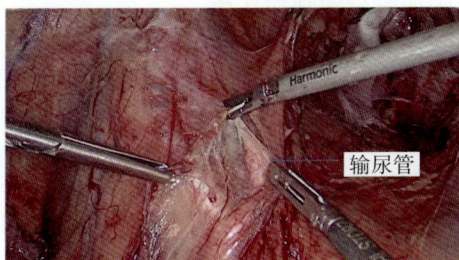

图4-2　游离输尿管

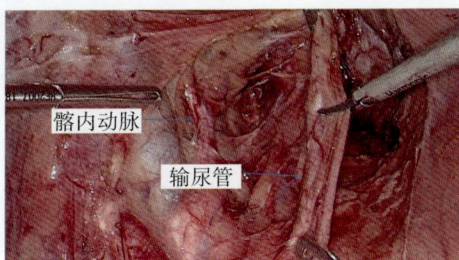

图4-3　游离输尿管腹下神经筋膜

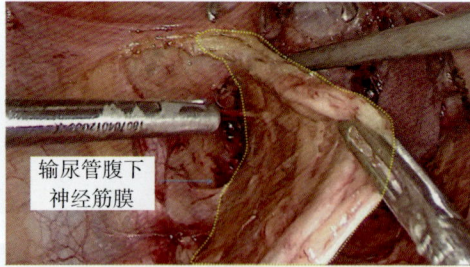

图4-4　输尿管腹下神经筋膜

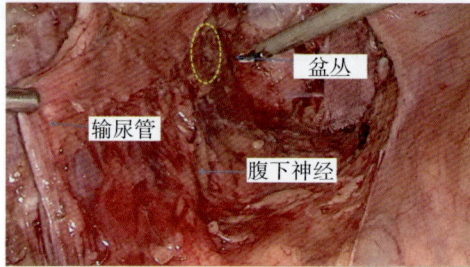

图4-5　输尿管、腹下神经、盆丛

肌，应避免单独游离输尿管导致缺血坏死。

（二）显露髂外静脉内侧缘（外侧界）

无须清扫髂外淋巴结，打开髂外静脉血管鞘，显露其内侧缘，即为闭孔淋巴结外侧（即侧方清扫的外侧界）。沿髂外静脉内侧进入后方髂腰肌、闭孔内肌表面疏松间隙Toldt's间隙，如遇到少许血管交通支，可凝闭止血（图4-6~图4-8）。

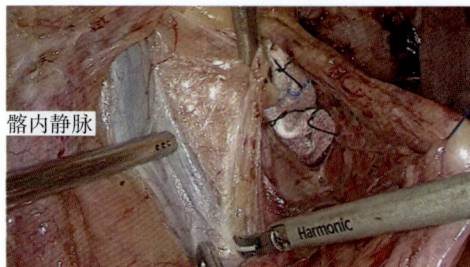

图4-6　打开髂内静脉血管鞘

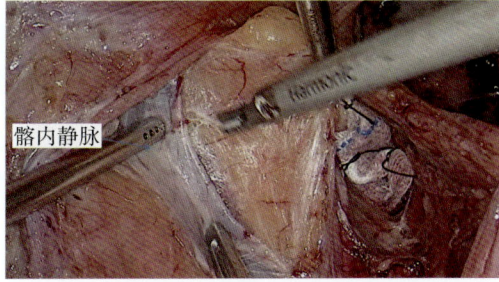

图4-7　显露髂内静脉内侧缘

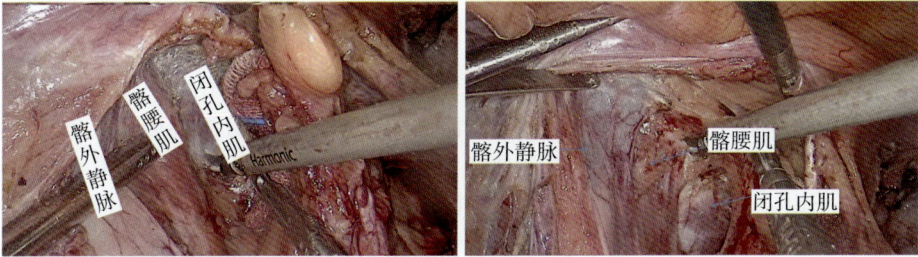

图4-8　显露髂腰肌、闭孔内肌

（三）游离膀胱腹下筋膜

膀胱腹下筋膜远侧部包括髂内动脉分支脐动脉闭锁部、膀胱上下动脉，辨认髂内动脉及脐动脉闭锁部，沿筋膜表面分离有清晰的游离层次，此层无血管，向内与外侧分离的Toldt's间隙相通，尾端与肛提肌上间隙相通。膀胱腹下筋膜近侧部有髂内动静脉及闭孔动静脉等分支，分离层面要注意出血。筋膜外侧为闭孔淋巴结、内侧（包含筋膜内组织）为髂内淋巴结（图4-9~图4-10）。

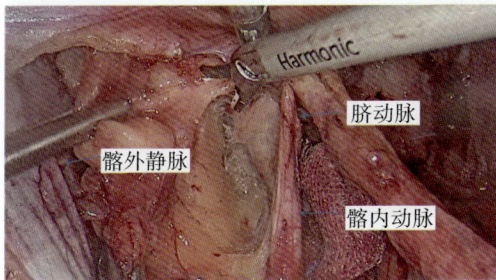

图4-9　游离膀胱腹下筋膜

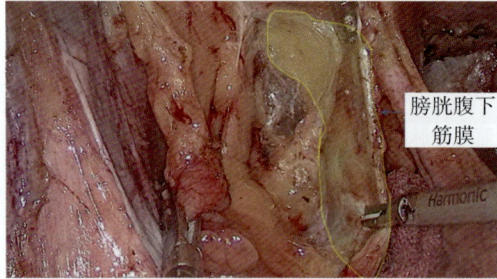

图4-10　膀胱腹下筋膜

（四）清扫闭孔远端淋巴结

闭孔远端淋巴结清扫：闭孔淋巴结外侧缘为髂腰肌、闭孔内肌筋膜表面，内侧缘为膀胱腹下神经筋膜均为清晰的游离层面，内外充分游离后相互连通。腹腔镜下在闭孔处可清晰辨认闭孔神经，闭孔处神经内侧可分离出闭孔动静脉远端，予钳夹切断。锐性钝性游离闭孔神经，由远至近。闭孔处为闭孔淋巴结远端，可超声刀凝闭或夹闭后完整清扫此处淋巴结，髂外静脉末梢游离后可显露耻骨疏韧带，此处闭孔淋巴结与腹股沟淋巴结相通，需完整切除。闭孔内肌继续向远端背侧游离可达到肛提肌附着部，可以与TME游离间隙相通（图4-11~图4-14）。

闭孔近端淋巴结清扫：沿闭孔神经分离至髂内、外静脉分叉处，此处为闭孔淋巴结近端，在闭孔动脉近端于髂内动脉发出点钳夹切断，闭孔静脉可汇入髂内静脉或臀上静脉等，应注意辨别防止出血。闭孔淋巴结背侧分离层面为髂内静脉、分支或坐骨神经表面，防止出血及神经损伤，完整清扫闭孔淋巴结（图4-15~图4-19）。

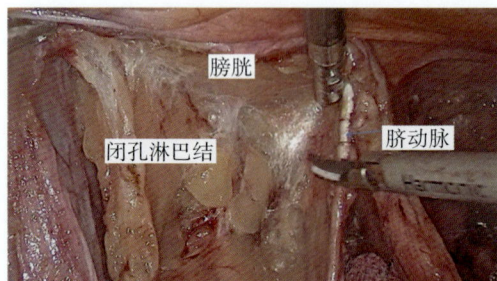

图4-11　闭孔淋巴结内侧缘膀胱腹下神经筋膜

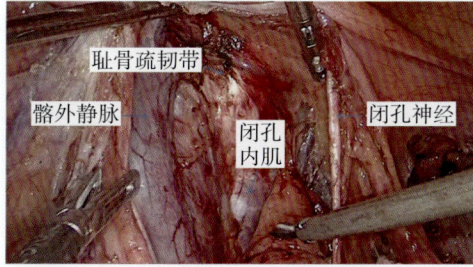

图4-12　闭孔淋巴结外侧缘显露髂腰肌、闭孔内肌

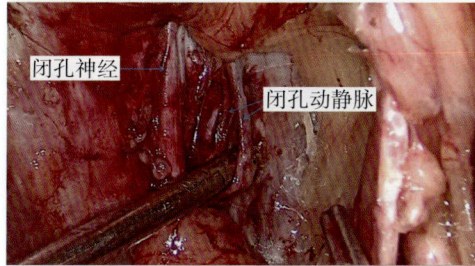

图4-13　识别闭孔神经及血管

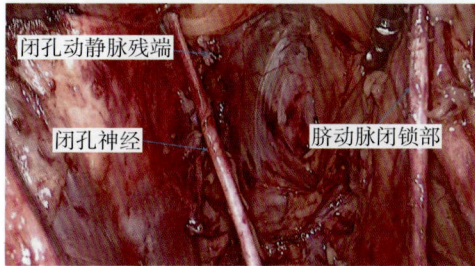

图4-14　闭孔淋巴结远端清扫后

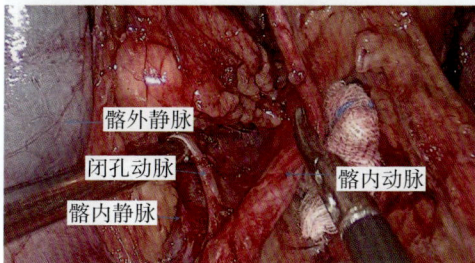

图4-15　闭孔淋巴结近端及闭孔动脉

657

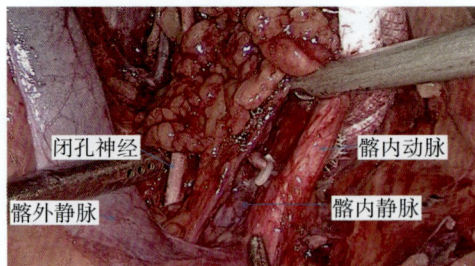

图4-16　闭孔淋巴结近端

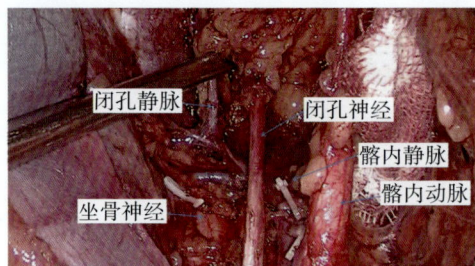

图4-17　闭孔静脉及闭孔淋巴结背侧

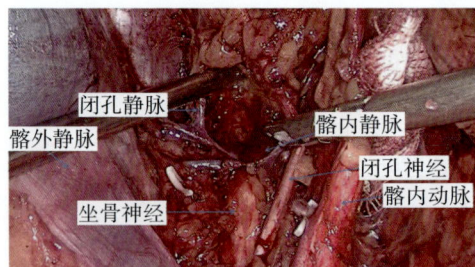

图4-18　闭孔淋巴结背侧

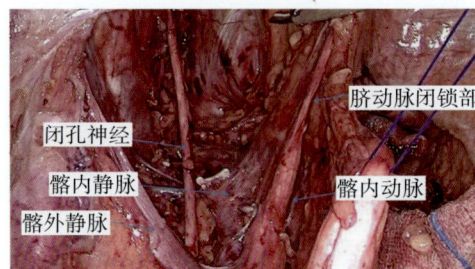

图4-19　闭孔淋巴结清扫后

（五）清扫髂内淋巴结

打开髂内静脉鞘，鞘内是无血管间隙，髂内静脉分支变异较多，应避免损伤出血，清扫髂内静脉表面及内侧淋巴结，髂内淋巴结近端清扫淋巴结数量较少（图4-20~图4-21）。

沿髂内动脉向远端分离，显露脐动脉闭锁部、膀胱上动脉、膀胱下动脉及远端阴部内动脉等分支。膀胱下动脉周围是常见淋巴结转移部位，如果无淋巴结肿大融合可以保留上述血管，脉络化后清扫淋巴结。如有肿大融合淋巴结、浸润盆丛及动脉，可以钳夹切断髂内动脉、静脉远端，并切除同侧腹下神经、盆丛，完整切除转移淋巴结（图4-22~图4-25）。

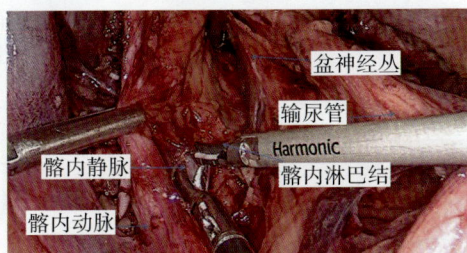

图4-20　打开髂内静脉血管鞘

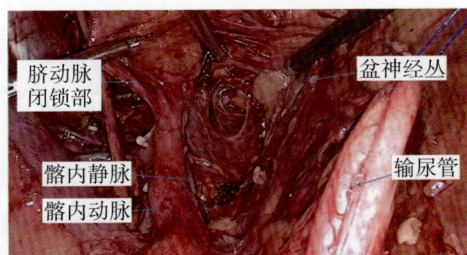

图4-21　髂内淋巴结近端清扫后

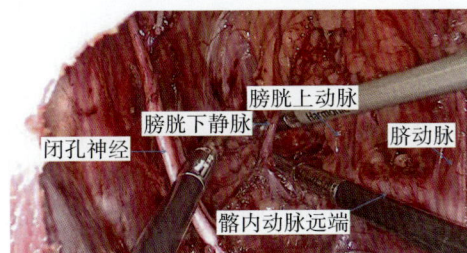

图4-22　髂内动脉远端及分支

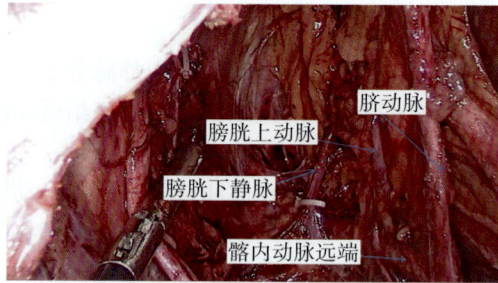

图4-23　切断膀胱下血管，清扫髂内淋巴结远端

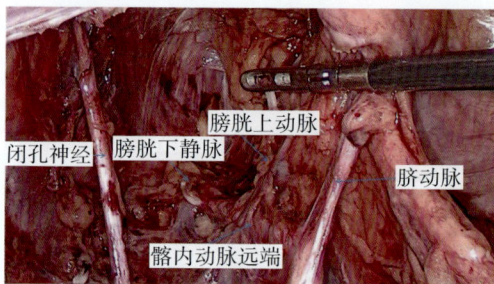

图4-24　髂内淋巴结远端清扫后

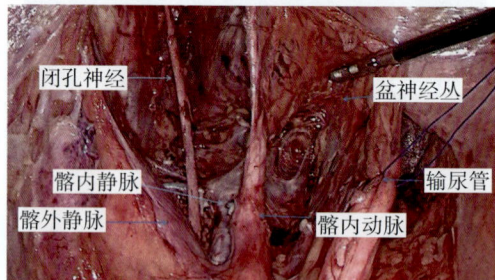

图4-25　左侧侧方淋巴结清扫后

五、经验总结

　　低位直肠侧方淋巴转移有一定比例，精确的影像学诊断为侧方淋巴结的治疗提供了基础。腹腔镜侧方淋巴结清扫精准、微创，功能的保护有独特的优势，髂内淋巴结清扫是难点。低位直肠癌侧方淋巴结究竟是侧方淋巴清扫或术

前新辅助治疗仍存在争议。应避免过度手术给患者带来相应手术并发症、增加患者的痛苦，对于可疑的侧方淋巴结转移的患者行术前放化疗和侧方淋巴清扫的相结合的方法是一种较为合适的选择。

第四讲　腹腔镜直肠癌侧方淋巴结清扫解剖与筋膜认识

叶凯（福建医科大学附属第二医院）

扫码观看视频

《腹腔镜胃肠手术笔记（第二版）》

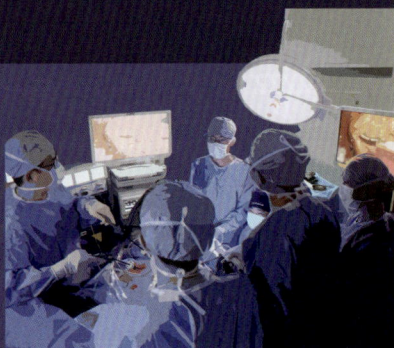

第五讲 腹腔镜直肠癌左侧侧方淋巴结清扫

叶凯（福建医科大学附属第二医院）

扫码观看视频

《腹腔镜胃肠手术笔记（第二版）》

AME
Publishing Company

第十一部分　腹腔镜胃肠手术的意外处理

技术背景

　　腹腔镜技术虽蓬勃发展并成为一种成熟的术式，仍然有不少的陷阱导致外科医生栽了跟头，特别是年轻的外科医生。因此，腹腔镜手术学习曲线较开腹手术更长些。常见的腹腔镜并发症包括术中出血、术后吻合口瘘、术后吻合口狭窄等。特别是术中出血，出血量大时由于视野欠佳、腔镜器械难以控制出血常导致缺乏经验的外科医生手忙脚乱，盲目中转开腹。为吸取经验教训，本专题罗列数个术中出现并发症的案例，为读者介绍术中常见的危险区域及出现并发症后的相应措施。

经验分享

第一讲　多么痛的领悟——年轻胃肠外科医生成长的代价

郑佳彬，王俊江，李勇 ·················· 665

第二讲　全腔镜下全胃根治性切除合并高位食管空肠Overlap吻合口瘘

张健 ·················· 669

手术精讲

第三讲　腹腔胃手术之走麦城

曲建军 ·················· 674

第四讲　腹腔镜胃肠手术意外

臧潞 ·················· 674

第五讲　腹腔镜直肠癌骶前出血镜下处理

张庆彤 ·················· 675

文章顺序按作者姓氏拼音首字母为序

经验分享

第一讲 多么痛的领悟——年轻胃肠外科医生成长的代价

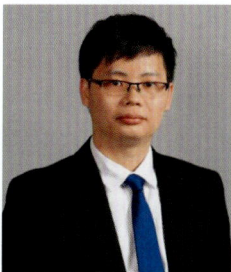

郑佳彬

外科学硕士，广东省人民医院普外科医师，熟练掌握胃肠道肿瘤的综合治疗。《中国实用外科杂志》普通外科青年学者攀登计划成员，广州抗癌协会消化道肿瘤青年委员会委员。近3年以第一作者发表论文7篇，其中SCI论文4篇，核心论文2篇。（简历更新时间：2019-06-19）

一、手术名称

全腹腔镜全胃切除胃癌根治术+腹腔镜下食管空肠吻合。

二、术前准备

患者，58岁，男，以"上腹不适20余天"到当地医院就诊。行胃镜检查提示：胃体小弯侧占位性病变。活检病理提示：中分化腺癌，术前胸腹部增强CT检查未见明确远处转移病灶，评估为cT2N0M0。考虑患者胃肿瘤偏早期，肿瘤位于胃小弯侧，食管贲门未见侵犯，遂拟行全腹腔镜全胃切除胃癌根治术+腹腔镜下食管空肠Overlap吻合。

三、术中解剖

1. 患者气管插管全麻，仰卧分腿位。行根治性淋巴结清扫时主刀站在患者的左侧，第一助手站在患者右侧。吻合时主刀和第一助手交换位置。

2. 采用五孔法腹腔镜，在脐下缘做一纵行小切口建立气腹置入10 mm穿刺器作为观察孔，直视下于左右侧锁骨中线肋缘下2 cm、左右腋前线脐上2 cm各做1个Trocar，为方便清扫和吻合，主刀与第一助手右侧操作孔为12 mm，左侧操作孔为5 mm。

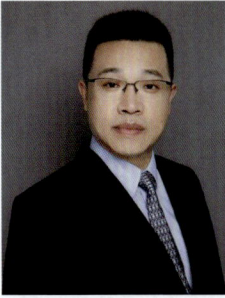

王俊江

医学博士，主任医师，硕士研究生导师。广东省人民医院胃肠外科主任，党支部书记。美国约翰斯·霍普金斯大学医学院访问学者。兼任广东省药学会医药创新与转化专家委员会主任委员、广东省医学会肥胖代谢外科学分会副主任委员、广州抗癌协会胃癌专业委员会副主任委员等。专业特长：胃食管反流病、减重与代谢外科，胃肿瘤的微创外科与加速康复外科。

（简历更新时间：2021-05-25）

四、手术步骤

1. 腹腔镜探查原发肿瘤及其他腹腔脏器，排除肿瘤转移。肝脏悬吊在有利于解放助手挡肝的手上，帮助主刀进行牵拉和暴露，特别是在吻合时至关重要，建议腹腔镜食管空肠吻合常规进行肝脏悬吊。切开肝胃韧带，肝脏悬吊采用荷包线及Hemoloc夹，荷包线与肝脏之间可以垫一块腔镜纱布保护肝脏，避免荷包线切割损伤肝脏。

2. 常规行D2淋巴结清扫，离断十二指肠，充分游离食管，主刀转站到患者右侧，标记食管前壁，同时在贲门处做标记。离断食管时应由前向后或者将食管旋转90°后横行离断。如肿瘤切缘明确足够，可将切除的整块肿瘤标本装入标本袋中，放到肝肾隐窝或盆腔，避免影响上腹部的吻合操作。当所有腹腔镜操作结束后，再向上延长脐下纵行切口取出。否则，应该先取出标本检查，甚至送冰冻检查明确后，方可继续行食管空肠吻合。

3. 上拉近端空肠至食管，保证吻合无张力。通常是在距离屈氏韧带约25 cm处使用45 mm的腔内直线切割吻合器白色钉仓切断空肠。如标本已取出，此步骤可通过标本取出切口完成小肠的离断和系膜的游离，并完成Y袢的吻合。适当游离系膜，注意避免吻合的张力和保护肠管的血供。将远端的空肠残端上拉准备和食管空肠吻合。

4. 在食管纵行切缘的背侧切开食管残端，开口尽量小，以刚好放进吻合器即可。检查无假道、无出血，可以用胃管行引导。

5. 在拟与食管吻合的空肠壁上使用超声刀切开一小口，切口距离残端约5~6 cm，系膜对侧，开口尽量小，以刚好放进吻合器即可。由于小肠肠壁具有良好的伸缩性，吻合过程中开口容易被撑得过大，导致共同开口太大难以关闭或者关闭后出现输出袢狭窄，故小肠开口要尽量小，且吻合过程中尽量避免过度牵拉小肠。

6. 自主刀的右手12 mm的Trocar伸入45/60 mm的可转弯的直线切割吻合器。将吻合钉匣伸入空肠，而将吻合器钉座伸入食管内，钉座伸入食管时容易形成假道，可

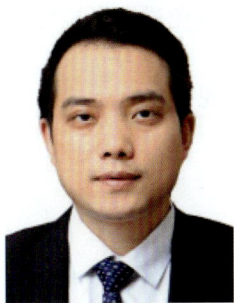

李勇

肿瘤学博士，主任医师，博士研究生导师、博士后合作导师，广东省人民医院副院长，江西省赣州市立医院院长，广东省杰出青年医学人才。中华医学会中华消化外科教育学院华南分院院长、中国临床肿瘤学会青年专家委员会常务委员、中国临床肿瘤学会胃肠间质瘤专家委员会常务委员、广东省医师协会减重与代谢病工作委员会主任委员，*Gastrointestinal Stromal Tumor*杂志编委。主编专著《腹腔镜胃肠手术笔记》《胃肠外科加速康复实战笔记》和*Notes on Laparoscopic Gastrointestinal Surgery*。
（简历更新时间：2021-07-26）

在胃管的引导下进入食管。注意钉匣和钉座的顺序，这样有两个好处，其一是上述提到的小肠伸缩性较好，仅需较小开口能容纳体积较大的钉匣；其二是钉匣头部较钝，首先套入小肠能够避免在上拉过程中穿破小肠壁。闭合15 s后击发直线切割吻合器，形成线性的食管空肠吻合。直视下检查吻合口有无出血和假道形成。此步骤若患者腹段食管较短或者膈肌裂孔较窄，可切断左侧部分膈肌脚，使其有足够的空间进行吻合，吻合结束后应将空肠残端及吻合口置入食管裂孔中，减少吻合口的张力。

7. 将共同开口沿吻合口垂直方向牵拉缝合，关闭共同开口，腔镜下推荐使用免打结线缝合，先全层缝合后浆肌层包埋。此步骤完成后可经胃管或鼻肠管打气行侧漏试验或打亚甲蓝盐水，验证有无吻合口瘘。

8. 在距离食管空肠吻合口40 cm处行Y祥吻合，此步骤可在腔镜下吻合，也可经取标本的切口进行，可使用60 mm直线切割吻合器吻合或者行手工吻合。吻合后注意关闭小肠系膜裂孔。

9. 手术结束前冲洗腹腔，检查术野无出血。在食管裂孔吻合口后方留置一条柔软的负压引流管，术后无须常规留置胃管，可根据患者一般情况及术中情况考虑留置鼻肠管。

10. 术后病理为低分化腺癌，病理分期pT2N0M0。术后禁食3 d，行消化道造影证实无吻合口瘘后予进食，术后7 d出院。

五、经验总结

1. 全腔镜食管空肠吻合时，应充分游离食管，使食管能够充分下拉，吻合操作在腹腔内完成。

2. 为了保证吻合时有足够的操作空间，必要时可以切断部分左侧膈肌脚，甚至是双侧膈肌脚，吻合结束后再将膈肌脚缝合。

3. 行食管空肠Overlap吻合时，应将空肠残端紧贴食管置入纵隔中，避免吻合过程中打到部分膈肌脚或者吻合后造成吻合口有张力。

4.吻合过程中，主刀和助手动作要轻柔，配合要默契，避免过度牵拉导致吻合器刺穿空肠或者食管残端。

5.吻合器可在胃管的指引下置入食管内，避免吻合时出现假道。

第一讲　多么痛的领悟——年轻胃肠外科医生成长的代价

郑佳彬，王俊江，李勇（广东省人民医院）

扫码观看视频
《腹腔镜胃肠手术笔记（第二版）》

AME
Publishing Company

第二讲　全腔镜下全胃根治性切除合并高位食管空肠Overlap吻合口瘘

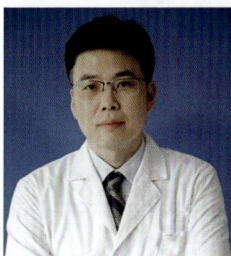

张健

主任医师。现任职于浙江大学医学院附属第一医院胃肠外科。兼任中国抗癌协会胃癌专业委员会微创外科学组委员、中国医师协会整合医学分会胃肠外科专业委员会委员、中国抗癌协会肿瘤胃肠病学专业委员会委员、中国研究型医院学会肿瘤外科专业委员会委员、中国医学装备协会腔镜与微创技术分会委员、中华消化外科菁英荟胃肠外科学组委员等。（简历更新时间：2021-05-25）

一、手术名称

全腔镜下全胃根治性切除合并高位食管空肠Overlap吻合口瘘。

二、病例资料

患者，男，63岁，身体质量指数（BMI）：22.1 kg/m^2，因确诊食管胃结合部腺癌3个月入院，术前分期cT3NXM0经SOX方案新辅助治疗3个疗程评估部分缓解（PR），行全腔镜下全胃根治性切除术。

三、操作特点

1. 采用术者左侧站位，（先离断十二指肠）前入路胰腺上区清扫；吻合操作亦站于患者左侧。

2. 清扫结束后，先离断食管，脐部小切口移除标本，检查切缘后再行腔镜下的消化道重建选择食管空肠吻合（Overlap方法）。同时通过取标本的小切口，完成空肠系膜裁剪及空肠侧侧吻合，关闭系膜裂孔。常规送检术中切缘冰冻病理（图2-1）。

3. 术中手工包埋十二指肠残端，手工缝合关闭食管-空肠侧侧吻合的共同开口。

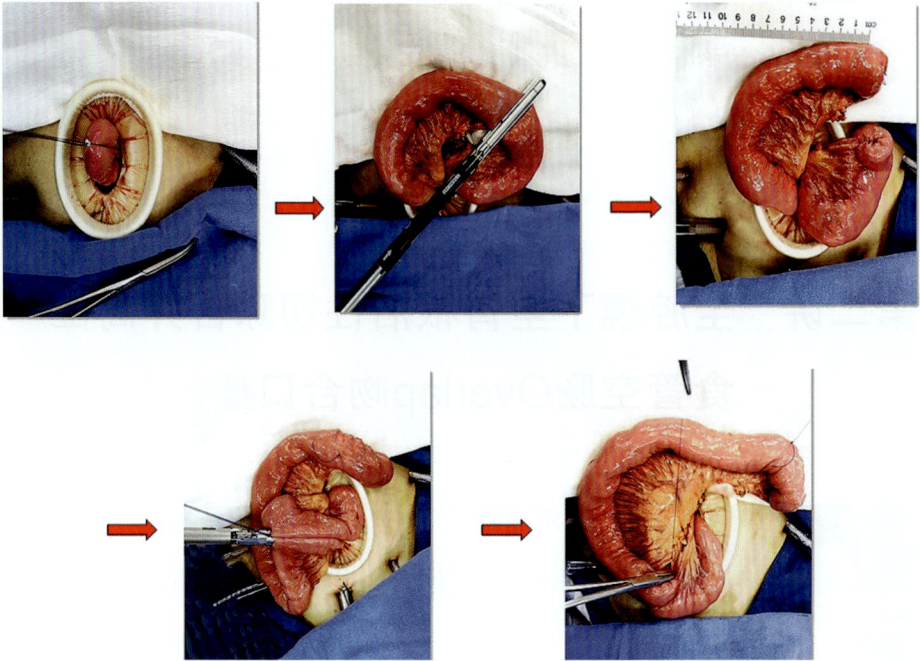

图2-1　体外吻合

四、经膈肌裂孔内高位食管空肠Overlap吻合的解决方案

1.尽可能打开两侧的膈肌脚，充分游离裂孔内食管断端的后壁。

2.离断食管时，顺时针旋转食管90°，确保食管断端缝合钉线成垂直方向，利于裂孔内的操作。

3.选用左侧下腹部的Trocar，置入腔镜切闭器，将空肠残端完全塞入膈肌裂孔内。

4.悬吊食管断端，在胃管引导下，辨认食管黏膜腔道，行食管后壁与空肠的侧侧吻合。

5.吻合手术结束，在裂孔后方放置一根硅胶管，利于术后的及时观察及引流（图2-2~图2-4）。

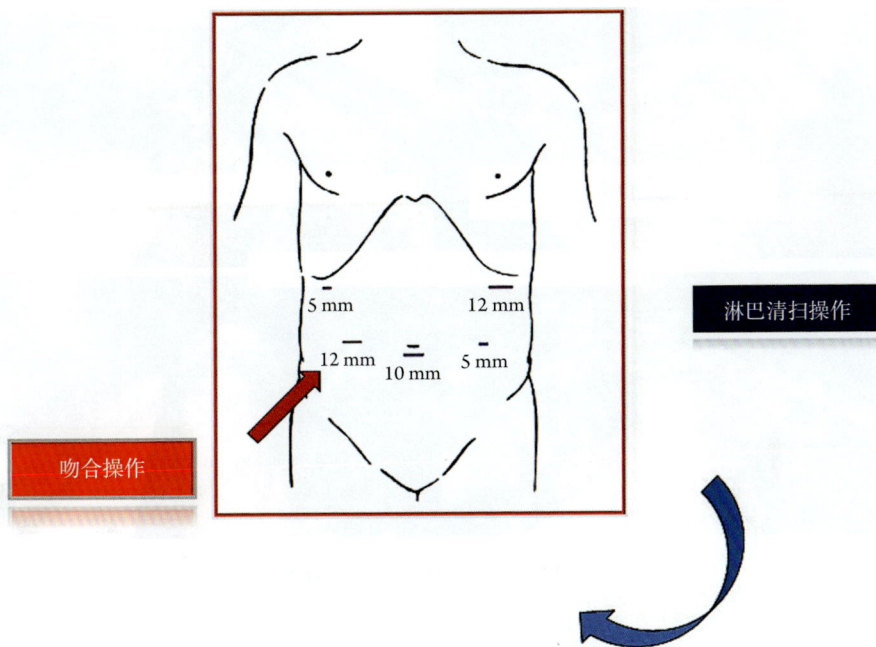

图2-2　主刀操作孔

高位切除后 EJ 吻合术

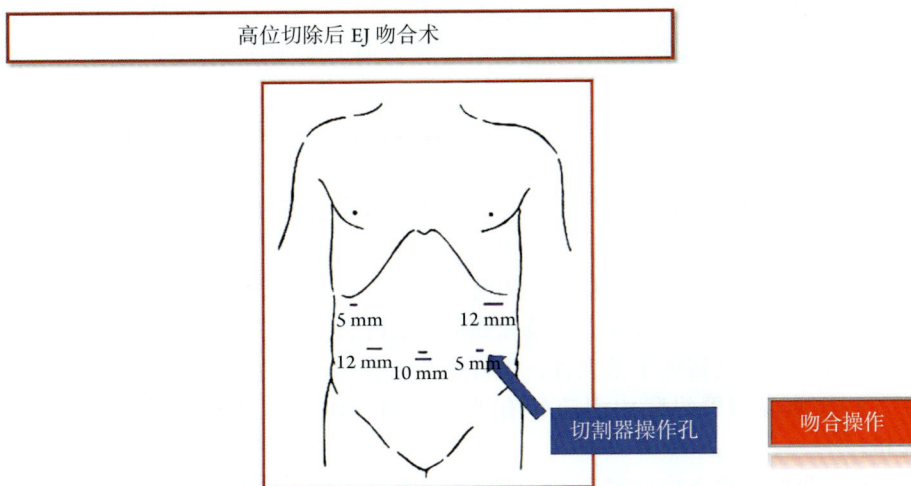

图2-3　切割器入口

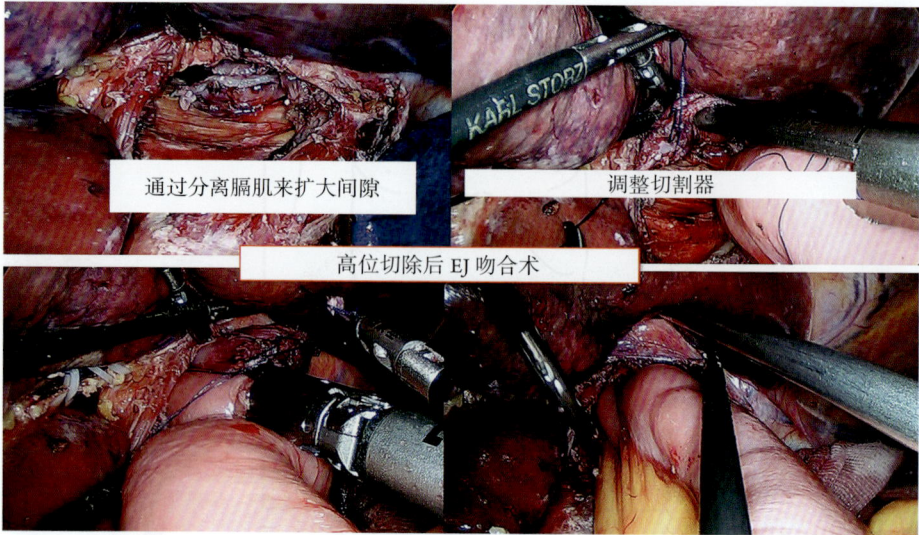

图2-4　高位切除后EJ吻合术

五、经验总结

1. 全胃切除后高位食管空肠吻合口瘘不同于食管手术后食管胃吻合口瘘。食管空肠Overlap吻合口瘘无胃液反流，对吻合口刺激小，相对而言保守治疗效果好，愈合时间较短；同时线型吻合口瘘区别于管型吻合口瘘，很难使用腹膜支架。

2. 高位食管空肠Overlap吻合口瘘，起病较急，全身应激反应重，需及时处理。

3. 尽早尽可能明确瘘口位置（吻合口瘘，或是空肠残端瘘）。

4. 必须建立确切有效的引流装置。

5. 营养支持尤为重要（首选肠内营养）。

6. 总体治疗时间长，需患者及家属的沟通配合。

7. 针对新辅助胃癌手术患者，需特别关注食管空肠吻合口。

8. 经腹腔留置纵隔内引流管有助于早期发现吻合口瘘，及早抓住治疗先机。

9. 经鼻腔经吻合瘘口置管引流纵隔内及胸腔感染，能加快瘘口的愈合。

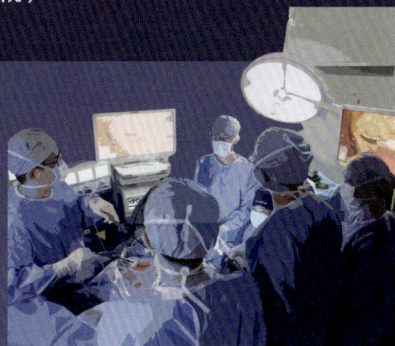

第二讲　全腔镜下全胃根治性切除合并高位食管空肠Overlap吻合口瘘

张健（浙江大学医学院附属第一医院）

扫码观看视频

《腹腔镜胃肠手术笔记（第二版）》

AME
Publishing Company

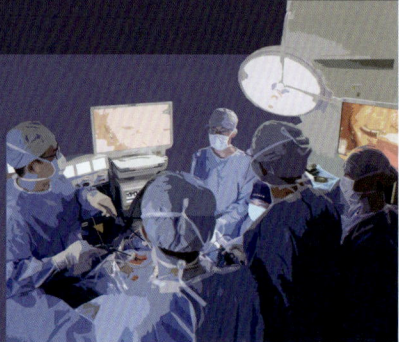

第三讲　腹腔胃手术之走麦城

曲建军（潍坊市人民医院）

扫码观看视频

《腹腔镜胃肠手术笔记（第二版）》

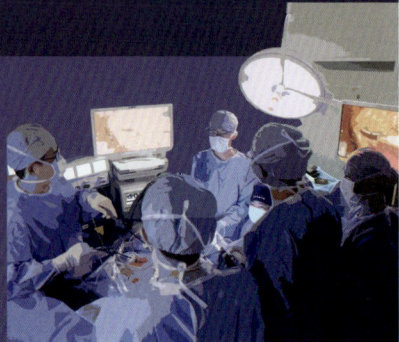

第四讲　腹腔镜胃肠手术意外

臧潞（上海交通大学医学院附属瑞金医院）

扫码观看视频

《腹腔镜胃肠手术笔记（第二版）》

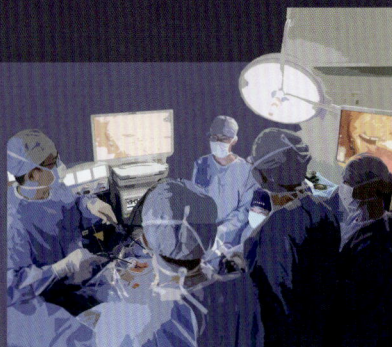

第五讲　腹腔镜直肠癌骶前出血镜下处理

张庆彤（中国医科大学肿瘤医院/辽宁省肿瘤医院）

扫码观看视频

《腹腔镜胃肠手术笔记（第二版）》

AME

AME Medical Journals

Founded in 2009, AME has been rapidly entering into the international market by embracing the highest editorial standards and cutting-edge publishing technologies. Till now, AME has published more than 60 peer-reviewed journals (13 indexed in SCIE and 18 indexed in PubMed), predominantly in English (some are translated into Chinese), covering various fields of medicine including oncology, pulmonology, cardiothoracic disease, andrology, urology and so forth (updated on Jun. 2021).

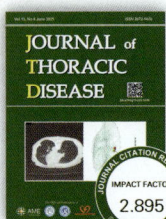

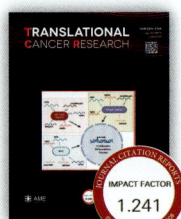

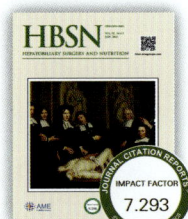

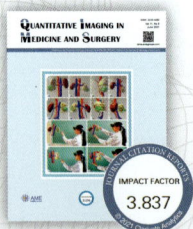

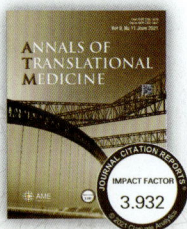

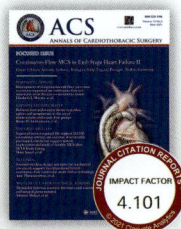

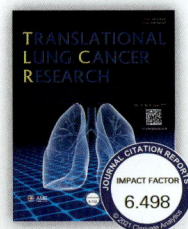

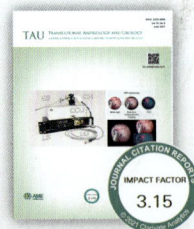

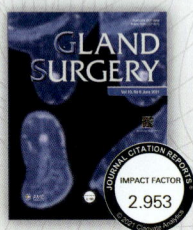

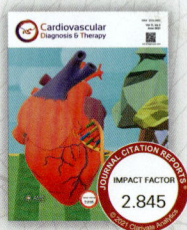

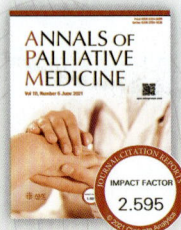

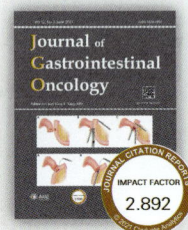

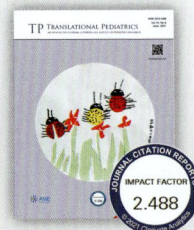

JOURNAL of THORACIC DISEASE
IMPACT FACTOR 2.895
2021 Clarivate Analytics

TRANSLATIONAL CANCER RESEARCH
IMPACT FACTOR 1.241
2021 Clarivate Analytics

HBSN
IMPACT FACTOR 7.293
2021 Clarivate Analytics

QUANTITATIVE IMAGING IN MEDICINE AND SURGERY
IMPACT FACTOR 3.837
2021 Clarivate Analytics

ANNALS OF TRANSLATIONAL MEDICINE
IMPACT FACTOR 3.932
2021 Clarivate Analytics

ACS ANNALS OF CARDIOTHORACIC SURGERY
IMPACT FACTOR 4.101
2021 Clarivate Analytics

TRANSLATIONAL LUNG CANCER RESEARCH
IMPACT FACTOR 6.498
2021 Clarivate Analytics

TAU
IMPACT FACTOR 3.15
2021 Clarivate Analytics

GLAND SURGERY
IMPACT FACTOR 2.953
2021 Clarivate Analytics

Cardiovascular Diagnosis & Therapy
IMPACT FACTOR 2.845
2021 Clarivate Analytics

ANNALS OF PALLIATIVE MEDICINE
IMPACT FACTOR 2.595
2021 Clarivate Analytics

Journal of Gastrointestinal Oncology
IMPACT FACTOR 2.892
2021 Clarivate Analytics

TP TRANSLATIONAL PEDIATRICS
IMPACT FACTOR 2.488
2021 Clarivate Analytics

Academic Made Easy, Excellent and Enthusiastic

砺穷千里目、快乐搞学术

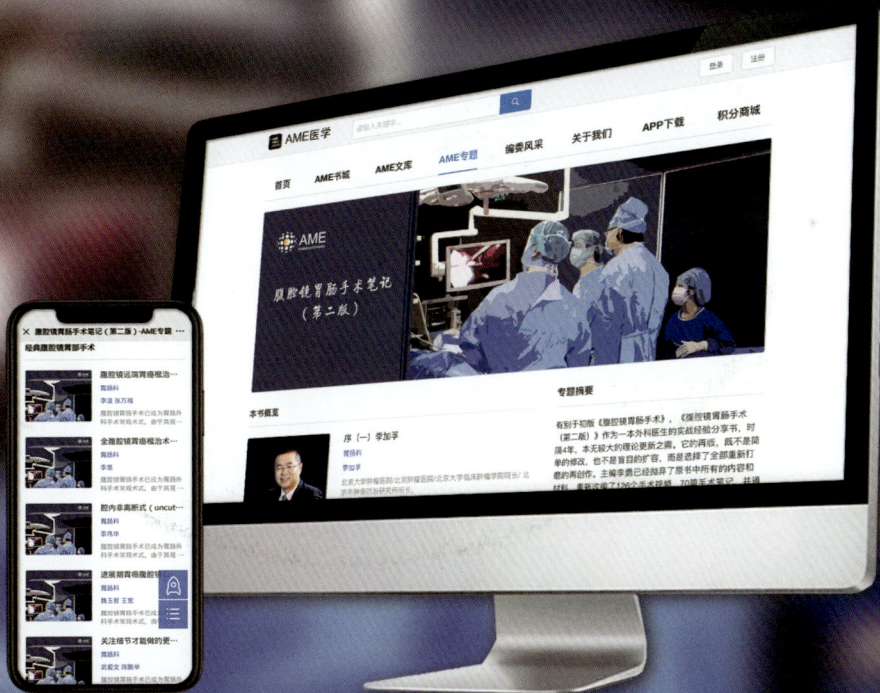